Saúde Integral
com
Medicina Ayurvédica

Dr. Frank John Ninivaggi

Saúde Integral com Medicina Ayurvédica

O Guia Completo para os Ocidentais da Mais Tradicional Escola da Medicina Indiana

Tradução
CLAUDIA GERPE DUARTE
EDUARDO GERPE DUARTE

Editora Pensamento
SÃO PAULO

Título original: *Ayurveda — A Comprehensive Guide to Traditional Indian Medicine for the West.*

Publicado originalmente por Praeger, uma divisão da ABC-CLIO, LLC., Santa Barbara, CA, USA.
Publicado mediante acordo com ABC-CLIO, LLC.

Texto de acordo com as novas regras ortográficas da língua portuguesa.
1ª edição 2015.
1ª reimpressão 2016.

ISENÇÃO DE RESPONSABILIDADE MÉDICA

O presente texto é principalmente um guia de referência, que introduz os princípios teóricos do Ayurveda. Ele não visa criar um relacionamento médico-paciente ou suplantar qualquer avaliação clínica real, consulta, exame, julgamento ou planejamento terapêutico. O propósito das informações contidas neste livro não é diagnosticar, tratar ou curar. O texto não tem por objetivo substituir, e não tem condições de substituir, cuidados médicos apropriados, oferecidos ao paciente pelo profissional da saúde.

Editor: Adilson Silva Ramachandra
Editora de texto: Denise de C. Rocha Delela
Coordenação editorial: Roseli de S. Ferraz
Produção editorial: Indiara Faria Kayo
Assistente de produção editorial: Brenda Narciso
Editoração eletrônica: Fama Editora
Revisão: Yociko Oikawa e Nilza Agua

Dados Internacionais de Catalogação na Publicação (CIP)
(Câmara Brasileira do Livro, SP, Brasil)

Ninivaggi, Frank John
Saúde integral com medicina ayurvédica : o guia completo para os ocidentais da mais tradicional escola da medicina indiana / Frank John Ninivaggi ; tradução Claudia Gerpe Duarte, Eduardo Gerpe Duarte. — São Paulo : Pensamento, 2015.

Título original: Ayurveda : a comprehensive guide to traditional indian medicine for the west.
ISBN 978-85-315-1908-6
1. Atitudes com a saúde 2. Estilo de vida 3. Medicina ayurvédica I. Título.

15-01736 CDD-615.53

Índices para catálogo sistemático:
1. Medicina ayurvedica : Medicina alternativa 615.53

Direitos de tradução para o Brasil adquiridos com exclusividade pela
EDITORA PENSAMENTO-CULTRIX LTDA., que se reserva a
propriedade literária desta tradução.
Rua Dr. Mário Vicente, 368 — 04270-000 — São Paulo — SP
Fone: (11) 2066-9000 — Fax: (11) 2066-9008
http://www.editorapensamento.com.br
E-mail: atendimento@editorapensamento.com.br
Foi feito o depósito legal.

Sumário

Prefácio

Meu trabalho anterior sobre o Ayurveda teve como principal propósito a introdução dos elementos fundamentais dessa antiquíssima tradição médica. Desde então, vários outros objetivos surgiram, tomando forma no presente livro.

Saúde Integral com Medicina Ayurvédica incorpora não apenas os elementos fundamentais do Ayurveda, mas também foi ampliado para ser usado como livro didático, guia de referência e ferramenta pessoal de autoajuda. Novos materiais foram introduzidos ao longo do texto. Além disso, dois capítulos, um que discute o desenvolvimento da consciência, e outro, que apresenta a recente perspectiva *BioPsicoEspiritual*, ou alinhamento do Ayurveda com a moderna Psiquiatria, são apresentados. Trata-se de um modelo baseado na consciência, fenomenológico. Orientações práticas para o exercício da psicoterapia foram abordadas. Um foco sobre a integração de aspectos relevantes do budismo e do taoismo foi incluído. O extenso Glossário poderá ser usado praticamente como um dicionário.

Além de incorporar uma história da medicina e orientar o Ayurveda dentro das tradições mundiais de cura, este trabalho tentou ser compreensível em sua apresentação. Por exemplo, o conceito total de digestão, que é fundamental no Ayurveda, foi reelaborado e comparado à visão do Ocidente. Isto não somente ilustra diferenças na ênfase fisiológica, mas destaca habilmente diferenças ilustrativas de princípios filosóficos e existenciais que encerram uma *Weltanschauung* (visão de mundo) qualitativamente diferente, isto é, o Ayurveda como uma perspectiva de 6 mil anos na vida diária. Este se tornou mais integrado ao pensamento e às práticas orientadas para a saúde do Ocidente em anos recentes, passando a fazer parte dos mesmos.

A composição e a organização do trabalho neste livro representam o esforço particular do autor. Este trabalho sobre o Ayurveda foi mantido como um objetivo único nos últimos 30 anos. Ele é a compreensão pessoal do Ayurveda, como visão de mundo ou visão conceitual do mundo e estilo de vida. Espera-se que essas ampliações possam efetivamente expandir o escopo deste livro, tornando-o uma contribuição útil não somente para a medicina ocidental, mas também para a cultura ocidental.

De Frank John Ninivaggi,
Faculdade de Medicina da Yale University

Introdução

Ayurveda, a sabedoria da vida, é uma disciplina antiga, porém viva. Suas teorias e métodos combinam o comum com o extraordinário. Alguns o consideram como mais do que uma tradição médica; ele é um estilo de vida abrangente, uma maneira de viver com escolha e deliberação, que reflete valores e ações no sentido de se alcançar um ótimo estado de saúde no corpo, na mente e no espírito. Os adeptos do Ayurveda acreditam que suas origens se estendam a um passado de no mínimo 6 mil anos. Existem algumas provas inferenciais que apoiam essa afirmação. Outras pessoas dizem que um legado de 3 mil anos é claramente verificável. Não seria atenuar os fatos considerar-se o Ayurveda como um sistema de saúde e bem-estar de classe mundial. A promoção da saúde e o bem-estar são valores fundamentais. Se isto for verdadeiro, podemos nos perguntar por que seu reconhecimento como tal no Ocidente foi adiado por tanto tempo. O Ayurveda, uma palavra do sânscrito antigo (*Ayus*/vida e *Veda*/sabedoria revelada), deriva das tradições dos antigos *rishis* (sábios) hindus e expressa o conhecimento iluminado de todos os aspectos de uma ótima e saudável vida diária e longevidade. Seus seguidores o veem como uma "fortaleza de sabedoria".

Um dos fatores responsáveis pelo lento reconhecimento da sabedoria ayurvédica no Ocidente pode ser a ambiguidade intencional, em forma e conteúdo, que caracterizou a sua pré-história, história e desenvolvimento. Sua relevância prática também pode não ser clara para o ocidental. As ideias orientais sempre estiveram envoltas em fronteiras fluidas e seu conteúdo pode ter se apresentado amorfo, intangível, pouco prático e especulativo, ou até mesmo imaginoso, para os pensadores do Ocidente. Uma ênfase sólida no autoquestionamento e no autodesenvolvimento, talvez com uma qualidade fortemente introspectiva, particular e muito pessoal, sempre ocupou um papel central.

Entre os valores principais do Ayurveda encontram-se os conceitos de *Sattva* e de *Dharma*. Do sânscrito, a palavra *Sattva* se refere à elevação contínua, alcançando-se graus cada vez maiores de pureza, harmonia, equilíbrio e bondade na própria vida. Para os hindus, o vocábulo do sânscrito *dharma*, um conceito igualmente amplo, se refere ao reconhecimento, por parte de uma pessoa, da inerente legitimidade do universo; a partir desse reconhecimento, a pessoa deveria assumir uma responsabilidade pessoal, cuidando da sua própria vida no mundo. Na tradição budista, que surgiu do hinduísmo no século VI a.C., o termo *dharma* passou a se referir à coleção completa dos ensinamentos, o corpo da sabedoria da vida iluminada, atribuída ao Buda. Ela designa a lei cósmica, em si mesma, e também as palavras que o Buda usou para expressá-la.

Na verdade, um dos grandes luminares do Ayurveda, Nāgārjuna (c. segundo século da Era Cristã), foi, ao mesmo tempo, um médico ayurvédico e um sacerdote budista. A amplitude da sua sabedoria não somente enriqueceu a Matéria Médica Ayurvédica de uma maneira pragmática, com a introdução da iatroquímica (medicina baseada em minerais), mas também desenvolveu o escopo do budismo, através de contribuições que tiveram um profundo significado filosófico e psicológico. O inestimável significado e a viva historicidade das contribuições de Nāgārjuna atestam o fato de ele continuar sendo uma presença ayurvédica criativa, um fio dourado que se estende por dois milênios.

O âmbito do pensamento ayurvédico cobre milhares de anos de ideias, experiência prática e o estabelecimento de teorias. Espera-se que este livro não simplifique em excesso, inadvertidamente, a profunda agudeza desse antigo sistema médico, mas, ao contrário, apresente seus elementos básicos de um modo inteligente, embora reverente e compassivo, ao leitor sério.

Foi feita uma tentativa de não intelectualizar excessivamente ou de apresentar o conteúdo de uma maneira estritamente acadêmica, distante da experiência, como ocorre com muitos livros importantes sobre assuntos indológicos. A pulsação ou consciência — o espírito vivo no âmago do Ayurveda — foi intencionalmente mantido em primeiro plano. O Ayurveda realmente pertence a uma classe que lhe é própria. Ele não é semelhante a uma subespecialidade médica ocidental, como Medicina Interna ou Psiquiatria; sua natureza é a de uma visão de mundo extremamente importante, que abrange a saúde e os distúrbios do corpo, da mente e do espírito — algumas vezes quase simultaneamente.

Depois do meu primeiro livro sobre o Ayurveda, *An Elementary Textbook of Ayurveda: Medicine with a Six Thousand Year Old Tradition* (2001), muitas pessoas afirmaram que aquele texto era muito mais do que meramente elementar. Ele encerrava uma significativa medida da extensão do pensamento e da cultura indianos, tanto passados quanto presentes em um único e pequeno volume. Se, por um lado, pode-se dizer que o presente texto representa o Ayurveda na sua tradição mais clássica, derivada das suas raízes históricas, este texto também tenta encarnar o Ayurveda em sua forma mais moderna, como geralmente é compreendida e praticada hoje em dia. Um livro contemporâneo como este oferece aos ocidentais um guia completo, não apenas da teoria, mas também de diretrizes práticas, tornadas compreensíveis e aplicáveis.

Em muitos aspectos, o presente livro emergiu, hoje, como uma destilação avançada e enciclopédica da abrangência teórica e clínica da medicina ayurvédica. Assim, seu título convenientemente reflete isto: *Saúde Integral com Medicina Ayurvédica*. Uma vez que essa prática moderna continua a manter a sua orientação unicamente oriental, a tradução para termos ocidentais continua a ser um desafio, desafio este que é com frequência alvo de severas críticas, se confrontado com padrões do Ocidente. Com o objetivo de orientar o leitor, e para facilitar um sentido maior de familiaridade, pelo menos com relação a algumas áreas importantes, os conteúdos do Capítulo 4 e do Capítulo 8, por exemplo, procuram estabelecer algumas correlações entre a maneira pela qual os alimentos e as ervas são processados fisiologicamente, sob os pontos de vista ayurvédico e da ciência ocidental. Questões, como mecanismos farmacodinâmicos e farmacocinéticos, chaves para pesquisadores ocidentais, são esboçadas, pelo menos de uma maneira parcial. Além disso, um breve curso sobre farmacologia ocidental é oferecido, em termos compreensíveis para pessoas sem uma formação específica em bioquímica ou medicina. Esse material, especialmente o relacionado com os complexos processos da digestão, é uma impressionante área de estudo. Sem dúvida, ele será considerado de difícil compreensão, porém o lugar central que ocupa dentro do Ayurveda teórico e clínico faz com que a sua detalhada apresentação seja uma necessidade fundamental.

Sugestões nutricionais bem definidas foram incluídas. A explosão de preocupações com a saúde e com o controle do peso, somada ao aumento alarmante na incidência do pré-diabetes, da Síndrome Metabólica, da doença arterial coronariana e de irregularidades lipídicas no sangue tornam as intervenções nutricionais ayurvédicas um acréscimo bem-vindo e animador às estratégias atuais para a promoção da saúde. Além disso, o autor se empenhou em colocar a nutrição ayurvédica ao lado dos conceitos nutricionais ocidentais, de maneira prática. A correlação cruzada poderá oferecer aos leitores uma compreensão muito mais clara da maneira pela qual o Ayurveda e a medicina ocidental compartilham muitas abordagens não contraditórias e, nesse aspecto, até mesmo compatíveis.

Menciona-se, atualmente, que o Ayurveda é a Medicina Tradicional Indiana (MTI). Entretanto, na realidade, o Ayurveda é mais do que meramente a ciência médica da Índia. Ele é, de fato, uma forma de viver universalmente aplicável, que aborda todos os aspectos da vida, em situações de saúde e de doença. Praticantes dessa arte com frequência se referem a ela como tendo sido testada pelo tempo. À medida que a experiência prossegue, contudo, ela tem sugerido e continuará a sugerir, a menos que haja provas científicas incontestáveis, graus de validade da visão de mundo ayurvédica. O Ayurveda pode ser apropriadamente considerado uma ciência verdadeira no contexto da descoberta.

O Ayurveda, como descrito neste livro, derivou da história e do desenvolvimento da cultura indiana. Este contexto é famoso por apresentar e oferecer uma multiplicidade de visões de mundo amplamente divergentes. As controvérsias são inúmeras no que se refere à natureza e ao significado do lugar do ser humano no mundo, à identidade pessoal, ao pluralismo *versus* o monismo e a uma Divindade pessoal em confronto com um Absoluto mais transcendental. Para o Ayurveda, a realidade consiste em um universo de seres animados e inanimados, todos eles fundamentados em uma matriz primordial de consciência imaterial, ou substrato de tudo o que existe. O termo em sânscrito que cobre a gama total de tudo o que existe é *Brahman*, a única realidade absoluta. As antigas escrituras védicas enfatizavam repetidamente o ponto de que ontologicamente "tudo e todos são *Brahman*" (*sarvam khalvidam Brahma*) e "a totalidade é *Brahman*" (*kham Brahm*). Essa visão pertencia especialmente ao homem; sua essência era considerada idêntica a *Brahman* (*Tat Tvam Asi*). Esse monismo unificador é básico no Ayurveda e transcende a particularização científica necessária ao se tentar fazer uma exposição escrita. Além disso, de maneira semelhante ao que ocorre com a maioria das outras ideologias filosóficas, religiosas, espirituais, humanísticas e de cura, o Ayurveda concentra a sua atenção quase que inteiramente no homem e no significado da sua existência no mundo. O lugar que o homem ocupa no universo é um tema essencial. O papel do ser humano na Terra, na sociedade, dentro da família, em suas relações interpessoais e consigo mesmo, em si, é encarado como um interesse legítimo e necessário e não como uma autoindulgência arcaica, antropomórfica e fantasiosa.

O sistema ayurvédico delineia uma maneira de viver de grande alcance para os seres humanos, o que lhes permite abordar todos os aspectos do autodesenvolvimento. Autoquestionamento, autorrealização e autoatualização são temas básicos. Uma forte ênfase é colocada na responsabilidade obrigatória do indivíduo (*dharma*) por si mesmo; a pessoa deve assumir ativamente a tarefa de cuidar do seu próprio bem-estar. Os aspectos interpessoal e social disso residem na crença de que quando uma pessoa cumpre seu próprio *dharma* (deveres pessoais e sociais) ela também beneficia o seu grupo social imediato e o seu grupo mais amplo, de uma maneira muito direta. Por outro lado, o Ayurveda considera o mundo natural que nos cerca (animais, minerais, estações do ano, e assim por diante) sagrado e usa aspectos dele de uma maneira ecologicamente respeitosa, no sentido de promover o bem-estar tanto do homem quanto da natureza. O Ayurveda não somente aprecia a perfeição inerente à criação, mas busca continuar o trabalho de aperfeiçoar ainda mais o mundo, tendo como ponto de partida o eu individual.

O Ayurveda abrange o mundo todo; de muitas maneiras, a única coisa a que renuncia é à própria renúncia. Qualquer forma de escapismo é evitada. Esse conceito da ligação intrínseca entre homem e natureza se espelha na teoria ayurvédica dos cinco Elementos, uma matriz delineada de cinco princípios materiais dentro da natureza que compõem todos os corpos animados e inanimados. Eu me referi a isso ao cunhar o termo *ecocorporalidade*. Além disso, as entidades ônticas ayurvédicas mais sutis da natureza, denominadas *Prana* (energia vital), *Tejas* (chama da inteligência) e *Ojas* (imunidade permanente) são componentes intrínsecos ao funcionamento psicológico humano. Descrevi esses atributos em comum como sendo a disposição mental *ecopsicológica* de uma pessoa.

Cuidar de si mesmo e a mudança pessoal estão entre os principais assuntos do Ayurveda. Isto abrange a mudança tanto no domínio psicológico quanto no físico. Ambos os aspectos são prementes, uma vez que repetidamente criam na pessoa uma tendência aparentemente rebelde e persistente de errar, produzem mal-estar, para depois despertar um impulso no sentido da correção. A mudança pessoal, tanto material quanto emocionalmente, entretanto, é, em geral, extremamente difícil; a maioria das pessoas não apenas resiste a ela, mas também parece ser resistente à mudança. Isso mais uma vez atesta a natureza provocativamente rebelde que todos nós vivenciamos como um aspecto básico de nós mesmos. Uma das principais razões dessa resistência pode estar relacionada com uma apresentação clínica comumente encontrada no campo da medicina de reabilitação, isto é, a tendência universal de "adaptação à deformidade".

Com o objetivo de superar essa resistência à mudança, a vontade do homem, sua faculdade conativa ou volitiva é preeminente na implementação da energia para a autoativação, com o propósito de produzir a mudança na existência cotidiana convencional. Toda mudança, na verdade, é considerada automudança. Essa ideia tem dois níveis de significado: (1) o reconhecimento cognitivo abstrato da angústia pessoal e da desarmonia, juntamente com a experiência do impulso de mudar, e (2) os esforços integrados de um indivíduo, para produzir a ocorrência material da mudança real e concreta. Algumas comparações entre o Ayurveda e a medicina ocidental podem ser úteis para demonstrar pontos de semelhança e diferenças, uma vez que questões de desordem e estratégias de mudança são importantes características de ambos os sistemas.

Enquanto a medicina ocidental se esforça por alcançar a precisão, usando o método científico e o acúmulo de dados estatisticamente significativos a respeito da saúde e da doença, o Ayurveda tende mais para o naturalismo, isto é, para uma abordagem empírica, mais próxima da natureza. Isso implica uma confiança forte, quase exclusiva, no exame e diagnóstico clínico, e praticamente a ausência de quaisquer investigações laboratoriais formais. O pensamento linear e lógico da medicina ocidental é altamente analítico, categórico, e usa um sistema de classificação de entidades patológicas distintas, como um padrão básico que irá orientar o tratamento. A maior parte das condições patológicas, de acordo com essa visão, é primariamente concebida como manifestações comuns de processos flagrantes de doenças. Por comparação, o paradigma fundamental no Ayurveda é a manutenção de um estado ótimo de saúde, por meio de cuidados diários proativos. A pessoa é vista de forma completa, como um ser *BioPsicoEspiritual* integral, que se empenha em alcançar uma ótima qualidade de vida aderindo a rotinas diárias de saúde (Ninivaggi, 2001, 2005a, 2005b). Estas incluem alimentação, exercícios, escolhas de estilo de vida e trabalho psicológico, os quais deverão ser continuamente modificados, de acordo com a idade e alterações sazonais. A pessoa participa de um contínuo de sistemas, do microcosmo dentro do macrocosmo. O Ayurveda apresenta uma maneira de viver abrangente, que estimula o equilíbrio de todos os aspectos da vida. Ele trata proativamente as tendências sutis, quase imperceptíveis, para o desequilíbrio, e sua inevitável diátese no sentido de uma doença manifesta, usando a manutenção profilática como rotina. A pessoa, em parte, é julgada como tendo uma capacidade inata de autocorreção potencial e de autocura primária.

O Capítulo 11, "O Cultivo da Consciência", analisa numerosas questões contemporâneas, que foram formalmente levantadas e são atualmente discutidas, por exemplo, dentro dos vários ramos da ciência cognitiva. Esses mesmos pontos foram reconhecidos e coerentemente abordados pelo Ayurveda e pelo budismo nos últimos 2.500 anos, pelo menos. Correlações, por exemplo, entre debates epistemológicos, assumem, desse modo, uma perspectiva mais clara e talvez mais vigorosa. O Capítulo 12 introduz uma nova concepção, a perspectiva *BioPsicoEspiritual* na Psiquiatria clínica. Uma delineação psicológica dessa natureza, orientada ayurvedicamente, e que oferece estratégias terapêuticas concretas, pode ser particularmente útil como considerações suplementares no cenário da psicoterapia. Isto também tem grande relevância para todas as formas de aconselhamento e de orientação. Uma perspectiva de desenvolvimento é encontrada na essência do Ayurveda. Uma importante extensão disso é o significado dos princípios ayurvédicos no cuidado apropriado de crianças e adolescentes. Um exemplo relacionado com a saúde mental, nesse caso, seria oferecer aos pais orientação quanto à *capacidade de se lidar com a inveja*, a qual iria se transformar em um elemento integrante dos valores relativos à saúde e dos padrões familiares. As famílias podem se beneficiar imensamente com a incorporação de estratégias alimentares, de estilo de vida e até mesmo de meditação na sua rotina de vida. Uma vez que o Ayurveda não é uma intervenção disponível em "tamanho único", os pais deverão examinar diligentemente as nuanças das dimensões material, psicológica e espiritual dos seus filhos, criando ambientes específicos que sofrerão mudanças dinâmicas com o tempo.

Enquanto a medicina ocidental trata as doenças separadamente, o Ayurveda trata, com maior frequência de maneira proativa, os estados de disforia e mal-estar, sutilmente experimentados, e cuja tendência insidiosamente desorganizadora pode somente mais tarde se desenvolver como entidades patológicas distintas. A abordagem tecnológica da medicina ocidental, portanto, concentra os seus esforços na objetividade e na verificabilidade científica. As doenças e os estados patológicos são encarados como entidades separadas, que se sobrepõem, em sua maior parte, no homem. As intervenções médicas têm uma base relativamente mais a-histórica e "distante da experiência". O Ayurveda, por outro lado, é preeminentemente "próximo da experiência" e considera *pratyaksha*, o domínio direto da compreensão perceptiva multissensorial de cada paciente em particular, como a sua principal ferramenta diagnóstica. Essa característica essencial reflete a atenção perspicaz, o fato de ouvir cuidadosamente o que lhe é relatado e o interesse que o profissional ayurvédico dedica a cada paciente. O paciente é fundamental e o registro ou história do paciente, auxiliar. As doenças são compreendidas como desequilíbrios dinâmicos (desequilíbrios dos *doshas*), que emergem organicamente da constituição inata do homem, à medida que esta interage com o meio ambiente, no correr do tempo. A percepção e o uso que a pessoa faz do meio ambiente é enfatizada. Por outro lado, não é possível enfatizar suficientemente o papel que o ambiente interpessoal desempenha, especialmente nos primeiros meses de vida e durante a infância, no desenvolvimento de uma pessoa. Tudo isso reflete o Ayurveda em seu papel como uma ciência cujo contexto principal é a descoberta dinâmica.

A questão referente à tentativa de estabelecer uma correlação entre a tecnomedicina do Ocidente e o Ayurveda, ou Medicina Tradicional Indiana, exige uma cuidadosa reflexão. Foi feita a escolha deliberada e consciente de não tentar um empreendimento de grande dimensão no espaço limitado deste livro. Um estudo sério dessa natureza mereceria consideração na forma de um livro inteiro. A principal meta do presente trabalho foi apresentar o Ayurveda de uma maneira tão autêntica quanto o uso de conceitos e a terminologia ocidental pudessem permitir. É possível fazer isso sem corromper o conteúdo? A resposta a essa pergunta permanece em aberto. Os conceitos e as práticas orientais e ocidentais são, com frequência, qualitativamente diferentes entre si. Por exemplo, no Ayurveda, as energias sutis e as qualidades espirituais por trás de uma ideia e da sua aplicação clínica provavelmente desprezam a observação e a medição comum que usam parâmetros de validade e confiabilidade, tão cruciais para a ciência do Ocidente. A questão de as bases filosóficas e psicológicas de cada uma dessas abordagens estarem a anos-luz uma da outra ou de se poder reconhecer nelas convergências intermitentes representa um tópico de difícil discussão. Na opinião do autor, essas perguntas deveriam ser reservadas para um fórum diferente, capaz de dar a essas considerações a ampla e extensiva diligência que elas merecem. O presente trabalho não se presta a esse empreendimento adicional e desafiador.

Uma pergunta justa, então, se torna premente: Por que considerar o uso do Ayurveda quando a medicina ocidental tem tanto a oferecer? Uma resposta satisfatória estaria repleta das complexidades que ambos os sistemas de cura intrinsecamente contêm, sem falar das suas origens culturais distintas. Se, por um lado, seria razoável considerar que os dois sistemas de tratamento de saúde, se vistos estritamente como uma alternativa um do outro, provavelmente não possam ser objeto de uma integração teórica imediata neste momento, alguma compatibilidade, na verdade, existe. Sua aplicação clínica complementar e auxiliar parece ao mesmo tempo razoável e justificável, se usada inteligente e realisticamente. Resultados positivos, negativos ou incertos precisam ser revistos periodicamente. No futuro, essas duas abordagens poderão se tornar cada vez mais integrativas.

A aplicabilidade do Ayurveda como um esquema para uma vida saudável, com um alto nível de qualidade, pode ser facilmente compreendida a partir de uma perspectiva ocidental se o total espectro do estresse e da resposta ao estresse for considerado. Os campos que recentemente têm se expandido, da psiconeuroimunologia: estresse e o sistema imunológico, por exemplo; e o da psiconeuroendocrinologia: o eixo hipotálamo-pituitária-tireoide, por exemplo, dentro da medicina, investigam as ligações entre a mente, o sistema nervoso, os hormônios e as respostas imunológicas na saúde e na doença. Agentes estressores ou acontecimentos estressantes na vida são típicos. A maneira pela qual uma pessoa se adapta a eles determina, em grande medida, os efeitos benignos ou nocivos que podem resultar. Estudos demonstraram que o estresse crônico tem consequências negativas (Harris, Wolkowitz e Reus, 2005). Por exemplo, é possível que a nossa resposta imune total esteja muito abaixo do seu índice normal; citocinas pró-inflamatórias podem aumentar e levar a uma disfunção endotelial difusa do revestimento de todos os vasos sanguíneos. Este quadro, por sua vez, pode contribuir para o aparecimento de aterosclerose, de doença cardíaca e diabetes. Níveis de hidrocortisona cronicamente elevados podem causar um impacto no hipocampo, tendo como resultado perda de memória e depressão. Além disso, o aumento, durante um longo período, do fator de liberação de corticotrofinas nas estruturas da amígdala, aumentam o medo e a ansiedade; e a depleção de dopamina no tegmento ventral e no núcleo accumbens resulta em anedonia, baixa motivação e na incapacidade de sentir prazer e satisfação.

Estudos recentes (Russo-Neustadt, 2003) demonstraram que o "fator neurotrófico derivado do cérebro" (BDNF — Brain-Derived Neurotrophic Factor), uma proteína encontrada em estruturas do cérebro, ajuda a sustentar a sobrevivência dos neurônios existentes e também estimula o crescimento e a diferenciação de novos neurônios. Este fator está ativo no hipocampo, no córtex cerebral e no prosencéfalo basal, em áreas que são vitais para os processos de aprendizagem, da memória e do processo cognitivo mais elevado. A exposição crônica ao estresse e ao hormônio do estresse, a corticosterona, em ratos, por exemplo, comprovadamente demonstrou reduzir a expressão de BDNF, levando à atrofia do hipocampo, a qual está associada à depressão clínica no ser humano. O estresse, quando apropriadamente controlado, também contribui para tornar menos provável o desenvolvimento de irregularidades na glicose do sangue e resistência à insulina, fatores de risco para o diabetes. Além disso, o hipocampo apresenta uma alta concentração de receptores de insulina. O funcionamento adequado da insulina, portanto, também pode estar significativamente envolvido no processo de aprendizagem e na memória. A alimentação e o estilo de vida ayurvédico oferecem um importante meio de se lidar com reações agudas, do dia a dia, ao estresse. Suas estratégias e prática proativas podem prevenir os efeitos muito mais nocivos das respostas ao estresse crônico. Até mesmo pequenos esforços intencionais, no sentido de uma mudança na nossa maneira de viver e no nosso estilo de vida, podem produzir benefícios significativos.

Se o Ayurveda e a medicina ocidental forem usados ao mesmo tempo, pragmaticamente, sua interação recíproca poderia se revelar sinérgica e criar um grau mais elevado de eficácia clínica. Esta questão é interessante e permanece em aberto; seu resultado irá depender em grande parte da habilidade, da criatividade e da boa vontade dos profissionais de saúde ligados a essas duas disciplinas, distintas entre si. Evidentemente, os resultados terapêuticos obtidos por cada um ou por ambos os sistemas de saúde irão naturalmente resultar em índices diferentes de respostas benéficas, devido à heterogeneidade dos pacientes e das doenças, além de outras variáveis relacionadas à intervenção. O Ayurveda, em geral, está mais voltado para a manutenção da saúde do que para o tratamento das doenças. A sua ênfase principal é a promoção da saúde, isto é, a redução e o esforço para eliminar riscos relacionados à saúde, especialmente por meio da promoção de valores ligados ao bem-estar, derivados do estilo de vida. Ele é um sistema de escolhas, em termos de alimentação e estilo de vida, e o seu objetivo é elevar a qualidade de vida pelo controle de tendências sutis que poderiam levar efetivamente à doença. O Ayurveda, portanto, constitui um método de se viver a vida de uma maneira mais completa. Nele, a qualidade de vida é uma alta prioridade.

Outro aspecto importante seria considerar o fato de que o Ayurveda poderia não ser uma escolha útil ou até mesmo parecer incompatível com as crenças, valores e motivações daqueles cuja perspectiva de vida não aceita abordagens naturalistas, espirituais e voltadas para a consciência. As abordagens naturais e alternativas com frequência exigem uma autodisciplina intencional e constante, além de perseverança, com a pessoa assumindo um papel pessoal e ativo na questão da saúde e da escolha de um estilo de vida geral. Essa abordagem de autoajuda não tem feito parte do modelo médico tradicional do Ocidente. Nos últimos anos, entretanto, isso vem mudando. Além disso, uma mudança substancial exige orientação e monitoramento por parte de um especialista ayurvédico altamente qualificado. Isto, em si, pode ser visto como algo árduo, uma vez que um compromisso se torna necessário ao longo do tempo. Embora a consciência e a espiritualidade sejam domínios inclusivos dentro do Ayurveda, algumas pessoas podem preferir se concentrar somente nos aspectos psicológicos, os quais representam partes inseparáveis dos anteriores; outros, talvez escolham usar apenas as práticas de saúde. Essas abordagens parciais são certamente úteis e o seu valor deve ser reconhecido. O Ayurveda, como o leitor poderá ver, é compatível com praticamente todos os pontos de vista, isto é, de saúde, filosóficos, religiosos e espirituais, por exemplo. Ele consegue até mesmo nos oferecer uma atitude mental mais aprimorada e um melhor estado de bem-estar físico, permitindo, assim, maior sucesso quanto a qualquer maneira de viver em particular, que já esteja sendo adotada. O Ayurveda encoraja as pessoas a permanecer no seu *habitat* — geográfica e psicologicamente — pelo menos durante os estágios iniciais da sua jornada no sentido da mudança.

O Ayurveda, assim como a ciência médica ocidental, desenvolveu subespecialidades para cuidar de necessidades médicas e de saúde específicas. O *Asthanga Ayurveda* (os oito ramos ou extensões do Ayurveda) são os seguintes:

Kayachikitsa, Medicina Interna
Shalyatantra, Cirurgia
Shalakyatantra, Otolaringologia, Oftalmologia
Kaumarabhritya, Obstetrícia, Ginecologia e Pediatria
Agadatantra, Toxicologia
Bhutavidya, Psiquiatria

Rasayana, Antienvelhecimento e rejuvenescimento
Vajikarana, Medicina Reprodutiva e afrodisíaca

Saúde Integral com Medicina Ayurvédica se concentra na apresentação das proposições teóricas e dos princípios clínicos que compõem o corpo ayurvédico fundamental. Ele se destina principalmente a estudantes do Ayurveda; o ideal será usá-lo como companheiro de sala de aula, de seminário ou em um ambiente clínico com o acompanhamento de um professor qualificado. As discussões formais neste trabalho de referência cobrem uma extensa gama de tópicos, especificamente proeminentes para o Ayurveda, em seus contextos hindu, budista, cultural e, especialmente, na sua complexa história. Por essa razão, a amplitude desses discursos, aos quais se faz alusão, pode parecer avançada e não meramente elementar. Contudo, esse guia abrangente é apresentado de tal maneira que qualquer leitor — seja ele um profissional, uma pessoa leiga ou um cidadão interessado em saúde — poderá usá-lo, na íntegra ou em parte, de uma maneira prática, já que cada seção foi estruturada com o propósito de ser autoexplicativa.

Vale a pena reiterar que o principal objetivo deste texto é mostrar uma gama representativa de conteúdos do autêntico Ayurveda, dentro do espírito das suas raízes orientais. O autor se absteve intencionalmente de procurar incluir mais comentários do que os necessários para cumprir a meta a que se propôs. Também é importante ressaltar que nenhum esforço foi realizado no sentido de sintetizar aquilo que já são ideias altamente complexas — orientais e ocidentais — cujas ramificações se encontram claramente além do escopo deste compêndio introdutório. Esta foi uma opção consciente e deliberada.

Termos do sânscrito são apresentados de forma simplificada e anglicizada, como é comumente encontrada em transliterações não técnicas. Pronúncias fonéticas, que se refletem em preferências na maneira de soletrar e não em pronúncias estritas do sânscrito, foram escolhidas, com a finalidade de se apresentarem mais cordiais e fáceis de usar para o modo de falar ocidental. Modos específicos de soletrar, formatos de frases, o uso de maiúsculas, e assim por diante, foram selecionados, em um certo nível arbitrariamente, visando à uniformidade ou para enfatizar um significado especial. Um amplo glossário de termos selecionados, inclusivo, porém não exaustivo, foi oferecido; ele contém o vocabulário básico necessário para se conseguir uma compreensão adequada do assunto. Nem todas as palavras em sânscrito usadas no texto foram incluídas no glossário, ou porque o seu significado como termo em si foi considerado não essencial para a compreensão do Ayurveda básico ou porque a palavra se relaciona, mais apropriadamente, a um diferente campo especializado, por exemplo, Yoga. Seguindo as convenções correntes, ao apresentar conceitos ayurvédicos a círculos de língua portuguesa, este texto procurou usar o termo adequado em sânscrito ou o seu significado em português, de uma maneira relativamente uniforme, embora não rígida. Como foi mencionado anteriormente, uma vez que a extensão dos pormenores no Ayurveda é enorme, somente áreas essenciais selecionadas serão abordadas aqui. Essas áreas e o nível de detalhes apresentados são, na verdade, representativos da matriz essencial do Ayurveda básico. É importante mencionar também que os períodos de tempo e as datações, especialmente da era a.C., são aproximados; eles devem ser encarados como provisórios, uma vez que descobertas arqueológicas continuam a trazer à luz novos achados.

Subsídios muito importantes, por questão de necessidade, foram deixados intencionalmente de fora. Duas grandes áreas de omissão foram (1) o relato detalhado do armamentário herbáceo-mineral da Matéria Médica Ayurvédica e (2) um esboço completo de estados patológicos específicos, dos remédios usados em seu tratamento, e mais do que meramente uma pequena amostra de breves exemplos clínicos. Como não faz parte da tradição de textos ayurvédicos incluir exemplos de casos e dos seus tratamentos, respeitei esse costume. Um trabalho posterior talvez possa ser especificamente dedicado a essa área, que é certamente importante e de especial interesse para profissionais ocidentais, dedicados ao cuidado da saúde. O tratamento adequado e racional é um campo altamente complexo, que exige não apenas conhecimento teórico, mas também experiência prática e treinamento clínico cuidadosamente supervisionado ao longo do tempo. A exposição dos assuntos neste livro fornece orientação; ela não se propõe a substituir o trabalho clínico efetivo, realizado com supervisão. Algumas publicações populares, assim como outras, eruditas, que abordam essas áreas se encontram atualmente disponíveis em inglês; algumas delas serão citadas nas referências. Entretanto, ervas e substâncias medicinais com um papel-chave, como, por exemplo, as usadas para processos críticos de *Ama pachana* (desintoxicação) e *Agni dipana* (otimização do poder digestivo) foram incluídas e ressaltadas.

O autor fez uso, em grande escala, de uma das compilações médicas do Ayurveda, inquestionavelmente fundamental, o *Charaka Samhita*. Graças às bibliotecas médica e universitária de Yale, uma tradução para o inglês, original e contendo numerosas notas explicativas, publicada em quatro volumes, forneceu a coluna dorsal para o presente trabalho (Kaviratna, 1902-1925).

Finalmente, como médico e psiquiatra educado no Ocidente, tentei escrever um livro que incorporasse, ao mesmo tempo, inteligentemente e com precisão, a essência e o espírito do Ayurveda, de uma maneira lógica, plausível e *compreensível para pensadores ocidentais*. O meu treinamento e atual cargo em Psiquiatria da Infância e da Adolescência na Faculdade de Medicina da Yale University, desde 1975, me proporcionaram uma ampla gama de experiência, tanto intelectualmente quanto no tratamento de pacientes desde o início da infância até mais tarde na vida. As contribuições psicanalíticas de Sigmund Freud e Melanie Klein serviram, ao mesmo tempo, como estrutura teórica e instrumentos terapêuticos. A observação diligente e sensível dos processos mentais e das suas expressões na fala, nas manifestações emocionais e no comportamento continuaram sendo importantes prioridades.

Além disso, o budismo influenciou profundamente a minha compreensão da psicologia humana e do problema do sentido e do significado. Para mim, esse caminho eliminou bloqueios, permitindo uma experiência mais livre da integração da consciência ou espiritualidade dentro do corpo e da mente. A fome espiritual e a solidão existencial são fatores subjacentes ao mal-estar de uma vida sem significado. Neste aspecto, a espiritualidade envolve um sentido de renovação e um sentimento do sagrado. No interior dessa consciência se encontram sentimentos, ideias e intuições que, de maneiras especiais, ficam separados da experiência comum. Essas apercepções constituem aquilo que é inferido como sendo intangível, sutil, puro, restaurador, integrador e bom. Nossa quota individual de consciência, no sentido mais amplo, pode ser vista como a atividade central de todo o processo de informação. A experiência dessa consciência compartilha dados e processos, tanto corpóreos (genéticos, cromossômicos, celulares e do corpo como um todo) quanto mentais/psicológicos. Esperamos que ideias e práticas, visando à elevação da consciência, como as apresentadas neste texto, possam atuar no sentido de integrar todas as dimensões materiais e imateriais que se relacionam com a consciência. Presumivelmente, essa conectividade irá intensificar a otimização da consciência pessoal e de uma saudável adaptação. Em última análise, essa aparente integração de fenômenos experimentais, anteriormente fragmentados, se transforma em um despertar e em uma recuperação da unidade fundamental que sempre esteve presente, pelo menos implicitamente, embora não reconhecida conscientemente.

Tenho a esperança de que este texto direcionará o Ayurveda e as suas práticas para um foco contemporâneo, não meramente com erudição, mas também com uma interessante compreensibilidade. Uma meta importante é ajudar a impulsionar um adequado e mais formal reconhecimento dessa "sabedoria de vida", que irá auspiciosamente tornar o processo mais fácil para que ela consiga o *status* de ser uma parte significativa da medicina do mundo para o terceiro milênio.

Dr. Frank John Ninivaggi,
Faculdade de Medicina
da Yale University
New Haven, Connecticut

Festival Vesak
Maio de 2007

1

Antecedentes, História e Desenvolvimento

O AYURVEDA DENTRO DO CONTEXTO DA CULTURA MUNDIAL

Na antiga Índia, o Senhor Dhanvantari era considerado como divindade e patrono da medicina clássica. Ele continua a deter essa honra entre os médicos ayurvédicos de hoje. A maioria das representações e esculturas o mostram segurando na mão esquerda uma tigela de *amrit*, o néctar da vida; na sua mão direita estão um texto médico, uma erva, uma sanguessuga e uma faca. Esses itens, que simbolizam toda a gama da medicina e da cirurgia, servem como modelo de inspiração, estendendo-se sobre o passado e o presente. As passagens de abertura do *Sushruta Samhita* (Acharya e Pandurang, 1945; Bhishagratna, 1968; Trikamji e Ram, 1980), um antigo texto médico indiano, descrevem as origens mitológicas do Ayurveda da seguinte maneira:

> "Ó, Pai, muito nos entristece encontrar homens que, embora bastante favorecidos pela família mais próxima e por parentes, caem vítimas de doenças, mentais e físicas, que os atingem de fora ou a partir do seu ser interior; esses homens deploravelmente lamentam em agonia, como criaturas absolutamente sem amigos sobre a terra; nós vos suplicamos, Ó Senhor, que iluminais as nossas mentes com as verdades do Eterno Ayurveda, para que possamos cumprir fielmente os deveres a nós atribuídos na vida e aliviar os sofrimentos da humanidade como um todo. Bênçãos nesta vida e depois dela estão nas dádivas desse Eterno Ayurveda e por isso, Ó Senhor, ousamos nos aproximar de vós como vossos humildes discípulos." A eles

assim respondeu o santo Dhanvantari, "Sede bem-vindos a este bendito eremitério. Todos mereceis a honra do verdadeiro discipulado ou tutela".

Ayurveda é uma palavra do sânscrito que significa conhecimento, sabedoria ou ciência da vida, no sentido do grau ideal de todos os aspectos de uma vida de alta qualidade e de saúde. Ele tem suas origens no passado distante, antes do período histórico sobre o qual há uma documentação escrita e acredita-se que tenha sido recebido e formulado por antigos sábios (*rishis*) da Índia, que eram considerados pessoas com a estatura de gigantes mentais. A data exata das origens históricas do Ayurveda, assim como as da Medicina Tradicional Chinesa, é incerta. Os retratos deste capítulo — levantamentos históricos — são pintados com pinceladas amplas, nos quais intencionalmente foram omitidos os detalhes mais sutis. Minha meta foi transmitir compreensibilidade por meio de níveis fractais de orientação. As datas, portanto, podem ser consideradas somente como uma aproximação, pelo fato de derivarem, em parte, de documentos remanescentes e, em maior medida, da tradição. A exatidão histórica se torna mais objetivamente verificável durante e após o advento do budismo no século VI a.C. e com os escritos históricos do historiador grego Heródoto (c. 490/80-425 a.C), considerado por alguns como o pai da história ocidental. Seus comentários, especialmente a respeito das guerras gregas e persas, refletem uma permuta internacional muito ativa de conflitos, conquistas e ideias.

O significado desse contato antigo, documentado (c. 550 a.C.), entre a Pérsia e a Grécia repousa no fato de que o Império Persa constituía o elo geográfico, senão cultural, entre a Índia e territórios do oeste — o Oriente Próximo e o Império Romano. Os ancestrais dos persas (os iranianos dos dias atuais) se originaram, em parte, dos mesmos povos protoindo-iranianos que, segundo se crê, contribuíram significativamente para os *Vedas*, antigos textos de sabedoria da Índia, no segundo milênio a.C. (Biardeau, 1989). Além disso, Ciro, o Grande, capturou a Babilônia em 539 a.C. Essa conquista deu à Pérsia controle sobre a Mesopotâmia e sobre todo o Império Babilônico que, naquela época, chegava às fronteiras do Egito. Fontes históricas dão testemunho do fato de que o Império Persa, nesse período, assimilou em grande escala as culturas da Assíria, da Babilônia, do Egito e da Grécia. Não existem documentos mostrando claramente até que ponto partes da cultura da Índia e do Ayurveda foram absorvidas pela Pérsia. Certa influência indiana pode ter ocorrido e contribuído para o desenvolvimento da medicina dos persas. A influência ayurvédica se torna mais clara em um período muito posterior, refletindo-se no prolífico trabalho do médico persa Avicena, do século X d.C.

Depois de Ciro, o governante persa subsequente, Dario (c. 522 a.C.), invadiu a Índia (Figura 1.1) e anexou o Sind (antiga área Mohenjo-daro; Sind, atualmente, no sudeste do Paquistão) e, talvez, a região de Punjab (antiga Harappa; atual Sahiwal, no Paquistão ocidental). Mais tarde, Alexandre, o Grande (c. 334 a.C.), não somente conquistou os persas, mas em 327 a.C. invadiu a Índia e ali derrotou o rei indiano Poros. Aspectos da cultura helênica, portanto, foram introduzidos na Índia e alguns aspectos da cultura indiana, incluindo o Ayurveda, foram certamente absorvidos pelos gregos e pelos persas. O derramamento de sangue e uma viva necessidade de habilidades médicas e cirúrgicas sem dúvida acompanharam essas invasões e conflitos militares. Presume-se como certa a troca de conhecimentos médicos e cirúrgicos entre as culturas — Índia, Oriente Médio e Ocidente grego e romano — especialmente por intermédio dessa rota militar (Wohlberg, 1990).

HISTÓRIA ESCRITA E TRADIÇÃO ORAL

A história escrita é relativamente recente. A tradição oral é certamente muito mais antiga e a fonte principal de muito daquilo que só pode ser adequadamente designado como "especulação histórica", no que se refere às raízes primitivas e ao desenvolvimento das culturas e dos povos. Diante do reconhecimento dessa realidade, apenas uma visão geral, grande parte da qual é objetivamente experimental, será esboçada, com o propósito principal de oferecer orientação quanto ao Ayurveda e à cultura da Índia, dentro do escopo mais amplo do desenvolvimento cultural da humanidade.

Considera-se que as raízes primitivas da cultura se desenvolveram formalmente apenas após o último período glacial ou Idade do Gelo (c. 10.000 a.C.). Isso ocorreu inicialmente na região do Oriente Próximo. A transição de uma vida mais nômade, na qual os grupos humanos eram caçadores-coletores, além de pastores, para um estilo de vida baseado na agricultura, com uma economia de produção de alimentos contribuiu para aumentar significativamente a estabilidade ao longo do tempo, em uma localização geográfica central, ou povoado estável. Jericó, próxima da atual Jerusalém, foi o local da cultura Natufiana (c. 9500 a.C.). A área denominada Çatal-Hüyük, na Turquia de hoje, foi o centro de outra cultura neolítica complexa (c. 8500 a.C). Essas duas áreas foram pontos focais de cultivo da terra e domesticação de animais por volta de 7000 a.C. Essas duas conquistas, juntamente com o desenvolvimento da tecnologia humana, principalmente a invenção de ferramentas, marcam a era neolítica (7000 a.C. – 3300 a.C.). Marcos da civilização incluem a capacidade de ler e de escrever, a religião organizada, formas de arte, povoados estáveis e cidades planejadas, agricultura e a domesticação de

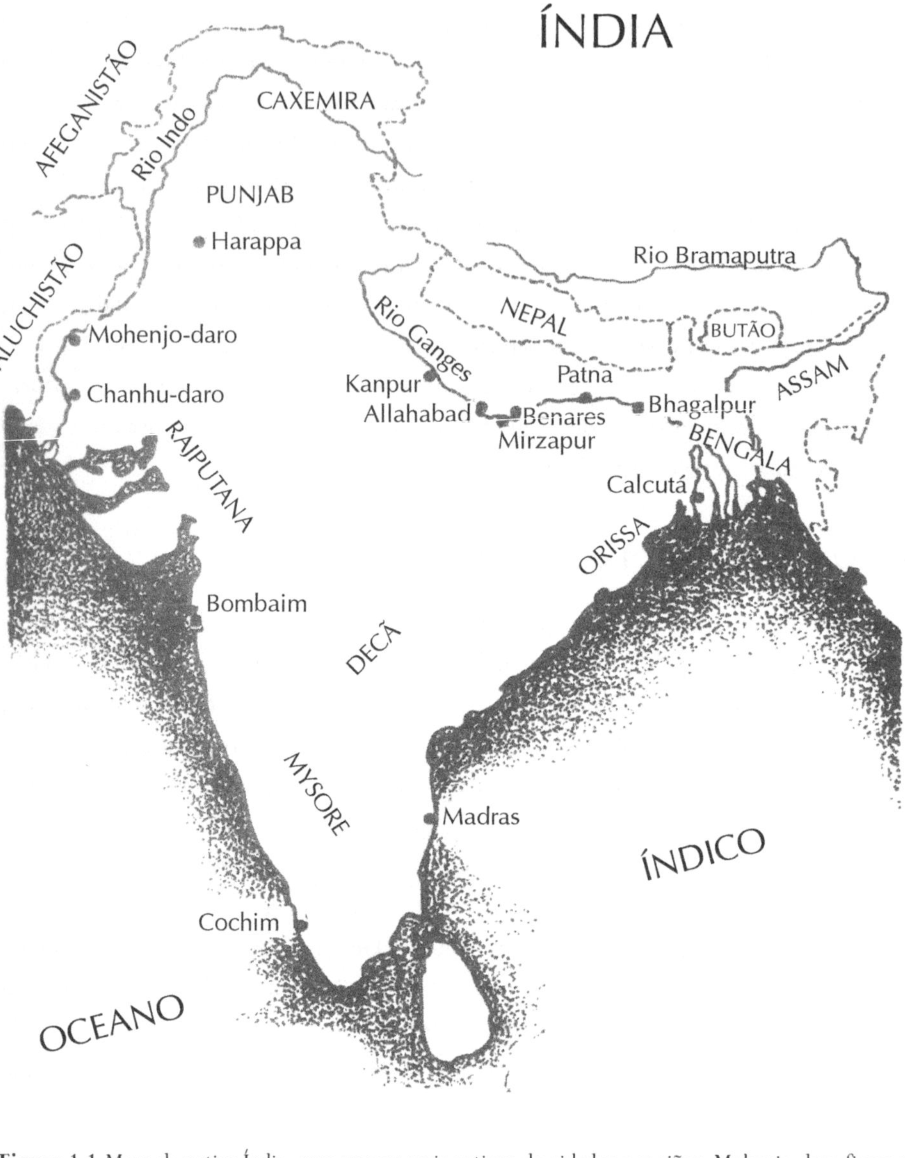

Figura 1.1 Mapa da antiga Índia, com nomes mais antigos de cidades e regiões. Mohenjo-daro ficava na região de Sind. Harappa estava localizada na região de Punjab. A antiga Taxila se encontrava nas margens do rio Indo, ao norte de Harappa, na região de Caxemira, atualmente o moderno Paquistão. Os desfiladeiros da cadeia de montanhas Hindu Kush estavam situados ao noroeste de Harappa. Benares também era conhecida pelo nome de Varanasi.

[Mapa da Índia (pp. 118-19): do livro *History of Medicine Vol 2: Early Greek, Hindu and Persian Medicine* (1961), escrito por Sigerist HE. Mapa publicado com permissão da editora Oxford University Press.]

animais. A Suméria, na Mesopotâmia, é considerada a primeira cidade reconhecível; as suas origens remontam ao quarto milênio a.C. A escrita mais antiga conhecida é a primitiva escrita cuneiforme da Mesopotâmia, que data de cerca de 3300 a.C.

A história formal se inicia com a palavra escrita. Documentos escritos em vários formatos começaram a aparecer aproximadamente em meados do quarto milênio antes da Era Cristã, com as escritas hieroglífica, cuneiforme e minoana. Um conteúdo médico significativo pode ser encontrado em escritos primitivos, como o *Rig-Veda* da Índia (convencionou-se aceitar a sua origem como datando de c. 1500 a.C.), o *Código de Hamurabi*, da Mesopotâmia (c. 1755 a.C.) e o *Papiro Ebers* (tratado médico), do Egito (1570 a.C.) (Sigerist, 1951).

Lamentavelmente, não temos no presente um legado de documentos escritos que descrevam os sistemas médicos dessas eras passadas. Eles não foram encontrados ou simplesmente não existem. A erudição, na forma de bibliotecas e arquivos, dedicados à preservação de coleções de escritos que refletissem a história, a literatura, a arte e a ciência da época parece ter sido ativada na antiga Assíria quando Assurbanipal reuniu a mais completa coleção disponível na época na sua grande biblioteca de Nínive (c. 720-612 a.C.), na margem nordeste do Rio Tigre. Pressupõe-se que essa coleção incluía não apenas contribuições locais, mas também os trabalhos científicos, literários e artísticos que foram levados para a Assíria após a conquista do Egito.

Em Nalanda, no nordeste da Índia, no antigo reino de Magadha (atualmente Bihar, cidade próxima de Patna e que faz fronteira com o Nepal ao norte) existia o que é chamado de "Universidade Budista". A famosa Universidade Nalanda foi estabelecida nesse local, de acordo com a opinião de algumas pessoas, como um mosteiro, já no século V a.C. Esse centro de formação era um repositório da literatura existente, não somente sobre o budismo, mas também sobre medicina, astronomia, matemática e outras ciências. Acredita-se que o Buda (c. 563-483 a.C.) tenha visitado a universidade e proferido sermões ali. Dizem que o luminar do jainismo, Mahavira (século VI/século V a.C.) alcançou *Moksha* (iluminação) em Pavapuri, Nalanda.

As teorias das três principais escolas do budismo — Theravada, Mahayana e Vajrayana foram enunciadas, segundo se acredita, em Nalanda. O budismo Theravada floresceu e depois se disseminou, chegando ao Sri Lanka (anteriormente chamado Ceilão) c. 250 a.C., a Myanmar (anteriormente chamado Burma) c. século V-século III a.C., à Tailândia (anteriormente chamada Sião) c. século VI d.C. e ao Cambodja (século III d.C.). O budismo Mahayana, interpretado pelo famoso médico ayurvédico e sacerdote budista Nāgārjuna, se desenvolveu em Nalanda, propagando-se depois para o Vietnã e a China (c. 2 d.C.), a Coreia (século IV d.C.) e o Japão (c. 522 d.C.). O budismo Vajrayana ou budismo Tibetano teve a sua origem nos séculos IX-XII d.C. com os mestres de Nalanda. Vajrayana também é conhecido como Tantrayana, budismo Tântrico, Veículo de Diamante e Lamaísmo. O budismo foi originalmente levado ao Tibete por Padmasambhava ("o mestre que nasceu do lótus", c. 755-797 d.C.), nativo do nordeste de Caxemira. Ele estabeleceu o Mosteiro Samye no ano de 775 d.C., tendo sido venerado por seus seguidores como o "segundo Buda". Ainda hoje Padmasambhava é venerado nos países do Himalaia sob o nome de Guru Rinpoche (O Precioso Guru).

Em 1193 d.C., invasores muçulmanos turcos destruíram o complexo da Universidade Nalanda. Muitos monges budistas fugiram para o Tibete na época; considera-se que com esse acontecimento o budismo na Índia foi quase totalmente extinto.

O Rei Ashoka, imperador da Índia (c. 260-218 a.C.) era um fervoroso budista; ele convertia ao budismo povos em regiões fora da Índia. Estas incluíam Bactria (atualmente norte do Afeganistão), Atenas, Antioquia (antiga capital da Síria) e Alexandria, no Egito.

O peregrino chinês da dinastia Tang, Xuanzang (outras grafias: Hsuan-tsang ou San-tsang, 600-664 d.C.) deixou relatos escritos detalhados sobre essa Universidade, que chegou a ter 10 mil alunos no século VII d.C., com a intenção de documentar a história de Nalanda. Xuanzang contou as suas experiências no seu célebre documento de viagem *Ta-t'ang hsi-yu chi*, o qual fornece importantes datas para a pesquisa da história, da arqueologia e da situação do budismo na Índia naquele período. Muitos sacerdotes budistas também eram médicos ayurvédicos; à medida que o budismo se deslocou para fora da Índia, o mesmo ocorreu com o Ayurveda. Em seus novos locais de atuação, o Ayurveda, assim como o budismo, assumiu o aspecto cultural dos seus seguidores.

Ptolomeu I (c. 305 a.C.), em uma época posterior, organizou aquela que foi, possivelmente, a maior e mais completa biblioteca da sua época em Alexandria, Egito. Pérgamo (c. 200 a.C.), na Ásia Menor foi o local de outra biblioteca que se dizia rivalizar com a de Alexandria e que apresentava uma influência helenística especialmente impressionante, decorrente das conquistas romanas de Siracusa (c. 212 a.C.) e, posteriormente, de Corinto (c. 146 a.C.). É importante citar o fato de que esses antigos acervos de biblioteca, especialmente o de Alexandria, com as suas prováveis obras-primas históricas foram progressivamente destruídos, a partir de 47 a.C., quando César se viu compelido a incendiar a sua frota para impedir que esta caísse nas mãos dos egípcios. O que restou da biblioteca foi destruído de maneira gradativa em períodos posteriores, de acordo com a tradição histórica; essa destruição provavelmente culminou com a tomada de Alexandria pelos muçulmanos, por volta de 642 d.C.

O Ayurveda, algumas vezes mencionado como sendo a ciência médica indiana ou a Medicina Tradicional Indiana (MTI) parece ter as suas origens discerníveis no *Rig-Veda* e em *Vedas* mais recentes, particularmente o *Atharva-Veda* (cuja origem provável é c. 1200 a.C.). Essas raízes sugerem que o Ayurveda pode estar entre as mais antigas formas sistematizadas de medicina; subsequentemente, ele pode ter contribuído ou influenciado sistemas médicos posteriores, tanto na Ásia quanto no Ocidente. As origens do Ayurveda se encontram na tradição oral. Documentos escritos passíveis de verificação são escassos e se apoiam, em grande parte, nos *Vedas*, um conjunto de textos religiosos e filosóficos, em particular no mais antigo, o *Rig-Veda*. *Veda* é uma palavra do sânscrito que significa ciência, conhecimento ou sabedoria. O termo *Rig*, também do sânscrito, tem a conotação de "estâncias ou estrofes de louvor". Os historiadores descobriram ser quase impossível datar os hinos e a poesia védicos com qualquer grau de precisão. Sabe-se que o seu conteúdo foi transmitido através da palavra falada durante séculos, talvez durante milênios, antes que fosse registrado por escrito. De modo semelhante, os historiadores reconhecem que a *Ilíada* e a *Odisseia*, da antiga Grécia, eram cantadas por bardos itinerantes, muito antes de serem editadas e colecionadas, assumindo a forma que hoje conhecemos. O mais antigo manuscrito conhecido das escrituras védicas data do século XV d.C. Acredita-se que a sua origem, entretanto, seja muito anterior; achados arqueológicos demonstram que esses escritos, na verdade, refletem aspectos da primitiva civilização dos hindus (c. 2500-1750 a.C.).

CULTURA INDIANA

O Ayurveda e a cultura indiana estão inseparavelmente ligados (Kak, 1987). O Ayurveda e o hinduísmo, ou base sociorreligiosa dos povos de Bharata (Índia), se encontram inextricavelmente mesclados. O hinduísmo é a mais antiga religião existente no mundo. A maioria dos hindus vive hoje na Índia ou Hindustão ou Indostão (a terra dos hindus). Embora haja diferenças de opinião, muitos aceitam que a palavra "hindu" vem do persa e designa os povos que viviam ao redor e além do Rio Indo, chamado *Sindhu* em sânscrito. Até aproximadamente 1800 d.C., o termo "hindu" compreendia uma cultura, uma etnia e uma religião dos povos indianos. Quando os britânicos começaram a organizar sistemas legais e realizar censos, o termo "hindu" assumiu em maior escala os seus parâmetros religiosos mais restritos.

Dizem que a autodesignação do hinduísmo nas línguas indianas é *Dharma védico* (a religião dos *Vedas*). Os hindus com frequência se referem à sua religião como *Sanatana Dharma*, a religião eterna. Essa denominação descreve fortemente mais do que meramente uma religião; ela designa uma maneira de viver, cujos eternos fundamentos pré-datam o seu reconhecimento humano. Embora uma convicção extremamente ardorosa e veemente quanto a ser exclusivo e praticamente a-histórico permeie o pensamento indiano, os primórdios do Ayurveda e o seu destaque atual, especialmente no Ocidente, têm uma expressão e aplicação mais universalista do que estreitamente sectária.

Foi somente a partir de 1921-1922, com a descoberta das antigas culturas de Harappa e Mohenjo-daro, que o passado primitivo da Índia veio à luz, através da literatura arqueológica contemporânea. Um esclarecimento preciso das raízes da Índia na civilização e das contribuições específicas que ofereceu à cultura mundial ainda se encontra em seus estágios iniciais de descoberta.

As origens dos *Vedas* e as contribuições de vários grupos diferentes de culturas antigas aos mesmos têm sido uma fonte de incerteza e constante discussão (Shaffer, 1984; Bryant, 2001; Bryant e Patton, 2005). Um grupo dentro da corrente principal da antropologia sustenta atualmente que, por volta de 2500 a.C. e antes de 1500 a.C., os dravidianos, presumivelmente um povo nativo de pele escura, cujas origens são pouco conhecidas, habitavam a Índia. Os ancestrais desses grupos heterogêneos, segundo se acredita, provinham de Mehrgarth (Baluchistão atual), isto é, tinham vindo de culturas neolíticas mais antigas (7000-6000 a.C.) do Afeganistão e do Baluchistão para a região noroeste do país (o moderno Paquistão). Na opinião de muitos historiadores indianos os locais acima fizeram parte da antiga Índia.

Esses povos, também conhecidos como pré-harapanos ou antiga cultura do Indo, estabeleceram complexos centros urbanos no noroeste da Índia, ao longo do rio Indo. Conjetura-se que eles possuíam uma cultura já desenvolvida, com significativas dimensões materiais, psicológicas e espirituais. Essa civilização chegou ao apogeu por volta de 2300 a.C.; laços comerciais com a mesopotâmia foram datados desse período.

A cultura subsequentemente desenvolvida, a madura Civilização do Vale do Indo ou Civilização Harapana (3300-1500 a.C.) é vista nas regiões chamadas Mohenjo-daro na província de Sind e Harappa no Punjab (Dales e Kenoyer, 1993). Ela foi a maior das quatro antigas civilizações do Egito, Mesopotâmia, Índia e China. Essas antigas áreas harapanas fazem parte do atual Paquistão, na região do Rio Indo. Escavações em andamento nesses terrenos produziram impressionantes achados arqueológicos; eles são reconhecidos como os mais importantes e extensos sítios arqueológicos da Idade do Bronze. O seu estilo de escrita hieroglífico ainda não foi decifrado (Parpola, 1994). Achados materiais, provenientes desses sítios, sugerem a existência de uma forte unidade cultural, evidenciam laços de comércio com a Mesopotâmia e um elevado grau de uniformidade com relação ao planejamento urbano. O alto grau de sofisticação dessas

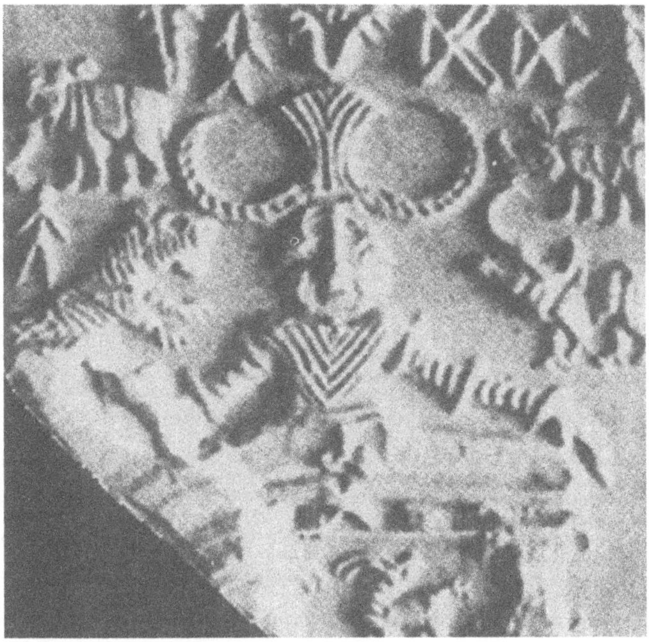

Figura 1.2 Pashupati: O selo de terracota que representa Shiva descoberto em Mohenjo-daro

culturas é solidamente demonstrado pelo planejamento, meticulosamente organizado, das cidades; estas dispunham de sistemas complexos de drenagem, revelaram o mais antigo indício de cultivo de algodão, além de possuir um sistema padronizado de pesos e medidas para uso no comércio.

Mohenjo-daro é reconhecida como uma das mais antigas, se não a mais antiga, cidade planejada de que se tem notícia. Provas materiais significativas desse mesmo período primitivo são altamente sugestivas do reconhecimento cultural de uma dimensão espiritual com implicações religiosas. Estatuetas e selos de esteatita, contendo imagens que se assemelham a deuses e deusas, foram desenterrados. Presume-se que o célebre selo Pasupati/Pashupati (Figura 1.2) possivelmente represente um protótipo do deus hindu Shiva, o deus yogue e Senhor dos animais, com três faces, e que aparece sentado na clássica postura de Yoga. Essa cultura do Indo, portanto, talvez contenha antigos e importantes elementos daquilo que mais tarde contribuiu significativamente para a tradição védica, deu origem a essa tradição ou tinha raízes nela.

É plausível que as raízes mais antigas da cultura indiana sejam essencialmente nativas do continente indiano como um todo — o ponto de vista da "civilização contínua". No entanto, existe uma controvérsia, ardentemente disputada, com relação a essa teoria. Ela é conhecida como a "Teoria da Invasão Ariana" (TIA) ou hipótese da migração indo-ariana. Esta última propõe que, em algum momento do segundo milênio a.C. (por volta de 2000-1500 a.C.), um novo grupo de pessoas não indianas, que supostamente veio das planícies da Ásia central, alcançou o noroeste da Índia, através dos desfiladeiros da Hindu Kush (Montanhas Pamir e da parte mais ocidental do Himalaia no atual nordeste do Afeganistão e Paquistão), trazendo com ele o cavalo domesticado (Fairservis, 1975). Este grupo tem sido chamado de "arianos". O significado exato dessa designação levanta dúvidas. Especulações a respeito das suas conotações e significado incluem o seguinte: estranho ou desconhecido, visitante em potencial, refinado, nobre, virtuoso ou uma autodesignação para uma pessoa cuja linhagem e idioma provêm dos antigos persas (os modernos iranianos). A hipotética chegada dos povos arianos está associada ao declínio da anterior Civilização nativa do Vale do Indo.

Acredita-se que o seu idioma fosse o sânscrito védico, uma das mais antigas línguas da família indo-europeia. Os defensores da TIA propõem que esses estrangeiros levaram as sagradas escrituras, os *Vedas*, para a Índia. Os *Vedas* refletem uma visão geral do mundo que inclui aspectos da criação, da metafísica, da filosofia, da ética, da religião, da magia, da medicina, das regras de alimentação e das normas para as atividades da vida diária. A cultura ariana (1500-500 a.C.), segundo se crê, finalmente se fundiu e depois dominou os povos pré-arianos da civilização do Indo. Embora os arianos exercessem uma influência esmagadora sobre a cultura em desenvolvimento da Índia durante esse período, incluindo a religião e a filosofia, considera-se que os dravidianos nativos mais antigos, especialmente do centro e do sul da Índia, nas regiões de Tamil, Decã e Mysore, fizeram importantes e substanciais contribuições para a forma e conteúdo dessa evolução ariana que emergia.

Deveríamos mencionar que muitas das figuras mais respeitadas do hinduísmo moderno, como Sri Aurobindo (1872-1950) e Swami Vivekananda (1863-1902), afirmam que os assim chamados arianos eram, de fato, nativos proto-hindus védicos extremamente avançados e não povos que vieram de fora da antiga Índia (Varma, 1968). Essa concepção representa uma "tese de transformação cultural" alternativa. Ela é plausível, especialmente porque a região do Hindu Kush (agora Afeganistão e parte do Paquistão) era considerada parte da Índia naquela época longínqua. Sob essa perspectiva, as descrições da guerra no *Rig-Veda* entre arianos e dravidianos são interpretadas em nível metafórico, refletindo conflitos espirituais e poesia sobre a natureza.

Investigações teóricas recentes levaram à proposta de um elo mais íntimo entre as culturas dravidiana e ariana ou, possivelmente, uma verdadeira identidade entre ambas. Por exemplo, o grande rio Sarasvati, atualmente seco, que fluía do Himalaia para o Mar Arábico, através do deserto ocidental Rajasthan, foi descrito com detalhes e venerado nos antigos *Vedas* (O'Flaherty, 1981). Ele se localizava, sem muita exatidão, nas áreas ocidentais próximas, e corria paralelo ao rio Indo dos dias modernos. Alguns acreditam que o antigo rio Sarasvati pode ser identificado com o rio sazonal Ghaggar, da Índia atual, e com o leito seco do rio Hakra, no Paquistão de hoje. Uma vez que as pesquisas atualmente aceitas postulam que o rio Sarasvati secou por volta do ano 3000 a.C., os *Vedas*, que descreviam de forma precisa esse antigo acidente geográfico, devem ter existido já naquela época remota. Especula-se que, como o Império Sumeriano decaiu bruscamente por volta de 2200 a.C., devido a uma mudança no clima, que causou grandes secas durante vários séculos, os harapanos, vizinhos da Suméria, também poderiam ter sido afetados pelo fenômeno e abandonado as cidades do vale do Indo e caminhado na direção do oeste. Os autores dos *Vedas*, portanto, podem muito bem ter sido nativos dessa região, que fazia parte da antiga Índia. Eles talvez fossem os harapanos, povos da Civilização do Vale do Indo (3300-1500 a.C.). Em outras palavras, os profetas da antiga Harappa podem ter pertencido à mesma linhagem e talvez tenham sido os ancestrais dos arianos do período Védico (1900/1500-500 a.C.).

Finalmente, e um fato digno de nota nesse aspecto, encontram-se os achados relativamente recentes, embora não tenham ainda sido interpretados, dos abrigos na rocha e cavernas de Bhimbetka. Esse achado arqueológico, ocorrido no estado de Madhya Pradesh, região central, ou coração geográfico da moderna Índia, dá testemunho dos traços mais antigos conhecidos da vida humana, remontando ao período mesolítico — aproximadamente c. 30.000 a.C.-7000 a.C. Essas pinturas pré-históricas mostram cenas de animais e homens, caçadores, cavaleiros e arqueiros. As descobertas e pesquisas sobre o assunto foram realizadas na época moderna (1958-1974) por D.V.S. Wakankar, um dos principais arqueólogos indianos. Povos tribais da atualidade, chamados *adivasis*, que vivem hoje, em sua maior parte, nessas áreas geográficas centrais, constituem cerca de 8% da população total da nação e podem ser os descendentes dos habitantes de Bhimbetka.

OS ANTIGOS *VEDAS*

Os antigos *Vedas* ou cânones de sabedoria constituíram os fundamentos da primitiva cultura indiana e um modo de vida. A moderna indologia — ou estudos índicos modernos — está repleta de referências a esses textos, praticamente inescrutáveis. Até hoje, os *Vedas* continuam sendo considerados pelos hindus ortodoxos como a fonte e sistema de organização do conhecimento de maior autoridade (Zaehner, 1966; Zimmer, 1951). Acreditava-se que eles tinham sido revelados pelo deus supremo, Brahma, criador do universo, e recebidos, na verdade ouvidos (*sruti*), por sábios inspirados (*rishis*), que os transmitiram através da palavra falada. Dizem que Brahma apresentou ou revelou, sem ter inventado, o conteúdo dos *Vedas*, que inclui o Ayurveda. *Sruti* foi e é considerada *apauruseya* (o que não foi criado pelo homem, mas tem origem divina). Os sábios eram líderes de extraordinária sabedoria e tinham uma qualidade inigualável de *apta* (inspiração e autoridade). Por conseguinte, os *Samhita Vedas*, em número de quatro, têm um duplo significado, que compreende tanto a revelação (*sruti*), cujo conteúdo não tem origem humana (*apauruseya*), quanto a literatura que reflete esse conhecimento sagrado, escrita muitos séculos mais tarde.

Presume-se que os *Vedas* tenham sido compostos aproximadamente entre 1500 e 1200 a.C.; esse período, no que se refere à sua compilação oral, é uma ideia conservadora e geralmente aceita. Outros especulam que os *Vedas* foram recebidos pelos *rishis* muito mais cedo, possivelmente em 3000 a.C., ou mesmo anteriormente, embora em última análise essa data fosse recalculada para cerca de 1500 a.C. Sua codificação final (c. 600 a.C.) pode ter ocorrido pouco tempo antes da época de Buda. A moderna antropologia data a Civilização Védica de 1900-500 a.C. A sociedade védica primitiva foi pastoral em sua maior parte. Após o *Rig-Veda*, essa sociedade passou a se dedicar cada vez mais à agricultura, tendo sido organizada em torno das quatro *varnas* (código de cores) ou classes sociais, diferenciadas de acordo com a função ocupacional: *Brahmin* (sacerdotes, estudiosos e filósofos, cujo código de cor era o branco; símbolo: cabeça), *Kshatriya* (guerreiros, soldados e realeza, cujo código de cor era o vermelho: símbolo: braços), *Vaishya* (mercadores, cujo código de cor era o amarelo; símbolo: coxas) e *Shudra* (artesãos e operários, cujo código de cor eram as cores escuras; símbolo: pés). A forma védica padrão para o ensino, aprendizado e disseminação dos *Vedas* e dos subsequentes comentários (*bhasyas*) a respeito deles, de fato, consistia em cantá-los como hinos ou *sutras* (aforismos em forma de prosa/poesia lírica oral). Os alunos se sentavam de frente para o professor (*up-pa-sad*) e, de uma maneira intimamente solene e interpessoal, recitavam os *sutras* de conhecimento e sabedoria.

Os guardiães e propagadores dos *Vedas* pertenciam à classe sacerdotal chamada *Brahmins*. A tradição bramânica é praticamente sinônima da tradição védica. Versões escritas de alguns comentários védicos apareceram relativamente tarde, por volta de meados do primeiro milênio a.C. Os *Vedas*, portanto, constituíram um corpo oral de conhecimento, que foi transmitido de geração em geração, mas só foi organizado em forma escrita quando o segundo milênio d.C. já estava bem avançado. O profundo significado dos *Vedas* se deve ao fato de eles serem a base sobre a qual o Ayurveda repousa. A continuidade desse antigo laço de ligação é claramente sugerida por uma reconhecida tradição que considera o Ayurveda como um *upaveda* ou *Veda* suplementar; alguns chegam ao ponto de reverentemente atribuir a ele a posição de "quinto *Veda*".

Os *Vedas* principais são os quatro textos mântricos ou hínicos: o *Rig-Veda*, o *Yajur-Veda*, o *Sama-Veda* e o *Atharva-Veda*. O *Rig-Veda* (Griffith, 1973; O'Flaherty, 1981) é considerado o mais antigo e foi, supostamente, a fonte dos outros três. Ele é composto de estrofes de adulação (*rik*), que são compiladas em dez livros (*mandala*), os quais contêm 1.028 mantras sagrados, cantos, hinos e versos. A tradição ayurvédica bem como certas especulações de estudiosos sugerem que o seu conteúdo reflete acontecimentos anteriores a 6000 a.C. O *Sama-Veda* (Ganapati, 1992) contém 1.810 mantras, desenvolvidos como formas musicais, canções (*saman*), cantos sacerdotais e instruções sobre a maneira de recitá-los. O *Yajur-Veda* contém fórmulas de ação ou rituais (*yajus*), especialmente compostas para rituais de sacrifício. Ele consiste em cinco *samhitas*, coleções de orações e textos rituais em verso e prosa. O *Atharva-Veda* (Bloomfield, 1967; Dwight, 1984; Whitney e Lanman, 1996) contém 731 encantamentos mágicos e textos rituais, com uma preponderância de informações relacionadas com medicina, que compreendem vinte livros, sendo o *Veda* mais intimamente associado aos textos ayurvédicos posteriores. O *Atharva-Veda* pode ter sido composto por volta de 1200 a.C. Muitas doenças são mencionadas, inclusive a febre, a diarreia, as doenças cardíacas, a icterícia, a tosse, a lepra e a obsessão. Além disso, existem amplas referências a questões e procedimentos obstétricos e ginecológicos, assim como ao que hoje reconhecemos como distúrbios mentais. Essa antiga medicina védica, assim como a medicina grega arcaica, continha elementos religiosos e mágicos. Certamente, nenhum texto grego primitivo, comparável ao *Atharva-Veda*, chegou até nós, talvez porque textos desse tipo fossem inexistentes ou pelo fato de ter havido a destruição das bibliotecas na antiga Alexandria, que poderiam tê-los abrigado. Os *Vedas* continuam sendo repositórios de princípios de compreensão, intensamente permeados de preceitos morais e regras de conduta. Os *Vedas*, portanto, ocupam o lugar de um grande monumento, presente desde os primórdios da literatura indiana, e que apresenta um registro daquilo que se acredita que seja a fonte de todo conhecimento, inclusive a medicina e a ciência.

Suplementos e apêndices abalizados de um período posterior, baseados nas coleções védicas principais (*samhitas*) foram chamados *Brahmanas* (regras rituais e textos explicativos; c. 1000 a.C.). *Aranyakas* (textos sobre rituais e interpretação escritos na floresta; c. 1000 a.C.) e *Upanishads* (sobre autodesenvolvimento; textos espirituais que enfatizam a interioridade e a interiorização, em contraste com os rituais externos;

c. 600 a.C.) (Bedekar e Palsule, 1995; Radhakrishnan, 1953). Esses três grupos adicionais de textos desenvolveram as ideias contidas nos *samhitas*; todos são vistos como partes do corpo védico principal. Eles, da mesma forma que os quatro *Samhita Vedas*, são considerados *sruti* (escrituras reveladas com a mais alta autoridade). Cada um dos quatro *Vedas* principais pode ser encarado como sendo composto de quatro camadas ou categorias de texto, que correspondem ao lapso de tempo em que foram compostos: *Samhita*, *Brahmana*, *Aranyaka* e *Upanishad*.

Uma vez que o período védico (c. 1900 a 500 a.C.) pode ser considerado como o alicerce não apenas da cultura indiana, mas também do Ayurveda, alguns aspectos significativos da visão de mundo védica, como são expressos na vida diária, são abordados. Dois dos temas mais centrais, ao redor dos quais a cultura védica foi organizada, se referiam ao significado do *fogo* e do *sacrifício ritual* (Heesterman, 1993; Staal, 1983). Pode ser difícil para o homem moderno avaliar totalmente a centralidade do fenômeno do fogo milhares de anos atrás. Não somente a sobrevivência básica dependia do fogo, mas o amadurecimento e o desenvolvimento da civilização também foram intensificados em função dele. O fogo proporcionava calor, a possibilidade de cozinhar e o uso de uma variedade de alimentos (predominantemente leite, *ghee*,* grãos e carnes), a esterilização da água e de alimentos, a purificação e a limpeza, além de luz, por meio da qual as atividades humanas puderam se estender durante a noite. O homem, naquela época, dependia do fogo para sobreviver. A importância singular do fogo foi expressa na sua reificação védica. O fogo foi identificado com o deus *Agni*. A compreensão conceitual de *Agni* era multiestratificada. Ela incluía associações com o calor, com o sol, com parte da terra como a vaca sagrada, *Prisni*, com o fogo digestivo no interior do estômago humano, sendo, ainda, o próprio fogo, que era usado nos rituais sacrificais. A profunda importância, significado e valor do fogo para os seres humanos e para o seu bem-estar no mundo antigo podem ser equiparados ao significado e à importância da eletricidade para o mundo moderno.

O conceito de ritual e sacrifício é antigo (Jamison 1991; Vesci, 1992). Seu significado inclui um processo ritualizado, por meio do qual o homem faz oferendas a uma realidade superior ou transcendente. O conceito de oração está implícito nessa atividade. A ideia de que isso pode resultar em algum efeito benéfico está presente, mas é uma ideia complexa. Por volta do século V a.C., a sociedade védica possuía um conjunto bem

---

* Tipo de manteiga líquida usado na culinária indiana feita de leite de vaca ou búfala e clarificado através de fervura. (N.dos T.)

estabelecido de normas que traçava uma sequência, relativa ao desenvolvimento, dos estágios da vida (*asramas*), especialmente para as classes sacerdotais. O segundo estágio compreendia obrigações, determinadas por preceitos de responsabilidades dhármicas previamente fixadas, quanto ao estabelecimento de uma unidade familiar tradicional, extensa, forte e central, dentro da qual vários rituais intricados, baseados na vida do lar e na vida pública, seriam realizados regularmente. Para os sacerdotes bramânicos do período védico, o sacrifício ou *homa* consistia de uma sequência ritual, na qual uma substância material, como leite, *ghee*, iogurte, arroz, cevada, um animal ou a planta sagrada, *Soma*, era colocada sobre um fogo sagrado e imolada, completa ou parcialmente. Além disso, partes da oferenda sacrifical eram consumidas pelos participantes; acreditava-se, ainda, que outras partes da oferenda seriam consumidas pelos deuses (*devas*) ou forças transcendentes invocadas durante o ritual. A literatura védica mais antiga deixa claro que o sacrifício ritual é uma imposição do *dharma*, a lei natural do universo védico, que estabelece imperativos categóricos para o homem, mas não inclui uma promessa explícita de recompensa. O sacrifício ritual era uma obrigação humana, realizado somente pelo ritual em si. Reconhecimento, reverência e louvor parecem ter integrado a mentalidade das pessoas que executavam esses deveres diários e obrigatórios. O conceito ocidental de oração tem características semelhantes.

A concepção védica de sacrifício, entretanto, permanece complexa nas suas sutilezas (Staal, 1989). O fato de não se esperar uma recompensa era considerado uma virtude, no cumprimento das próprias escolhas de vida da pessoa, ou *dharma*, na literatura védica formal (pré-500 a.C.). A literatura pós-védica, além disso, e comentários sobre os *samhitas* védicos expandiram e estenderam o conceito inicial. Podemos especular que algumas das motivações e intenções significativas por trás do ato de sacrifício refletiam uma postura psicológica, que incluía aspectos de deferência, recordação, renovação e gratidão. A pessoa envolvida no ritual do sacrifício era chamada de *yajamana*. As suas ações indicavam a percepção de uma realidade transcendente, a qual exigia reconhecimento. Isto implica fortemente um sentimento do outro, sendo caracterizado por uma disposição íntima de louvor e reverência; na verdade, pode-se designar essa percepção como um sentido do *sagrado*, um sentido daquilo que é *espiritual*. Ele implica um nível de expansão cognitiva, isto é, a capacidade de abstrair a experiência concreta, literal e material e se voltar para temas imateriais ou para o significado. A literatura pós-védica, especialmente os trabalhos do *Vedanta*, que se inspiraram profundamente nos *Upanishads*, interiorizaram aquilo que tinha sido previamente representado no mundo exterior. Houve uma ênfase muito maior na contemplação interior e na meditação.

Uma característica de destaque do ritual védico, entretanto, era fomentar a lembrança (*smriti*), considerado um antídoto para a inclinação natural do homem para o esquecimento. A lembrança e a percepção consciente da visão védica eram enfatizadas através do reconhecimento contínuo das regras do *dharma*, das suas leis, das obrigações pessoais e sociais, dos seus valores e virtudes. O ritual sacrificial védico consistia de uma oferenda material, lançada no fogo sagrado, que era acompanhada por recitações de vários sacerdotes bramânicos, que enunciavam em voz alta e entoavam axiomas védicos, tirados dos quatro *Vedas* mais importantes. Obrigações relativas a rituais, sacrifícios e comportamento dentro da lei eram explicitadas. A experiência do ritual sacrificial, uma liturgia solene de ação e de reafirmação da lei védica, realizada em um cenário comunitário, reforçava a lembrança de uma forma diária e repetida.

A intenção central por trás dos atos de sacrifício era expressar a crença védica fundamental no nexo existente entre o microcosmo, como homem, e o macrocosmo, como o universo. A homologia cósmica era um tema védico essencial. Os *Vedas* seguiam rigorosamente a ideia da necessidade que o homem tem de preservar a sua harmonia e alinhamento com o restante da natureza. Essa coordenação ou correspondência foi denominada *bandhu* e era mediada pelo poder transformador de *Agni*. Os fogos sacrificiais, devido a seus poderes inatos, resultavam na aquisição de pureza, saúde, acontecimentos auspiciosos, graça e a correção de qualquer desequilíbrio criado pelo homem dentro dele mesmo e no mundo. O sacrifício ritual, portanto, era considerado vital; como tal, era organizado na vida cotidiana, ao redor dos ciclos naturais dentro do período de 24 horas, de acordo com a conjuntura das estações, com os ciclos da lua e com o ciclo de vida cronológico, desde o nascimento até a morte. A observância do ritual e do sacrifício, portanto, continha vários temas axiomáticos: a lembrança, a necessidade constante de purificação e a obrigação dhármica de conservar a integridade dos seres humanos e do universo como um todo.

A íntima identidade entre o fogo sacrificial ritual externo, *Agni*, e o fogo digestivo interno tornou-se explícita em comentários posteriores sobre os *Upanishads* (*bhasyas*) e foi reconhecida precocemente no trabalho dos médicos ayurvédicos Charaka e Sushruta (c. 700 a.C.). A realidade médica e o significado prático dessa identidade eram um aspecto essencial do Ayurveda naquele período remoto e, essencialmente, continuam a sê-lo hoje em dia. No mundo moderno, a dinâmica de transmutação da ação sacrificial ritual antiga se reflete no reconhecimento do dever de uma pessoa de observar práticas alimentares e de estilo de vida que favoreçam e otimizem a ação transformadora de *Agni*, o metabolismo digestivo do corpo. Correspondendo ao que no passado eram deveres rituais e sacrificiais, existem hoje atividades praticadas de formas mais sublimadas: o estudo dos antigos textos, a meditação e atos que refletem um sentido de gratidão, reconciliação e harmonia entre o homem e o mundo maior, do qual ele faz parte. Tudo isso contribui para a teoria e a prática do Ayurveda na época contemporânea.

O *Rig-Veda*, portanto, considerado uma das mais antigas compilações existentes, na qual se reflete a vida diária de uma civilização da Antiguidade, é testemunha de uma celebração, que afirma a vida e se baseia no respeito, de tudo que é terreno e material. Esses cânones de outrora mostram que essa cultura antiga experimentou todos os aspectos do mundo de maneiras tangíveis, usando a acuidade visual, um sentido de audição desenvolvido, a percepção tátil, o sentido olfativo e o paladar. Cada órgão dos sentidos desses povos antigos saboreava de forma reverente a experiência dos sentidos, à medida que estes interagiam com o mundo material à sua volta. Nesse período védico inicial, em nenhum lugar é encontrada qualquer indicação de um sentido de renúncia ao mundo físico ou de ele estar qualitativamente subordinado a alguma outra coisa. Há uma simultânea e pungente consciência de uma dimensão espiritual, demonstrada pela disseminação do ritual e do sacrifício. Isto, contudo, não é manifestado de uma maneira delimitada ou circunscrita. O aspecto espiritual da vida védica, a percepção de uma consciência intrínseca à natureza e de poderes de acesso limitado, porém possível aos seres humanos, impregna todas as atividades da vida do dia a dia. É essa ampla e abrangente perspectiva que ecoa através das origens e do desenvolvimento do primitivo ponto de vista védico e encontra a sua atual expressão no Ayurveda no mundo de hoje.

OS PERÍODOS CLÁSSICOS ÉPICO E PURÂNICO

O período Védico terminou por volta de 500 a.C. Os períodos Clássico e Purânico se seguiram. Textos subsequentes, derivados dos *samhitas* védicos principais, colocaram uma ênfase maior no *dharma* do autodesenvolvimento, mas com um conteúdo espiritual, místico e filosófico consideravelmente mais explícito (Hiltebeitel, 1999). Esses escritos, comentários e interpretações posteriores dos *Vedas*, *Brahmanas* e *Aranyakas* são conhecidos como *Upanishads*. Eles são considerados *sruti* (escrituras reveladas). *Sruti*, devemos acentuar, indicava que as informações recebidas eram ouvidas e vivenciadas de maneira direta. Esse método de transmissão é dignificado como o mais alto nível de precisão e significado que o conhecimento pode atingir no hinduísmo.

Os *Upanishads* (c. 600 a.C.-200-1600 d.C.) receberam a distinção de conter contribuições metafísicas originais, que antedatam até mesmo os primórdios da filosofia grega. A data exata é ambígua, mas acredita-se que eles foram iniciados juntamente com a maior parte dos trabalhos que datam de cerca de 800-600 a.C.; a data do seu término é bastante especulativa. Eles são considerados como a fonte principal de conhecimento das escolas subsequentes chamadas *Vedanta* (c. 400 a.C.-200 d.C.), tendo havido uma maior elaboração posterior do seu conteúdo por parte de seguidores. *Vedanta*, que significa "fim dos Vedas", também é chamado *Uttara-Mimamsa* (c. 400 a.C.-200 d.C.), as mais recentes ou últimas discussões para alcançar a verdade. O *Vedanta* é um *darshana* (visão de mundo), usado no Ayurveda e muito importante dentro do seu contexto. Além disso, os seis *darshanas* ortodoxos e o budismo apareceram durante esse período clássico de *sutras* e pontos de vista complementares.

Os *Upanishads*, segundo se acredita, contêm percepções intuitivas profundamente filosóficas e espirituais, derivadas dos *Vedas*. Alguns estudiosos os compararam, metaforicamente, a plantas trepadeiras (*valli*), que se apoiam nas seções precedentes dos *Vedas*, aos quais pertencem, retendo, contudo, um tipo de independência com relação ao dogma sacerdotal. Esse apego anaclítico quase paradoxal proporcionou aos *Upanishads* um lugar sem paralelo dentro das tradições espirituais indianas. O tema central dos *Upanishads* (que literalmente significa "sentar-se perto"), inicialmente comunicado através do relacionamento íntimo entre professor/guia e estudante, era uma análise continuada do significado de *atman* (espírito individual) e *Brahman* (o Absoluto). Os *Upanishads* colocavam uma grande ênfase na relocação da observância externa do ritual para o campo mais interior da meditação. O verdadeiro sacrifício se tornou, então, a oblação ao fogo pela respiração (*prana-agni-hotra*), um sacrifício do eu dentro do eu, em presença de *Brahman* e OM, *Pranava*.

Outros textos significativos, considerados, entretanto, de importância secundária para o grande grupo dos *Vedas*, foram escritos em forma de poemas épicos. O *Ramayana*, o *Mahabharata* e o *Bhagavad Gita*, uma seção do *Mahabharata*, foram inicialmente escritos (sua redação final data de c. 500 a.C.- 200 a.C.), durante o período do *Vedanta*, mas, assim como os *Vedas*, parecem ter sido situados muito antes, entre 1000 e 700 a.C. (Buitenen, 1973-1978; 1981; Johnson, 1994; Narasimhan, 1997; Prabhupada, 1997). Essa importante literatura é considerada *smiriti* (revelação secundária). O *Ramayana* e o *Mahabharata* são coletivamente mencionados como sendo *Itihasa* (história) e as "Grandes Epopeias".

Comentários posteriores sobre os *Upanishads* apareceram na era cristã. *Vedanta* é o termo usado para abarcar os dois *darshanas*, *Purva-Mimamsa* (tipicamente chamado apenas de "*Mimamsa*") e *Uttara-Mimamsa* (tipicamente chamado apenas de "*Vedanta*"). Os comentários sobre o *Vedanta* se inspiraram em muitos textos mais antigos, os mais notáveis dos quais são o *Brahma Sutra*, os *Upanishads* e o *Bhagavad Gita*.

Contribuições significativas para o *Vedanta*, consideradas por muitos como o paradigma filosófico do hinduísmo por excelência, foram feitas por três importantes figuras: Shankara (788-820 d.C.), na sua concepção de *Advaita-Vedanta* (não dualismo), Ramanuja (1017-1137 d.C.), na sua concepção de *Vishishtadvaiata-Vedanta* (não dualismo qualificado) e Madhva (c. 1238 d.C.), na sua concepção de *Dvaita-Vedanta* (*Vedanta* dualístico). Todos esses gigantes religiosos e filosóficos são considerados figuras espirituais de grande importância pela cultura indiana. Eles abordaram o problema "do um e de muitos" ou a natureza do espírito individual (*atman*) dentro da estrutura do Absoluto universal (*Brahman*). Os fundamentos da filosofia, da religião e da cultura da Índia têm suas raízes nesses antigos trabalhos.

Menção deve ser feita a um importante grupo de obras literárias, chamado *Puranas*. Elas foram escritas a partir de cerca de 320-520 d.C., tendo sido constantemente modificadas até o período medieval (c. 1500 d.C.). Essas "histórias de um passado remoto" são narrativas que contêm genealogias de divindades e reis, cosmologias, códigos de lei, descrições de rituais e de peregrinações a lugares sagrados. Essas interpretações relataram detalhes específicos de sistemas religiosos que se centravam em divindades como Vishnu, Shiva e Devi. Devi também é conhecida como *Shakti* e considerada a consorte feminina de Shiva. Este último período clássico produziu grande parte daquilo que constitui a literatura religiosa das diversas seitas espirituais contemporâneas da Índia (Kripal, 1998; Lipner, 1994; Narang, 1984; Oberoi, 1995; Sivaraman, 1973). Começando naquela época, por volta do quarto século da era cristã, e chegando ao presente, aqueles (normalmente brâmanes) que seguiam a literatura purânica (*smiriti*) e consideravam divindades como Vishnu, Shiva, Devi, Ganesha e Surya fundamentais e mais importantes do que os *Vedas* (*sruti*), eram chamados de *Smartas*. Dizem que os *Smartas* modernos acreditam na unidade essencial de toda realidade, embora aceitem que esta pode se manifestar simultaneamente nas múltiplas facetas apresentadas pelos aspectos aparentemente distintos das divindades acima mencionadas.

O DESENVOLVIMENTO DA MEDICINA ANTIGA E DO AYURVEDA

As evidências mostram que a medicina científica ou racional, a medicina alopática do Ocidente, como ela existe hoje, teve seu início na Grécia com a escola de Hipócrates no século V a.C. (Sigerist, 1961). Antes dessa época, as correntes principais das artes da cura vinham da cultura minoana (2200-1450 a.C.), da cultura egípcia (2700 a.C.), da cultura do Vale do Indo/harapana (3300-1500 a.C.) e da tradição sacerdotal da Mesopotâmia/Babilônia (2300 a.C.).

A medicina ayurvédica tem as suas raízes em tradições muito antigas, grande parte das quais transmitia os seus conhecimentos oralmente. Ao começar a aparecer na forma escrita, o Ayurveda passou a ter uma grande dívida para com o budismo, cujo advento se deu no século VI a.C. Muitos médicos ayurvédicos notáveis se tornaram budistas e muitos monges budistas passaram a ser cronistas do desenvolvimento do Ayurveda dentro da Índia e, posteriormente, em terras estrangeiras, como o Ceilão (Sri Lanka), o Tibete e a China, o que ocorreu em paralelo com as excursões missionárias desses monges.

AYURVEDA E BUDISMO

O Buda histórico (c. 563-483 a.C.) nasceu nos contrafortes do Himalaia, em uma região próxima do atual Nepal. Seu prenome foi Siddharta e o nome da sua família, Gautama. Com o objetivo de distinguir o Buda histórico dos Budas transcendentais de todas as épocas, Siddharta Gautama é geralmente chamado de Buda Shakyamuni. Dizem que ele é o sétimo Buda até o presente; seis outros o precederam em épocas passadas; algumas fontes descrevem um total de 24 Budas; o primeiro era chamado Dipamkara.

Durante a vida de Buda e por um período após a sua morte, a cultura indiana vivenciou uma Idade de Ouro, em termos de crescimento; o ensino e o comércio se expandiram até o século XII d.C., quando forças muçulmanas entraram na Índia e a governaram até cerca de 1700. O desenvolvimento do budismo e o desenvolvimento do Ayurveda se tornaram intimamente relacionados (Clifford, 1984).

O Ayurveda se originou dos antigos *Vedas* e reteve a sua obediência à autoridade dos mesmos, como a maioria dos sistemas indianos em desenvolvimento, muito mais tarde mencionados como *hindus*. O budismo, entretanto, talvez procurando purificar, reformar e reorientar (tornando-as disponíveis para todos) as tradições védicas mais antigas, efetivamente pareceu abandoná-las, pelo menos naquilo que se referia às obrigações ritualísticas detalhadas dessas tradições.

Além disso, o budismo sentiu-se à vontade ao adotar o Ayurveda como um programa médico e terapêutico. O Ayurveda certamente também tinha abraçado, e continua a abraçar, o budismo. Durante o século V a.C. e até o século IV a.C., a Universidade de Taxila, ao norte da antiga Harappa, no moderno Paquistão, era um importante centro de educação superior. Jivaka, um dos expoentes da medicina ayurvédica em Taxila, era médico da realeza e filho do Rei Bimbisara (544-491 a.C.), do reino de Magadha, ao sul do rio Ganges, no nordeste da Índia. Ele também foi médico pessoal de Buda. Jivaka tinha a reputação de ser especialista em numerosas subespecialidades da medicina e em várias técnicas cirúrgicas. Ele foi considerado o médico mais qualificado da sua época, tendo sido treinado na Universidade de Taxila (antiga Gandhara). Havia muitas histórias a respeito das suas realizações em todos os territórios budistas, a saber, Magadha no nordeste da Índia, Benares e Peshawar perto do desfiladeiro de Khyber (entre o moderno Paquistão ocidental e o Afeganistão), no norte da Ásia, um local próximo da China.

A associação entre a doutrina budista, com a sua ênfase no comportamento moral e ético, e o Ayurveda ganhou renome durante esse período. Ela levou o rei Ashoka, imperador da maior parte do reino de Maurya do norte da Índia, no período de 272--236 a.C., a se converter ao budismo no século III a.C. A medicina ayurvédica se difundiu amplamente quando esse governante estabeleceu vários hospitais de caridade, que dispunham de extensivos componentes médicos, cirúrgicos e psiquiátricos para o tratamento de seres humanos e de animais. Isto refletia a implementação pragmática da virtude budista da compaixão por todos os seres sencientes. Este foi um empreendimento que visou incluir todos e não meramente os hindus brâmanes dentro da Índia. Documentos antigos, talhados em pedra, exibem éditos de Ashoka, ordenando a edificação de embaixadas em terras estrangeiras e o trabalho de missionários budistas dentro e fora da Índia, com o objetivo de divulgar os ensinamentos. Acredita-se que o Ayurveda e o budismo Theravada, uma primitiva perspectiva budista que colocava grande ênfase na renúncia, na autodisciplina e no autodesenvolvimento individual fora do âmbito da sociedade, tenham chegado ao Sri Lanka nesse período. O Manuscrito Bower, escrito no século IV d.C. e descoberto na Ásia Central, atesta o fato de que a atividade missionária médica budista prosseguiu e se expandiu nessa época. A introdução do Ayurveda no Tibete ocorreu por volta de 650 d.C., com a tradução de textos budistas ayurvédicos para o idioma tibetano. A história da difusão do budismo por todo o Oriente, portanto, pode ser vista como paralela à expansão e ao impacto que o Ayurveda apresentou fora do seu local de origem, a Índia. Nāgārjuna e Vagbhata eram budistas e sábios ayurvédicos.

O 28º patriarca do budismo na Índia, e o último nascido no país, foi Bodhidharma (c. 470-543 d.C.). Já no final da sua longa vida, ele viajou para a China, chegando ao Mosteiro Shaolin, no lado norte do pico ocidental da montanha Sung-shan, em Lo--yang, no norte da China, onde fundou o budismo Chinês, chamado budismo Ch'an/Chan. Ele é considerado o primeiro patriarca (nascido na Índia) do Ch'an ou budismo Chinês. O Mosteiro Shaolin foi originalmente fundado em 495 d.C. pelo monge budista Batuo, nativo da Índia, depois que ele viajou da Índia para a China em 464 d.C. Esse mosteiro e templo era repositório de tratados escritos, não somente sobre questões de saúde e disciplinas mentais/físicas, como Kung Fu (Shahar, 2001), mas também sobre as práticas de saúde, por exemplo, Ayurveda e Yoga que tinham sido trazidos por monges missionários da Índia, os quais haviam se estabelecido na China.

O sexto patriarca do Ch'an e a última figura de destaque do budismo Chinês foi Hui-neng, nativo do país, e que viveu aproximadamente entre 638 e 713 d.C. Ele representava a "escola do sul" do Ch'an. Hui-neng advogava a doutrina do "súbito despertar," a qual assegurava que a mente de Buda se manifesta em um lampejo de percepção e não gradualmente, como afirmam algumas escolas. A iluminação é alcançada em parte por meio da meditação (consulte o Capítulo 11), especialmente pela eliminação ou, pelo menos, pela suspensão do pensamento discursivo e conceitual. Isto é mencionado como sendo o estado de "não mente" (*wu nien*).

AYURVEDA E A MEDICINA VETERINÁRIA

Ao se rever a história do budismo, especialmente o louvável trabalho do rei budista Ashoka, do século III a.C., o papel do Ayurveda com relação aos animais é interessante. Acredita-se que a domesticação de cães, búfalos, elefantes e aves tenha ocorrido na Índia entre 6000 e 4500 a.C. (Somvanshi, 2006). A criação de gado estava bem desenvolvida durante o período do Rig-Veda, e a vaca (*kamdhenu*) era muito respeitada. O primeiro veterinário da história, segundo se afirma, foi um indiano chamado Sahlihotra, que se especializou no tratamento de cavalos e escreveu um texto dedicado ao assunto, *Haya Ayurveda*. Outro texto veterinário, *Gaja Ayurveda*, é atribuído a Palakapya, um veterinário especializado no tratamento de elefantes. Já em um passado remoto, como o período do Mahabharata (c. 1000 a.C.), os dois irmãos Pandeva, Nakula e Sahadeva, adquiriram a reputação de peritos na criação de cavalos e de gado. A proximidade do Ayurveda com a natureza, especialmente o cuidado de animais, possui fortes raízes históricas, persistindo até o presente.

ANTIGOS TEXTOS MÉDICOS AYURVÉDICOS: *CHARAKA SAMHITA* E *SUSHRUTA SAMHITA*

O ***Charaka Samhita*** (Kaviratna, 1902-1925; Mehta, 1949; Ray e Gupta, 1965; Sharma, 1995), um importante compêndio ayurvédico de teoria e prática médica, pode ter sido formulado por volta de 1000 a.C. ou ainda antes, mas acredita-se que ele tenha sido redigido pelo famoso médico ayurvédico Charaka, de Caxemira (Índia atual), na Universidade de Taxila (a capital do Punjab oriental na Antiguidade), e compilado na forma escrita aproximadamente em 760 a.C. Alguns estabelecem essa data como sendo

400 e 200 a.C. Não se sabe ao certo se essa coleção médica organizada foi trabalho de um único homem ou da escola dos seguidores de Charaka. Esta *samhita* foi composta em forma de prosa e poesia e contém mais de 8.400 versos métricos, em oito principais seções, e 120 lições ou capítulos. Esses versos eram memorizados e liricamente recitados por médicos ayurvédicos de épocas passadas e continuam a ser recitados até hoje pelos modernos médicos ayurvédicos. Charaka discute o campo da medicina interna, descreve os cinco subdoshas de *Vata* (os cinco princípios bioenergéticos e fisiológicos que regulam o sistema nervoso central e todos os movimentos do corpo), dando particular ênfase ao valor, ao cuidado e à prioridade da consciência no interior do homem. Particularmente dignas de nota, considerando-se a inexistência de microscópios naquela época, são as descrições detalhadas da dissecção anatômica e análise da pele de Charaka, com a enumeração das suas seis camadas.

Sushruta de Varanasi (Benares moderna, na Índia), um grande cirurgião ayurvédico, produziu o outro texto médico-cirúrgico clássico, o ***Sushruta Samhita***, aproximadamente em 660 a.C. (Acharya e Pandurang, 1945; Bhishagratna, 1968; Trikamji e Ram, 1980). Esta *samhita*, composta tanto em prosa quanto em poesia, enfatizava um ponto de vista cirúrgico. A importância do sangue é extensamente abordada. Sushruta inclui a primeira descrição dos cinco subdoshas de *Pitta* (os cinco princípios bioenergéticos e fisiológicos que regulam o funcionamento metabólico do organismo) e oferece uma definição clássica do conceito de saúde. Assim como Charaka, usando somente o olho nu, ele descreveu as camadas da pele. Juntos, o *Charaka Samhita* e o *Sushruta Samhita* são considerados os mais antigos textos clássicos existentes de medicina e cirurgia ayurvédica. Esses dois compêndios médicos constituem os fundamentos historicamente documentados da maior parte da medicina ayurvédica. A moderna medicina reconhece hoje algumas das antigas raízes indianas na prática médica e cirúrgica atual (Das, 1984; Kansupada e Sassani, 1997; Prakash, 1978; Savithri, 1987). A terapia da inalação pode ser traçada até a Índia de cerca de 4.000 anos atrás (Grossman, 1994). Sushruta tem sido chamado de pai da cirurgia, uma vez que foi, reconhecidamente, o primeiro a desenvolver novas técnicas na cirurgia plástica e reconstrutora, como o uso de enxertos de pele e procedimentos para a reconstrução nasal total (Hauben, Baruchin e Mahler, 1982; Nichter, Morgan e Nichter, 1983). Uma cronologia da tradição ayurvédica oral e escrita pode ser encontrada no Apêndice 1.

UMA BREVE HISTÓRIA DA MEDICINA OCIDENTAL E O AYURVEDA

Hipócrates (460 a.C.) é considerado o pai da medicina ocidental (Porter, 1997; Singer e Underwood, 1962). Seus métodos, ao contrário dos de seus predecessores, foram menos influenciados pela doutrina animista e por outras doutrinas religiosas. Sua reputação é de ter se apoiado mais na observação clínica detalhada e de ter tido um contato clínico mais íntimo ao avaliar e tratar individualmente os pacientes. A escola de Hipócrates seguia a teoria humoral, de acordo com a qual — acreditava-se — o corpo era composto de quatro *humores*: sangue (*sanguis*), fleuma (*pituita*), bile amarela (*chole*) e bile negra (*melanchole*). Os humores eram considerados substâncias materiais tênues, que contribuíam para a saúde, sendo também capazes de sofrer desequilíbrios e causar doenças. Essa noção era aplicada clinicamente para delinear os tipos orgânicos quanto à constituição e temperamento. A terapia dietética e a influência das estações na saúde e na doença também eram aspectos muito proeminentes da tradição hipocrática. Desconhece-se até que ponto essas teorias e práticas foram influenciadas pelos conceitos ayurvédicos, muito mais antigos, porém bastante semelhantes.

Aristóteles (384 a.C.), o grande codificador da ciência antiga, usando uma perspectiva semelhante à de Hipócrates, apoiou-se firmemente na observação empírica e na classificação natural. Uma parte importante da sua ontologia e taxonomia foi um sistema de classificação que utilizava aquilo a que ele se referia como sendo as quatro *qualidades primordiais*: quente, frio, úmido e seco, juntamente com quatro *essências* ou *elementos* fundamentais: Ar, Fogo, Água e Terra. A ênfase era colocada mais na descrição anatômica do que no funcionamento fisiológico. Como ocorreu com o uso feito por Hipócrates dos humores e dos tipos constitucionais, a utilização descritiva e explicativa das *qualidades* e dos *elementos* por parte de Aristóteles é surpreendentemente semelhante à encontrada nos conceitos ayurvédicos, historicamente mais antigos.

Quando Alexandre, o Grande, invadiu a Índia em 327 a.C. e ocupou temporariamente as regiões de Sind e Punjab, relatos históricos descrevem o seu contato com médicos ayurvédicos cujos talentos, segundo se afirma, ele usou, quase que exclusivamente, para tratar casos de envenenamento em seus exércitos. É plausível acreditar que ele e sua coorte de médicos tenham levado parte desse conhecimento ayurvédico para o Ocidente, talvez influenciando o então primitivo desenvolvimento do corpus médico grego.

Galeno de Pérgamo (129-215 d.C.) foi um médico influente no mundo latino ocidental e, especialmente, em Roma. Segundo a opinião geral, recebeu treinamento na Ásia Menor e na escola de medicina de Alexandria, Egito. A essência do seu trabalho teve origem no *Corpus Hippocraticum*, uma coleção de textos médicos, atribuída a Hipócrates e à sua escola, e que tem sido transmitida através dos tempos. A forma da prática de Galeno se inspirou no método de Aristóteles. Ele defendia um ponto de vista racionalista, colocando a razão, a observação e a experimentação acima do conhecimento, derivado da experiência empírica ou baseada nos sentidos. Por meio da tradição árabe, que se desenvolveu mais tarde, Galeno se transformou no médico mais influente do mundo antigo. O seu estilo, caracteristicamente ocidental, tornou-se então a base teórica de toda a prática médica ocidental durante os 1.500 anos seguintes, até o século XVI d.C. Na verdade, a sua influência persistiu até o final do século XIX, apesar das descobertas feitas pela medicina do século XVII, como a descrição da circulação do sangue, feita por William Harvey em 1615, e as observações microscópicas de células e de micróbios realizadas por Anton van Leeuwenhoek (c. 1700).

Embora o Ayurveda tenha sido introduzido de uma maneira substancial na América do Norte apenas muito recentemente, a cultura indiana e as suas tradições espirituais tiveram as suas primeiras raízes nos Estados Unidos no início da década de 1890. Especial menção é feita aqui à visita de Swami Vivekananda (1863-1902) naquele período. *Swami* corresponde a um título respeitoso, dado a uma figura religiosa ilustre, sendo aproximadamente equivalente ao termo "reverendo". Ele é, possivelmente, o personagem mais importante, responsável pela globalização do hinduísmo na época moderna, com um papel implícito na divulgação do Ayurveda ou, talvez, da sua estrutura subjacente, no Ocidente.

Seu nome convencional era Narendranath Datta; ele havia nascido em Calcutá, na Índia. Naren, como era chamado, possuía uma inteligência invulgar, além de uma boa aparência. Ele foi atraído pela busca espiritual desde a tenra infância. Refletiu sobre o significado da vida, sobre a existência de um plano espiritual e de um deus por trás do universo aparente de realidades materiais. Naren foi discípulo de Ramakrishna (1836-1886), místico indiano nascido em Bengala. Em 1893, com o apoio financeiro do Marajá de Khetri, Vivekananda compareceu, sem ter sido convidado, ao Parlamento Mundial das Religiões, que fez parte da Exposição de Colúmbia, em Chicago. Aquela foi, supostamente, a primeira vez que um encontro ecumênico de líderes espirituais internacionais ocorreu na atualidade, em um único local. Em um certo sentido, Vivekananda atuou como um missionário do Oriente, enviado para o Ocidente. Seu carisma, profunda espiritualidade e inteligência deixaram uma impressão duradoura nos norte-americanos e no Ocidente. Ele estabeleceu a Sociedade Vedanta na cidade de Nova York. Depois, viajou para a Inglaterra, França e Suíça, onde apresentou a visão de mundo espiritual e a cultura da Índia em grande escala. Em 4 de julho de 1902 ele faleceu na Missão Ramakrishna, que tinha ajudado a inaugurar em Belur Math, na Índia. Grande parte da atenção inicial e do interesse duradouro pela visão de mundo hindu e, subsequentemente, da atenção dada ao Ayurveda na América do Norte é atribuída a esse grande líder espiritual.

MEDICINA TRADICIONAL CHINESA E O AYURVEDA

Em termos de uma maior perspectiva histórica, o mais antigo texto médico chinês existente, o *Huang-di Nei-jing* ou *Clássico Interno do Imperador Amarelo*, foi compilado por autores desconhecidos em algum momento entre 300 e 100 a.C.; alguns autores estabelecem essa data como se situando entre 475 e 221 a.C. (Unschuld, 1979, 1985). Três trabalhos subsequentes, escritos durante a dinastia Han (206 a.C.-220 d.C.), o *Clássico sobre Questões Difíceis* (*Nan-Ching*), *Discussão das Doenças Causadas pelo Frio* (*Shan Han Lung*) e a *Matéria Médica de Shen Nong* (*Shen Nong Ben Cao*) contribuíram para a codificação e definiram a Medicina Tradicional Chinesa, dando-lhe a forma que chegou até nós. Embora princípios de cura xamânica e do confucionismo estejam entrelaçados em sua teia inescrutável, a inestimável influência do taoismo, fundado por Lao-Tzu (c. 550 a.C.) sobre a medicina chinesa é inquestionável. As proposições fundamentais ou mais importantes incluem a teoria do Yin-Yang, os ciclos de produção e controle da teoria dos Cinco Elementos, fases e movimentos, a centralidade das cinco substâncias corporais: Energia Vital (*Qi*), Sangue (*xue*), Essência (*jing*), Espírito (*shen*) e Fluidos (*jin ye*), e os fluxos da energia através dos meridianos (*Qi jing*).

Existem muitas semelhanças notáveis, tanto no que diz respeito à teoria quanto à prática clínica, entre o Ayurveda e a Medicina Tradicional Chinesa, assim como algumas diferenças significativas (Mahdihassan, 1985b, 1989; Wiseman e Ellis, 1985). A influência do Ayurveda, talvez levado para a China por monges budistas indianos, que eram missionários itinerantes, tem sido sugerida. Essa influência se somou às origens independentes de cada um desses sistemas. Alguns indícios da remota fertilização cruzada, entretanto, podem ser vistos nas origens registradas do diagnóstico pelo pulso. Embora ele apareça pela primeira vez na literatura ayurvédica, aproximadamente no século XIV d.C., é encontrado antes em textos chineses, como o *Nan-Ching*, em um período mais antigo da dinastia Han, talvez por volta de 100 d.C. Isso pode ter ocorrido indiretamente por meio da influência gradual da *Unani Tibb* e da medicina tibetana sobre o Ayurveda em torno do século XII d.C.

Historicamente, há evidências de que migrações (176-30 a.C.) das tribos yueh-chih (também chamadas yuezhi) chinesas, os kushans, vindas do oeste da China, ocuparam Benares (Varanasi), no norte da Índia. Os kushans tinham laços diplomáticos com Roma, com a Pérsia e com a China. Considerava-se que eles haviam realmente criado uma ponte entre o Oriente e o Ocidente, atravessando a Rota da Seda, que ligava a Babilônia, a antiga Índia e a China. Os yueh-chih eram conhecidos por fornecerem jade continuamente à China. Os primeiros contatos entre a China e a Ásia Central ocorreram com a abertura da Rota da Seda no século II a.C. A propagação do budismo na China, através da Rota da Seda, no século I d.C., foi documentada historicamente. A Universidade de Taxila, onde o livro-texto ayurvédico *Charaka Samhita* foi composto, estava localizada na Rota da Seda. A Rota de Burma (115 a.C.), ao sul, também possibilitou o intercâmbio de mercadorias e de ideias com a China. O comércio com o Império Romano, no auge da sua riqueza, incluía especiarias, marfim e outros artigos de luxo.

O terceiro e mais famoso rei kushan, Kanishka (c. 100 d.C.), cujas capitais eram Purushapura (atualmente Peshawar, no norte do Paquistão) e Mathura, no norte da Índia, próxima do desfiladeiro Khyber e da antiga Taxila, foi considerado um grande patrono do *budismo Mahayana*, o sistema budista que se distingue por cultivar o autodesenvolvimento por meio da compaixão dentro de um contexto social. É nesta escola de prática budista que o papel do *Bodhisattva*, o buscador que renuncia à completa iluminação até que todos os seres sejam salvos, é mais respeitado. Kanishka introduziu o budismo Mahayana no norte da Ásia e na China. Registros mostram que havia mosteiros budistas estabelecidos na China por volta do ano de 65 d.C., além de traduções para o chinês de textos em sânscrito na região de Luoyang no século II d.C. (Chen, 1984). Da China, o budismo se propagou para a Coreia, no século IV, e para o Japão, no século VI. A influência ayurvédica, já que ela coexistiu com o budismo por tantos séculos, pode ter contribuído para a Medicina Tradicional Chinesa por intermédio dessa associação.

NĀGĀRJUNA: SACERDOTE BUDISTA, FILÓSOFO E MÉDICO AYURVÉDICO

O desenvolvimento do Ayurveda, particularmente no que se refere ao seu armamentário medicinal, foi intensificado pelo grande sacerdote budista, filósofo e médico ayurvédico Nāgārjuna, nascido por volta de 100 d.C. em Amravati (nos dias atuais Guntur, distrito da costa leste de Andhra Pradesh), na Índia (Garfield, 1995; Hajicek-Dobberstein, 1995; Kalupahana, 1986; Lindtner, 1997; Mahdihassan, 1981, 1985a; Sharma, 1977; White, 1996; Williams, 1989). Na história do budismo Indiano, Nāgārjuna é considerado o 14º Patriarca (líder espiritual reconhecido), depois de Buda Shakyamuni, o

Buda histórico. Ele é o pai da *iatroquímica*, ciência que cuida da preparação de substâncias minerais medicinais. Até aquela época, a maior parte das intervenções médicas da tradição Charaka derivava de uma farmacopeia baseada em ervas ou plantas, enquanto os médicos ayurvédicos da Escola Sushruta eram mais especializados em abordagens cirúrgicas. O empenho de Nāgārjuna era expandir o armamentário terapêutico com a criação de um repertório de substâncias de cura ativas, à base de minerais. Muitas substâncias até então tóxicas, como o mercúrio, eram agora processadas de formas complexas, com o emprego das técnicas inovadoras da Escola de Nāgārjuna para torná-las não tóxicas e adequadas ao consumo humano. Isso abriu um campo novo e muito mais amplo para o crescimento da medicina e expandiu a gama de intervenções terapêuticas, que hoje continuam a ser um aspecto integral e característico da medicina ayurvédica. Dizem que esse sábio escreveu um importante comentário a respeito do *Samhita* de Sushruta. O brilho das contribuições de Nāgārjuna, entretanto, se estendeu muito além desse comentário e abrangeu um avanço qualitativo da teoria e da prática budistas com uma literatura especialmente produtiva, tanto na área da medicina quanto na da filosofia e da religião.

A renomada Universidade Nalanda, na região de Bihar, nordeste da Índia, próxima de Patna, onde Nāgārjuna foi um destacado professor, conservou a sua proeminência até o século XII. Algumas das matérias ensinadas abarcavam a história, a geografia, a literatura, a lei, a matemática, os negócios, o comércio e a medicina. Existem descrições nos arquivos históricos de viajantes chineses (Xuanzang, 600-664 d.C.), que revelam o fato de ter havido uma cultura diversificada na universidade e comentam a respeito de um número estimado de 10 mil alunos e 1.500 professores que estavam envolvidos nas atividades acadêmicas.

ASTHANGA: TEXTOS MÉDICOS AYURVÉDICOS DE VAGBHATA

O sétimo século depois de Cristo produziu outro grande sábio e budista ayurvédico, *Vagbhata* de Sind (atualmente, sudeste do Paquistão), no noroeste da Índia moderna. Seu empenho e o dos seus seguidores produziram a segunda maior coleção de textos médicos ayurvédicos, o ***Asthanga Sagraha*** (Murthy, 2005) e, cerca de 100 anos mais tarde, a coleção menos extensa, conhecida como ***Asthanga Hridhaya*** (Harishastri, 1939; Moos, 1984; Murthy, 2004).

O *Sagraha* (coletânea de ensinamentos), um trabalho mais extenso, 40% maior em número de versos do que o *Hridhaya* (núcleo dos ensinamentos), foi composto principalmente em forma de poesia, sendo apenas uma das suas partes em prosa. O *Hri-*

dhaya, que contém 7.800 versos, foi escrito em prosa. Nesses trabalhos é apresentada a primeira descrição dos cinco subdoshas de *Kapha* (os cinco princípios bioenergéticos e fisiológicos que regulam e contribuem para a estrutura do corpo e para a forma física). Esse texto significativo deu uma ênfase maior ao valor mais material da vida do que ao encontrado no *Charaka* e no *Sushruta*. Mesmo hoje, o *Asthanga Hridhaya* é altamente respeitado como um texto médico fundamental pelos médicos ayurvédicos de Kerala, no sul da Índia. Esse conjunto de três textos, o *Charaka Samhita*, o *Sushruta Samhita* e os *Asthangas* de Vagbhata, são mencionados como sendo o *Brihat Trayi*, a tríade superior ou maior. Esses três trabalhos são universalmente reconhecidos como os fundamentos textuais da medicina ayurvédica.

A TRADIÇÃO MÉDICA ÁRABE DE AVICENA

O progresso paralelo da medicina também pode ser visto no trabalho do médico persa *Avicena* (980-1037 d.C.). Ele produziu o abrangente *Cânon da Medicina*, um compêndio das obras anteriores de Hipócrates e de Galeno. Esse compêndio iria se tornar o texto médico por excelência, tanto para o mundo muçulmano quanto para todo o Ocidente latino, até o século XVII. A medicina árabe ou muçulmana foi e continua a ser conhecida como *Unani Tibb* (medicina grega), o que indica a forte influência dos antigos médicos gregos sobre o pensamento médico árabe.

Existem relatos históricos que descrevem o intercâmbio entre o Ayurveda e o Oriente Médio. Médicos ayurvédicos foram convidados para ir a Jundishapur e a Bagdá, no Oriente Médio, para ensinar e organizar hospitais. Desde o século VII d.C., comerciantes árabes, ao longo da Costa do Malabar, constituíram um veículo para a troca de mercadorias e de ideias, incluindo o Ayurveda, entre cidades indianas e árabes. Os grandes médicos árabes dos séculos X e XI, Razes (que faleceu por volta de 923 d.C.) e Avicena (980-1037 d.C.), segundo se pensa, tiveram um extenso conhecimento da medicina indiana. Seus textos volumosos e influentes, que incorporaram conceitos ayurvédicos, ao lado de conceitos gregos, foram traduzidos para o latim do século XIII e usados como textos médicos correntes na Europa medieval. A *Unani Tibb*, por exemplo, defende a teoria de quatro humores corporais e de quatro elementos. Ela é um sistema de determinação de tipos constitucionais e utiliza remédios de ervas de maneira semelhante à do Ayurveda. A influência de cada um desses sistemas sobre o outro parece forte.

OUTROS TRATADOS MÉDICOS AYURVÉDICOS

Entre 700 e 1100 d.C., outro importante texto médico ayurvédico foi produzido: o *Madhava Nidana* (Murthy, 1987), dedicado ao levantamento de procedimentos diagnósticos, com ênfase na classificação de doenças. No século XIV, outro texto ayurvédico fundamental, *Sarangadhara* (*Sharangdhara*) *Samhita* apareceu. Ele continha a primeira referência textual ao método sem paralelo do diagnóstico ayurvédico pelo pulso. O exame clínico, com os seus oito métodos de avaliação, estava delineado. Uma matéria médica sistematizada, contendo formulações farmacológicas, também era especificada. No século XVI, um último texto, clássico e significativo, foi escrito: o *Bhavaprakasha*. Ele incluía uma descrição de novas ervas, minerais, de avanços no campo da alimentação e uma teoria do rejuvenescimento. Comentários também foram feitos sobre as recém-descobertas doenças sexualmente transmissíveis, particularmente a apresentação clínica da sífilis, levada à Índia por estrangeiros. Esses três últimos textos médicos, o *Madhava Nidana*, o *Sharangadhara Samhita* e o *Bhavaprakasha* são chamados *Laghu Trayi*, a tríade inferior ou menor de textos fundamentais.

O período entre os séculos XII e início do século XVIII d.C. foi dominado pelo controle muçulmano da Índia. Esse período medieval é considerado uma era de consolidação da medicina ayurvédica. Progressos inovadores em relação ao Ayurveda, em geral, eram menos proeminentes, em deferência ao forte governo muçulmano. A *Unani Tibb* ou medicina grega prevaleceu, especialmente depois de o Império Mongol ter se estabelecido na Índia em 1526.

O AYURVEDA NOS SÉCULOS XIX e XX

A influência da Grã-Bretanha desempenhou um importante papel em todos os aspectos do desenvolvimento econômico, social, político e médico da Índia (Edney, 1997). O militar e estadista britânico, Robert Clive, a serviço da Companhia das Índias Orientais, erradicou na década de 1750 a então dominante influência francesa, introduzindo o controle britânico. Mais tarde, por volta de 1818, A Companhia Inglesa das Índias Orientais passou a exercer uma influência cada vez mais poderosa, que se espalhou por toda a Índia. Em 1833, ela praticamente fechou todos os centros de treinamento e escolas ayurvédicas então existentes. Uma escola de medicina britânica foi aberta em Calcutá e a influência ocidental dominou o país, especialmente na área médica, durante quase 100 anos. Em 1920, ocorreu um despertar nacional e o ressurgimento do interesse pela cultura tradicional da Índia, por suas práticas, e pelo Ayurveda. Em 1946 houve o reconhecimento governamental formal e uma nova aceitação do Ayurveda, bem como o renascimento de programas de pesquisa, desenvolvimento e modernização.

Hoje, existem muitas escolas de treinamento e clínicas ayurvédicas ou de Medicina Tradicional Indiana no país. Entretanto, é curioso o fato de que, na Índia, a crença atual é que essa arte de cura tradicional talvez não seja científica, de acordo com os padrões ocidentais, ou talvez que até mesmo esteja excessivamente ligada ao atavismo em geral. Ela é, portanto, relegada a um segundo plano, enquanto a medicina ocidental ou alopática ocupa o primeiro plano. O governo indiano reconhece oficialmente os seguintes sistemas como legítimos: alopatia, homeopatia, naturopatia, *Unani Tibb*, Ayurveda e os seus parentes próximos *Siddha* e *Yoga*. O sistema siddha de medicina indiana prevalece no sul da Índia, especialmente na região do Tamil. Outra forma de medicina tradicional, chamada *Emchi*, é distintamente tibetana e budista nas suas características exteriores, mas se assemelha fortemente ao Ayurveda na teoria e na prática.

AS ORIGENS LENDÁRIAS DO AYURVEDA

Embora a história relatada acima coloque o Ayurveda em um contexto histórico, ele também é cercado de uma rica história mitológica, cuja narrativa transmite um sentido de magia e de profundidade. Ela se inicia com Brahma, o criador do universo, que é considerado o proponente do Ayurveda. O sistema, reza a narrativa, foi então transmitido para Daksha Prajapati, um importante erudito e santo, algumas vezes descrito como filho de Brahma. Dele, o Ayurveda foi passado para os gêmeos Ashwin, tidos como médicos divinos no *Svarga* ou Paraíso. Dos Ashwins, o Ayurveda foi ensinado a Indra, o supremo líder dos deuses.

Em seguida, Indra transmitiu o conhecimento para os seus discípulos: Bharadvaja, Atreya, também conhecido como Punarvasu, discípulo de Bharadvaja, Kasyapa e Dhanvantari. A medicina interna foi principalmente revelada a Atreya Punarvasu. Ele a ensinou para Agnivesa, seu discípulo; isso, finalmente, culminou na clássica tradição Charaka.

Os parágrafos iniciais do *Charaka Samhita* descrevem as origens do Ayurveda, a ciência da vida, da seguinte maneira. Nos mais remotos tempos pré-históricos, um grupo de santos *rishis* (sábios), que viviam nas montanhas do Himalaia e zelavam pelo bem-estar da humanidade, reuniu-se para discutir "os males de que a carne é herdeira". A história se desenrola da seguinte maneira:

Quando surgiram as doenças, como tantos outros impedimentos à austeridade, ao jejum, ao estudo, à continência, e aos votos das almas encarnadas, os grandes sábios, os benfeitores, tendo acima de tudo compaixão por criaturas, se reuniram nas sagradas encostas do Himalaia. Nossos corpos, que são o meio para atingirmos as quatro metas da vida, isto é, *dharma* (virtude), *artha* (posses terrenas), *kama* (prazer) e *Moksha* (libertação) estão sujeitos a doenças que os emaciam e os enfraquecem, privam os sentidos das suas funções e causam dor extrema. Essas doenças são grandes impedimentos aos nossos afazeres mundanos e trazem morte prematura. Em face de tais inimigos, como os homens podem ser felizes? É necessário, portanto, encontrar remédios para essas doenças.

Tendo assim enunciado esse dilema, enorme e aparentemente insolúvel, eles começaram a meditar. Naquele estado intuitivo, todos perceberam que o supremo líder de todos os deuses védicos, Indra, era a única autoridade, suficientemente sábia, para apresentar uma solução adequada. O primeiro *rishi* a falar na assembleia foi Bharadvaja: portanto, ele recebeu a ordem de abordar Indra. O *Samhita* continua, dizendo,

> Bharadvaja, o poderoso asceta, em busca da (da ciência da) longevidade se aproximou de Indra, tendo-o julgado, o senhor dos imortais, digno de aproximação. Daksha Prajapati (o progenitor) primeiro obteve a Ciência da Vida integralmente, como esta foi promulgada por Brahma (o Supremo, o Criador); dele, por sua vez, a Ciência da Vida passou para os gêmeos Ashwin. Dos gêmeos Ashwin ela foi adquirida pelo deus Indra. Portanto, Bharadvaja, por ordem dos sábios, abordou Indra.

Bharadvaja, a seguir, disseminou essa sabedoria de vida entre todos os *rishis*. Atreya Punarvasu a consolidou, transmitindo-a aos seus seis discípulos, um dos quais era Agnivesa. A interpretação de Agnivesa foi finalmente sintetizada, tornando-se a compilação médica padrão, conhecida como *Charaka Samhita*.

A tradição Sushruta, mais voltada para o campo cirúrgico, tem uma base lendária complementar. Dizem que o deus Indra revelou a cirurgia para Divodasa, o rei de Kasi e da cidade de Benares, enquanto este estava vivendo em um eremitério. Divodasa é considerado uma encarnação do deus Dhanvantari, patrono divino do Ayurveda. Essa linhagem finalmente culminou na clássica tradição Sushruta de cirurgia e medicina ayurvédica. Enquanto a escola de Atreya e Bharadvaja, como mencionado anteriormente por Charaka, se especializou em medicina geral e interna, a Escola Dhanvantari, segundo Sushruta, se dedicou à cirurgia.

2

PRINCÍPIOS TEÓRICOS E UMA VISÃO GERAL

A poesia védica, composta há mais de 4 mil anos pelos antigos sábios da Índia, reflete a profundidade de alto nível do seu pensamento, da sua imaginação e dos seus questionamentos existenciais. Os sábios ou *rishis* eram considerados seres de excepcional brilho e santidade. Eles eram pessoas que, segundo se acreditava, estavam em contato quase íntimo com as divinas e extraordinárias dimensões da realidade e cuja sabedoria refletia essa divina compreensão, o *dharma*, a lei universal e a vontade divina. Em vez de expor certezas categóricas, a sabedoria dos *Vedas* revela no seu conteúdo uma série de perguntas profundas, que são lógicas, empíricas, eruditas e sublimes. Das realizações imponentes e impressionantes, chamadas *Vedas*, se originou o Ayurveda.

Não existe um corpo de teoria e técnica clínica ayurvédica universalmente padronizado. Isto pode ser consequência, em parte, de vários fatores. O Ayurveda é intensamente clínico e empírico na sua aplicação; ele foi marcado por uma forte tradição oral, tendo sempre se mantido afastado do apoio político e econômico da época. Esse *status* oral-empírico, não subordinado às leis, independente, ao que tudo indica não propiciou a divulgação de uma literatura ayurvédica de grande penetração. Esses fatores, entretanto, vêm mudando desde a década de 1920. Atualmente, o Ayurveda foi reconhecido e está mais integrado à corrente predominante da cultura indiana, e a pesquisa e o desenvolvimento têm sido financiados pelo governo. Sua literatura também aumentou em várias línguas; além disso, existem traduções de trabalhos, anteriormente disponíveis somente em sânscrito. Podemos encontrar ainda um pequeno, mas crescente, corpo de produções literárias mais recentes que esboça alguns aspectos teóricos e práticos do Ayurveda (Corcos, 1984; Dube, 1979; Frawley e Lad, 1986; Jee, 1895/1993; Lad, 1984, 2002; Lele, 1986; Manyam, 1990; Ranade, 1993; Ranade, Ranade, Qutab e Deshpande, 1997; Svoboda, 1992).

As tradições clássicas de Charaka e Sushruka há muito tempo são respeitadas como sendo o próprio centro de todo conhecimento e prática ayurvédicos. Elas foram adaptadas aos diversos períodos, tendências predominantes e exigências da sua época. O Ayurveda, segundo a sua apresentação neste livro, irá assumir uma posição moderada. As fontes clássicas são consideradas as bases de verdades eternas, imorredouras. No espírito do Ayurveda, contudo, esses fundamentos foram e são agora aplicados de uma maneira flexível, com adaptações que incluem adequação à cultura vigente, na qual eles agora aparecem. Esses ajustes, de fato, foram um meio habilidoso de que se lançou mão para ajudar a conduzir o Ayurveda à era moderna, enquanto se fazia um esforço para preservar o âmago qualitativo do autêntico sistema ayurvédico.

Por conseguinte, o conhecimento ayurvédico deve ser compreendido tanto em termos intuitivos quanto em termos lógicos. Ele pode ser considerado uma ciência empírica, uma vez que a sua metodologia naturalista combina a confiança na sabedoria e na experiência do passado com uma aplicabilidade que é, ao mesmo tempo, engenhosa e científica no sentido mais amplo. Como tal, ele se torna uma realidade viva e flexível, mantida cheia de vitalidade, por meio da razão e do uso criativo de uma sensibilidade intuitiva. Seria inexato conceber o Ayurveda como um sistema fechado ou dogmático; ao contrário, ele é um sistema no qual uma judiciosa incerteza se mescla com a contemplação, a razão e com diretrizes consagradas.

O termo *Ayurveda* é formado de duas palavras do sânscrito, *ayus*, que significa duração da vida e longevidade, e *veda*, cujo sentido é conhecimento ou sabedoria revelada. O Ayurveda, em muitos contextos contemporâneos, tem sido chamado de "a ciência da vida". No entanto, ele também pode ser expresso pela frase "sabedoria da vida", que indica a sua visão pragmática, judiciosa, diligente e madura. O Ayurveda sempre teve e continua a ter uma forte base empírica e pragmática. Ele é científico no sentido de constituir um corpo organizado de teorias, algumas vezes usadas de modo explicativo e, outras vezes, usadas como proposições a serem testadas por meio da experiência.

A ciência ocidental e a medicina racional evoluíram com base em uma série de observações sistemáticas, altamente lógicas, tornadas científicas por repetidos testes de validade e confiabilidade. Esse método experimental exige evidências, as quais, ao longo do tempo, comprovem ser sistematicamente verdadeiras e passíveis de verificação. A análise estatística moderna acompanha a maior parte da ciência e da medicina ocidental corrente. Esse método de usar abordagens baseadas em evidências vai mesmo além do mundo ocidental, tendo passado a fazer parte da maioria das atividades contemporâneas e modernas naquelas áreas. Abordagens, como o Ayurveda, têm longas histórias; embora os seus proponentes considerem essas abordagens como tendo sido "comprovadas" no correr do tempo, elas podem ser encaradas, por outros estudiosos, como menos científicas ou até mesmo não científicas. A visão científica, por assim dizer, se for considerada de acordo com a perspectiva histórica mais ampla do desenvolvimento da medicina, deveria se tornar menos inclinada à exclusão. As perspectivas médicas orientais, que permaneceram fora da corrente predominante da medicina do Ocidente, devido a barreiras geográficas, culturais e de linguagem, precisam ser examinadas. Tendências atuais não apenas permitem, mas também exigem uma mentalidade aberta. A consciência global crescente, que caracteriza o início do terceiro milênio, determina que sejam revogadas as perspectivas repressoras do passado. O Ayurveda, como é apresentado aqui, pode não estar sob a égide de sistema "científico", no sentido aceito pelo Ocidente. O Ayurveda, quer ele venha ou não a se prestar, em algum momento, a metodologias mais científicas, pode ser visto de forma precisa como um sistema paralelo, alternativo ou complementar, apoiado no seu próprio mérito e merecedor de uma séria consideração, por razões históricas, ou até mesmo pragmáticas.

DARSHANAS

Dentro da complexa história de sistemas ideológicos, a Índia tem sido prolífera e produtiva (Coward e Raja, 1990; Dasgupta, 1975; Jha, 1984; Kadar, 1996; Muller, 1899; Potter, 1994; Yukteswar, 1894/1990). Tradicionalmente, quase todas as escolas filosóficas e religiosas indianas ou hindus de pensamento correspondem a visões (*darshanas*) que se orientam ao redor da autoridade dos *Vedas*, embora algumas permaneçam aparentemente mais independentes. Os sistemas, para os quais os *Vedas* são primariamente uma revelação, axiomáticos, e seu principal fundamento, se caracterizam como sendo ortodoxos e fiéis aos *Vedas*. Eles são chamados *astika*. Em contrapartida, os grupos que se originaram da cultura indiana, como, por exemplo, o budismo, o jainismo e o charvaka, que negam ou rejeitam a autoridade primária dos *Vedas*, são caracterizados como não ortodoxos, assim como não teístas. Costuma-se referir a eles coletivamente como as escolas *nastika*. O budismo e o jainismo também são conhecidos como as escolas *shramana* (não védicas). Embora ambas as perspectivas tenham influenciado o Ayurveda em graus variados, os sistemas *astika darshana* permanecem preeminentes. O budismo, contudo, continua a fazer parte integrante do espírito do Ayurveda, tanto na teoria quanto na prática.

O termo *darshana* é geralmente traduzido como *sistema filosófico*, *visão de mundo* ou *sistema religioso*. Essa visão da realidade se refere ao conteúdo de um *darshana* em particular. Na verdade, a palavra *darshana* foi originalmente usada para indicar a experiência direta e intuitiva de "ver" a realidade como ela existia, tanto no nível da aparência quanto no nível essencial, sutil e relacionado com as suas raízes. Dizem que deuses e gurus "oferecem" *darshanas* e os devotos "recebem" *darshanas*. Os *darshanas* eram tradicionalmente transmitidos de forma oral, do mestre (*guru*) para o estudante ou discípulo (*chela*). Quando registrado por escrito, o corpo de um *darshana* era considerado como pertencendo a uma das duas categorias: *sruti* ou *smriti*.

Sruti era compreendida como os ensinamentos orais "ouvidos" pelos *rishis* ou sábios, que "viam" seu conteúdo. Esse significado de revelação se aplicava fossem ou não essas ideias registradas por escrito. Acredita-se que os *Vedas* e os *Upanishads* estejam na classe *sruti* de documentos escriturais. *Smriti* (a tradição que se origina da lembrança, da recordação), na forma escrita ou não, era compreendida como o grande corpo de comentários escritos a respeito da *sruti* (revelação), mais fundamental. As epopeias clássicas, o *Bhagavad Gita*, o *Ramayana*, a narrativa do período purânico (c. 320-520 d.C.) e as posteriores formulações do *Vedanta* (c. IX-XII séculos d.C.) podem ser consideradas como trabalhos de *smriti*.

Cada uma das seis principais escolas *astika darshana*, *Shad Darshanas*, tenta explicar a realidade, usando uma perspectiva diferente. O hinduísmo e a filosofia indiana têm como fonte do seu conteúdo um ou mais *darshanas*. O Ayurveda incorpora grande parte do conteúdo dos *darshanas* ortodoxos, especialmente *Sankhya*, e também do budismo. Os importantes sábios ayurvédicos, Nāgārjuna, da antiga universidade de Nalanda, e Vagbhata, de Sind, também eram sacerdotes budistas.

1. ***Sankhya*** é o *darshana* que oferece uma sequência da criação mais não teísta, sendo usado para delinear a evolução e a manifestação do espírito/consciência na matéria. Esse sistema é um dos mais antigos *darshanas* védicos; de uma maneira muito explícita, ele forma a estrutura da visão de mundo ayurvédica, como será discutido detalhadamente mais adiante. As ideias do *Sankhya* são encontradas no *Rig-Veda*, no *Atharva-Veda* e nos *Upanishads*. Uma proposição fundamental, os *Maha gunas*: *Rajas* e *Tamas*, se relaciona com o foco central do sofrimento humano e, portanto, pode ser intimamente ligada ao pensamento budista.

   Sankhya se baseia na primazia da consciência (*Purusha*) como a base integral ou substrato que permeia e sustenta todo o universo (*Prakriti*). Do ponto de vista ocidental, ele pode ser visto como uma realidade dualística, na qual o aspecto masculino, *Purusha*, e o aspecto feminino, *Prakriti*, existem em polaridade. O devido reconhecimento do adequado equilíbrio da masculinidade e da feminilidade, bem como da sua natureza dialética, é abordado plenamente. Embora seja considerado um *astika darshana*, *Sankhya* não baseia suas afirmações inteiramente nas escrituras; alguns já afirmaram que ele dá a *sruti* um valor não superior à razão, além de não reconhecer uma Divindade Suprema mais elevada do que *Purusha* e *Prakriti*. O seu criador, segundo se acredita, foi Kapila, um dos antigos videntes mencionados no *Rig-Veda*. A figura de Kapila (c. século VI a.C.?) permanece anônima e nenhum pormenor da sua vida foi registrado. A tradição indiana se refere a ele como pai da filosofia. O principal texto do *Sankhya* é *Sankhya Karika*, um comentário em verso sobre o *Sankhya*, de Ishvara Krishna, escrito por volta de 200 d.C.

2. ***Yoga*** é o *darshana* desenvolvido pelo sábio indiano Patanjali. O *yoga* clássico contém uma base mais teísta e descreve um Caminho Óctuplo, caracterizado pela introspecção, pela meditação, pela autodisciplina e por aspectos de renúncia e ascetismo. Esses procedimentos visam libertar gradualmente o espírito humano da escravidão imposta pelo mundo material, um processo de libertação a que se costuma referir como *Kaivalya*, atingindo-se um estado do ser chamado *Samadhi* (iluminação). *Yoga* e *Sankhya* são considerados um par inseparável e seus princípios permeiam o hinduísmo.
3. ***Nyaya*** *darshana*, o método da completa investigação, é um sistema monoteísta que descreve uma abordagem lógica para se compreender o mundo, através do uso da razão. O *Nyaya* enfatiza metodologias epistemológicas, ferramentas de lógica e a indagação. Ele usa estratégias de dedução e raciocínio silogístico. Trata-se de um realismo crítico; ele assegura que a lógica é um caminho real para a verdade e, por sua vez, para a salvação. O *Nyaya* foi chamado *Tarkavidya*, a ciência do debate, e *Vadavidya*, a ciência da discussão. O método epistemológico é um método de realismo lógico e considera ser possível se chegar a um conhecimento válido de uma realidade objetiva, de um mundo que é independente da mente. Percepção (*pratyaksha*), inferência (*anumana*), comparação (*upamana*) e testemunho (*sabda*) eram os seus axiomas epistemológicos (*pramanas*). O *Nyaya* contém uma teologia natural; a sua visão de mundo admite tanto propriedades materiais factuais, isto é, átomos, quanto substâncias imateriais, como a consciência do homem. Um Deus bastante pessoal (*Ishvara*) é ardentemente postulado. Acreditava-se que *Moksha* ou libertação suprema era possível somente após a morte corpórea e não durante o período de vida de uma pessoa. O fundador

de *Nyaya* tem vários nomes: Gotama, Gautama e Aksapada. Ele supostamente viveu entre o século VI e o século III a.C. e foi autor de um importante livro da lei hindu, *Dharma Shastra*; em seus doze volumes, ele discute a criação, a transmigração, a libertação e as obrigações dhármicas. Ele também compôs os *Nyaya Sutras*, um texto fundamental do *Nyaya*.

4. O ***Vaisheshika*** *darshana* descreve um complexo sistema de categorias e classificações de substâncias, seus potenciais de ação e suas propriedades ou atributos. Ele é uma visão de mundo ontológica. É o mais antigo dos seis *darshanas* e tende a ser mais científico do que filosófico na sua exposição. Estabelece proposições e usa a inferência indutiva para examinar a estrutura do mundo material. O *Vaisheshika* tem uma orientação explicitamente védica. *Kanada* (c. 600 a.C.), o seu fundador, divide a multiplicidade da natureza em seis categorias ou entidades distintas e mutuamente exclusivas. Estas são consideradas verdadeiras essências e são chamadas *padarthas*: *dravya*, *guna*, *karma*, *samanya*, *vishesha* e *samavaya*. Alguns acrescentam uma sétima categoria, *abhava*, que indica ausência ou espaço vazio.

O *Vaisheshika* propõe nove substâncias causais, na categoria de *dravya*, que compreendem todo o universo: Éter, Ar, Fogo, Água, Terra, alma (*atman*), mente (*Manas*), tempo (*kala*) e direção (*dig*). Isso é chamado *Dravyaguna Shastra*. Incluídas nessas formulações se encontravam as teorias dos átomos e dos Elementos primordiais. Kanada, nativo da região da moderna Gujarat, Índia, foi a primeira pessoa a desenvolver uma teoria de substâncias mais amorfas e irredutíveis, os "átomos", que também foram chamados *anu* e *pilu*. Demócrito (c. 460 a.C.) desenvolveu posteriormente, na Grécia, uma versão da natureza atômica do mundo.

No Ayurveda, os Elementos primordiais, como substâncias irredutíveis que retêm uma identidade única e dominante, são denominados, em sânscrito, *mahabhutanis* ou *mahabhutas*. Esses "grandes" Elementos são cinco em número (Éter, Ar, Fogo, Água e Terra) e constituem as partículas materiais primordiais ou elementos de construção mais densos, ou, ainda, os princípios de todas as substâncias. Eles podem ser considerados como os estados principais da matéria. Esses elementos desempenham um papel essencial em todos os aspectos da teoria e da prática do Ayurveda. O *Vaisheshika* emprega um sistema de realismo pluralista, que é usado amplamente no Ayurveda no seu desenvolvimento de uma matéria médica, a delineação dos mecanismos por meio dos quais substâncias herbáceas afetam o funcionamento do corpo, e os seus efeitos nos *doshas* corporais, os princípios fisiológicos que regulam a homeóstase do organismo. O Ayurveda incorporou esse sistema analítico detalhado na estrutura de quase todos os seus princípios teóricos e técnicas de avaliação diagnóstica.

Dizem que Kanada foi abade de uma escola para sacerdotes e escreveu a primeira versão do *Vaisheshika Sutra*, no qual ele introduziu uma teoria do átomo. *Vaisheshika* e *Nyaya* são considerados como um par complementar.

5. O ***Purva-Mimamsa*** *darshana* é chamado *Mimamsa* e, por alguns, "a antiga teologia". *Purva* significa primeiro, inicial ou preliminar. Ele contém elementos das filosofias baseadas nos *Vedas*, com uma ênfase extremamente forte na disciplina, no ritual religioso, no serviço e na ação correta, os quais são considerados obrigações védicas significativas (*vidhi*). *Mimamsa* quer dizer exegese ou indagação; essa escola se mostrava especialmente atenta à linguagem dos *Vedas* e à exatidão do seu significado. Ela abraçava os princípios filosóficos do realismo e do pluralismo e evitava aquilo que se encara como conceituações idealísticas. A ideia de Deus é pouco destacada ou inexistente. O papel do sacrifício era ressaltado, às vezes, aparentemente sem outro objetivo que o próprio sacrifício, no sentido de ele ser uma imposição védica inquestionável. *Apurva* é o conceito que designa o mérito (*punya*) ou graça que se segue à obediência a esses *vidhi* (injunções rituais) na vida presente de uma pessoa, podendo proporcionar a ela uma oportunidade melhor de ser recompensada com o céu (*svarga*) depois da morte, ao contrário da meta suprema da libertação após muitas vidas contida no conceito de *Moksha*. O fundador dessa escola foi Jaimini (c. 200 a.C.), sobre quem pouco se sabe.
6. *Uttara-Mimamsa* ou ***Vedanta*** é um sistema de orientação mais espiritual, que enfatiza a base essencial espiritual/de consciência de toda realidade (*Brahman*), a percepção humana ilusória ou falsa (*advaita* e *maya*) e maneiras pelas quais o ser individual e o Supremo ou *Brahman* podem se reunir novamente em sua já eterna e axiomática unidade. Muitos acreditam que essas últimas discussões referentes à sabedoria védica, o *Vedanta*, contêm e condensam a essência dos *Vedas*. Elas também se inspiram no grupo mais amplo dos *Upanishads*. O *Brahma-Sutra*, também chamado *Vedanta-Sutra*, de *Baradarayana* (c. 400 a.C. a 200 d.C.), a quem alguns identificaram com *Vyasa*, é um texto nodal do *Vedanta*. Nele, *Brahman* é o Absoluto, o quintessencial, a única realidade. Embora sejam ressaltados os aspectos impessoal e transcendental de *Brahman*, *Brahman* também é apresentado como uma divindade pessoal.

Seguem-se três ramos principais do *Vedanta*. Primeiro, *Advaita-Vedanta* é uma abordagem não dualista de *Brahman*. O altamente renomado sábio, Shankara (Sankara), que significa "aquele que dá bondade", nasceu no atual estado de Kerala (788-820 d.C.); ele estabeleceu um *darshana*, que tende a ser não teísta e monístico. Ele tem as características filosóficas de um absoluto idealismo e foi uma das escolas mais influentes do pensamento hindu, *Advaita-Vedanta*. Ele adota um "modelo de consciência" como a sua base axiomática irredutível. Shankara, de acordo com algumas autoridades mais importantes, é considerado o maior instrutor vedantino e talvez o principal filósofo da Índia (Klostermaier, 1994).

Segundo, o *Vishishadvaiata-Vedanta*, de Ramanuja (1017-1137 d.C.), adota uma visão não dualista qualificada de *Brahman* e do mundo. Para ele, a realidade é essencialmente una, mas estratificada e, até certo ponto, diferenciada. Ramanuja assegurava que *Brahman* é idêntico ao aspecto pessoal da divindade, denominado *Ishvara*, sendo este, na verdade, Vishnu. Esta visão do *Vedanta* tem características muito pronunciadamente teístas e ritualísticas.

Terceiro, o *Dvaita-Vedanta*, de Madhva (1199-1278 d.C.), adota uma posição mais dualista do relacionamento entre *Brahman*, a alma e o mundo. Ele é considerado o mais prolífico dos grandes eruditos vedantinos, tendo produzido o volume mais extenso de trabalhos escritos. Como Ramanuja, o seu *Vedanta* é intensamente "religioso". Contudo, ele afirma que a realidade apresenta uma diferenciação muito maior dentro do mundo criado. Madhva concebe *Brahman* como *Ishvara*, que é Vishnu, e ressalta que a libertação é alcançada pela autoentrega, por meio do amor ativo e da veneração ritual.

Os três *Nastika Darshanas* são o budismo, o jainismo, fundado por Vardhamana/Mahavira (entre o século VI a.C. e o século V a.C.) e o lokayata, de Charvaka (c. 600 a.C.). O budismo e o jainismo — porém não o sistema lokayata — influenciaram o Ayurveda. O jainismo é digno de nota por sua monumental ênfase na não violência (*ahimsa*), na reverência pela vida, e também pela sua irresistível veemência com relação à necessidade de um esforço pessoal e um trabalho intencional com o eu para que se possa alcançar *Moksha*. Dizem que o luminar do jainismo, o grande herói Mahavira, não apenas redescobriu o caminho para *Moksha*, mas também o mostrou compassivamente aos outros.

Dos três *darshanas* não ortodoxos, o budismo desempenhou um papel de destaque no desenvolvimento do Ayurveda. A sua influência foi inestimável. O trabalho do grande sábio e médico ayurvédico, Nāgārjuna, continua a exercer uma profunda influência na era moderna, especialmente no campo da iatroquímica ayurvédica e dos preparados terapêuticos baseados em minerais. Os budistas e os jainistas são também mencionados como sendo *shramanas*. Isso indica o caminho tomado por aspirantes, que se esforçam no sentido do refinamento da consciência, da autorrealização e da liberdade suprema (*Moksha*, *Vimukti*), sem adotar as proposições ou rituais védicos como os seus principais instrumentos de evolução.

EPISTEMOLOGIA

A perspectiva epistemológica que o Ayurveda usa se origina principalmente do sistema védico de observação, denominado *Nyaya darshana*, e inclui métodos, técnicas e meios de derivar conhecimento. Em geral, ela é chamada de *pramana*. *Pramana* designa tanto as técnicas de medição usadas quanto as próprias informações resultantes delas, as quais podem já estar formuladas, como, por exemplo, as proposições dos *Vedas*. O instrumento ou órgão da experiência epistemológica subjetiva é chamado *Antahkarana*. Ele designa o instrumento interno de conhecimento, em contraste com o instrumento externo dos sentidos. Esse processo compreende a sensação, a percepção, a formação de conceitos e a interpretação. As quatro faculdades cognitivas, agrupadas no *Antahkarana*, são as seguintes:

1. *Manas*. Este é o termo amplo do sânscrito, que abarca a mente, no sentido de que esta experimenta sensações e percepções, registra a entrada dessas informações e depois começa o processo de identificação e conceituação. Ele também inclui informações motoras. É a mente ativa que compreende, percebe e coordena informações.
2. *Chitta*. Esta faculdade é normalmente considerada parte da função de *Manas* e atua especificamente como um disseminador ou transmissor de percepções e pensamentos, que se originam em *Manas*, sendo transferidos para as funções cognitivas superiores dentro de *Ahamkara* e *Buddhi*. Ela tem mais um caráter passivo, de armazenamento. A palavra *Chitta* também é grafada como *citta*.
3. *Ahamkara*. Este aspecto da mente é considerado como o ego diferenciado ou individualidade de uma pessoa, o eu. *Ahamkara* é a identidade específica de um ser individual ou de uma substância. Na pessoa, a função principal de *Ahamkara* é avaliar se uma experiência identificada é boa ou má. *Ahamkara* atua como o selo da individualidade, que organiza percepções, com o caráter distintivo de interpretação, próprio daquele indivíduo. A função de *Ahamkara*, como auto-

identidade, proporciona à pessoa a experiência de relativa constância, de uniformidade percebida e de continuidade adaptável ao longo do tempo. No interior de *Ahamkara* estão *Manas* e *Buddhi*.

4. *Buddhi*. Este é o mais refinado aspecto do processo epistemológico, sendo denominado intelecto ou inteligência. A conotação específica de *Buddhi* sugere que o seu funcionamento é o do discernimento mais elevado e intrinsecamente válido; ele tem a capacidade de interpretar a experiência com precisão. A função *Buddhi* decide se a pessoa irá agir ou se abster de praticar uma ação. Este é o aspecto da mente mais próximo da sabedoria inata (*prajna*), que emana da consciência pura. A faculdade *Buddhi* de uma pessoa deriva da inteligência cósmica, universal, chamada *Mahat*, e dela participa. As funções de *Buddhi* transcendem a mera cognição fisiológica. *Buddhi* é o elo que atua no sentido de apresentar elementos de *Prakriti* (criação) dentro da pessoa (mente, corpo, aspectos interiorizados do ambiente externo) para *Purusha* (consciência pura). *Buddhi* e *atman* têm uma relação anaclítica.

A epistemologia ou teoria de como se obtém conhecimento é chamada *pramana*. Isto envolve tanto os meios epistemológicos usados quanto as provas ou evidências empregadas na descrição de aspectos da realidade. Quatro técnicas para se chegar ao conhecimento e à avaliação (*Pramanas*) são descritas:

1. *Pratyaksha*, percepção sensorial direta. Esta envolve o contato direto dos cinco sentidos (visão, audição, olfato, tato e paladar) com os seus objetos de percepção (*vishaya*). No Ayurveda, *Pratyaksha* é considerada como o modo preeminente de experimentar o mundo material. Ela é evidência sensorial, experimental, em primeira mão. Ela é considerada o principal método epistemológico para se determinar uma legítima compreensão da realidade por meio da percepção. Acredita-se que ela seja o método mais confiável, usado para se chegar a uma prova, a uma conclusão baseada na realidade, com a confiabilidade de *Sabda* ou teoria textual tendo um valor secundário, meramente de apoio. *Pratyaksha* é compreendida como a que apoia o uso adequado da função de *Manas*, a mente. Essa experiência não é apenas um simples ato de percepção sensorial, mas, na verdade, é a experiência da percepção ao se viver nos cinco sentidos, com um foco na percepção de sensações. Permanecer dentro da experiência dos cinco sentidos e não no estado a que eles se referem, na forma de conceitos e compreensão pré-estabelecida, é o sentido que *Pratyaksha* transmite.

2. *Anumana*, inferência. Isto envolve o processo indutivo da observação inicial e da coleta de dados, como a avaliação de sinais e sintomas e, depois, a geração de hipóteses explanatórias.
3. *Sabda* ou *Aptopadesha*, afirmação abalizada. Esse "testemunho" inclui o uso de textos, de documentos e de teorias que descrevem materiais relevantes. No passado, *Sabda* (som, audição) era a forma principal de todo o aprendizado e envolvia o contato cara a cara com um professor, que era reconhecido como uma figura de autoridade. Esse sistema, consagrado pelo tempo, era conhecido como *guru-sishya parampara*, a transmissão do conhecimento de geração em geração, por intermédio de uma tradição oral. Além dessa instrução mais direta, os efetivos relatos em primeira mão de pacientes e das suas famílias são usados como importantes declarações clínicas para ampliar a história médica e de estilo de vida.
4. *Upamana*, analogia. Essa *Pramana* ou técnica para se alcançar o correto conhecimento é o método de se usar o raciocínio abdutivo e de se confiar na melhor explicação disponível, como sendo a mais verdadeira naquele momento, para aquela situação, isto é, para a validação contextual.

A VISÃO DE MUNDO AYURVÉDICA

A base ampla, a *Weltanschauung* ou visão de mundo que o Ayurveda adota é essencialmente unitária e dinâmica. O todo da realidade é concebido como coerente e integrado, com aspectos ativamente interdependentes. Não há nenhuma parte da totalidade da existência que seja funcionalmente separada ou desconectada de qualquer outra. O aspecto dinâmico disso é alimentado pela constante interação, na vida biológica, entre os três *doshas*, *Vata*, *Pitta* e *Kapha*, os quais constituem os três princípios reguladores fundamentais do funcionamento psicofisiológico do corpo. Uma vez que esses *doshas* têm um papel quase axiomático no Ayurveda, sinônimos deles geralmente não são usados. *Vata* significa movimento, *Pitta* implica transformação e *Kapha* sugere consolidação e inércia. A interação entre dois quaisquer desses princípios, e também entre os três, modula as ações mútuas dos *gurvadi gunas* ou dez pares de qualidades opostas que caracterizam todas as substâncias criadas. Uma quase infinita variedade de apresentações se torna, assim, possível.

O lugar do homem na natureza maior se reflete no conceito do "microcosmo dentro do macrocosmo" ou *pinda-brahmanda*. Isto sugere uma íntima correspondência, ou até mesmo uma identidade virtual, entre a vida de uma pessoa e a vida do mundo à sua volta. Essa homologia cósmica é um princípio central dos *Vedas*. O homem, nessa concepção, é visto como uma miniatura da natureza, um mundo dentro de um mundo. O homem, na realidade, é uma contração da Grande Natureza, *Prakriti*. Isso significa que tudo o que existe no universo está, de alguma forma, contido no homem. Algumas implicações desse fato incluem o efeito íntimo que a natureza ou o meio ambiente tem sobre o homem; por exemplo, a influência das mudanças sazonais, bem como a suposição de que todos os aspectos do mundo exterior estão, de certa maneira, representados no interior do indivíduo. Cada pessoa é compreendida como sendo uma unidade, composta de corpo, mente e consciência. O reconhecimento védico de uma base espiritual, com ênfase na consciência, é uma parte importante da perspectiva ayurvédica. O Ayurveda, em si, posiciona o corpo físico e o seu funcionamento, tanto no seu estado equilibrado quanto de desequilíbrio, como um ponto focal importante. O foco do Ayurveda, na verdade, é a pessoa como um todo — corpo físico, mente e consciência. Uma vez que a atenção normal se concentra principalmente nos aspectos mais materiais da experiência, o Ayurveda usa o ponto focal natural do corpo como um veículo para iniciar a sua abordagem no sentido de compreender e tratar a pessoa como um todo.

SÂNSCRITO

Outra importante consideração ao se delinear o escopo do Ayurveda é a apreciação da língua original, o sânscrito védico, na qual os antigos textos foram compostos. O sânscrito é uma das mais antigas línguas conhecidas. Segundo a lenda, os videntes do passado ou *rishis*, da Índia, desenvolveram esse sistema de sons, modo de falar, linguagem e escrita durante estados de profunda contemplação. Acreditava-se que as palavras em sânscrito refletiam e continham as bases energéticas dos objetos ou das experiências aos quais elas se referiam. O *Veda* mais antigo, o *Rig-Veda*, constituía, na verdade, um texto de cantos ou hinos. Esses *mantras*, como eram chamados, tinham um poder mágico — assim se pensava — capaz de efetuar mudanças.

A pronúncia e a correta emissão dos sons, no que se refere às palavras e aos *mantras* em sânscrito, foram e continuam a ser um importante estudo dentro do hinduísmo. Os *Vedangas* (séculos VIII a IV a.C.) ou membros dos *Vedas*, por exemplo, foram compostos como textos suplementares, que abordavam a fonética, a prosódia, a gramática, a etimologia, considerações astronômicas e rituais sacrificiais. Eles estão na categoria de literatura *smriti* (revelada secundariamente). Seu objetivo era assegurar continuamente uma correta interpretação das escrituras em sânscrito.

O sânscrito é tido como uma língua sagrada pelos hindus, e o Ayurveda segue esse ponto de vista. As conceituações, às quais muitos termos em sânscrito se referem, são difíceis de ser traduzidas adequadamente e, por isso, foram usadas em sua forma original neste livro. Por razões históricas e de estudo fornecemos aproximações em inglês de alguns termos relevantes em sânscrito (Apte, 1993; Bender, 1967; Fischer--Schreiber, Ehrhard e Friedrichs, 1994; Staal, 1963). Digna de nota é a língua chamada *páli*. Ela deriva do sânscrito e acredita-se que foi o dialeto indiano usado por Buda. Os budistas reverenciam a língua *páli* e muitas escrituras budistas foram escritas nesse dialeto, assim como em sânscrito.

PADRÕES E VALORES VÉDICOS

Existem quatro metas básicas (*purushartha*) ou valores principais na vida para cada pessoa, de acordo com os *Vedas*. A importância fundamental dessas metas e a sua relevância para o Ayurveda é apoiada pela menção que Charaka faz a elas na sua descrição das origens do Ayurveda. Elas são as seguintes:

1. *Dharma*, destino, propósito, dever, obrigações, legitimidade cósmica imanente, justiça e ação correta na vida. Esse objetivo, em linhas gerais, se refere à carreira, à vocação e à conduta de uma pessoa na vida; além disso, ele pode ser compreendido como o trabalho ou missão da vida de uma pessoa.
2. *Artha*, posses. Isto se refere aos acúmulos materiais necessários para se viver com um razoável grau de conforto. Charaka especificamente indica *artha* como sendo os bens ou objetos dos cinco sentidos.
3. *Kama*, prazer. Esta é a experiência que deriva da capacidade de desejar e se relaciona com a propensão natural de atração por objetos que, a pessoa acha, irão satisfazer necessidades, reduzir a tensão e proporcionar um prazer ou contentamento saudável.
4. *Moksha*, libertação. Este é o objetivo central e principal, sob o qual ou outros três estão agrupados. *Moksha* se refere ao processo gradual, pelo qual a pessoa passa, de se tornar livre de desejos exagerados, através do exercício da diferenciação adequada de uma hierarquia de valores que considera a autorrealização e a expansão da consciência como metas supremas a serem ativamente buscadas. *Moksha*, no sentido védico, significa recuperar a consciência da unidade entre o espírito individual (*atman*) e o Absoluto universal (*Brahman*).

PRINCÍPIOS TERAPÊUTICOS

O termo *upashaya* se refere aos dois princípios básicos de tratamento do Ayurveda:

1. *Samanya*, "igual aumenta igual". Este princípio se relaciona com a interligação de todos os aspectos do mundo, como foi mencionado anteriormente. Ele significa essências universais, e que tudo permeiam, dentro de particularidades. Fatores, substâncias, qualidades ou atributos de um tipo específico exercem efeitos semelhantes no objeto sobre o qual eles são aplicados. Isso é válido tanto para influências positivas quanto para negativas. O fenômeno de "igual atrai igual" também está incluído nesse princípio. Componentes homólogos de alimentos e ervas, quando consumidos, são atraídos e assimilados por seus locais presumivelmente correspondentes nos tecidos do corpo.
2. *Vishesha*, "os opostos se equilibram e, assim, curam um ao outro". Este princípio se relaciona com o conceito de equilíbrio e desequilíbrio. Ele implica diferenças e contrastes individuais. A ideia de restaurar o equilíbrio pela aplicação de qualidades opostas às que estão se manifestando no estado de desequilíbrio está especialmente relacionada com fenômenos mais materiais, como os aspectos densos do corpo físico, de alimentos e ervas. Substâncias que esfriam, como o leite ou óleo de coco, por exemplo, quando ingeridas ou aplicadas no corpo diminuem o excesso de calor, tratando, dessa forma, distúrbios como hiperacidez ou irritação da pele.

QUALIDADES DESCRITIVAS UNIVERSAIS DA NATUREZA: *SAGUNAS*

O Ayurveda construiu um sistema detalhado de classificação que se apoia firmemente nos cinco sentidos de percepção; esses descritores são usados para identificar e caracterizar as propriedades essenciais de praticamente todas as substâncias. Esses atributos ou qualidades descritivas são chamados *gurvadi gunas* e consistem de dez pares de opostos. O termo *guna* tem a conotação de ser uma propriedade física e química determinada de uma substância. Todas as realidades criadas na natureza (*prakriti*) têm qualidades e atributos e, por isso, são consideradas *saguna* ou passíveis de descrição. A concepção de *gunas* como um todo designa o estado de fluxo, impermanente, mutável, interdependente e constante, que caracteriza a realidade condicionada em todos os níveis — material, psicológico e espiritual. *Gunas* são os atributos designados, com a função de delinear os traços distintivos, dinamicamente mutáveis, de uma substância. Os dez pares são os seguintes:

1. *shita/ushna*, frio/quente,
2. *snigdha/ruksha*, molhado ou oleoso/seco,
3. *guru/laghu*, pesado/leve,

4. *sthula/sukshma*, grosseiro/sutil,
5. *sandra/drava*, denso/líquido,
6. *sthira/chala*, estável ou estático/móvel,
7. *manda/tikshna*, embotado/agudo e penetrante,
8. *mridu/kathina*, mole/duro,
9. *slakshna/khara*, suave ou viscoso/áspero,
10. *picchila* ou *avila/sishada*, pegajoso ou turvo/claro.

A importância e utilidade dessa conceituação compreende uma grande parte da metodologia ayurvédica. Substâncias encontradas em alimentos e ervas são entendidas dessa forma. O funcionamento do corpo e a interação dos *doshas* são descritos nesses termos. Além disso, praticamente qualquer dado perceptível pode ser descrito, usando-se esse sistema. Isso se torna útil, uma vez que cada atributo carrega consigo um conjunto inconfundível de características, que são ao mesmo tempo explicativas e sugestivas de ações terapêuticas potenciais. Essas propriedades gúnicas foram associadas a substâncias materiais e também a processos psicológicos. A íntima e talvez pouco conhecida justaposição de atributos físicos e materiais e estados emocionais, por exemplo, é uma parte normal do pensamento tradicional ayurvédico. Além da designação habitual de cada termo, o Ayurveda acrescenta a eles novos significados, alguns dos quais descrevem estados ou doenças e outros descrevem o funcionamento, processos e tendências. O Ayurveda coloca grande ênfase no valor da percepção humana. Os cinco sentidos (audição, tato, visão, paladar e olfato) são a base para o contato com o mundo, para a reunião de informações e para o processo de raciocínio indutivo. O apurado desenvolvimento da percepção sensorial é um pré-requisito, portanto, para o processo da correta conceituação e do raciocínio dedutivo. Isso, novamente, dá testemunho do método empírico e experimental de uma ciência naturalista, em contraste com um estilo operacional teórico, mais baseado em uma anterioridade. Além disso, há um elevado respeito pelo significado do mundo material e não uma falta de ênfase com relação ao mesmo. Essa valorização do corpo e do mundo físicos não deveria ser subestimada; ela fez e continua a fazer parte dos valores dominantes dos *Vedas* e da antiga visão védica do significado da vida.

O que se segue é um breve esboço de alguns aspectos importantes associados aos dez pares de qualidades opostas:

Diz-se que o atributo *Frio* induz contração, entorpecimento, medo e insensibilidade. *Hima* também conota frio. A ação de interromper o fluxo pelo resfriamento (*stambhana*) é assim produzida. Considera-se que um grau razoável de frio, como o experimentado nas estações mais frias do ano, promove a saúde por conservar a viabilidade dos tecidos. O frio é um aspecto essencial da potência ou energia (*virya*) dos alimentos e das ervas. Os *doshas Kapha* e *Vata* aumentam; o *dosha Pitta* diminui (KV+, P-). Esse sistema de notações, aplicável a cada um dos diferentes atributos, indica que, quando o atributo assinalado está presente, cada um dos três *doshas* relativamente aumenta (+) ou diminui (-). Neste caso em particular, *Kapha* e *Vata* aumentam (+) e *Pitta* diminui (-).

O atributo *Quente* intensifica a digestão e o fogo metabólico (*Agni*). Ele induz expansão, perspiração, inflamação e raiva. O calor excessivo, como o experimentado nas estações mais quentes, não é considerado benéfico para a saúde. O calor, da mesma forma que o frio, é uma qualidade primordial da potência (*virya*) dos alimentos e das ervas (KV-, P+, *Agni*+). Além da diminuição de *Kapha* e *Vata*, há um aumento de *Pitta* e de *Agni*, o fogo digestivo.

O atributo *Úmido* ou *oleoso* é geralmente denominado *untuoso*. Ele induz lubrificação, suavidade e umidade (*kledana*). As emoções do amor e da compaixão estão associadas a essa qualidade (KP+, V-).

O atributo *Seco* está relacionado com a falta de umidade, absorção (*shoshana*), prisão de ventre e ansiedade. A qualidade da secura é percebida principalmente através da visão (KP-, V+).

O atributo *Pesado* é uma qualidade associada, em sua maior parte, com o peso, repleção, corpulência e possível dificuldade de digestão. Os alimentos pesados contribuem para o desenvolvimento de tecidos corporais (*brimhana*) (K+, VP-).

O atributo *Leve* está associado à leveza, flutuabilidade, substâncias menos grosseiras, baixo peso corporal, fácil digestão e redução dos tecidos do corpo (*langhana*) (K-, VP+, Agni+).

O atributo *Grosseiro* tem a ação de cobrir (*samvarana*) e está associado a um aumento da estrutura material, à aspereza, à crueza, à obstrução e à obesidade (K+, VP-).

O atributo *Sutil* designa mais imaterialidade, uma ação que permeia (*vivarana*), a capacidade de entrar rapidamente em espaços muito reduzidos e a capacidade de melhorar estados emocionais (VP+, K-).

O atributo *Denso* promove a estabilidade, a força e a coesão. A sua principal ação é a solidificação (*prasadana*) (K+, VP-).

O atributo *Líquido* ou o que *flui* tem uma ação de liquefação (*vilodana*). A qualidade da compaixão está associada à ideia de fluxo (KP+, V-).

O atributo *Estável* ou *estático* dá origem à sustentação e à firmeza. Substâncias estáveis são duradouras e fortalecedoras do corpo. A sua ação principal é a da estabilização (*dharana*). O estável está associado à experiência emocional da fé (K+, VP-, *Agni-*).

O atributo *Móvel* promove movimento e inquietude. A sua ação é estimulante (*prerana*). O móvel, quando constante, expansivo ou progressivo (*sara*) se relaciona com *Pitta*; quando irregular (*chala*), o móvel está associado a *Vata* (VP+, K-).

O atributo *Embotado* cria uma qualidade de embotamento; é preguiçoso, marcado por uma ação lenta e produz relaxamento. Ele pode ajudar a pacificar (*shamana*) elementos do corpo. O embotado está associado a substâncias alimentares brandas, que conservam os tecidos corporais, como leite e *ghee* (K+, VP-).

O atributo *Penetrante* penetra com uma ação imediata no corpo associada à purificação (*shodhana*) e a uma intensificação do processo digestório (K-, VP+).

O atributo *Mole* tem a ação de soltar (*shlathana*) e a tendência de remover a dureza dos tecidos do corpo. Essa ação oleosa, de afrouxamento, cria suavidade, delicadeza, relaxamento, ternura, amor e proteção (KP+, V-).

O atributo *Duro* aumenta a força, a rigidez e tem a ação de endurecer (*dridhikarana*). Está relacionado com o egoísmo (KV+, P-).

O atributo *Suave* indica umidade e lubrificação, e tem ação de cura (*ropana*) (KP+, V-).

O atributo *Áspero* é percebido pelo sentido do tato e apresenta características de uma textura seca, rachaduras, fissuras e uma ação de raspagem (*lekhana*) (V+, KP-).

O atributo *Pegajoso* ou *Turvo* está associado à falta da capacidade de percepção e a uma ação aderente (*lepana*) (K+, VP-).

O atributo *Claro* está relacionado com a difusão ou propagação e a diversificação, e tem uma ação de limpeza (*kshalana*); o claro também se relaciona com a translucidez e clareza de percepção (VP+, K-).

O MODELO *SANKHYA* DA CRIAÇÃO

O modelo ayurvédico da criação deriva do sistema védico chamado *Sankhya*. Trata-se de uma sequência narrativa — a enumeração — que esboça a evolução do cosmos, passando do plano imaterial para o plano material, a dimensão manifesta. Existem 24 princípios cósmicos fundamentais (*tattvas*), que se originam de uma base individual, unificada.

Esse modelo afirma que o universo e os seres humanos compartilham uma origem comum; que o indivíduo é uma unidade microcósmica que reflete um universo macrocósmico mais amplo; e que a realidade primordial, fundamental, é uma essência imaterial única, a partir da qual todas as formas materiais se manifestam. Embora os 24 princípios cósmicos primordiais tenham um desenvolvimento aparentemente lógico e sequencial, eles ocorrem simultaneamente, de modo que a sua operação pode ser coparalela.

AVYAKTA

A existência pura, no seu estado não manifesto, é chamada de *Avyakta*. A sua natureza absolutamente transcendental a torna realmente imponderável. Embora ela seja essencialmente indescritível e inefável, os antigos seguidores da filosofia védica reconheciam a sua realidade numênica, atribuindo-lhe os termos sânscritos *satyam*, *ritam* e *brihat*. *Satyam* implica a verdade essencial e a realidade da existência; *ritam*, a profunda estrutura do universo, indica uma ordem permanente, interna e justa, que se autoperpetua e se autocorrige; e *brihat* se refere à vasta, à enorme amplitude da sua existência, uma infinita eternidade. Os dois principais componentes de *Avyakta* são *Purusha* e a não manifesta *Prakriti*; eles constituem a realidade numênica.

O eterno vazio de *Avyakta*, com sua conotação de potencialidade, pode ser denominado *Zephirum*, cujo sentido é mais ou menos parecido com o da palavra "zero". Cunhei esse termo, *Zephirum*, intencionalmente, com as suas novas e não saturadas conotações, para indicar uma orientação que sugere o conceito budista de *shunyata* ou vazio. Inerente a ele é o aparente paradoxo de se tentar indicar uma "posição", usando-se um termo que, em si mesmo, não designa nenhum ponto de referência. Ele não inclui nenhuma dimensão dependente, sugestiva de um silogismo ou dualidade, que poderia ser descrita cognitiva ou matematicamente. Um constructo desse tipo, de fato, sugere que excessivos esforços no sentido de se compreender intelectualmente questões que o próprio Buda considerava irrelevantes para a meta da salvação, como o *status* ontológico do universo, uma alma, a vida após a morte, e assim por diante, são inúteis. Se é que têm alguma utilidade, essas considerações servem como acessórios preliminares que, em última análise, apontam para uma com qualidades inefáveis, talvez desprovida de qualidades, *Zephirum*. Essa ideia é apontada no conceito chinês de *Wu* ou *Tao*, o Vazio. O *Tao* é indescritível. Contudo, dizem que ele tem características, tanto de *Wu*, como o nada, quanto de *Yu*, como todas as coisas. *Avyakta* é a realidade não manifesta e *Vyakta*, como o universo manifestado, objetivo, constitui o Uno, o Absoluto, o *Brahman*.

PURUSHA

Purusha é o termo em sânscrito para designar a matriz primordial imaterial, da qual tudo o mais se origina. Ele é indescritível. A verbalização e quaisquer descrições que possam se referir a ela são meras aproximações. Essa realidade singular e absoluta é compreendida como sendo idêntica à consciência pura. *Purusha* pode ser considerado "A Base ou Causa do Mundo", estando atrás e na essência do universo como um todo. Ele designa a consciência absoluta, incondicionada. Ele é *Brahman*. É primordialmente a totalidade sem causa, essencial, do real, como quer que este seja compreendido. *Purusha* é uno, puro, eterno, imutável. Ele permanece em um estado de eterna ativação. É a consciência primordial, que causa todas as coisas, é a testemunha por trás de todas as aparências.

Purusha é considerado como o único ser que não é material. Ele é puramente uma entidade consciente. De fato, *Purusha* pode ser visto como o único ser que é puramente espiritual e, portanto, absolutamente imaterial. *Purusha* tem sido chamado "Vidente", "Testemunha" e "Observador". Entretanto, não se julga que ele tenha qualquer semelhança com o conceito de "mente"; ao contrário, ele existe como um campo de percepção sem escolha, de percepção passiva. Ele é associado à ideia da energia masculina e, embora esteja fora da criação, é considerado o terreno ou matriz de toda a criação.

Purusha é irrestritamente e eternamente não manifesto; ele não possui nenhum correspondente material; é completamente incorpóreo e ilimitado. De um ponto de vista ontológico, a natureza de *Purusha* praticamente não possui qualidades descritivas; isto é, ele está mais próximo do conceito de *nirguna* (o que não tem atributos ou qualidades). *Purusha*, a prístina consciência, é visto como o centro de toda existência, manifesta e não manifesta. Julga-se que esse paradigma de consciência espelha a base espiritual de toda a realidade. Ele é inteiramente espiritual ou *karana*.

Purusha é o termo *Sankhya* para aquilo que no *Vedanta* é *Brahman*. Quando essa realidade é apontada como existindo dentro de um ser humano, ela tem várias designações. No hinduísmo, é chamada *jiva* e *Chaitanya*. No Vedanta, é *atman*. No budismo, é a natureza búdica, o Eu Búdico, Buda *dhatu* e *Tathagatagarbha* (embrião budista). Nas tradições budistas chinesas, ela pode ser indicada pelo termo *Dharmakaya*. Geralmente, em português, ela é chamada de espírito, e dentro do indivíduo, de alma.

PRAKRITI

Quando a matriz imaterial primordial, *Purusha*, espontaneamente "se move", um estado emocional primevo de desejo purificado ou a rudimentar condição de necessidade se manifesta. Nesse momento, a primeira energia material, *Prakriti*, passa a existir. É nesse sentido que *Prakriti* pode ser compreendida como sinônimo de *soma*, enquanto matéria, e de *Agni*, enquanto energia. *Prakriti* é a Natureza primordial, a criação e a base da consciência condicionada. Sua essência dinâmica designa impermanência e um estado constante de fluxo.

Detalhes dessa manifestação originada em *Purusha* são considerados impossíveis de se conhecer; infere-se que esse misterioso ponto de movimento inicia a criação de uma maneira aproximadamente semelhante, embora qualitativamente diferente, à concepção ocidental do "big bang", um acontecimento inicial, que ocorre uma única vez, marcando a origem do universo. Isto é chamado *Pranava*, a primeira criação. Ela se manifesta como o primeiro som sem som, o som primordial, AUM ou OM. Esse som também é chamado *Udgitha* ou mantra primordial. No *Atharva-Veda Samhita*, no *Taittiriya Upanishad*, no *Mandukya Upanishad* e no *Chandogya Upanishad*, o significado de AUM como uma palavra, uma sílaba e um som, é explicado. Dizem que AUM encarna em uma única instância o *darshana* védico completo. Ele abrange a consciência como esta é vivenciada na existência humana e na sua participação da consciência Absoluta, *Brahman*.

Na verdade, há milhares de anos, conceitos que hoje são considerados descobertas modernas foram claramente postulados. Essas ideias antigas incluem a concepção de *paramanu* ou partícula subatômica indivisível, de *anu* ou átomo, e da reunião de múltiplos *anus* em formas que hoje são indicadas pelo termo "moléculas".

Por conseguinte, *Prakriti* pode ser concebida como tendo origem em um campo de energia do ponto zero. Essa sincronicidade espontânea, o surgimento do que é auspicioso (*subha*, *mangala*), é vista como a "Mãe Divina". Essa "Mãe Sagrada" é sinônimo da "Vontade de Deus". *Prakriti*, designada como *Shakti*, sugere o seu poder, força e dinamismo.

Prakriti em si é não manifesta e constitui "Matéria-Ur" ou natureza primordial. Essa matéria primitiva ou primeira substância é um tipo de matéria energética, não desenvolvida, também chamada *Pradhana*. *Prakriti* é inconsciente embora dinâmica, o material que evolui muito gradualmente, transformando-se em todas as formas do mundo criado e manifestado (*pravritti*). *Prakriti* é a primeira criação e, como tal, é a primeira realidade que contém qualidades, atributos ou propriedades (*saguna*), passíveis de descrição. Os *gunas* condicionam (*samskara*) a existência.

Prakriti contém o potencial, a partir do qual diferenciações, limites e limitações se desenvolvem. Um antigo *sutra* védico (verso aforístico) reflete o intento criativo de *Prakriti*: "Sou Um, desejo me tornar muitos". Isto está relacionado com a ideia de *abhasa* e *abhasana* (sânscrito), o processo pelo qual o um se transforma em muitos. *Prakriti* é desejo em sua forma purista. É desejo como energia, cuja meta singular é a inefável expansão através de transformações pulsantes e cíclicas. A concepção evolutiva, bidirecional de *Parinamavada* indica o fluxo dinâmico dos trigunas, *Sattva*, *Rajas* e *Tamas*, no âmago de *Prakriti*, que resulta nas energias por trás da criação. Além disso, o constructo teórico *Satkaryavada* afirma o seguinte: O efeito é latente dentro da causa e exige somente um fator desencadeante para fazer o efeito ocorrer. Causa e efeito são vistos como os estados não desenvolvidos e desenvolvidos da mesma entidade una. Todo esse processo (*parinama*) é *karana* ou espiritual em essência.

Diferentes *darshanas* ou escolas teóricas atribuem ênfase em graus variados e dão interpretações distintas ao constructo *parinama*. *Sankhya* mais explicitamente sustenta que o efeito é preexistente na causa e que ações kármicas são transformações reais. O *Advaita-Vedanta* destaca que toda mudança é essencialmente apenas aparente e que a unidade imutável subjacente é a realidade dominante. No âmago do budismo reside a ideia central de que causa e efeito são ambos concepções errôneas, que a dependência é ilusória e que a mente desperta por fim desaparece em uma base impossível de se conhecer, inefável, melhor caracterizada como ausência de nome.

Talvez o conceito de *Ajativada* (criação em gestação; nenhuma criação jamais ocorreu), encontrado em algumas formas ultraortodoxas do *Advaita-Vedanta* hindu, assim como no budismo e no jainismo, ofereça um contraponto extremamente valioso à ideia da criação como um processo dinâmico de fazer e desfazer. *Ajativada* considera a existência como sendo um perpétuo agora, eternamente por nascer, que não tem início nem fim, não tem causa nem efeito, não tem origem, como produção, e nem devolução, como destruição.

No taoismo chinês, *Prakriti* é semelhante ao *Tao*, como *Tai Yi*, *Tai Chi* ou Princípio Supremo. *Yuan chi* e *Te* são termos taoistas que significam a energia *Kundalini* de *Prakriti*, a qual produz *wan wu*, as 10 mil coisas da percepção, conceito que sugere a praticamente infinita multiplicidade que compreende o universo criado. *Tzu jan* significa a ativação espontânea, inerente a *Prakriti*. Em termos filosóficos, trata-se da disposição ontológica de *Prakriti*. Na natureza humana, o seu correspondente é *wu wei*, a ação espontânea, natural e não motivada, praticamente livre do desejo voraz, que almeja objetos dos sentidos, tanto inanimados quanto animados. *Wu wei* é o objetivo do *Tao* e, segundo se afirma, o propósito da vida.

MAHA GUNAS: AS TRÊS FORÇAS ENERGÉTICAS UNIVERSAIS DE COESÃO DENTRO DE *PRAKRITI*

Os três *Maha gunas* axiomáticos (grandes atributos), os *Trigunas*, inerentes a *Prakriti*, são *Sattva*, *Rajas* e *Tamas*. Eles se encontram em um estado espiritualizado (*karana*). Pode-se considerar esses *gunas* como potenciais altamente rarefeitos que dão direção, organização, e criam um caráter único naquilo que impregnam. O termo *guna* significa, em sânscrito, aquilo que liga, uma força energética fundamental que promove coesão. Os *Maha gunas* são considerados sagrados e as suas ações sutis, embora profundas, são reverenciadas. Os *gurvadi gunas*, em contrapartida, são considerados mais grosseiros, sendo normalmente usados para descrever aspectos distintivos de substâncias materiais de uso diário. Por exemplo, o *gurvadi guna* "*laghu*" designa leveza quanto ao peso, enquanto o *Maha guna* "*Sattva*" indica leveza em termos de energia de luminosidade, de radiância e de luz como iluminação (*prakasha*, *prakashika*, *prakshana*, *prakhya*). O caráter que os *Maha gunas*, considerados "onisubstâncias" transmitem designa o grau de sutileza, pureza e a tendência inata, no sentido da elevação potencial da consciência, que uma substância contém. A qualidade e a quantidade de *Maha gunas* na estrutura psicológica de uma pessoa determinam a sua respectiva *prakruti* ou constituição psicológica. Os *Maha gunas* ou *Trigunas* são energias sagradas.

Sattva é o atributo mais puro, imaterial e espiritual dentro do mundo manifestado. Ele é caracterizado por graus de consciência, inteligência, leveza, pureza (*shuddha*), clareza, luminosidade (*prakasha*), paz, harmonia, equilíbrio e um grau ideal de estabilidade. A simples palavra "bondade" habilmente indica o seu significado numinoso. *Sattva* designa o nível mais elevado de pureza não agravada e, portanto, íntegra. *Rajas* é caracterizado pelo movimento dinâmico, pela energia cinética, pela turbulência, agitação, mudança e transformação. *Tamas* é a qualidade da inércia, da solidez, da estagnação, da obscuridade, do velamento, da rudeza, da grosseria, da resistência e da materialidade.

Os *Maha gunas* estão inextricavelmente ligados a *Prakriti* e permanecem sendo os aspectos influentes mais essenciais e dominantes de todas as suas formas desenvolvidas. As forças de coesão e as tendências motivadoras no centro de todos os acontecimentos relacionados à criação emanam dos *Maha gunas*. Isto é indicado pelo conceito de *Parinamavada*, o fluxo dinâmico de criação dos *Trigunas*, que procede de *Prakriti*. Quando em perfeito equilíbrio, os *Maha gunas* dão origem no objeto criado a um estado mais espiritual ou imaterial. A condição normal de criação, entretanto, é a de um desequilíbrio entre os *Maha gunas*. Na proporção correspondente em que *Sattva* é *menos* proeminente, um estado de ser mais material, corpóreo, grosseiro ou imperfeito existe. Quando

Rajas e *Tamas*, portanto, têm predominância, a vida de uma pessoa, por exemplo, é experimentada como mais "presa", rígida, ligada às coisas de uma maneira estática e, portanto, menos flexível, criativa e livre. Desses *Maha gunas* primordiais se originam os *gurvadi gunas* mais materialmente perceptíveis, que são as propriedades, qualidades ou atributos intrínsecos das substâncias existentes no mundo, reconhecíveis pelos cinco sentidos.

MAHAT: A INTELIGÊNCIA CÓSMICA ONIPRESENTE

Aqui, na sequência da criação, os aspectos anteriores que eram numenais na sua natureza começaram a se tornar manifestos, e a sua fenomenalidade, mais material, definidora; as suas propriedades específicas iniciaram o processo de consolidação. Esses princípios cósmicos, que compõem a natureza ou *Prakriti*, de acordo com o sistema *Sankhya*, continuam a ser centrados no ser humano, tendo, portanto, o que pode ser visto como uma orientação antropomórfica.

A primeira manifestação, que é considerada como tendo alguma substância material primordial desenvolvida, é chamada de *Mahat* (inteligência cósmica). Isto é compreendido como a inteligência inata dentro de todos os aspectos do universo. Ela existe em um estado espiritualizado (*karana*). Essa inteligência universal, que tudo permeia, é composta de leis e princípios reguladores (*ritam* e *dharma*), que determinam o curso da evolução. *Mahat* é a área de transição entre a realidade numenal e a realidade dos fenômenos; ela tem sido chamada de "Mente Divina". No íntimo de uma pessoa, *Mahat* recebe o nome de *Buddhi*, a capacidade confiável de discriminação entre verdade e falsidade, entre certo e errado, entre realidade, engano e ilusão. A inteligência, portanto, segundo essa perspectiva, surge antes das formas mais densas da matéria, que somente mais tarde passam a existir.

Outro aspecto importante de *Mahat* é ela conter o que é chamado de *Pancha Tattvas* ou cinco causas fundamentais, as cinco principais forças cósmicas que são ativadas e se manifestam como energia e matéria no universo. Elas existem no nível *karana* ou espiritualizado. Essas causas fundamentais criam quatro estruturas: (1) os cinco órgãos dos sentidos (*jnanendriyas*); (2) os cinco órgãos motores (*karmendriyas*); (3) os cinco *Tanmatras* ou energias sutis irredutíveis (*sukshma*) que estão por trás dos cinco Elementos e (4) os Cinco Grandes Elementos Densos (*sthula*) (*Pancha Mahabhutanis*).

Mahat é considerada a primeira organização a partir de *Prakriti*, uma inteligência nodal que possui coerência e direção, sendo capaz de conceder o molde ou padrão rudimentar da forma. Esta é a gênese dos *Maha gunas*: *Sattva*, *Rajas* e *Tamas*. Os *Pancha Tat-*

tvas em *Mahat*, portanto, são compreendidos como sendo espiritualizados, *os precursores seminais* e os estímulos etiológicos espirituais que estão por trás e no âmago do mundo criado como um todo.

AHAMKARA: INDIVIDUAÇÃO

O passo seguinte no processo de desenvolvimento de *Prakriti* é um salto gigantesco, aquilo que eventualmente se torna mais caracteristicamente individualizado na experiência humana. Ele é chamado de *Ahamkara*. Este é o ponto no qual a unidade se diferencia e se divide em individualidade e multiplicidade. Aquilo que foram as raízes espiritualizadas agora, pela primeira vez, passa a ser menos tênue e é mencionado como sendo *sukshma* ou sutil. A palavra em português que mais se relaciona com esse conceito de individualidade humana seria *ego*. *Ahamkara* também indica a alma individual, o eu individual e a pessoa. Ele implica uma delineação separada e distinta do eu, independente de todo o resto, além de uma identidade experimental, subjetiva e única, caracterizada por sentimentos de separação, de isolamento e de ser diferente. *Ahamkara* se transforma no receptáculo do ego e faz com que uma coisa seja única, diferente e separada de tudo mais. Para os seres humanos, *Ahamkara* passa a ser a experiência de um sentido pessoal do eu. Ele é autopercepção limitada. Essa qualidade é principalmente aplicada à vida humana, mas também constitui um aspecto de outras vidas sencientes, como as existentes no mundo vegetal e animal. *Ahamkara* concede identidade essencial a uma entidade, a qual permanece constante, embora seja flexível, mutável e adaptável por meio de modificações ao longo do tempo.

No budismo, *Ahamkara* é a personalidade, o eu encarnado, composto de cinco *skandhas* ou dimensões, que mudam continuamente, que são impermanentes: (1) corpo físico, (2) reações emocionais às cinco experiências sensoriais e a *Manas*, (3) percepção/concepção, (4) materializações condicionadas da percepção/concepção: modos de pensar habituais e passivamente reflexivos, memória e comportamento e (5) consciência individualizada, com o seu estado padrão de cognição dualisticamente programado: o modo de experiência e cognição de sujeito *versus* objeto.

Ahamkara, na sua conotação de ego psicológico humano, transmite ao ego uma das suas principais funções, a repressão. A repressão significa a contínua pressão da mente para esquecer. Esse esquecimento é somado a um padrão cognitivo intrínseco, isto é, à incapacidade de facilmente se perceber as dimensões inconscientes já existentes dentro do eu. A repressão é o impulso praticamente implacável no sentido da não consciência que o inconsciente continuamente externa. A importância dessa compreensão exige necessariamente uma repetição. O significado desse impulso implacável, embora típico, no sentido da inconsciência em relação ao autodesenvolvimento, é abordado mais detalhadamente nos Capítulos 11 e 12.

Por meio do *Ahamkara*, os cinco *Tattvas* e os três *Maha gunas* começam a construir dinamicamente o universo manifestado. Antes e até o ponto de *Ahamkara*, a qualidade da criação como um todo foi *karana* ou praticamente espiritual: *causal*, *seminal*, *magnética* ou *anímica*. De *Ahamkara* em diante, o resto do processo da criação agora se torna mais "encarnado" ou mais materializado: *sukshma* como sutil e energético, e depois *sthula* ou denso. Há uma tendência descendente, em outras palavras, no sentido de manifestações da realidade mais grosseiras, concretas e tangíveis.

NASCIMENTO DOS *DOSHAS* BIOLÓGICOS

Os *Maha gunas* ou *Trigunas* no interior de *Prakriti* interagem, precipitando para o exterior as "essências sutis" dos *doshas* psicobiológicos. Essas essências *sukshma* se tornam, então, a alma imaculada ("*dosha* mental") de cada *dosha* biológico material. *Prana* é a alma energética do *dosha Vata*. *Tejas* é a alma dentro do *dosha Pitta* e *Ojas* é a essência sutil dentro do *dosha Kapha*. Os *Maha gunas* transmitem propriedades psicofisiológicas aos *doshas*.

À medida que *Sattva* interage com *Rajas* e *Tamas*, a energia cinética de *Rajas* precipita para fora aquilo que será a essência vital, energética, que permeia toda a vida biológica, *Prana*. O *Prana*, ou energia vital, é praticamente idêntico ao que é chamado *Qi* na Medicina Tradicional Chinesa. Essa entidade primordial, no limiar da ausência de forma, não só mantém o corpo, a mente e a consciência unidos como também os anima.

A partir desse *Prana* surge o primeiro *dosha* bioenergético, *Vata*. De *Vata*, se originam os outros dois *doshas*, *Pitta* e *Kapha*. Esse amplo nível de realidade, tendo uma qualidade espiritual e uma qualidade mais grosseiramente material, é metafisicamente denominado *sukshma*, o nível sutil, energético ou vital. A literatura mais antiga se referia a esse fenômeno como a esfera "astral", especialmente ao aludir ao revestimento de *Manas* e ao de *Prana*.

O conceito dos *doshas* forma um grupo fundamental de axiomas no Ayurveda. Os *doshas* têm sido tradicionalmente chamados "humores", o que implica a conceituação historicamente arcaica, encontrada nos antigos textos médicos gregos, romanos e do *Unani Tibb* (árabe). A ideia de *dosha*, como uma substância biológica e energética, tem origem no trabalho de Charaka e, depois, de Sushruta, os antigos autores dos textos ayurvédicos originais, e ainda fundamentais. A palavra *dosha* em sânscrito significa literalmente impureza, erro ou aquilo que obscurece. Isto se refere à inerente capacidade do *dosha* de se tornar agravado ou agitado, perturbando em seguida o *status quo* dos *dhatus* (tecidos) e do corpo como um todo. Essa ação aparentemente destruidora é, na verdade, um mecanismo homeostático positivo, cuja meta é regular a saúde do organismo. A conotação de ser algo que desequilibra sugere a ação dinâmica que é inerente ao funcionamento dos *doshas*.

O conceito de *dosha* contém duas ideias fundamentais: (1) o fato de ele ser uma substância bioenergética e (2) a sua ação como uma força, processo ou princípio fisiológico regulador bioenergético. A natureza do *dosha* é a de uma força que reside no limiar entre a matéria e a energia. Os *doshas* biológicos são princípios psicofisiológicos de organização, tanto estrutural quanto funcional, dentro da pessoa *BioPsicoEspiritual*.

Uma vez que os *doshas* possuem uma substância material, eles são, em parte, compostos de quantidades variáveis daquilo que é chamado de os Cinco Grandes Elementos Densos (*Pancha Mahabhutanis*); estes constituem os cinco blocos elementares de construção de toda a matéria. Eles são o Éter, o Ar, o Fogo, a Água e a Terra. Esses Elementos, algumas vezes chamados "grupo primário de cinco", são as primeiras precipitações de substâncias materiais e compõem as unidades elementares inorgânicas de formação da matéria, que, quando ingeridas e adequadamente digeridas, se tornam parte dos princípios reguladores internos que formam os *doshas* biológicos.

No entanto, de um modo geral, os *doshas* exercem os seus efeitos de uma maneira mais funcional no corpo humano. Eles são os princípios básicos de organização, que regulam e conservam a homeostase física e psicológica. Na verdade, eles são os intermediários entre o mundo exterior (alimentos, dieta, estações, rotina diária e estilo de vida) e o mundo interior dos tecidos, dos sistemas de órgãos e do funcionamento do organismo. Esses reguladores homeostáticos atuam como barreiras de proteção, preservando a saúde e a integridade do corpo, tanto mental quanto físico.

A conotação dos *doshas* como falhas se refere ao fato de que eles, como intermediários protetores, são vulneráveis a ficar perturbados, desequilibrados e temporariamente danificados. As agressões externas e internas (mentais) agridem inicialmente os *doshas*, os quais, efetivamente, tentam absorver o agente estressor e proteger os tecidos. Esta função benéfica proporciona um efeito amortecedor. Se a agressão aos *doshas* for demasiado séria, eles podem ser danificados. Por sua vez, *os doshas* agravados perturbam ainda mais o corpo e a mente. Esse processo de deterioração tem sido tradicionalmente chamado de "agravamento", um termo comum e padronizado, que designa um estado patológico. Em outras palavras, os *doshas* em estado de equilíbrio são bons; apenas quando se tornam excessivamente agravados eles ficam danificados e atuam como agressores.

Vata

Vata tem sido chamado de humor biológico do ar. *Vata* significa vento e sugere movimento. Sua principal característica é a da propulsão. *Vata* é responsável por todo o movimento no corpo — do nível celular, passando pelo nível dos tecidos, até o nível musculoesquelético, pela coordenação dos sentidos, pelo equilíbrio dos tecidos, pela acuidade dos sentidos e pela respiração. O sistema nervoso central e periférico está sob o controle de *Vata*. Uma vez que tem um papel principal de liderança, *Vata* tem sido chamado de "*dosha* rei". Na verdade, poder-se-ia também encarar a natureza de *Vata* como a do "*dosha* servo", já que ele é o único *dosha* que serve os outros dois por atuar como veículo e portador desses *doshas*, dentro dos caminhos de operação deles. Ele os transporta e a si mesmo para locais periféricos do corpo. Assim como os *doshas Pitta* e *Kapha*, *Vata* tem uma base no *Maha guna* sátvico (pureza), mas ao contrário dos outros dois *doshas*, ele tem um complemento significativamente mais amplo do *Maha guna* rajásico (turbulência). Esse aspecto rajásico é a base da ação cinética de *Vata*. Em termos dos dez pares de *gunas* descritivos, *Vata* possui as seguintes qualidades: frio, seco, leve, sutil, móvel, penetrante, duro, áspero e claro. *Vata* é composto pelo Elemento Éter (*Akasha*) e pelo Elemento Ar (*Vayu*).

Pitta

Pitta é conhecido como o humor biológico relacionado com o fogo. A sua derivação etimológica está associada à digestão, ao aquecimento, à termogênese e à transformação. A principal ação de *Pitta* é a da digestão ou transformação, a partir dos níveis celular, tecidual e dos órgãos, passando para as esferas psicológica, mental e emocional. A conversão e a termogênese são atividades primordiais de *Pitta*. O conceito ayurvédico fundamental de *Agni*, a energia do fogo digestivo, está inextricavelmente ligado à atividade do seu recipiente biológico, o *dosha Pitta*. Os atributos fundamentais de *Pitta* são quente, levemente oleoso, leve, sutil, móvel, agudo, penetrante, mole, suave, claro, fluente e arrepiante. *Pitta* é composto pelo Elemento Fogo (*Tejas* ou *Agni*) e pelo Elemento Água (*Ap*, *Apas* ou *Jala*). *Pitta* possui um forte fundamento sátvico e também contém uma significativa proporção do *Maha guna* rajásico.

Kapha

Kapha tem sido chamado de humor biológico relacionado com a água. A sua principal característica é a da coesão e da ligação. A palavra *Kapha* significa fleuma e florescimento da água, sugerindo a qualidade da união. *Kapha* mantém a estabilidade dos tecidos corporais e transmite uma qualidade de proteção, relacionada com sua tendência à densidade, retenção e materialidade. Os atributos de *Kapha* incluem frio, úmido, pesado, grosseiro, estável, embotado, mole, suave, turvo e denso. *Kapha* é composto pelo Elemento Água (*Ap*, *Apas* ou *Jala*) e pelo Elemento Terra (*Prithvi*). *Kapha* tem uma base no *Maha guna* sátvico, mas contém em grande medida o *Maha guna* tamásico (inércia).

PANCHA TANMATRAS: A ALMA DOS CINCO GRANDES ELEMENTOS DENSOS

Ao continuarmos a nossa descida analítica na descrição da sequência da criação do mundo à nossa volta, chegamos aos primórdios dos cinco *Tanmatras*. A palavra em sânscrito "*tanmatra*" significa matéria primitiva, sutil, não desenvolvida. Os termos mais abrangentes e universais, "*Prakriti*" e "*pradhana*", estão intimamente relacionados, quanto ao significado, a esse conceito. Todos eles se referem ao material ou substância que ainda será desenvolvido.

Os *Tanmatras* são às vezes chamados de "Essências Sutis". Eles são as energias sutis que fluem a partir de *Rajas* e de *Tamas*. *Tamas* evolui para os objetos dos sentidos da cognição: som, toque, forma, sabor e odor. Eles estão por trás e também geram as manifestações da fase seguinte na evolução: os Cinco Grandes Elementos Densos ou Materiais. Os *Tanmatras* são a metade irredutível e sutil (*sukshma*) dos Elementos densos. Os *Tanmatras* são o alimento de *Manas*. Eles nutrem a mente. Quando uma pessoa percebe o mundo, são os *Tanmatras* dentro dos Elementos que compõem o mundo aquilo que ela compreende e experimenta, por meio do fluxo do *Prana* que é depois devolvido a *Manas*, por intermédio dos sentidos. Os *Tanmatras* também são chamados de *vishishtha* (*vishaya*) *gunas* ou as cinco qualidades específicas que são os *gunas* dos Elementos.

Os *Tanmatras* encarnam na forma os Cinco Grandes Elementos Densos. Cada um dos Elementos contém os cinco *Tanmatras*, mas apresenta a predominância ou carga primária de apenas um. Se concebermos os *Tanmatras* com atributos gúnicos, a sequência e o conteúdo dos Elementos e seus *Tanmatras* são os seguintes: o Éter possui *Shabda* (som) como o seu *Tanmatra* primário. O Ar tem *Sparsha* (toque) como o seu *Tanmatra* primário, juntamente com *Shabda* que está associado a ele. O Fogo tem *Rupa* (cor/

forma) como o seu *Tanmatra* primário, juntamente com *Shabda* e *Sparsha*. A Água possui *Rasa* (sabor) como o seu *Tanmatra* primário, juntamente com *Shabda*, *Sparsha* e *Rupa*. A Terra tem *Gandha* (odor) como o seu *Tanmatra* primário, juntamente com *Shabda*, *Sparsha*, *Rupa* e *Rasa*.

Os *Tanmatras* também têm outro significado de grande importância. Eles são as energias essenciais associadas aos cinco órgãos dos sentidos. O *Tanmatra* do som (*Shabda*), por exemplo, é a energia cujo campo anatômico está localizado no funcionamento auditivo do órgão do sentido, os ouvidos. Os *Tanmatras* são a maneira pela qual cada órgão sensorial experimenta a si mesmo ao entrar em contato com o meio ambiente, mediado por um órgão de sentido anatômico. Na filosofia *Sankhya*, a ênfase é colocada no fato de os *Tanmatras* terem sido criados primeiro — antes dos órgãos sensoriais que experimentam a percepção deles. Portanto, eles têm uma posição semi-independente, ontologicamente, em relação ao mundo material mais denso. A partir de uma perspectiva filosófica ocidental, os *Tanmatras* designariam a *experiência subjetiva*, que é mediada por um órgão ou por uma combinação de órgãos sensoriais. Em outras palavras, de acordo com a lógica convencional do Ocidente, que contrasta com a ideia ayurvédica, os órgãos dos sentidos têm primeiro que estar presentes; somente então, a experiência dos sentidos (*Tanmatras*) poderá se desenvolver de um modo secundário, através dos processos de cognição.

Os cinco *Tanmatras* (as energias sutis subjacentes e os objetos da percepção: som, toque, visão, paladar e odor), os seus órgãos dos sentidos corolários e as correspondências com os Elementos primários estão relacionados a seguir:

1. *Shabda Tanmatra:* a energia que gera a sensação de *Som*, por meio dos ouvidos; o seu principal Elemento primário é o Éter.
2. *Sparsha Tanmatra:* a energia que gera a sensação de *Toque*, por meio da pele; o seu principal Elemento primário é o Ar.
3. *Rupa Tanmatra:* a energia que produz a sensação de *Visão*, por meio dos olhos; o seu principal Elemento primário é o Fogo.
4. *Rasa Tanmatra:* a energia que gera a sensação de *Sabor*, por meio da língua; o seu principal Elemento primário é a Água.
5. *Gandha Tanmatra:* a energia que produz a sensação de *Odor*, por meio do nariz; o seu principal Elemento primário é a Terra.

OS CINCO GRANDES ELEMENTOS DENSOS: *PANCHA MAHABHUTANI*

Os Cinco Grandes Elementos Densos ou Grupo Primordial de Cinco são conhecidos como *Pancha Mahabhutani(s)* ou *Pancha Mahabhuta(s)*. Eles existem no nível mais material (*sthula*). Os cinco *Tanmatras* sutis, em proporções variadas, se combinam para produzir cada um dos cinco Elementos. Os *Tanmatras* são a metade sutil do Elemento como um todo. Além disso, em cada um dos Elementos estão contidos aspectos dos outros quatro.

Esses cinco Elementos, "o grupo primário de cinco", são conceituados como as primeiras e mais elementares substâncias que compõem a matéria. Eles atuam como princípios de densidade ou estados da matéria. Além disso, como protossubstâncias, também conduzem uma forte conotação metafórica e emblemática que implica elas serem uma representação do funcionamento fisiológico, quando considerado do ponto de vista da vida biológica. No sentido da filosofia, os Cinco Grandes Elementos Densos são a confluência de conceito, palavra e das coisas a que se referem o conceito e a palavra.

Variadas combinações de um ou mais desses Elementos compõem e são a matéria-prima de toda a realidade manifesta, inclusive a mente. Esta, no Ayurveda, tem uma conotação nitidamente material. Essa ampla perspectiva conceitual assegura que a consciência imaterial se manifesta materialmente em primeiro lugar na forma dos Cinco Grandes Elementos Densos. Esses Elementos constituem graus de densidade da matéria. Eles representam estágios na manifestação da consciência, como níveis progressivos de densidade e materialidade (Tabela 2.1). Esses Elementos inorgânicos compõem o universo material. Eles contribuem para a formação dos *doshas* biológicos nos seres vivos. Os Elementos ou grupo primário de cinco são o alimento, tanto para os *doshas* biológicos quanto para os tecidos biológicos (*dhatus*). Esses Elementos são a substância dos *doshas* biológicos, dos *dhatus* e dos *malas*. Na medicina chinesa os cinco Elementos são denominados *wu hsing* ou *wu xing*.

Tabela 2.1 *Pancha Mahabhutanis*, os Cinco Grandes Elementos Densos

Akasha, Éter
Vayu, Ar
Tejas, Fogo
Jala, Água
Prithvi, Terra

Os cinco Elementos são os seguintes:

1. ***Akasha*, Éter.** Este é o primeiro Elemento a se precipitar a partir dos cinco *Tanmatras*. Ele ocupa uma posição sem paralelo entre os Elementos, uma vez que, na verdade, é *transicional*, no sentido de que constitui o único Elemento sutil na sua totalidade, sem praticamente apresentar qualquer qualidade material. O Éter é caracterizado pelas qualidades de não resistência, espaço e receptividade. Seus atributos incluem os de ser sutil, mole e leve. O conceito ocidental de vácuo, isto é, um volume de espaço em que a matéria essencialmente não existe, se correlaciona aproximadamente com essa ideia ayurvédica. A noção de um campo como esse se assemelha na moderna teoria quântica ao conceito do assim chamado campo de Higgs (1964), o qual, dizem, permeia todo o universo. Ele nunca foi observado, mas existem evidências indiretas que sugerem sua presença; esta é necessária para se explicar a grande diferença, em termos de massa, entre partículas que mediam as chamadas "interações fracas" (os bósons W e Z) e aquelas que mediam as interações eletromagnéticas, causadas pelos assim chamados fótons sem massa.
2. ***Vayu* ou *Marut*, Ar.** A partir do Éter surge o Elemento Ar. Movimento e direção o caracterizam, e entre os seus atributos estão os de ter um peso leve, ser seco, sutil, frio e dispersivo.
3. ***Tejas*, Fogo.** À medida que o Ar continua a se mover e a causar fricção, o Elemento Fogo se forma. Este tem as qualidades manifestas de luz visível, aparência e energia. As suas qualidades incluem as de ser quente, penetrante, sutil, leve e seco.
4. ***Jala*, Água.** Textos antigos afirmam que o Fogo causa a densificação da consciência que se torna Água, a qual possui a qualidade da fluência e possibilita uma coesão potencial da vida. As suas qualidades incluem as de ser fluida, mole e pegajosa.
5. ***Prithvi*, Terra.** Quando a água coagula, ela se transforma em Terra, uma massa densa, estável e sólida. Entre as suas qualidades estão as de ser densa, estável, pesada e dura.

PANCHA JNANENDRIYANI: OS CINCO ÓRGÃOS RECEPTIVOS DE PERCEPÇÃO

A próxima fase no ciclo da criação é a do surgimento dos cinco órgãos dos sentidos de percepção, chamados *Pancha Jnanendriyani*. Estes são os órgãos receptivos de percepção e cognição. Eles são o instrumento externamente direcionado de percepção, em contraste com *Antahkarana* (*Ahamkara*, *Buddhi*, *Manas* e *Chitta*), o instrumento de percepção orientado internamente.

A importância crítica desses órgãos dos sentidos cognitivos, a morada dos sentidos, no Ayurveda não pode ser suficientemente enfatizada. Essas faculdades sensoriais tornam possível o contato direto com o mundo material exterior. Isto indica a importância da ideia da necessária e valiosa experiência do contato com o mundo dos sentidos. O sentido do tato, isto é, o contato e a ligação, é singularmente intrínseco a cada uma das outras modalidades de percepção. Os órgãos dos sentidos fluem mais a partir dos seus precursores nos cinco *Tanmatras*. Além disso, devido a seu potencial benefício no que se refere ao maior desenvolvimento humano, eles estão mais imbuídos do *Maha guna* sátvico. Como foi mencionado anteriormente, os cinco órgãos dos sentidos são os ouvidos (*shrotra*), pele (*tvak*), olhos (*chakshu*), língua (*jihva*) e nariz (*grahana*). Seus respectivos objetos são *shabda* (som), *sparsha* (toque), *rupa* (forma), *rasa* (sabor) e *gandha* (odor ou aroma). Quantidades variadas e combinações dos Cinco Grandes Elementos Densos compõem cada um desses objetos dos sentidos.

PANCHA KARMENDRIYANI: OS CINCO ÓRGÃOS EXPRESSIVOS DE AÇÃO

No mesmo nível conceitual em que se encontram os cinco órgãos dos sentidos, existem correspondências com os cinco órgãos de ação, os *Pancha Karmendriyani*. A sua natureza mais material está associada ao fato de se originarem dos Cinco Grandes Elementos Densos, e o seu funcionamento mais voltado para a ação resulta do seu maior conteúdo do *Maha guna* rajásico.

Um resumo dos órgãos de ação e das suas correspondências com os órgãos sensoriais de função, e os Elementos se apresenta como (1) Boca (*vak*): fala, ouvido e Éter; (2) Mãos (*pani*): ação de segurar, pele e Ar; (3) Pés (*pad*): ação de caminhar, olhos e Fogo; (4) Aparelho Urogenital (*upastha*): procriação, língua e Água; (5) Ânus (*payu*): excreção, nariz e Terra.

MANAS

A enumeração *Sankhya* que se segue descreve a faculdade nitidamente humana, a mente ou *Manas*. Embora a maioria das traduções em inglês use o termo mente (*mind*) para indicar a natureza de *Manas*, *Manas* também se refere aos processos gerais do pensamento, da atividade mental e da experiência sequencial. *Manas* é uma parte fundamental do instrumento de percepção internamente orientado. Entende-se que ela é "alimentada" por impressões (particularmente *Tanmatras*), resultantes tanto dos cinco órgãos sensoriais de percepção quanto dos cinco órgãos motores de ação. Esses instrumentos de percepção e de ação externamente orientados são sensoriais e motores, respectivamente. Essas faculdades voltadas para o exterior são denominadas *indriyas*.

Manas pode ser concebido como o "sexto sentido", cujos objetos e contatos atuam dentro da arena intrapsíquica ou mental interior. Ele tem sido chamado "soberano" (*natha*) dos cinco sentidos de cognição, em contraste com *Prana*, sendo este o senhor da mente. *Manas* é um princípio unificador e formulador, que inclui o funcionamento integrado da percepção sensorial, da conceitualização e, em um certo grau, da conação ou atividade volitiva. *Manas* é compreendido como sendo um componente essencial de *Antahkarana*, o órgão interno da cognição. Em muitos textos, a descrição de *Antahkarana* afirma que ele possui quatro componentes: (1) *Ahamkara*, (2) *Manas*, (3) *Buddhi* e (4) *Chitta(m)*.

Dessa forma, *Manas* conecta o homem com o mundo exterior, bem como com aquilo que é interior, tendo um grau de apercepção, por assim dizer. Além disso, *Manas* pode ser aproximadamente igualado ao conceito psicológico ocidental de ego ou personalidade, com uma ênfase particular em afetos/emoções e em todos os mecanismos de defesa, alguns dos quais incluem negação, repressão, fragmentação, baixa autoestima, idealização, dissociação, onipotência, projeção, identificação projetiva, racionalização, formação de reação, supressão e anulação. O mecanismo de defesa da intelectualização é especialmente proeminente na época atual. Essas ações de *Manas*, juntamente com as funções normativas "destrutivas" dos *doshas,* constituem a base que torna possível a propensão humana à corrupção, à fraude e à falta de autenticidade, tanto no corpo quanto na mente. O conceito associado da imperfeição cognitiva intrínseca da mente, *Prajna-aparadha*, será detalhadamente discutido no Capítulo 6.

Como cada indivíduo é, em graus variados, a "sua própria pessoa", ele manifesta, portanto, um aspecto da mente ou *Ahamkara* pessoal. Uma vez que tenha nascido no mundo, qualquer experiência fica gravada ou impressa na pessoa, modificando e dando forma à identidade individual. A função condicionadora (*samskara*), por assim dizer, de *Ahamkara* é facilitada por *Manas*. O apego a um sentido pessoal do eu é uma função fundamental de *Manas*.

Inerente à ideia dessa ligação eco-corpórea — com *Manas* atuando como mediador entre os sentidos e sua atração — o apego ao mundo exterior — é o fenômeno da experiência do *desejo* (*mara*, *raga*, *trishna*, *iccha*, *abhinivesha*). *Manas* pode ser considerado uma chave funcional, um bilhete de admissão ao mundo da experiência. Ele constitui o ponto de contato entre o homem interior e o mundo. O desejo, que opera no âmbito do funcionamento de *Manas*, é considerado em todas as suas expressões como estando entre as forças motrizes mais fundamentais da natureza humana. O fenômeno do desejo designa o anseio, inconsciente e consciente, de satisfação, de gratificação e da realização de desejos experimentados subjetivamente. O perpétuo impulso no sentido da realização dos desejos, um aspecto patognomônico da mente do homem nas tradições orientais, atua tanto como um motor quanto como um conjunto organizador de impulsos mentais que lutam para conseguir repetidamente satisfações previamente experimentadas.

O problema do "glamour", da misteriosa excitação e impulso (*upadana*) que o mundo material exerce sobre a mente, está intimamente associado ao funcionamento de *Manas*. Esse fenômeno é chamado *Vishaya-Shakti*, o poder do mundo dos sentidos. A função de *Manas*, por causa da sua natureza inerente, tende a criar um laço, uma dependência ou uma escravização (*bandha*) aos objetos dos sentidos do mundo material. A regulação dos desejos, por isso, torna-se um tema central no sistema ayurvédico de saúde, bem-estar e autodesenvolvimento. Isto decorre da premissa de que o Ayurveda busca abordar as necessidades das dimensões físicas da vida, do corpo e da mente. No processo de se conseguir e se manter um equilíbrio físico saudável, uma maior harmonia é gerada naquelas que são consideradas as dimensões mais espirituais e favoráveis à elevação da consciência. No Ayurveda, um fato, nunca perdido de vista, é o de que o corpo representa a base física da consciência, a sua dimensão material.

As distinções, portanto, entre diferentes aspectos do funcionamento psíquico são descritas a seguir. O funcionamento mental, em geral, é estruturado e regulado por uma organização interior (subjetiva) de funções, chamada *Antahkarana*, o instrumento interno. Ele tem quatro diferentes aspectos: (1) *Ahamkara*, a singularidade de uma pessoa, (2) *Chitta(m)*, o depósito ou lembranças da consciência passiva condicionada, (3) *Manas*, a capacidade ativa, avaliadora e reflexiva da mente de perceber e de ser atraída para distinções e (4) *Buddhi*, que é a quota individual de intelecto sátvico e de diferenciação, muito próxima da inteligência intrínseca (*Mahat*) dentro da natureza, e da pura consciência de *Purusha*.

Manas subjetivamente diferencia e reconhece as experiências por meio de mecanismos de compreensão do mundo, na forma de polarizações binárias ou fragmentações (*vikalpa*). O termo em sânscrito, *Manas*, designa uma ideia abrangente da mente, à medida que esta experimenta desejos, necessidades e anseios induzidos pelas experiências sensoriais, e possuindo o desejo do prazer e da gratificação. *Chitta(m)* é um sinônimo aproximado de *Manas*, mas contém a ideia de ter a capacidade de retransmissão, que proporciona laços de ligação estáveis com outras funções mentais. *Chitta(m)* é o depósito, são as lembranças da consciência condicionada, vivenciada dualisticamente. Isto também indica o conceito geral da mente como sendo um alicerce da consciência com dimensões conscientes, inconscientes, e transcendentalmente conscientes ou superconscientes. *Buddhi* é o aspecto inerentemente inteligente da mente, o mais sátvico (puro, consciente e equilibrado) e que tem o poder de diferenciar corretamente o que é bom e conduz (*satmya*) ao crescimento, à maturidade e ao desenvolvimento daquilo que não é saudável (*asatmya*).

O termo *Chit* designa estados de consciência altamente purificados. Pode ser usado no sentido da palavra *prajna* ou sabedoria. Ele sugere inteligência pura, a consciência absoluta de *Purusha* e *Brahman*. Esse estado de existência não pode ser "conhecido"; ele somente é passível de reabilitação ou percepção.

SAÚDE, EQUILÍBRIO, PUREZA E SALUBRIDADE

O conceito ayurvédico de saúde se baseia na ideia da conquista de um equilíbrio dinâmico. Quando os *doshas* estão equilibrados, o resultado é a saúde. O estado dos *doshas* determina o estado de todos os outros aspectos da pessoa — digestão, eliminação, prevenção do acúmulo excessivo de *Ama*, integridade dos tecidos, resistência do sistema imunológico às doenças, nível de energia, estabilidade mental e emocional e um funcionamento total otimizado, para citar apenas alguns. O empenho em alcançar o equilíbrio é uma tarefa ininterrupta, favorecida e apoiada por esforços contínuos para se manter a pureza (*shuddha*) em todos os níveis do próprio ser. Um ótimo *Agni*, o fogo transformador que permeia o ser humano completamente e produz a máxima nutrição do corpo, da mente e do espírito, promove e acompanha o equilíbrio e funcionamento ideal dos *doshas*. A pureza, a saúde e a salubridade (*satmya*), portanto, são alcançadas por meio de práticas alimentares preceituadas, rotinas diárias e sazonais, e atividades ligadas a um estilo de vida saudável que incluem um trabalho ativo com os componentes materiais e espirituais do ser. Além dos cuidados com o corpo e com a mente, o cultivo do espírito envolve práticas de meditação e outras modalidades de busca do autoconhecimento.

Uma visão de mundo *BioPsicoEspiritual* é adotada. O refinamento e a integração do corpo, da mente e da consciência alinham o indivíduo com o que é universal, o *atman* ou Eu Búdico com o *Purusha*, o *Brahman* da unidade Absoluta.

A manutenção da saúde do corpo não é apenas um fim em si mesmo, mas também um pré-requisito para um maior desenvolvimento em níveis mais sutis. Isto inclui os níveis psicológico, energético sutil e espiritual. Essa ideia repousa em várias proposições fundamentais do Ayurveda. A primeira é a da primazia da consciência e da sua posição ontológica primordialmente ordenada. Atualmente, mesmo fora do Ayurveda, a análise do significado qualitativamente sem paralelo da consciência e do seu papel na cultura humana é um fato amplamente reconhecido (Block, Flanagan e Guzeldere, 1997; Cairns-Smith, 1996; Hameroff, Kaszniak e Scott, 1996; Neumann, 1954; Solso, 1999).

Na visão de mundo ayurvédica, à medida que a consciência participa do processo evolutivo, ela gradualmente se manifesta em formas mais densas e que têm atributos e expressões materiais cada vez mais densas, como o corpo físico. O propósito de uma pessoa na vida, portanto, é perceber a imanência da consciência no centro da fisicalidade, e promover e expandir o processo de manifestação da consciência. Sendo assim, o homem possui uma diretriz, internamente projetada, para experimentar plenamente a sua realidade material, acompanhando-a dessa compreensão. A segunda proposição advoga o objetivo de se manter uma saúde ótima do corpo a fim de proporcionar um intervalo de tempo adequado para que uma qualidade de vida superior seja obtida.

Na tradição budista, o termo *kushala* ou salubridade indica as atividades da vida diária que têm altos graus de pureza e nas quais estão ausentes o desejo exagerado, a inveja, a avareza, a avidez, a agressão, o ódio e a confusão cognitiva. A busca da salubridade, nesse sentido, é considerada de grande valor, uma vez que, segundo se acredita, ela purifica o *karma* da pessoa, isto é, contribui para libertá-la dos grilhões dos conflitos não resolvidos e da escravidão que provém do passado. A meta suprema dessa busca é alcançar o objetivo védico primordial, *Moksha*, que é a libertação, a passagem para estados cada vez mais refinados da consciência relacionada com a experiência (*sakshat kara*).

3

Anatomia

O CORPO FÍSICO E SEUS COMPONENTES

A anatomia ayurvédica (*Sharira Rachana*) é uma descrição dos componentes morfológicos do ser humano e uma enumeração das estruturas e princípios materiais integrados, por meio dos quais os vários processos fisiológicos ocorrem. O corpo físico, na verdade, é visto como a expressão material do âmago essencial do homem, isto é, da consciência. Como foi descrito no esboço precedente da sequência da criação, segundo o *Sankhya*, é dada primazia, em termos de origem, valor e significado, aos aspectos imateriais da realidade, em particular à realidade da consciência. O corpo físico (*sthula sharira*), entretanto, permanece sendo o lastro da consciência humana e é considerado como a plataforma sobre a qual todos os esforços que visam o bem-estar devem começar.

Os componentes básicos do corpo são os humores biológicos (*doshas*), os tecidos (*dhatus*), os tecidos secundários (*upadhatus*), as membranas teciduais (*dhara kalas*), os canais de circulação (*srotas*), os produtos residuais ou refugo (*malas*) e os órgãos. Cada um desses componentes será discutido aqui. Os *srotas*, que têm uma função mais fisiológica, serão discutidos no Capítulo 4. Os nove orifícios ou aberturas do corpo têm sido fonte de estudo e reflexão nos sistemas orientais de interpretação do universo e do seu significado. Eles são dois olhos, dois ouvidos, duas narinas, a boca, a uretra e o ânus. Essas aberturas permitem a entrada e também a saída para o meio ambiente em múltiplos níveis. São várias as suas associações com a sensação, a sexualidade, a sobrevivência e a adaptação.

As perspectivas científicas ocidentais, em contraste com as do Ayurveda, organizam o corpo físico e as suas funções de uma maneira diferente. As duas categorias básicas são os tecidos, os quais são compostos de células que executam uma função semelhante e os sistemas de órgãos, que, juntos, executam uma função semelhante. Somente quatro grupos de tecidos são reconhecidos: (1) epitelial, que compreende camadas de células, as quais revestem as superfícies dos órgãos e o revestimento interno do trato gastrointestinal; estas servem para proteção, para secreção e para absorção; (2) o tecido conectivo ou conjuntivo inclui matrizes extracelulares, ossos e sangue; (3) tecido muscular e (4) tecido nervoso. Existem 11 sistemas de órgãos enumerados. Estes incluem os sistemas circulatório, digestivo, endócrino, tegumentar, linfático, muscular, nervoso, reprodutivo, respiratório, esquelético e urinário.

DOSHAS E SUBDOSHAS

O conceito dos *doshas* é um dos principais pontos focais no Ayurveda. A avaliação ayurvédica se baseia na análise do estado e da interação dos *doshas* no corpo. Saúde e doença se refletem na condição dos *doshas* biológicos. A essência do tratamento é igualmente baseada em esforços para corrigir agravações, desequilíbrios e desorganizações do sistema dóshico. Os *doshas* são principalmente bioenergéticos em sua natureza. É a partir desse ângulo que eles são considerados, tanto teoricamente quanto no momento da formulação de planos de tratamento, especialmente no que se refere à dieta, às ervas e a considerações sazonais. Os *doshas* têm uma parte sutil em sua composição: *Prana*, *Tejas* e *Ojas*. Esses *sukshma* ou componentes sutis designam a dimensão psicofisiológica dos *doshas*. É sob esse aspecto que as dimensões mental, emocional e espiritual dos *doshas* são encaradas.

Como foi descrito anteriormente, há três *doshas*: *Vata* é o princípio da propulsão, *Pitta* é o princípio da transformação e *Kapha* é o princípio da consolidação (Tabela 3.1.).

Tabela 3.1 *Doshas* e seus Subdoshas

Vata

1. *Prana Vata*
2. *Udana Vata*
3. *Samana Vata*
4. *Apana Vata*
5. *Vyana Vata*

Pitta

1. *Pachaka Pitta*
2. *Ranjaka Pitta*
3. *Sadhaka Pitta*

4. *Alochaka Pitta*
5. *Bhrajaka Pitta*

Kapha

1. *Kledaka Kapha*
2. *Avalambaka Kapha*
3. *Bodhaka Kapha*
4. *Tarpaka Kapha*
5. *Shleshaka Kapha*

Vata

Vata tem sido definido como tendo simultaneamente características de uma substância bioenergética e de um princípio regulador. *Vata* é o *dosha* mais próximo de possuir propriedades de imaterialidade, isto é, de atuar como uma entidade energética mais amorfa. *Vata* possui o *gurvadi guna* chamado *laghu*, o qual indica leveza em termos de peso, elevação até o máximo, tenuidade e flutuação. Esta qualidade, juntamente com a dispersividade flutuante de *Vata* transmite frescor. Embora *Vata* não tenha forma, a sua presença pode ser igualada à das transmissões de energia que atravessam o sistema nervoso ou à do movimento que acompanha a respiração. De um ponto de vista anatômico, a principal base ou o "lar" de *Vata* se encontra no intestino grosso ou cólon. Isto se refere especificamente ao fato de que o local primário de acúmulo de *Vata*, especialmente na doença, ocorre no cólon. Neste sentido, a qualidade de ser erraticamente móvel (*chala*) é atribuída a *Vata*. Além disso, a influência desse humor também se concentra em pontos como quadris, coxas, ouvidos, traqueia, ossos, cérebro, nervos e pele.

Cada um dos três principais *doshas* é subdividido em cinco componentes. Somente um desses cinco subdoshas controla todos os demais. Ele é seu regulador mestre. Os subdoshas de *Vata* são chamados *Prana*, *Udana*, *Samana*, *Apana* e *Vyana*. *Vata* é considerado o *dosha* líder, uma vez que apenas ele tem a função fundamental da propulsão, que se aplica a si mesmo e ao seu papel na movimentação e propulsão de *Pitta* e *Kapha*. Alguns autores se referem a *Vata* como o primeiro igual entre os três *doshas* igualmente básicos (Figura 3.1).

Prana Vata permeia o cérebro, o coração e os pulmões. Cada um dos cinco sentidos, especialmente os da audição e do tato, está imbuído da atividade de *Prana Vata*. *Prana* significa o ar que se move para a frente ou ar essencial. Ele governa e apoia a respiração, a frequência cardíaca e as funções vegetativa e sensorial. Está associado às ações de inalação, deglutição, de espirrar, de cuspir e de arrotar. *Prana Vata* é a forma principal e de comando de todos os outros subdoshas de *Vata*. Ele governa a ingestão, a entrada, a absorção, a recepção dos alimentos e a percepção e a introjeção de impressões sensoriais (*Tanmatras*).

Há uma alta concentração de *Prana* sátvico no cérebro. As raízes sutis do *Prana*, como energia vital, são consideradas os elos de ligação com a consciência, especialmente por intermédio do seu componente sátvico; o cultivo do *Prana* é tido em alta conta. *Prana Vata* designa atenção. O *Prana* presente em um sujeito focaliza e direciona a atenção, por meio do seu componente rajásico; subsequentemente, um objeto de atenção passa a existir (que é o efeito de precipitação de *Tamas*). A técnica de *pranayama* (controle da respiração) é vista como essencial na busca do controle dos movimentos dentro da mente e na ativação de *kundalini Shakti* (poder vital), no âmbito das técnicas

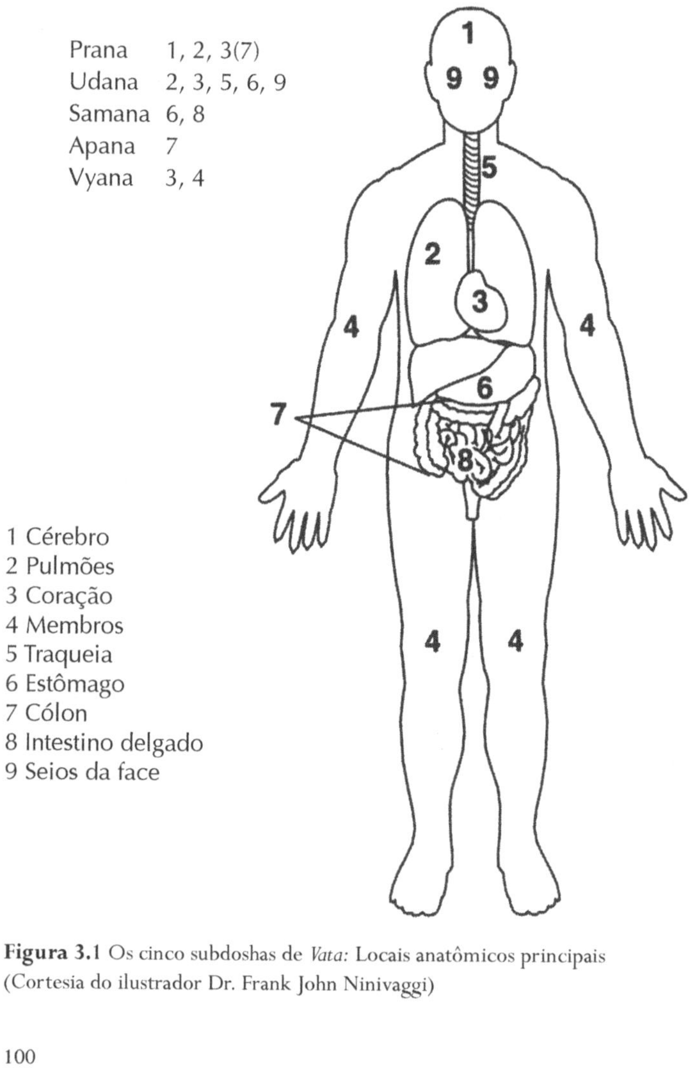

Figura 3.1 Os cinco subdoshas de *Vata:* Locais anatômicos principais (Cortesia do ilustrador Dr. Frank John Ninivaggi)

de autodesenvolvimento, como a meditação. O *Prana* é absorvido instantaneamente através do ar que é inspirado, entrando nos pulmões. O *Prana* é assimilado de uma maneira mais lenta por intermédio da absorção dos alimentos e de nutrientes no cólon.

Udana Vata está concentrado na garganta, no peito, nos pulmões, no umbigo e nos seios da face. *Udana* significa o ar que se move para cima. Ele governa a exalação, a fala, a tosse, os vômitos e arrotos. Está associado à expiração. Juntamente com a expressão pela fala e a comunicação, *Udana* governa a memória, a lembrança, e a vontade ou volição. *Udana* transporta material de dentro para fora. Ele facilita a saída. Contribui para a ascensão de *Kundalini*.

Samana Vata se difunde por todo trato alimentar, especialmente o intestino delgado. Ele regula o peristaltismo. *Samana* significa o ar que equaliza ou equilibra. Ele equilibra a energia do corpo e está muito intimamente ligado à assimilação em geral e, especificamente, ao processo digestório. Esse subdosha aviva o fogo digestivo de *Agni*. Isto abrange os processos de separação, divisão e diferenciação, que são preparatórios para a assimilação dos alimentos pelo trato gastrointestinal, de ar pelos pulmões e da experiência sensorial pela mente. Além disso, *Samana Vata* é o *Vata* predominante nos órgãos internos, incluindo o fígado, o baço, o pâncreas, o estômago e a parte superior do intestino grosso. Ele também contribui para o movimento do sistema circulatório do sangue e do sistema nervoso, assim como do peristaltismo no trato gastrointestinal. *Samana Vata* opera em um nível psicológico para auxiliar na discriminação adequada (*viveka*) e na distinção diferencial de aspectos da realidade. Ele propicia a compreensão baseada no discernimento; resiste à confusão.

Apana Vata está centralizado no cólon e controla os outros subdoshas de *Vata*. Ele é o mestre regulador de todos os subdoshas de *Vata*. Ele os governa e controla. *Apana* significa o ar que se desloca para baixo. Além de absorver *Prana* a partir dos alimentos no cólon, *Apana* é o principal *dosha* que controla toda a eliminação. Ele facilita a descarga. Isto inclui a excreção de fezes e de urina, assim como a menstruação, o parto e a secreção sexual. O estado de *Apana Vata* é crucial na avaliação ayurvédica, uma vez que ele reflete em grau significativo a saúde ou a doença como um todo no indivíduo.

Vyana Vata está contido no coração, nos vasos sanguíneos, na pele, nos ossos, nos músculos e nos nervos. *Vyana* significa ar difuso e penetrante. As principais ações de *Vyana Vata* são a circulação do sangue do coração para a periferia, os movimentos do sistema musculoesquelético e a inervação dos órgãos sensoriais. Ele facilita a propulsão centrífuga. Os processos de piscar e de bocejar têm sido associados a ele.

Pitta

Pitta é o *dosha* biológico que impulsiona a mudança, a conversão, a termogênese e os processos transformadores. Ele tem a qualidade de um fluxo móvel e estável (*sara*). A sua principal localização é o intestino delgado. Este é o lugar anatômico no qual o subdosha irá se acumular ao se tornar agravado e excessivo. *Pitta* também é encontrado no fígado, no baço, no estômago, na pele, nos olhos, no coração e em partes do cérebro (especialmente na substância cinzenta, no hipotálamo e nos neurotransmissores); ele também está presente no suor, no óleo sebáceo, no sangue e, em pequeno grau, na linfa. O calor corporal, essencial à vida, emana de *Pitta*. Os cinco subdoshas de *Pitta* são *Pachaka*, *Ranjaka*, *Sadhaka*, *Alochaka* e *Bhrajaka* (Figura 3.2).

Alochaka 1
Sadhaka 2, 3
Ranjaka 4, 5
Pachaka 6, 7
Bhrajaka (pele)

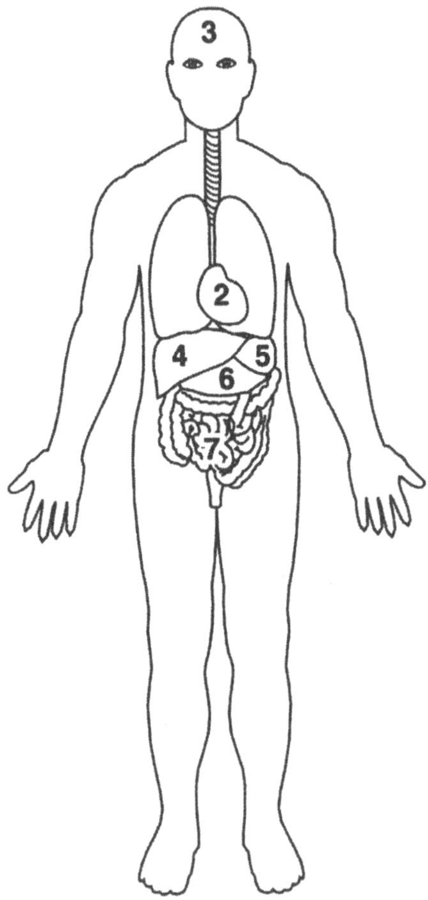

1 Olhos
2 Coração
3 Cérebro
4 Fígado
5 Baço
6 Estômago
7 Intestino delgado

Figura 3.2 Os cinco subdoshas de *Pitta*: Locais anatômicos principais (Cortesia do ilustrador Dr. Frank John Ninivaggi)

Pachaka Pitta, o *Pitta* da digestão, está localizado principalmente no intestino delgado e na parte inferior do estômago, além de estar contido no ácido clorídrico, nas enzimas, na bile e nos hormônios. Ele é o mestre regulador de todos os subdoshas de *Pitta*. Ele é o principal *Pitta* envolvido na segunda fase ou fase ácida da digestão primária (*avasthapaka*); as suas ações ajudam a regular a temperatura do corpo e a intensificar a força da circulação. O seu funcionamento está ligado à operação de *Agni*, a energia do fogo digestivo fundamental do corpo. Isto também o aproxima das ações de outro subdosha relacionado com a digestão, *Samana Vata*. *Pachaka Pitta* controla e apoia todos os outros subdoshas de *Pitta*.

Ranjaka Pitta, o *Pitta* que confere cor, reside principalmente no fígado, no baço, na medula espinhal, no intestino delgado, no estômago, no sangue, na bile e nas fezes. Este *Pitta* está especialmente associado à digestão secundária, chamada de "metabolismo tecidual", e está localizado no fígado (*yakrut*). Este *Pitta* contribui para a eritropoiese, a formação de células vermelhas do sangue, assim como para a formação de todos os tecidos do corpo.

Sadhaka Pitta está localizado no coração e no cérebro. *Sadhaka* significa consumação, realização e discernimento. Ele atua através do sistema nervoso (especialmente nos neurotransmissores) e dos órgãos sensoriais, produzindo um raciocínio claro, lucidez, discriminação penetrante (*viveka*), diferenciação penetrante, inteligência, reconhecimento, compreensão, memória, coragem e contentamento. Nesse sentido, ele obtém energia de *Tejas*. O cultivo desse *Pitta* pode impelir o homem em direção à realização das quatro metas da vida, de acordo com os *Vedas*: *dharma*, *artha*, *kama* e *Moksha*. *Sadhaka Pitta* energiza a acuidade do aspecto *Buddhi* da mente. Ele dá apoio à energia da compaixão amorosa. É parte da energia que impulsiona as aspirações espirituais. Por outro lado, muitas formas de desejo e luxúria estão associadas ao poder penetrante de *Sadhaka*.

Alochaka Pitta é o *Pitta* dos olhos e governa a percepção visual. Além disso, esse subdosha contribui, em certo grau, para o funcionamento de todos os outros órgãos dos sentidos.

Bhrajaka Pitta está localizado na pele, no suor e nos óleos sebáceos. Ele é o *Pitta* do elemento fogo que governa o brilho (*prabha*) da epiderme (*chaya*), isto é, sua cor, textura e aparência. Ele também está relacionado com a temperatura da pele.

Pitta deriva a sua energia de *Agni*; foram-lhe atribuídas as seguintes características:

1. *Paka* e *pachana*: digestão,
2. *Dahana:* queima e combustão,

3. *Bhinna samghata:* cisão,
4. *Tapana:* que produz calor,
5. *Parinamana:* conversão,
6. *Paravritti:* transformação,
7. *Prakashana:* iluminação,
8. *Ranjana* e *Varnakara:* que confere cor e
9. *Prabhavakara:* que confere brilho.

Kapha

A palavra *Kapha* significa "florescimento da água". *Kapha dosha* é o *dosha* biológico dos fluidos corporais, como plasma, saliva, muco, fleuma, líquido cerebroespinhal e líquidos sinoviais. *Kapha* é o mais material, denso, grosseiro e rústico dos três *doshas*. As qualidades pesadas e densas de *Kapha* lhe proporcionam uma riqueza que produz a forma; ele apresenta uma tendência à solidez da forma e concede proteção contra o calor exagerado e os desgastes normais do funcionamento diário. *Kapha* protege os tecidos do calor sem oposição que *Pitta* poderia gerar. Os cinco subdoshas de *Kapha* são *Kledaka*, *Avalambaka*, *Bodhaka*, *Tarpaka* e *Shleshaka* (Figura 3.3).

Kledaka Kapha está localizado no estômago. Ele significa a forma da água que umedece ou torna levemente molhado. Sua ação fundamental é liquefazer os alimentos na fase alcalina ou doce do primeiro estágio da digestão. Além disso, ele protege o revestimento do estômago de danos causados pelo excesso de *Pachaka Pitta* e de *Agni*, o fogo digestivo.

Avalambaka Kapha está localizado no coração, nos pulmões, na espinha dorsal e na cintura pélvica. É a forma de água que dá suporte. Ele reside no muco e nos líquidos intersticial e intracelular. No tórax, ele fornece lubrificação ao coração e aos pulmões, prevenindo os efeitos negativos do excesso de fricção. É um componente fundamental e de apoio no que se refere à estabilidade da coluna vertebral. *Avalambaka Kapha* é o *Kapha* central e controla todos os outros subdoshas de *Kapha*. Ele é o mestre regulador de todos os subdoshas de *Kapha*. O seu significado fundamental repousa no fato de ele ser a força por trás do primeiro e principal dos tecidos do corpo (*dhatu*), o plasma (*rasa*). Ele contém e é um meio de transporte para *Prana*, a energia vital. No Ayurveda, o plasma é considerado o tecido matriz, a partir do qual todos os outros tecidos são formados. *Avalambaka Kapha* é considerado o veículo material associado ao apego e desapego psicológico, ao amor e à depressão. Um excesso desse *Kapha* tem ligação com a ganância

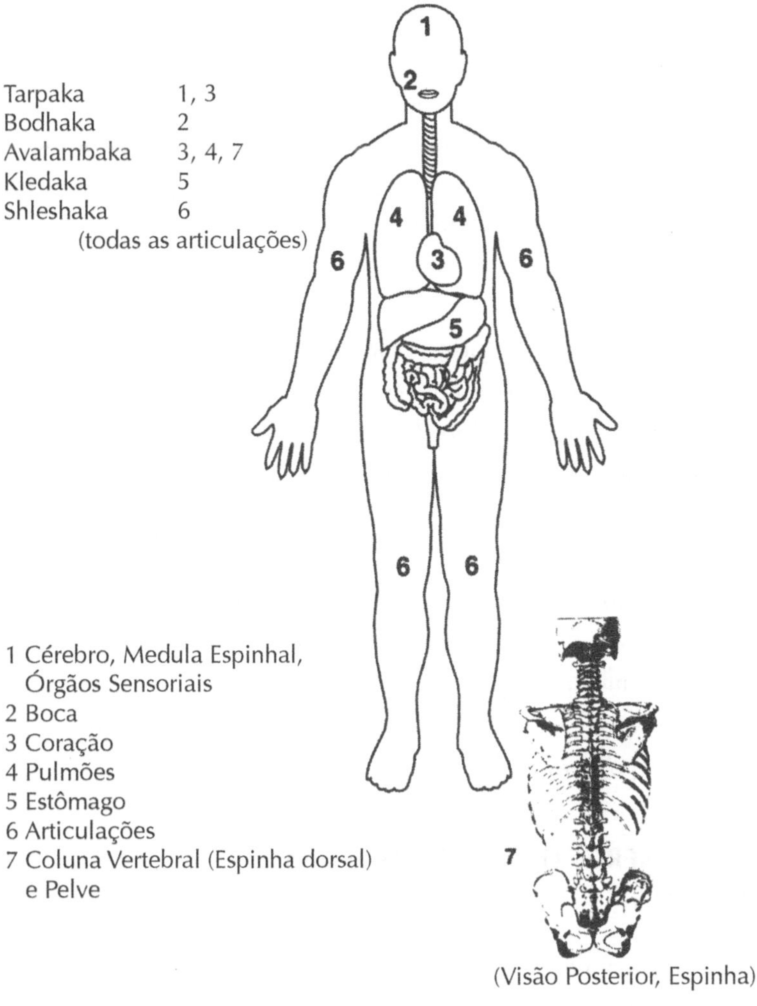

Figura 3.3 Os cinco subdoshas de *Kapha:* Locais anatômicos principais (Cortesia do ilustrador Dr. Frank John Ninivaggi)

e a obesidade. Na saúde, ele dá apoio ao ser como um todo e transmite confiança, zelo e motivação.

Bodhaka Kapha está localizado na língua, na boca e na saliva. Ele significa a forma de água que proporciona percepção. Este subdosha de *Kapha* também foi chamado de *Rasana Kapha*. *Bodhaka* é o subdosha relacionado com o paladar. A palavra em sânscrito para paladar é idêntica à palavra que designa "plasma", o primeiro tecido corporal a ser formado e o tecido a partir do qual todos os outros tecidos se desenvolvem. O plasma e o paladar são ambos denominados *rasa*, devido à sua associação funcional na fisiologia ayurvédica. O paladar, uma faculdade crucial no esquema ayurvédico, é aquele guia sensorial que não apenas serve de elemento de triagem na determinação da natureza e da salubridade de uma substância, mas que também se torna terapêutico quando ervas de diferentes sabores são usadas para equilibrar o excesso de *doshas*. Um plasma saudável se reflete em um estado de *doshas* saudáveis e equilibrados; ambos são consequência da ingestão de sabores adequados. Nesse sentido, o conceito ayurvédico específico de "sabor" é distinto do significado da palavra comum *gosto*, a qual é inespecífica, geral e mais inclusiva.

Tarpaka Kapha está localizado no cérebro, na substância branca do sistema nervoso, no líquido cerebroespinhal, no coração e nos seios da face. Ele significa a forma da água que concede contentamento (*tripti*). *Tarpaka Kapha* também é chamado de *Snehana Kapha*. *Tarpaka* está associado à estabilidade emocional e à paz mental. Algumas fontes ayurvédicas o consideram a fonte física e o receptáculo da consciência. Ele tem sido chamado de o *dosha* que nutre os órgãos dos sentidos da percepção (*jnanendriyas*). Este *Kapha* está presente no tecido muscular. Em conjunto com *Prana Vata*, o seu funcionamento equilibrado ameniza a ansiedade e a insônia. Juntamente com *Sadhaka Pitta*, ele dá apoio ao sentido abrangente da compaixão amorosa.

Shleshaka Kapha é o líquido sinovial no interior das articulações do corpo e das superfícies articulares. Ele promove a lubrificação e a viscosidade.

RAÍZES SUTIS OU ENERGÉTICAS DOS *DOSHAS*: *PRANA*, *TEJAS* E *OJAS*

O conceito dos *doshas*, como foi discutido, é um dos mais fundamentais quadros de referência e ferramenta de trabalho do Ayurveda. Os *doshas* são bioenergéticos, tanto em substância quanto em atuação. Eles possuem propriedades psicofisiológicas. Os *doshas* tendem a ter uma natureza mais material, de modo que habitam e compõem uma parte do corpo físico (*sharira sthula*); eles operam por meio de processos fisiológicos. Em certo sentido, os *dhatus* (tecidos) fornecem a forma mais densa dentro da qual os *doshas* desempenham sua função.

Como a visão de mundo ayurvédica na sua totalidade é a de um funcionamento dinâmico, multidimensional e integrado, uma elaboração dos aspectos mais profundos dos *doshas* revela as suas contrapartes sutis que se localizam no nível vital ou energético (*sukshma*). Este é o mesmo nível energético no qual os Cinco *Tanmatras* residem. Essas raízes sutis dos *doshas* são as energias mentais subjacentes a eles. No seu aspecto mais rarefeito, elas alcançam as dimensões espirituais da consciência. As raízes sutis dos *doshas* biológicos *Vata*, *Pitta* e *Kapha* são *Prana*, *Tejas* e *Ojas*, respectivamente.

Todos eles são preenchidos com *Sattva*, a energia da clareza e da luminosidade. Essa dimensão luminosa (*prakashana*) intensifica a radiância e valor espiritual deles. A energia de *Rajas* lhes proporciona capacidade de movimento, e o complemento de *Tamas* dá a eles, até certo ponto, uma presença substancial no corpo físico.

A qualidade e o desenvolvimento da *Kundalini* de uma pessoa (energia espiritual e poder relacionados com o despertar da consciência) se correlacionam com a integração *BioPsicoEspiritual* de *Prana*, *Tejas* e *Ojas* naquele ser humano. O cultivo da consciência se realiza, em particular, através dos veículos de *Prana* e de *Tejas*. Uma correspondência com a Medicina Tradicional Chinesa se apresenta da seguinte maneira: *Prana* com *Qi*, *Tejas* com *Yang* e *Ojas* com *Yin* e *Jing*. No hinduísmo, *Prana* pode ser relacionado com *Sat* (o Ser), *Tejas* com *Chit* (sabedoria) e *Ojas* com *Ananda* (Amor Puro, Bem-Aventurança e Alegria).

Prana: A Energia Vital

Prana é a raiz sutil do subdosha mais denso, mais material, *Prana Vata*. *Prana* é considerado a energia vital e tem sido chamado *Qi* (também se escreve *Chi*) na Medicina Tradicional Chinesa. A sua natureza é ao mesmo tempo masculina e feminina. *Prana* é subjetivamente experimentado como a vontade de viver. O significado de *Prana* está no fato de ele produzir um impulso integrador, no sentido de uma confluência de todos os aspectos dentro de uma pessoa, em todos os níveis. Ele se distribui pelo corpo todo, mas está especialmente concentrado no cérebro, no coração e no cólon.

O Elemento predominante associado ao *Prana* é o Éter; o Ar também desempenha um papel. Os dois *Tanmatras* que alimentam *Prana* são a percepção tátil (*sparsha*) e o som (*shabda*). Os *Maha gunas* que predominam em *Prana* são *Sattva* e *Rajas*, especialmente *Sattva*. Como energia vital, *Prana* habita o indivíduo; Prana, entretanto, exige uma reposição diária. A base daquilo que se transforma na substância prânica vital chega ao corpo por meio do ar e dos alimentos. O oxigênio e os alimentos são portadores de *Prana*. O oxigênio e o sangue o alimentam. O *Prana* ajuda a criar, distribuir e estabilizar a integridade do sangue e dos seus canais de circulação. *Pranayama* é o sistema de regulação e expansão da respiração, intencional e consciente, que visa facilitar a absorção de *Prana* pelos pulmões e pela corrente sanguínea. A ingestão de alimentos frescos, em particular de uma qualidade razoavelmente alta, e de substâncias herbáceas específicas também leva ao aumento da concentração de *Prana* no organismo. O uso de óleos essenciais na massagem e na aromaterapia nutre o *Prana*. A exposição adequada a sons equilibrados, como os encontrados na natureza, na música, em mantras e em orações, por exemplo, sustenta o *Prana*.

Prana, a essência sutil de *Vata*, torna o fluxo, a coordenação e a direção possíveis. Isto se aplica aos movimentos integrados de *Prana*, *Tejas* e *Ojas*. Ele também é responsável pela coordenação mente-corpo. Isto designa o fluxo adequado que sincroniza a respiração, a percepção sensorial e *Antahkarana* (*Ahamkara*, *Buddhi*, *Manas* e *Chitta*). *Prana*, como energia vital, designa o poder que compele o corpo, a mente e o espírito a se apoiarem intimamente um no outro e a funcionarem de forma integrada, simultaneamente.

Tejas: A Chama Transformadora Inteligente da Energia Vital

Tejas é a raiz sutil do subdosha mais denso e material, *Sadhaka Pitta*. *Tejas* reside no nível *sukshma* (sutil) da existência, assim como *Prana* e parte de *Ojas*. *Tejas*, entretanto, está muito próximo de ser uma essência sutil espiritualizada (*karana*), como ocorre com *Prana*. *Tejas* é considerado a chama da vida, e atua no sentido de uma transformação interativa; isto o torna um íntimo aliado de *Agni*, a energia do fogo digestivo total. *Tejas* está predominantemente associado ao Elemento Fogo. *Tejas* é alimentado pelo *rupa* (visão) *Tanmatra*. Ele se relaciona com os *Maha gunas Sattva* e *Rajas*.

Enquanto o conceito de *Agni* enfatiza a transformação e a digestão no sentido mais amplo, o conceito de *Tejas* acentua as transformações e a digestão das impressões sensoriais e dos pensamentos — inteligência — em todos os níveis de uma pessoa. *Tejas* opera através de *Sadhaka Pitta*, cobrindo um espectro que vai do nível celular, dos tecidos, dos *srotas* e dos órgãos até a Mente (*Manas*), especialmente por intermédio de *Buddhi*.

Na Medicina Tradicional Chinesa, o conceito de *Yang* é o que está mais intimamente relacionado com o conceito de *Tejas*. No Ayurveda, *Tejas* funciona principalmente como a força transformadora da inteligência e da discriminação penetrante. Nesse sentido, ele está estreitamente ligado ao aspecto *Buddhi* da cognição. Além disso, a qualidade de *Tejas* se relaciona com as qualidades pessoais de autodisciplina e autodeterminação. A sua ação transformadora tem a capacidade de impregnar e de se transmitir, alcançando todos os aspectos materiais e sutis dentro de um indivíduo, de modo que estes possam se influenciar mutuamente. A aplicação da cromoterapia alimenta *Tejas*. Cardamomo e açafrão aumentam *Tejas* quando usados internamente.

Tejas designa uma transformação impetuosa, abrindo passagem entre todos os níveis possíveis do ser. *Tejas* é o fogo por trás da ruptura e da destruição de bloqueios. *Tejas* é a força subjacente à dimensão dinâmica, mutável e impermanente no âmago das substâncias.

Ojas: A Substância Bioenergética das Reservas de Imunidade, Força e Energia Vital

Ojas é a essência vital do corpo, manifestada pelo subdosha *Tarpaka Kapha* e nele contida de uma maneira particular. *Ojas* significa vigor e força. Ele designa imunidade e resistência às doenças em fase de desenvolvimento. Ele não é apenas uma força energética, como no caso da natureza de *Prana* e *Tejas*. Ele pode ser considerado uma substância de transição entre as esferas física e energética dentro do corpo. De acordo com alguns autores ayurvédicos, *Ojas* é a substância de ligação entre a consciência e a matéria. Ao contrário de *Prana* e *Tejas*, *Ojas* possui uma realidade mais física ou material. Alguns textos ayurvédicos, definem *Ojas* como uma substância tecidual altamente rarefeita.

Ojas está associado ao Elemento Água e aos *Tanmatras* do paladar (*rasa*) e do olfato (*gandha*). Além dos *Maha gunas Sattva* e *Rajas*, um certo grau de *Tamas* está associado a *Ojas*.

Na Medicina Tradicional Chinesa, o conceito ayurvédico de *Ojas* está mais estreitamente identificado tanto com o de *Yin* quanto com o de *Jing* ou *Essência Vital* cujo centro está nos rins. A imunidade duradoura, a memória duradoura e a qualidade da paz mental ou contentamento (*tripti*) têm sido consideradas funções de *Ojas*. Um *Ojas* saudável e equilibrado afasta o desejo ardente. Provoca sentimentos de confiança e de que temos uma base forte. Essa base surge da contenção do corpo, da mente e do espírito que *Ojas* proporciona. *Ojas* é responsável pela estabilidade psicológica e pela força de resistir. Ele protege e oferece resistência ao colapso causado por conflitos emocionais. *Ojas* é encarado como a reserva básica de energia do corpo. Ele é o produto supremo da nutrição, digestão e metabolismo.

O Ayurveda encara a dimensão sutil do coração (*chakra* do coração) como contendo várias gotas do melhor *Ojas* (*Para Ojas*). Cientistas ayurvédicos contemporâneos sugeriram que a área do coração (*hridaya*) pode dizer respeito ao funcionamento da região hipotalâmica no sistema nervoso central. Além disso, *Para Ojas* pode estar relacionado com a energia da mitocôndria celular, ao passo que *Apara Ojas* pode estar associado às enzimas citoplásmicas que contribuem para a morte celular ou o processo conhecido como apoptose. Essas especulações, independentemente da sua estrutura de referência, sugerem um relacionamento íntimo com a regulação metabólica (*Agni*). A porção principal de todo *Ojas*, contudo, denominado *Apara Ojas*, está distribuída por todo o resto do corpo (*vyapi*). No Ayurveda, *Ojas* foi comparado a uma cola ou cimento sutil que aglutina o corpo, a mente e o espírito em um todo funcional coeso e contido.

Ojas tem sido às vezes chamado de oitavo tecido. Ele é a essência sutil de *Kapha* e de *shukra* (tecido reprodutivo). *Ojas* deriva de *shukra* e produz o campo energético sutil ao redor do corpo chamado aura. *Ojas* é intensificado por alimentos sátvicos como o leite puro, *ghee* e arroz. Os sabores adequados e equilibrados, e as fragrâncias aromáticas encontradas na natureza, nos óleos essenciais e nos aromas atrativos (os feromônios corporais, por exemplo) alimentam *Ojas*.

A conservação de quantidades ideais de uma qualidade ótima de *Ojas* é um conceito importante no Ayurveda. Fatores responsáveis pela depleção e enfraquecimento de *Ojas* são semelhantes àqueles considerados importantes na medicina ocidental e são responsáveis por uma imunidade enfraquecida. No Ayurveda, contudo, uma ênfase especial é colocada no seguinte: ansiedade, raiva, depressão, inveja, trauma físico, doenças debilitantes ou extenuantes de qualquer etiologia, jejum excessivo e esforço físico excessivo.

Existem três estágios que se caracterizam por vários sinais e sintomas de depleção de *Ojas*. O estágio 1 é chamado de *Ojas vishrama*, o deslocamento variável de *Ojas* dos seus locais adequados de funcionamento saudável. Ele é precipitado pelo *dhatu Agni* ineficiente (os processos metabólicos e digestórios de cada tecido corporal) como um resfriamento de *Vata* anormalmente elevado, prejudicando assim desordenadamente o *Agni* do *dosha Pitta*. As suas características são a fadiga, a frouxidão das articulações e um mal-estar generalizado. O estágio 2 é chamado de *Ojas Vyapat*, a anomalia de *Ojas*. Ele tem muitas características: sensação de peso no corpo, articulações rígidas, intumescimento corporal, entorpecimento e depressão. O estágio 3 é chamado de *Ojas kshaya*, a grave depleção de *Ojas*. Ele é causado por um *dhatu Agni* anormalmente elevado que, segundo se acredita, queima e resseca os tecidos corporais em um grau excessivo. Trata-se de um processo de estágio final caracterizado pela emaciação e pela devastação dos tecidos, estupor, delírio, estados ilusórios e finalmente a morte.

OS SETE TECIDOS CORPORAIS: *SAPTA DHATUS*

O universo é considerado como sendo construído com sete planos de existência (*sapta lokas*). O corpo, de uma maneira semelhante, é compreendido como sendo composto por sete elementos teciduais básicos (*sapta dhatus*). A palavra em sânscrito *dhatu* significa aquilo que entra na formação do corpo como um todo a fim de manter e sustentar. Esses sete componentes corporais são compostos por todos os Cinco Grandes Elementos Densos, mas, como no caso dos *doshas*, somente um ou dois Elementos predominam em cada tecido. O corpo inteiro é composto pelos sete tecidos, e esses tecidos sustentam a estrutura material organizada da pessoa. Embora ambos sejam considerados substâncias físicas, os *doshas* assumem um papel mais funcional e regulatório, ao passo que os tecidos fornecem a armadura física integrada dentro da qual os *doshas* operam. Existe uma sequência definida de produção de tecidos no corpo. Isso abarca uma amplitude que vai do mais denso com a maior massa e qualidade menos compacta em direção ao mais sutil, que tem menos massa e um grau mais elevado de compacidade (*samhana*). O primeiro tecido e substância "mais densa ou material" é chamado de plasma (*rasa*); em seguida vem o sangue (*rakta*), depois o músculo (*mamsa*), a gordura (*meda*), o osso (*asthi*), a medula óssea e o nervo (*majja*) e, por fim, os órgãos reprodutivos (*shukra*). Na tradição ayurvédica, o *Ojas*, por ser considerado a essência sumamente vital, que sustenta a vida, tem sido às vezes chamado de "oitavo tecido".

Plasma

O termo *"rasa"* possui duas designações comuns: plasma e sabor. *Rasa* como plasma implica a circulação dinâmica e vital por todo o corpo. *Rasa* como sabor significa a ação quase instantânea de um alimento ou erva sobre os *doshas* e sobre os tecidos.

O plasma (*rasa*) é principalmente composto pelo Elemento Água. Ele constitui o quilo, a linfa, o soro, ou matriz de plasma que banha todos os outros tecidos corporais. O conceito ayurvédico de *rasa* é, na verdade, muito mais amplo do que a definição médica ocidental de plasma. *Rasa* é o conteúdo total de água do corpo, que corresponde a cerca de 55% do peso corporal e é o componente mais abundante do corpo. A definição ocidental de plasma, por outro lado, se restringe a designar apenas a água intravascular que contém eletrólitos e fatores coagulantes. Nos vasos circulatórios, esse plasma intravascular é o meio no qual os glóbulos vermelhos do sangue, os glóbulos brancos do sangue e as plaquetas estão contidos. O total de água do corpo (TBW — Total Body Water) está distribuído da seguinte maneira: o fluido intracelular é de $^2/_3$ TBW; o fluido extracelular é $^1/_3$ TBW. A água extracelular ocupa dois espaços principais do corpo: (1) os espaços intravasculares (25%) compostos pelo sangue e pela linfa nos seus vasos circulatórios e (2) os espaços intersticiais (75%) que contêm o fluido intercelular (*lashika*) e consistem das áreas ao redor das células, dos vasos sanguíneos e de todos os outros tecidos. No Ayurveda, contudo, o conceito de *rasa* inclui o total de água do corpo contido tanto nos compartimentos intracelulares quanto nos extracelulares do corpo. *Rasa,* portanto, designa a maciça concentração de substâncias vitais que permeiam todo o *dhatus* (tecidos) em todo o corpo.

A íntima associação entre o conceito ayurvédico de sabor (*rasa*) e o tecido do plasma (*rasa*) possui profundas implicações. Isso está certamente implícito, já que o termo em sânscrito para ambos é idêntico. O valor nutritivo e terapêutico da substância ingerida, por exemplo, alimentos e ervas, é determinado pela combinação de sabores que ela contém e evoca no corpo. Depois que esses materiais são adequadamente digeridos, eles se tornam o primeiro tecido corporal, o *rasa*, que atua como a base de toda nutrição e produção de tecidos ulteriores. *Rasa* é considerado o primeiro ponto no qual o alimento digerido se transforma no *Ahamkara* humano com uma identidade individualizada, especificamente humana. O plasma tem sido chamado de "seiva" do corpo e, como tal, funciona para fornecer nutrição e alimento para todos os outros componentes do corpo. A geração e a conservação do corpo físico têm os seus repetidos inícios e desenvolvimento ulterior na juntura na qual *rasa* é formado. Todos os nutrientes vitais estão em solução e são distribuídos por meio do plasma. A palavra em sânscrito *prinana* é usada para descrever a ação do plasma. *Prinana* significa realização, plenitude, hidratação, prazer e a expectativa de que mais está por vir. No sentido ayurvédico, o aspecto *prinana* de *rasa* resulta do prazer que é considerado como sendo a experiência subjetiva resultante da circulação de *rasa*. O *dosha* predominante contido no plasma é *Kapha*, particularmente *Avalambaka Kapha*.

Embora todos os sete tecidos sejam de importância vital, o primeiro tecido do ponto de vista do desenvolvimento, o plasma, que principia a evolução da cadeia de formação do tecido, é quase indiscutivelmente o que determina a saúde ou a doença do corpo. Por conseguinte, o plasma é a matriz nutritiva básica de todas as substâncias corporais, sendo também a matriz básica a partir da qual todos os outros tecidos se desenvolvem.

Cada tecido é considerado como tendo uma "membrana" que pode tanto ser um revestimento material quanto ter um significado fisiológico funcional. Essas membranas teciduais retentoras ou envolventes, ou *dhara kalas*, são membranas nutritivas situadas no interior e ao redor do tecido, e em volta do canal específico ou sistema circulatório desse tecido. Essas membranas não apenas vedam, mantêm coesa e protegem a substância do tecido como também descartam os resíduos além de facilitar a absorção e difusão dos nutrientes que alimentam o tecido. Cada membrana tecidual é o local principal do fogo digestivo particular desse tecido (*dhatu Agni*). As estruturas membranosas associadas ao plasma são chamadas de *sleshmadhara kala*. *Sleshma* é um antigo sinônimo de *Kapha* e significa a identidade virtual do plasma e de *Kapha*. Acredita-se que as membranas sinoviais ao redor das articulações estejam especificamente relacionadas com essas membranas plasma-*Kapha*.

Sangue

O sangue (*rakta*) é composto principalmente pelos Elementos Fogo e Água. Ele é a matéria particulada no sistema circulatório, especialmente os eritrócitos ou glóbulos vermelhos do sangue. O seu *status* único, que o torna essencial à vida, impeliu a tradição ayurvédica a praticamente encará-lo como o quarto *dosha*. Os seguintes vocábulos são sinônimos do sangue: *rudhira, lohitam* e *shonitam*, todos os quais indicam a cor vermelha; entre outros termos estão *asruk* (circulação), *asram* (circulação) e *kshatajam* (aquilo que emerge das feridas). Uma das principais funções do sangue é conduzir oxigênio e oxigenar todos os outros tecidos. Além disso, o sangue é considerado vitalizante e fortalecedor por meio da infusão de *Prana*; nesses aspectos, o seu funcionamento é chamado de *jivana* (fortalecimento). O termo sânscrito para sangue, *rakta*, significa o que tem a cor vermelha. Isso significa o calor e a capacidade estimulante do sangue. Junto com a sua capacidade de conduzir oxigênio, o sangue é o fluido denso que atua para criar, reter e conduzir o *Prana* ou energia vital. O sangue e a hematopoiese estão estreitamente identificados com *Ranjaka Pitta*. Desse modo, o sangue funciona para oxigenar os tecidos, contribuir para a produção e a circulação do *Prana*, e para induzir uma sensação de fortalecimento, ânimo e paixão. Em íntima contiguidade com isso, *Prana* é o motor que propele o sangue. O papel do óxido nítrico na vasodilatação e no fluxo sanguíneo está correlacionado com isso e ainda está para ser investigado na ciência ayurvédica e ocidental.

As membranas associadas ao sangue são chamadas de *pittadhara kala*. Isso implica a íntima conexão entre o sangue e *Pitta*, a sua origem. No Ayurveda, as *pittadhara kala* são consideradas como tendo os seus locais anatômicos não apenas na mucosa endotelial dos vasos sanguíneos mas também nas membranas do trato gastrointestinal, especialmente o intestino delgado. O *dhatu Agni* (tecido do fogo da digestão) de *Ranjaka Pitta*, situado no fígado (mas também no baço e na medula óssea), é o local principal do metabolismo secundário ou metabolismo do tecido geral, que ocorre depois que os processos digestivos primários ocorrem no estômago e no intestino delgado.

Músculo

O músculo (*mamsa*) é composto principalmente pelo Elemento Terra com a adição de um pouco dos Elementos Água e Fogo. O músculo confere força e tem a função de colar ou unir (*lepana*). A conotação do radical do termo *mamsa* sugere a função de segurar com firmeza. A membrana que sustenta o tecido muscular é chamada de *mamsadhara kala*. Ela está geralmente associada às estruturas anatômicas da fáscia profunda.

Gordura

A gordura (*meda*) é composta principalmente pelo Elemento Água. A sua função é a de lubrificação (*snehana*). O termo para gordura, *meda*, designa o que é oleoso. Este tecido tem sido tradicionalmente associado ao melodioso funcionamento da voz, e também à emoção da afeição amorosa. As membranas que estão associadas à gordura se chamam *medodhara kala*. Elas estão anatomicamente associadas ao omento maior e menor, a revestimentos de fáscia na região abdominal anterior às partes mais baixas do estômago e ao cólon transverso.

Osso

O osso (*asthi*) é composto por dois elementos: a Terra e o Ar. A sua função é o apoio (*dharana*). O termo sânscrito para osso, *asthi*, significa suportar ou aguentar. O osso é o receptáculo físico do *dosha Vata*, particularmente *Vyana Vata* e *Apana Vata*. As membranas que o contêm e alimentam são chamadas de *purishadhara kala*. Essas membranas periosteais, de acordo com o Ayurveda, estão intimamente associadas às membranas mucosas do intestino grosso ou cólon. Por conseguinte, qualquer desequilíbrio de *Vata*, cuja sede de perturbação normalmente está centrada no cólon, em última análise afetará o sistema esquelético (*asthi dhatu*) de alguma maneira. Embora essa associação pareça incomum, trata-se de um conceito ayurvédico tradicional e tem uma grande importância terapêutica, particularmente demonstrada pela eficácia dos enemas terapêuticos utilizados no tratamento dos distúrbios ósseos.

Medula e tecido nervoso

A medula e o nervo (*majja*) são compostos pelo Elemento Água. No Ayurveda, a função da medula é produzir plenitude e contentamento (*purana*). O significado de medula deriva do radical *maj*, que designa afundar. Isso é interpretado como sugerindo o que está afundado e encerrado no osso. Isso abrange tanto a medula óssea quanto todo o sistema nervoso central e periférico. Todos os *Vatas* circulam através da medula e do sistema nervoso ou *majja*. A membrana que sustenta a medula e os nervos é chamada de *majjadhara kala* (medula e membrana nutritiva nervosa).

Tecido reprodutivo

O tecido reprodutivo (*shukra*), tanto masculino quanto feminino, é composto pelo Elemento Água. Ele é considerado como sendo a essência derivada de todos os tecidos, especialmente dos tecidos da medula e dos nervos. Entre as suas múltiplas funções estão produzir a prole, conferir força, produzir energia e promover vigor. A palavra em sânscrito para tecido reprodutivo, *shukra*, significa semente e luminoso. Ela também diz respeito ao planeta Vênus. As membranas que contêm fluidos reprodutivos são chamadas de *shukradhara kala* (membranas nutritivas do tecido reprodutivo).

TEORIAS SOBRE A SEQUÊNCIA DO DESENVOLVIMENTO E DA NUTRIÇÃO DOS TECIDOS

Na origem e produção de desenvolvimento dos tecidos corporais, acredita-se que o primeiro tecido a ser formado seja o plasma. Quando o alimento (*ahara*) é levado à boca, ele é considerado "não homólogo". No Ayurveda, isso significa que a sua identidade individual (*Ahamkara*) como não humana continua a ser retida até ser adequadamente digerida. Como ele é experimentado inicialmente pelo corpo como externo, ele não é plenamente utilizável. No processo da digestão no estômago e no intestino delgado, o material "bruto" não homólogo começa a ser transformado (digerido e absorvido) em nutrição proveitosa. Nesse ponto, esse "pré-plasma" é chamado de *ahara rasa*, a substância nutritiva ainda não homóloga. Uma vez que o *ahara rasa* entra no fígado e é adicionalmente digerido pelos processos transformadores apropriados, ele se torna então um fluido semelhante ao quilo e é chamado de *rasa* propriamente dito ou plasma. Por meio de uma série de processos contínuos e dinâmicos, esse plasma assimilável é usado na nutrição e também no processo de transformação nos outros tecidos de uma maneira sequencial. O plasma se transforma em sangue, o sangue em músculo, o músculo em gordura, a gordura em osso, o osso em medula e a medula em sêmen.

Essa sequência direta e transformadora de formação de tecidos (*Ksheera Dadhi*) é um processo dinâmico que produz um tecido contínuo e estável (*sthayi dhatu*), um tecido instável (*asthayi dhatu*), produtos residuais grosseiros (*sthula mala*), produtos residuais sutis (*kleda*) e tecidos secundários (*upadhatus*).

Existem, contudo, duas outras teorias do mecanismo da nutrição e da formação do tecido. A primeira se chama *Kedara Kula* e remete de uma maneira análoga aos mecanismos observados no método de irrigação de canais utilizado nas fazendas. Os nutrientes percorrem os vasos sanguíneos e o sistema circulatório mais amplo para alimentar e produzir tecidos. A segunda teoria se chama *Kale Kapota* e remete ao mecanismo de seletividade "terra e pombo" no qual cada tecido extrai do plasma os nutrientes específicos que necessita para que possa crescer e se desenvolver.

As sequências de tempo para a produção dos tecidos variam. O plasma é desenvolvido diariamente e se transforma em sangue em cerca de cinco dias. Acredita-se que a plena transformação do plasma em fluido reprodutivo ocorra em mais ou menos 35 dias.

PRODUTOS RESIDUAIS DO CORPO (*SHARIRA MALAS*) DERIVADOS DOS ALIMENTOS

O corpo produz três produtos residuais grosseiros principais (*sharira malas*) a partir da ingestão de alimento depois que toda a digestão é concluída: urina (*mutra*), fezes (*purisha*) e suor (*sveda*). Eles são considerados funcionalmente importantes embora, no fim de tudo, eles sejam os produtos finais descartáveis do alimento ingerido. Cada *mala* desempenha um papel duplo, ou seja, o de apoio inicial ao corpo e, quando consumido, ele tem o papel de um excremento. A urina deriva da ingestão de água e dos resíduos fluidos metabólicos. A função da urina é de levar embora as águas servidas (*kleda vahanam*). A parte básica da urina situa-se primeiro no cólon e depois é extraída para dentro da circulação para que atravesse os canais (*srotas*) para que os *kleda* ou resíduos possam ser reunidos e levados para os rins para ser excretados. Acredita-se que o suor seja um produto final derivado originalmente da tomada de ar. A sua função principal é o processo (*kleda vidhruti*) de separar os resíduos do conteúdo nutritivo. O suor traz os resíduos *kleda* para a pele, não apenas para que sejam expelidos, mas também com o propósito de hidratar e lubrificar a pele. As fezes derivam originalmente da ingestão de alimento ou *ahara*. Além da sua função óbvia de livrar o corpo dos excrementos, o Ayurveda ressalta o duplo papel sustentador das fezes. Primeiro, as fezes têm um papel principal chamado *avasthamabhana*, o qual diz respeito à função de sustentar a estrutura e tônus do cólon e de toda a região pélvica. Segundo, acredita-se que as fezes sustentem o *Agni* ou fogo digestivo e contribuam para a regulação da temperatura normal do corpo. Depois que essas funções ocorrem durante um certo período, as fezes são eliminadas.

TECIDOS SECUNDÁRIOS OU *UPADHATUS*

Ao mesmo tempo que os sete tecidos primários (*dhatus*) são produzidos, eles também produzem tecidos acessórios ou secundários (*upadhatus*). Os tecidos primários mantêm o funcionamento dos tecidos secundários e suplementares. *Rana* produz *sthanya* (leite materno) e *raja* ou *artava* (fluido menstrual). *Rakta* produz *sira* (vasos sanguíneos) e *kandara* (tendões). *Mamsa* produz *vasa* (gordura muscular), *tvacha* (pele) e *snayus* (ligamentos). *Meda* produz revestimentos de omento ao redor da gordura, pequenos tendões e pequenas articulações ósseas. *Asthi* produz *danta* (dentes). *Majja* produz *dushika* (fluido esclerótico dos olhos). *Shukra* produz *Ojas*, o fluido corporal associado às funções imunológicas.

PRODUTOS RESIDUAIS GROSSEIROS DERIVADOS DO METABOLISMO DOS TECIDOS (*DHATU MALAS*)

Os produtos residuais grosseiros dos tecidos (*dhatu malas*) são considerados importantes subprodutos necessários para a saúde do corpo. Junto com a formação desses subprodutos grosseiros dos tecidos, uma pequena quantidade de resíduos teciduais sutis chamados *kleda* também é produzida. *Kleda* é composto por uma mistura amorfa de materiais residuais que possuem propriedades úmidas e evaporativas mas não têm outros correlatos mais grosseiros no corpo que possam ser medidos em quantidades apreciáveis.

Os produtos residuais grosseiros dos tecidos (*dhatu malas*) produzidos a partir dos seus respectivos tecidos primários (*dhatus*) são os seguintes: o plasma derivado originalmente de *Kapha*. Durante os seus múltiplos estágios de transformação, o plasma produz o *dosha Kapha* como um dos seus subprodutos teciduais primários. Acredita-se que o sangue derive originalmente de *Pitta*. Assim como o plasma, durante os seus múltiplos processos de transformação, o sangue produz o *dosha Pitta* como um dos seus subprodutos teciduais primários. O músculo deriva originalmente de *Kapha*. Os seus subprodutos são chamados de *khamalas* e são descritos como o material residual encontrado nas cavidades das superfícies externas do corpo: ouvidos e nariz, por exemplo. A gordura deriva originalmente de *Kapha* e tem o suor como o seu principal produto residual grosseiro dos tecidos. O osso deriva originalmente do *dosha Vata*. Os seus dois principais subprodutos grosseiros dos tecidos são *nakha* (unhas) e *kesha* (cabelo).

Os tecidos da medula e dos nervos derivam originalmente de *Kapha* e produzem o subproduto associado à superfície vítrea, ou fluidos, dos olhos. Os fluidos reprodutivos derivam de *Kapha* e acredita-se que produzam os subprodutos esmegma bem como os pelos faciais, axilares e púbicos.

Desse modo, depois da ingestão de alimento, os seus produtos finais não assimilados e pós-digestivos ou produtos residuais grosseiros (*sharira malas*) são excretados do corpo na forma de suor, urina e fezes. Por conseguinte, a digestão e a assimilação adequadas produzem essencialmente tecidos primários (*dhatus*), tecidos secundários (*upadhatus*), resíduos teciduais grosseiros (*dhatus malas*), resíduos teciduais muito sutis (*kleda*) e resíduos grosseiros excretórios (*sharira malas*).

ANATOMIA MACROSCÓPICA

No Ayurveda, a anatomia macroscópica detalhada (*sthula*) do corpo é praticamente semelhante à descrita na medicina ocidental. A perspectiva morfológica e funcional ayurvédica, contudo, é diferente e reflete a centralidade dos *doshas* como funcionam tanto na saúde quanto na doença. Existem várias versões do conceito de estrutura do corpo. As duas mais comuns são as seguintes:

1. Concepção da Cabeça, Tronco e Ramificações. O corpo nesta concepção é composto por três seções principais. Eles são (a) *shira*, a porção da cabeça-pescoço; (b) *koshta*, a porção do tronco; e (c) *shakha*, a porção das ramificações. A parte da cabeça e do pescoço contém tecidos sólidos e órgãos ocos. A porção do tronco contém o trato gastrointestinal e a maior parte dos órgãos (*ashaya*) que têm o interior oco. As ramificações abrangem os quatro membros e são compostas pela proporção mais elevada de tecidos sólidos como o músculo e o osso.
2. Concepção dos Órgãos Ocos e Tecidos Compactos. O corpo neste caso consiste em três agrupamentos. Eles são (a) *koshta* que abarca o trato gastrointestinal, o plasma e alguns órgãos ocos; (b) *shakha* que abrange os quatro membros, o sangue, os músculos e o tecido gorduroso; e (c) *marmas* ou *madhyama* que abarca a cabeça-cérebro, o coração, os rins, a bexiga urinária, e os ossos, os nervos e a medula óssea, e o tecido reprodutivo. Os *madhyama* são considerados o grupo mais importante de órgãos e tecidos vitais.

PONTOS *MARMA*

Os pontos *Marma*, dos quais existem cerca de 107, são áreas importantes na superfície do corpo sensíveis e suscetíveis a lesões e à pressão terapêutica. A primeira referência a esses pontos é encontrada no *Atharva-Veda*, um antigo texto Védico que contém algum conteúdo médico. O texto médico posterior *Sushruta Samhita* se estende mais plenamente sobre a localização e uso terapêutico desses pontos. Fontes ayurvédicas especulam sobre a possibilidade de esses pontos *Marma* de área maior serem os progenitores dos pontos de acupuntura de área menor usados na Medicina Tradicional Chinesa. Atualmente, não existe nenhuma evidência material que confirme essa especulação, exceto a tradição oral ayurvédica. Acredita-se que a idade do conceito indiano *Marma* recue a um texto ayurvédico muito antigo, o *Suchi Veda,* até agora não descoberto.

As áreas *Marma* são definidas como o local anatômico na superfície do corpo, ou perto desta, onde os músculos, os vasos sanguíneos, os ossos, os tendões, os ligamentos e as articulações se encontram. Existem três maneiras principais de classificar *Marma*: (1) pela sua região ou área no corpo, (2) pelos tecidos e estruturas dos quais eles são predominantemente compostos e (3) pelos sinais que eles produzem quando são machucados. Por meio de uma massagem cuidadosa, especialmente com óleos essenciais específicos, acredita-se que a estimulação de *Marma* regule o funcionamento dos *doshas* e os processos fisiológicos do corpo.

Os três grandes *Marmas* (*Mahamarma*) são (1) *Hridaya Marma* situado sobre a área do coração, (2) *Shira Marma* situado na área da cabeça e (3) *Basti Marma* situado sobre a área abdominal inferior.

OS ÓRGÃOS DO CORPO

No Ayurveda, os tecidos (*dhatus*) do corpo são um foco central de atenção na determinação da saúde e do desequilíbrio bem como na avaliação e formulação de intervenções terapêuticas. Os órgãos do corpo (*ashaya*), mesmo sendo muito importantes, assumem um papel secundário. Essa aparente redução da ênfase dos órgãos pode ocorrer, na verdade, devido à concepção ayurvédica da estrutura e funcionamento do *dosha-dhatu* (humor-tecido), que implicitamente inclui as ações dos órgãos, embora isso não esteja explicitado na literatura ayurvédica ou na prática clínica. Cada órgão, contudo, está correlacionado com o seu importante tecido, canal, subdosha e substância afim como o seu produto residual e a sua relevância para *Ojas*, a substância física associada à imunidade, ao vigor e à força. Os principais órgãos e a sua correlação com os *doshas* e tecidos serão delineados aqui.

O funcionamento do trato gastrointestinal é essencial no Ayurveda. Os órgãos diretamente relacionados com ele, portanto, são de fundamental importância. O estômago é considerado um órgão *Kapha* no qual o *Kledaka Kapha* é proeminente. A fase doce da digestão primária ocorre aqui. O intestino delgado é o lugar do *Pachaka Pitta*, que está intimamente associado ao *Agni* central ou fogo digestivo e se chama *Jatharagni*. A fase ácida da digestão primária ocorre aqui. O cólon é o maior lugar de *Apana Vata* e o local da fase picante da digestão primária.

A natureza e o entendimento do pâncreas (*kloman*) e do baço são importantes e assumem um significado diferente, por exemplo, do da Medicina Tradicional Chinesa. Atribui-se também ao pâncreas o termo *agnisaya*. No Ayurveda, considera-se o baço um órgão *Pitta* com preponderância de *Ranjaka Pitta* semelhante ao *status* de *Pitta* no fígado. Acredita-se que o baço esteja envolvido com a produção e a destruição de componentes do sangue. Em contrapartida, considera-se o pâncreas um órgão *Kapha* com preponderância de *Kledaka Kapha*. Como tal, ele está envolvido nos processos da digestão primária com ênfase na regulação da água e do açúcar no sangue. De acordo com o Ayurveda, por exemplo, os desequilíbrios produzidos pelo diabetes e pela hipoglicemia, e também pelo fenômeno clínico do edema sem buracos ou depressões, estão relacionados com anomalias do pâncreas. Além disso, os processos metabólicos primários ficam prejudicados; o *Pachaka Pitta* fica excessivamente alto enquanto o *dhatu Agni* fica baixo. Em contraposição, no sistema médico chinês, o importante conceito de "baço úmido" se refere mais ao que o Ayurveda considera distúrbios pancreáticos, embora o termo *pâncreas* não seja usado na descrição chinesa.

O cérebro é considerado um órgão de controle que abriga três importantes subdoshas. *Prana Vata* está principalmente localizado no cérebro. *Sadhaka Pitta* e *Tarpaka Kapha* também compartilham a proeminência aqui. Eles são subdoshas vitais e causam profundos impactos psicológicos e relacionados com a consciência. Eles contribuem para a experiência da sacralidade, da admiração e da reverência. O coração contém *Sadhaka Pitta, Avalambaka Kapha,* e *Prana Vata* e *Udana Vata.* O fígado e a vesícula biliar estão impregnados de *Ranjaka Pitta.* Os rins têm predominância de *Apana Vata.* Os órgãos reprodutivos da mulher contêm *Kapha* no tecido mamário e *Pitta* no útero, nos ovários e nas tubas uterinas. As gônadas masculinas contêm *Kapha.*

Órgãos específicos contribuem, em parte, para a regulação dos tecidos e o seu funcionamento. Isso adquire importância clínica na doença porque acredita-se que os órgãos que controlam um tecido enfermo também estejam debilitados e sejam, em parte, etiologicamente responsáveis pela disfunção do seu tecido. Por conseguinte, a intervenção terapêutica pode ser dirigida para os órgãos controladores. O plasma é governado pelo coração e pelos pulmões. O coração, o fígado e o baço regulam o sangue. O fígado, o baço e o pâncreas regem os músculos. O pâncreas e os rins controlam a gordura. O cólon e os rins governam os ossos. Acredita-se que o cólon seja responsável pela nutrição direta dos ossos por meio do funcionamento do *purishadhara kala* ou membrana do cólon. O cérebro e o cólon governam a medula óssea. As gônadas e os rins regem os fluidos reprodutivos. Este estreito vínculo dos tecidos com os seus órgãos controladores demonstra, uma vez mais, a quase inseparável inter-relação do corpo segundo o Ayurveda.

A ORGANIZAÇÃO ESTRUTURAL E FUNCIONAL *BIOPSICOESPIRITUAL*

O modelo ayurvédico da pessoa é integrativo. Esta concepção reconhece e descreve uma interpenetração estrutural e funcional de componentes dinâmicos que inclui dimensões físicas, psicológicas e espirituais. A humanidade *BioPsicoEspiritual* designa homens e mulheres considerados em toda a sua infinita complexidade e dinamismos (Tabela 3.2).

Tabela 3.2 O Modelo *BioPsicoEspiritual*

Homem e mulher: cada pessoa é indivisível e participa tanto de uma natureza material quanto espiritual. O autodesenvolvimento designa o caminho conscientemente intencional a partir de um estado de menos integração, ou seja, que se divide entre as várias dimensões do eu, em direção à realização da autointegração dentro do contexto mais amplo da realidade.

A Pessoa consiste em três dimensões:
Corpo Físico: ecocorporal
Corpo Mental Energético Sutil: ecopsicológico
Espiritual/Consciência

O modelo *BioPsicoEspiritual* é uma abordagem de sistemas em direção a um entendimento da inter-relação do indivíduo, não apenas dentro do universo mais amplo, mas também como uma parte integrante dele. A interação microcósmica do corpo, da mente e do espírito é inervada e recebe significado por meio da sua participação nos sistemas ambientais estendidos nos quais ela é um protagonista fundamental. A pessoa existe tanto para si mesma quanto para os mundos interpessoal e social que compreendem a família, a sociedade e o grupo cultural. Essa concepção confirma o entendimento dinâmico de questões relacionadas com o constructo do "um e de muitos" que pode ser formulado em qualquer nível de consideração dos indivíduos que coletivamente compõem a humanidade.

O Ayurveda, como foi mencionado anteriormente, emergiu dos antigos *Vedas* e foi influenciado pelo trabalho de Patanjali, o proponente do sistema de Yoga. A descrição que se segue deriva dessas duas tradições; a sua importância reside na imagem abrangente da constituição multifacetada do homem que ela apresenta.

O corpo humano (*sharira*), a pessoa, pode ser compreendido como tendo três aspectos principais que variam do nível de existência grosseiro, denso e mais material (*sthula*) ao nível mais rarefeito, sutil ou energético (*sukshma*), à esfera mais imaterial, espiritual, causal ou de origem seminal (*karana*). Considera-se que o indivíduo seja uma pessoa com três corpos. Dentro da trindade de cada um desses três domínios fundamentais, existem diferentes gradações ou nodos organizacionais chamados *koshas* (revestimentos) nos quais operam aspectos dos cincos Elementos, os *doshas*, as raízes energéticas sutis dos *doshas* e os *Maha gunas* (*Sattva, Rajas* e *Tamas*). A essência no centro desses cinco revestimentos ou envoltórios se chama *atman*, o espírito ou consciência individual. Considera-se que *Atman* seja *Brahman*, o Absoluto universal, como ele existe no indivíduo. Cada pessoa tem uma parcela tanto em uma natureza física quanto espiritual.

O primeiro aspecto é o corpo físico ou grosseiro (*sharira sthula*) formado pela matéria densa que tem uma massa perceptível e é a mais tangível. Nesse nível, os Cinco Grandes Elementos Densos (Éter, Ar, Fogo, Água e Terra) predominam e criam a morfologia física única desse indivíduo em particular. Eles ligam a pessoa com o ambiente material ecológico. Essa *ecocorporalidade* cria a ressonância dinâmica entre o homem e a natureza. Os três *doshas* biológicos, *Vata-Pitta-Kapha* (VPK), constituem os aspectos fisiológicos dos cinco Elementos e atuam como os princípios funcionais e regulatórios do corpo. Esse revestimento físico é chamado de *Annamaya Kosha*, e é considerado a camada ou dimensão mais externa, ou seja, mais material, do indivíduo. Esse revestimento material de *dhatus* é considerado relativamente grosseiro e denso em comparação com a composição, estrutura e sutileza das outras dimensões que constituem o indivíduo.

O segundo aspecto é o corpo sutil ou energético (*sharira sukshma*, *linga sharira*) composto por substâncias mais imateriais porém vitais que funcionam como as esferas psicológica, mental e emocional. É aqui que se situam as forças sutis de *Prana, Tejas* e *Ojas*. Dois revestimentos são organizados nesse nível: (1) *Pranamaya Kosha*, o revestimento da respiração: ele abriga a atividade do *Prana* e da respiração, as forças vitais básicas. Isso é chamado de "corpo de energia", o corpo etérico, e tem uma relação especial com os chamados cinco órgãos da ação motora, os *karmendriyas*. O *pranayama* ou exercícios respiratórios evitam os distúrbios sensoriais e nervosos que podem se desenvolver e se situar aqui. (2) *Manomaya Kosha* é o revestimento emocional-mental. É o lugar de *Manas* (mente). *Prana, Tejas* e *Ojas* também estão ativos aqui. Este revestimento tem uma relação especial com os órgãos dos cinco sentidos, os *jnanendriyas*. A respiração e a mente formam uma entidade delicadamente inter-relacionada. A ressonância *ecopsicológica* entre o homem e a natureza é resumida na inspiração e expiração de impressões sensoriais na mente e na maneira pela qual elas moldam a experiência. A prática de *mantras* e da musicoterapia pode ajudar a controlar a ansiedade e os distúrbios de pensamento. As meditações yogues contribuem para prevenir várias formas de declínio mental.

O terceiro aspecto é o corpo espiritual ou causal-seminal (*sharira karana*), que constitui o nível mais imaterial do corpo humano. Os *Maha gunas, Sattva, Rajas* e *Tamas* estão extremamente ativos aqui. É nesta esfera que reside a qualidade da consciência, da autorrealização e da percepção. Dois revestimentos são encontrados nesse plano mais rarefeito: (1) *Vijnanomaya Kosha,* o revestimento inteligência-sabedoria-*Buddhi*. *Buddhi* é a inteligência infalível que é capaz de discernir a verdade da falsidade; e (2) *Anandamaya Kosha,* o revestimento da felicidade ou alegria, está mais perto da essência espiritual (*atman*) do indivíduo.

O conceito do Yoga de Patanjali encara os cinco revestimentos como circundando, porém não tocando, a essência espiritual primária chamada *atman*. Os sistemas de Yoga visam liberar (*Moksha*) o *atman* dos grilhões que o prendem a esses revestimentos e ao mundo material. O Ayurveda tende a encarar o conceito multidimensional do homem de uma maneira mais integral, talvez menos segregada, com a consciência permeando e apoiando toda a unidade. O cultivo da consciência em todas as suas manifestações, materiais e não materiais, é um preceito Védico. *Moksha* ou liberação, neste sentido, é encarado como liberdade com relação à crença errada de que o homem e a natureza, em si mesmos e em relação um com o outro, estão separados e divididos. O conceito Védico de *Moksha* designa alcançar a realização da totalidade pessoal dentro de um campo unificado que se baseia na consciência. Por conseguinte, o corpo físico é considerado, na realidade, como mais do que um mero instrumento ou receptáculo do espírito; ele é a dimensão material do espírito. O espírito, que não pode ser separado da matéria, é uma presença genuína reconhecida. No Ayurveda, em vez de considerar-se o corpo físico como uma prisão, ele é interpretado como sendo o meio dentro do qual a consciência se expande. O radical da palavra em sânscrito *budh* significa recuperar a consciência. É essa consciência de unidade dentro da aparente diversidade que constitui a visão Védica. O autodesenvolvimento que conduz a *Moksha* refina a consciência e a traz em direção ao ideal supremo do testemunho (*sakshin*) imaculado e equilibrado da ação (*lila*) da criação no mundo (*Prakriti*).

CONCEITO DE OM/AUM

OM ou AUM é um termo usado para designar um símbolo (Figura 3.4) e uma sílaba ou som sagrado (*Pranava, udgitha*). Ele é uma entidade central no hinduísmo e também tem proeminência no budismo. Acredita-se que OM seja mais do que uma mera palavra; ele é a expressão tangível do espírito na maneira como a mente consegue percebê-lo. Ao que consta, esse humilde som, quando recitado, ajuda o praticante de meditação a atravessar o oceano da existência e alcançar a orla de consciência mais pura.

O OM, do ponto de vista *ecopsicológico*, pode ser compreendido como exibindo a mente e os seus estados estabelecidos (*avastha*) de consciência: conscientemente desperto, pré-consciente e inconsciente com relação a *Maya* e *Brahman*. A curva inferior na Figura 3.4 simboliza o domínio da percepção consciente e vigília (*jagrat*). A mente tipicamente se estabelece aqui e por via de regra acredita que o corpo material e os processos cognitivos da razão e da lógica que são usados para conhecer a si mesma e o ambiente constituem (toda) a verdade do que é real. A curva da direita, que pode

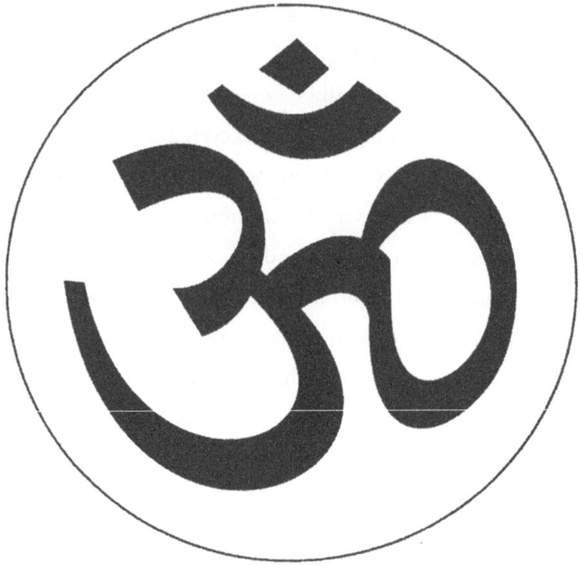

Figura 3.4 OM/AUM: Símbolo hindu sagrado de forma e som (Cortesia do ilustrador Dr. Frank John Ninivaggi)

ser retratada como aberta ou fechada, simboliza a esfera pré-consciente (*svapna*) que desempenha um papel importante na produção do estado de sonho dentro do sono. A curva mais elevada agregada simboliza o inconsciente dinâmico normalmente inacessível (*sushupti*) que abriga a estrutura bruta da existência humana como os instintos vitais, o instinto de morte e as fantasias inconscientes, todos os quais promovem motivações básicas e o desejo. O semicírculo mais alto, não agregado, com o lado côncavo voltado para cima é usado para retratar *Maya*.

Maya implica a ilusão de que a realidade é uma série de partes não relacionadas. Ele é o poder (*shakti*) de *Brahman* que inexplicavelmente encobre a visão humana para que somente aspectos isolados da totalidade da existência possam ser compreendidos. *Maya* ilude quando o mundo das aparências é considerado imutável em vez de impermanente, e essa aglomeração é vista como a única realidade. *Maya* é tanto a incapacidade de enxergar a verdade quanto a capacidade de ver o mundo de uma maneira ilusória. O ponto superior representa *turiya*, "o quarto caminho". Ele é o estado superconsciente da iluminação (*sakshin*) que é transcendental para os três estados da consciência desperta, da pré-consciência e do inconsciente. Essa percepção mantém uma identidade com *Brahman*. *Brahman* é o Absoluto, a consciência em si mesma, e a base dentro da qual e a partir da qual tudo procede.

CONCEITO DE *CHAKRAS*

Os *chakras* (rodas de energia) são estruturas ou nodos de energia sutil organizados em locais diferentes ao longo da medula espinhal. Esses pontos focais funcionam para unir seletivamente *Ahamkara* em autoidentificação com o corpo físico de um indivíduo por meio de cada um dos cinco Elementos. A energia desses *chakras* é chamada de *Kundalini*, que sugere o poder serpentino da cobra. O Tantra Yoga ou Kundalini Yoga tem esse paradigma em alta estima. A *Kundalini* é comparada a uma energia feminina que, quando despertada por meio de técnicas e práticas adequadas, ascende da base da coluna vertebral, atravessa os *chakras* e depois culmina no supremo, *Sahasrara,* a sede de Shiva; este é frequentemente chamado de sétimo *chakra* ou *chakra* da coroa. A união da energia feminina com o complemento masculino, o *Purusha*, produz a iluminação chamada *Samadhi*.

A cultura hindu está repleta de narrativas antropomórficas cujo valor reside em reestruturar proposições psicológicas e espirituais altamente abstratas em narrativas concretas e próximas da experiência. Uma ilustração disso é a história do casamento de Shiva. Tendo se apresentado inicialmente em um traje cinza e grotesco para a sua esposa em perspectiva, *Parvati*, e para a mãe dela, no final ele se transformou em *Sundaramurti*, a encarnação de toda a beleza masculina na Terra. Essa união conjugal é chamada de *Kalyana Sundaram*, a beleza que outorga um bem-estar inabalável e acontecimentos auspiciosos. O epíteto de Shiva é *Shankara*, aquele que outorga paz e bem-estar. A união do *Purusha* (Shiva) com *Shakti/Kundalini/Parvati* é o supremo ideal.

Embora não tenham substância física, os *chakras* estão localizados na região dos principais plexos nervosos e coexistem com eles, porém no plano sutil ou vital ao longo de um canal de distribuição (*nadi*) sutil chamado *sushumna*. Os *chakras* são parte do tecido nervoso *majja dhatu* e estão relacionados com as glândulas endócrinas. *Hita* designa os canais de distribuição que se ramificam em *nadi*. A ação específica dos *chakras* envolve a concentração, a organização e a regulação da força vital do indivíduo, *Prana*, também chamado de *Kundalini Shakti*. Neste sentido, os *chakras* são entidades funcionais que exercem um papel fisiológico energético e sutil. Essa conceitualização, utilizada no Ayurveda, se origina do trabalho de Patanjali e permanece uma parte importante do sistema de Yoga. Considera-se que a força vital prânica contenha as correntes da consciência. Ela é usada de uma maneira prática no decurso do processo de meditação como um estágio preparatório no qual a atenção é retirada da esfera sensorial e novamente reorientada para o nível mais sutil dos *chakras* a fim de ativar o funcionamento mais específico deles. Quando cada *chakra* é energizado dessa maneira, a sua força vital prânica principal é intensificada. À medida que cada um dos sete *chakras* se ativam desse modo, tem início uma progressão a partir do *chakra* inferior, o *Muladhara*, até o *chakra* superior, o *Sahasrara*. No decurso desse processo, acredita-se que a qualidade da consciência da pessoa mude, se purifique, se intensifique e se expanda.

O *Muladhara Chakra* é considerado o centro da raiz e a base ou apoio principal dos *chakras* superiores. Esse posicionamento espacial se refere tanto a locais físicos quanto anatômicos e, também, ao grau de sutileza e ao relacionamento qualitativo que o *chakra* tem com a consciência. Este *chakra* está situado na região anal e na área perineal e está relacionado com o plexo sacral e coccígeo. Ele está associado com as gônadas masculinas e femininas. O seu ponto *Marma* relacionado é chamado de *Guda*, e o seu Elemento primário é a Terra.

O *Svadhisthana Chakra* é considerado o centro sexual. Está localizado perto da genitália e está associado com o plexo hipogástrico, lombar. Ele está correlacionado com as glândulas suprarrenais e a próstata. O seu ponto *Marma* relacionado é *Kukundara*, e o seu Elemento primário é a Água.

O *Manipura Chakra* está situado perto do umbigo e está relacionado com os plexos solar e celíaco. Está correlacionado com o pâncreas. Os seus pontos *Marma* relacionados são *Nabhi* e *Bruhati*, e o seu principal Elemento é o Fogo.

O *Anahata Chakra* está localizado perto do coração e está associado com o plexo cardíaco. Está correlacionado com o timo. Os seus pontos *Marma* relacionados são o *Hridaya* e o *Amsaphalaka*; o seu Elemento principal é o Ar. Este centro tem sido chamado de "lótus do coração", e é o lugar dentro do qual a experiência do OM/AUM pode ser ouvida.

O *Vishuddha Chakra* está situado perto da garganta, e o grupo de plexos nervosos inclui o cervical, o carotídeo e o pulmonar. Está correlacionado com a tireoide e com as glândulas paratireoides. O seu *Marma* relacionado é o *Nila Manya*, e o seu Elemento primário é o Éter.

O *Ajna Chakra* está localizado entre os olhos e está relacionado com o plexo cavernoso, o quiasma óptico e o sistema talâmico-hipotalâmico-límbico-pituitário. Está associado com a glândula pituitária. O seu *Marma* relacionado é o *Sthapani*. Este *chakra* tem sido chamado de "terceiro olho" devido à sua íntima ligação com o processo meditativo, a percepção intuitiva e o desenvolvimento de níveis refinados de percepção consciente. O terceiro olho retratado em imagens de Shiva está correlacionado com *Ajna*. *Ahamkara*, a mente, e o cérebro se fundem neste ponto. *Ojas* surge e confere retenção a eles. *Ajna* é retratado como duas pétalas de flor com um OM central.

O *Sahasrara* tem sido chamado de *chakra* da coroa e ocupa a área próxima e acima do alto da cabeça. Ele tem sido correlacionado com a glândula pineal. O seu significado vai além do conceito habitual dos seis *chakras*. A sua ativação está associada ao grau mais elevado do refinamento da consciência. Este estado de consciência é chamado de *Samadhi*. No *Sahasrara*, o microcosmo da parcela de *Prana* do indivíduo interage com "o lótus de mil pétalas", conceito que implica o fluxo individual de *Prana* participando no fluxo infinito de *Prana* no macrocosmo.

4

FISIOLOGIA E DIGESTÃO

A fisiologia ayurvédica (*sharira krija*) se concentra no funcionamento, nos processos e nos mecanismos das estruturas corporais. Neste capítulo, são examinados os sistemas de canais de circulação (*srotas*) que permeiam todo o corpo físico, o conceito de *Agni* e os processos da digestão que operam a partir do nível celular, seguindo pelos níveis dos tecidos, dos órgãos e do sistema de canais.

No Ayurveda, o conceito de *Agni* e da digestão é um alicerce fundamental tanto na teoria quanto na interpretação clínica. O processo digestório é extremamente complicado e bastante difícil de ser transmitido ao pensamento ocidental. Um grande esforço tem sido feito para delinear todas as facetas essenciais e secundárias que envolvem a digestão de uma maneira que reflita cientificamente a enormidade desses processos macrodigestivos e microdigestivos. Esperamos que o que se segue vá esclarecer em vez de dificultar o entendimento deste tema crucial.

SROTAS: OS CANAIS DE CIRCULAÇÃO DE UM SISTEMA ESPECÍFICO

O conceito ayurvédico de *srotas* diz respeito a um complexo sistema interligado de redes comunicantes que aspergem todas as substâncias corporais. Cada um dos principais sistemas relativamente discretos tecidual, fisiológico e mental tem a sua própria organização de *srotas*.

O termo *srotas* deriva do radical sânscrito *sru* que significa "fluir". Os *srotas* são considerados canais tubulares de circulação nos quais, e através dos quais, os nutrientes, os *dhatus* (tecidos) e os *malas* (resíduos) são produzidos, distribuídos e eliminados. Além disso, cada célula contém inumeráveis *sukshma srotas,* que são os seus canais e poros comunicativos. O conceito de circulação no Ayurveda não está restrito apenas ao fluxo do sangue e do plasma em todo o corpo, mas se expande para incluir substâncias como os *doshas*, os nutrientes, os produtos residuais e até mesmo elementos teciduais. Esses *srotas* ajudam na produção e no transporte de nutrientes e materiais residuais tanto para as células quanto entre elas, os *dhatus* e os órgãos.

Os *srotas*, portanto, estão envolvidos na formação, destruição e condução dos *doshas, dhatus* e *malas.* Os *srotas* e os *dhatu dhara kalas* (membranas que abraçam os tecidos) estão funcional e estruturalmente relacionados. Cada *srotas* tem um órgão raiz que é considerado o seu ponto de origem bem como o seu centro regulatório e controlador. Qualquer perturbação em um órgão se reflete em um distúrbio no funcionamento do seu *srotas.* Alguns textos ayurvédicos usam o termo *srotamsi* quando se referem ao plural de *srotas,* embora a convenção atual use o termo *srotas* ao se referir ao sistema de canais tanto no sentido singular quanto plural (Tabela 4.1). Em um sentido mais restritivo, o conceito genérico de *srotas* pode ser delimitado por termos mais particulares porém, reconhecidamente, definidos de uma maneira mais vaga como *rohini* (artérias), *nila* ou *sira* (veias), *keshika* (capilares), *gauri* (vasos linfáticos), *dhamani* (artérias, nervos motores) e *aruna* (nervos simpáticos). Charaka conferiu uma distinção especial nesse aspecto quando fala de *dhamanis* como sendo pulsáteis, *srotamsi* como ressumantes e semipermeáveis, e *siras* como mantendo um fluxo contínuo. Neste sentido, os *dhamanis* podem ser correlacionados com as artérias, os *srotamsi* com os capilares e os *siras* com as veias.

O fluxo ideal através desses sistemas de canais reflete uma ótima saúde. O fluxo perturbado pode resultar de múltiplas causas, algumas das quais são hereditárias, congênitas e deformidades traumáticas, e as deformidades estruturais e funcionais causadas por agravações. O fluxo perturbado (*sroto dushti*), associado à doença, pode assumir as seguintes formas:

1. Fluxo excessivo (*atipravrutti*): geralmente é causado por distúrbios que intensificam *Vata*.
2. Fluxo deficiente (*sanga*): geralmente é causado por distúrbios que intensificam *Kapha*.
3. Fluxo bloqueado, dificultado ou obstruído (*srotorhodha*): geralmente é causado por distúrbios de *Kapha* intensificado, *Ama* (toxinas) ou o acúmulo de produtos residuais. *Sroto dushti* (*agravação dos srotas*) ocorre e é acompanhada por *srotorhodha*.
4. Fluxo desviado para fora do canal apropriado (*vimarga gamana*): isso é causado por bloqueios ou espasmos. É um distúrbio grave que pode danificar o canal

propriamente dito e também o tecido circundante. *Vimarga gamana* pode produzir uma deformidade estrutural do canal (*kervaigunya*) que pode se tornar um fator fundamental na determinação de um futuro processo de doença.

5. Direção anormal do fluxo dentro do canal (*pratiloma*): pode resultar de um bloqueio ou de uma inversão da direção de *Vata* no canal. Qualquer dilatação, tumor anormal ou intumescimento de um *srota* como no caso do câncer pode ser chamado de *sira granthi*.

Tabela 4.1 *Srotas*, os Principais Sistemas de Canais

Pranavaha Srotas, o sistema respiratório
Udakavaha Srotas, o sistema de metabolismo da água
Annavaha Srotas, o sistema digestório
Rasavaha Srotas, o sistema circulatório do plasma
Raktavaha Srotas, o sistema circulatório do sangue
Mamsavaha Srotas, os canais de circulação para o tecido muscular
Medhovaha Srotas, os canais de circulação para o tecido adiposo
Asthivaha Srotas, os canais de circulação para o osso
Majjavaha Srotas, os canais de circulação para o nervo
Shukravaha Srotas, os canais de circulação para o tecido reprodutivo
Artavavaha Srotas, os canais de circulação para o sistema menstrual
Stanyavaha Srotas, os canais de circulação para o sistema de lactação
Svedavaha Srotas, os canais de circulação para o suor
Mutravaha Srotas, os canais de circulação para a urina
Purishavaha Srotas, os canais de circulação para o sistema excretor

Existem cinco classes principais de *srotas* contendo cerca de 16 canais primários, cada um categorizado pelo seu funcionamento particular. As principais classes são (1) ingestão de nutrientes, (2) nutrição dos tecidos, (3) eliminação dos resíduos, (4) funcionamento mental e emocional e (5) funcionamento sexual e reprodutivo. Cada classe possui subdivisões, e embora somente 16 sejam principalmente delineadas, o número efetivo de canais é praticamente inumerável, visto que eles permeiam todas as áreas do corpo inteiro e consistem de uma treliça intricada de ramificações principais e subsidiárias.

Ingestão de nutrientes

O *Pranavaha Srotas* é, em linhas gerais, equiparado ao sistema respiratório. Os órgãos que constituem a sua origem, regulação e controle são o coração e os pulmões, o cólon e o cérebro. O funcionamento deste canal está intimamente associado ao *Pranamaya*

Kosha ou revestimento respiratório do indivíduo que existe no nível *prânico* ou sutil. O oxigênio e o *Prana* são conduzidos nesse *srotas*.

O *Annavaha Srotas*, também chamado *Maha Srotas*, é equiparado ao funcionamento do trato gastrointestinal. As áreas que constituem a sua origem, regulação e controle são o estômago e o lado esquerdo do corpo. O *Maha Srotas* é um dos sistemas de canais mais importantes, visto que é o trajeto principal da nutrição a partir do exterior e a sua condição depende da ingestão diária de alimentos adequados e da sua assimilação apropriada. O alimento é conduzido nesse canal.

O *Ambuvaha Srotas*, também chamado *Udakavaha Srotas*, é o sistema de canais que regula o metabolismo da água no corpo. Não existe nenhuma correspondência direta na concepção ocidental da fisiologia a não ser o funcionamento de órgãos como o pâncreas, o cólon e os rins. A origem e áreas reguladoras desse *srotas* são o palato duro e o palato mole da boca e o pâncreas. A água e os fluidos são conduzidos nesse canal.

Nutrição dos tecidos

O *Rasavaha Srotas* é o sistema de vasos que conduzem o plasma e a linfa. As áreas nas quais ele se origina e que regulam o seu funcionamento são o coração e os vasos sanguíneos. O fígado, o baço e a medula óssea também estão envolvidos. Este é considerado um *srotas* especialmente importante visto que ele proporciona a base para a concentração interna que é a matriz de nutrientes para todo o corpo. O quilo, a linfa e o plasma são conduzidos nesse canal. O *Raktavaha Srotas* é o sistema circulatório, o sistema de vasos que conduz o sangue. Os seus órgãos de origem e controle são o fígado e o baço. O *Mamsavaha Srotas* é o sistema de canais que permeia os músculos. Considera-se que a sua origem esteja na pele e nos ligamentos, que o controlam. Os fatores associados à estrutura e à fisiologia do tecido muscular são conduzidos nesse canal. O *Medavaha Srotas* é o sistema de canais que permeiam os tecidos adiposos ou gordurosos. A sua origem e regulação estão situadas nos rins (inclusive nas glândulas suprarrenais) e no omento abdominal. Os componentes necessários para o tecido adiposo são conduzidos nesse canal. O *Asthivaha Srotas* é o sistema de canais que permeia os tecidos ósseos. Considera-se que a sua origem seja no tecido adiposo e nos ossos pélvicos do quadril. Os componentes necessários para o tecido ósseo são transportados aqui. O *Majjavaha Srotas* é o sistema de canais que alimenta o sistema medular e nervoso, inclusive o fluido cerebrospinal. A sua origem e locais de controle estão nos ossos e nas articulações, bem como nas substâncias relacionadas com a medula óssea, o fluido cerebrospinal e o tecido nervoso.

Eliminação dos resíduos

O *Svedavaha Srotas* é o sistema de canais que é o veículo para o movimento do suor e dos fluidos sebáceos. A sua origem é o tecido adiposo, a pele e os folículos pilosos. O *Mutravaha Srotas* é o sistema de canais que transporta a urina. A sua origem são os rins e a bexiga urinária. O *Purishavaha Srotas* ou *Varcovaha Srotas* é o sistema de canais que conduz as fezes. A sua origem é o cólon e o reto.

Funcionamento mental

O *Manovaha Srotas* é o sistema de canais que está correlacionado com a atividade mental, o pensamento e também com a disposição de ânimo e as emoções. Considera-se que sua origem material seja no tecido nervoso. O aspecto "mental" desse sistema é chamado de *Manas* (mente) e está associado ao *Majjavaha Srotas* e ao *Shukravaha Srotas* de uma maneira especial. Considera-se que a experiência mental propriamente dita seja mais estreitamente ligada ao *Manomaya Kosha* ou revestimento mental que existe no nível sutil energético da constituição total do indivíduo.

O funcionamento sexual e reprodutivo

O *Shukravaha Srotas* é o grupo de canais que constitui o sistema reprodutivo no homem e na mulher. No homem, ele se origina nos testículos; na mulher, no útero e nos ovários. Os fluidos reprodutivos são conduzidos nesse canal. Alguns textos diferenciam o *Shukravaha Srotas* como sendo o sistema reprodutivo masculino em contraposição ao *Artavavaha Srotas*, considerado o sistema reprodutivo feminino, e colocam o *srotas* feminino na sua própria classe. O *Artavavaha Srotas* ou *Rajavaha Srotas* é o sistema de canais que estão envolvidos na menstruação e, em parte, em algumas funções reprodutivas e produtos secretórios sexuais. Ele tem origem no útero. O *Stanyavaha Srotas* é o sistema de canais relacionado com a lactação e o transporte do leite materno. Ele tem origem no útero.

O PROCESSO DIGESTÓRIO

Digestão: Oriente e Ocidente

Na medicina ocidental, o sistema digestório é considerado o domínio dos processos que ocorrem principalmente dentro do trato gastrointestinal. Em contrapartida, no Ayurveda, a digestão é considerada um processo corporal completo dentro e fora do trato gastrointestinal. A digestão sempre leva em conta não apenas os alimentos no sentido convencional, mas também as substâncias herbáceas, que considera-se que tenha efeitos medicinais. Ela ocorre não apenas dentro do trato gastrointestinal mas se expande para processos quando eles se estendem para a circulação (absorção) e para cada tecido, sistema tecidual, membrana celular, substância intracelular e através e dentro do núcleo da célula (assimilação). O conceito de digestão também se aplica à nutrição das faculdades mentais; a mente é alimentada pela experiência. A nutrição se torna possível por meio de todo o espectro dos processos digestórios como percebidos pelo Ayurveda: digestão gastrointestinal primária, absorção através do trato gastrointestinal, e assimilação nos tecidos, células e também na mente. No final de tudo, o espírito e a qualidade da consciência são afetados.

Digestão, farmacocinética e farmacodinâmica: um breve curso sobre farmacologia ocidental

Na fisiologia e farmacologia ocidentais, a digestão designa o processamento preparatório de substâncias alimentares (proteínas, gorduras e carboidratos) quando levadas à boca e, nas fases finais, tratadas no cólon. O processamento (metabolismo) das drogas (farmacocinética e farmacodinâmica) é percebido de uma maneira qualitativamente diferente (Hardman e Limbird, 2001). A droga é definida como qualquer substância (natural, semissintética ou de origem puramente química) que possa ser usada em quantidades muito pequenas para modificar um processo químico ou processos fisiológicos no corpo. Normalmente, as drogas são consideradas medicamentos para curar doenças, ou substâncias psicoativas que alteram o cérebro e o funcionamento mental. A palavra "droga" deriva etimologicamente da palavra holandesa/baixo-alemã "droog", que significa "seco", pois no passado a maioria das drogas eram, de fato, partes secas das plantas.

A digestão dos alimentos começa na boca com a saliva e as enzimas amilases digerindo o amido. No estômago, tem início a digestão enzimática de proteínas e os gêneros alimentícios são reduzidos à forma líquida. O fígado, considerado o centro da atividade metabólica no corpo, fornece sais biliares para o intestino delgado digerir e facilitar a absorção de gorduras. O pâncreas, um órgão endócrino e exócrino, fornece enzimas digestivas para o intestino delgado digerir gorduras, carboidratos e proteínas. Os estágios finais da digestão enzimática química ocorrem no intestino delgado onde as inicialmente grandes macromoléculas de proteína, gorduras e amido foram digeridas nas micromoléculas de aminoácidos, ácidos graxos e glicose a fim de agilizar o transporte e a absorção desses nutrientes na circulação. Pesquisas de vanguarda em endocrinologia e processos digestórios apenas recentemente descobriram o papel fundamental do "hormônio dos intestinos", a incretina. Tão logo o alimento chega ao estômago, o intestino delgado segrega a incretina. Este hormônio tem múltiplos efeitos sobre a regulação sistêmica da glicose no sangue. No pâncreas, ele ativa as células beta para produzir insulina e células alfa para diminuir a produção de glucagon; no estômago, a incretina modula a absorção de glicose; no fígado, o glucagon do pâncreas desacelera a produção de glicose do glicogênio armazenado no fígado; e no cérebro, a incretina atua para regular o apetite. A incretina endógena tem uma vida muito curta, durante menos de dois minutos. A incretina sintética está hoje disponível para o controle do diabetes. Incretinas intravenosas a exendin-4 imitam a incretina natural no corpo; a incretina por via oral atua como intensificadora da incretina endógena. No cólon, a água é absorvida, ocorre a fermentação bacteriana e são formadas as fezes.

A questão de quanto tempo os alimentos ingeridos permanecem no trato gastrointestinal não está definida. Entretanto, é geralmente aceito que 50% do conteúdo do estômago seja esvaziado entre 2,5 e 3 horas; o esvaziamento total do estômago ocorre entre 4 e 5 horas; 50% do esvaziamento do intestino delgado ocorre de 2,5 a 3 horas; e o trânsito através do cólon é consumado entre 30 e 40 horas.

As drogas são tratadas de uma maneira diferente dos alimentos. Elas não são digeridas. As drogas participam das operações farmacocinéticas e farmacodinâmicas a fim de ser processadas, exercer os seus efeitos e depois ser metabolizadas e eliminadas.

A farmacocinética designa a regulação da maneira pela qual todo o corpo atua em uma droga a partir da sua ingestão até a sua eliminação ou excreção. A farmacocinética contém quatro fases principais. Primeira, ocorre a *absorção*, o transporte do componente ativo da droga a partir do sistema gastrointestinal, essencialmente o intestino delgado. Segunda, ocorre a *distribuição* da droga através da veia porta no fígado. Aqui, ocorre um processo de metabolismo inicial, que é chamado de "metabolismo de primeira passagem". Grande parte da substância da droga é inativada e então eliminada nesse estágio. Nesta fase de eliminação pré-sistêmica, uma quantidade significativa da droga ingerida é extraída da concentração do sangue disponível. Qualquer parte ativa da droga que permaneça é então levada embora do fígado por veias hepáticas para a veia cava inferior. A veia cava inferior é uma veia grande que conduz o sangue desoxigenado dessa área e da parte inferior do corpo para o átrio direito do coração para ser oxigenado. A partir daqui, a droga vai para a circulação sistêmica intravascular geral, a corrente sanguínea.

A característica essencial da fase de distribuição é a transferência da droga dos compartimentos intravasculares do corpo para os extravasculares. O local-alvo pode estar localizado no cérebro, no coração ou em algum outro órgão. Múltiplos locais que permeiam todo o corpo também podem atrair a droga. Neste ponto, a droga se conecta ao plasma e às proteínas dos tecidos. Isso ocorre em áreas intersticiais e intracelulares. Quando as ligações têm lugar, ocorre a resposta dos receptores celulares. Em um nível empírico, vemos a resposta clínica. Os efeitos que uma droga produz são chamados de processo da farmacodinâmica.

A farmacodinâmica designa o processo regulatório que governa os efeitos terapêuticos de uma droga, os mecanismos que produzem os efeitos da droga. É a resposta farmacológica no local do alvo ativo, o receptor celular. Este receptor é geralmente uma proteína celular ou tecidual, como, por exemplo, os hormônios, fatores de crescimento, neurotransmissores, ácidos nucleicos e proteínas. Ocorrem mudanças na taxa da síntese de neurotransmissores, aumentos, e reduções. Questões como a curva de resposta da dose, o índice terapêutico, a tolerância à droga, a dependência da droga e a retirada da droga são farmacodinamicamente determinadas. Proteínas receptoras nos lugares-alvo podem ser altamente específicas de um único órgão (por exemplo, o cérebro ou o coração), ou podem ser difundidas e generalizadas por todo o corpo.

Embora quase todas as drogas ajam por meio de um mecanismo receptor-conector, outros processos atuam na reatividade da droga dentro do corpo. Alguns dos mais importantes são os seguintes: distúrbio na membrana celular, reatividade química, interação com proteínas enzimáticas, interação com proteínas estruturais, interação com proteínas transportadoras e interação com canais de íons.

A fim de inativar uma droga, ocorre a terceira fase da farmacocinética, que se chama *metabolismo*. Depois de uma droga ter exercido o seu efeito nos receptores celulares, ela é devolvida ao fígado. O metabolismo da droga, biotransformação e inativação ocorre no fígado. O metabolismo da maioria das drogas ocorre principalmente no fígado, mas também, em um certo grau, no intestino delgado. As enzimas metabolizadoras da droga catalisam a desmetilação, a dealcalinização e a oxidação do nitrogênio, do enxofre e dos átomos de carbono. Embora o metabolismo geralmente inative as drogas, às vezes ele pode causar o efeito oposto. Considera-se que metabolismo das drogas ocorra em duas fases: uma mudança oxidativa, e a combinação de uma droga ou metabólito de droga para formar um composto mais solúvel em água que possa ser facilmente excretado pelos rins. O metabolismo da primeira fase da droga é catalisado pelas isoenzimas citocromo P450 hepáticas (CYP). A inibição do metabolismo da droga pela interação de duas drogas, ou de uma droga e uma erva, pode elevar os níveis da droga controladora, prolongar os seus efeitos farmacológicos, e possivelmente causar efeitos adversos ou tóxicos.

A fase final do processamento farmacocinético da droga é chamada de *eliminação*. Neste ponto, a droga foi quimicamente alterada para que possa ser excretada na urina através dos rins.

Na realidade, esta breve síntese simplificada das concepções ocidentais convencionais da digestão dos alimentos e da farmacologia das drogas apenas se aproxima de um entendimento de uma série altamente complexa de processos bioquímicos e fisiológicos. Depois que ocorre a absorção para fora do trato gastrointestinal, os processos farmacocinéticos da disposição da droga (distribuição, metabolismo e eliminação) ocorrem quase simultaneamente. Dentro desses processos multifacetados, as ações farmacodinâmicas da droga ocorrem para causar mudanças nos receptores celulares e respostas clínicas empiricamente observáveis.

AGNI: A ENERGIA DO FOGO DIGESTIVO E METABÓLICO

No Ayurveda, a digestão e o conceito de *Agni* são praticamente idênticos. Por conseguinte, *Agni* e os processos digestórios são discutidos neste ponto, visto que podem ser considerados atividades fisiológicas fundamentais dentro do corpo. Outros aspectos da digestão serão abordados no Capítulo 8, que trata da nutrição. É preciso ter em mente que, no Ayurveda, o conceito amplo da digestão de substâncias diz respeito não apenas a proteínas, gorduras e carboidratos, mas também a drogas botânicas, substâncias fitoterápicas, ervas e preparados minerais (*bhasmas*).

O conceito de *Agni* é fundamental no Ayurveda. Ele é a energia de transformação que possui atributos divinos. São encontradas referências a ele nos antigos textos Védicos, especialmente no *Rig-Veda* e no *Atharva-Veda*. Neste último, *Agni* é descrito como destruidor de demônios e doenças; além disso, ele é visto como a capacidade do corpo de repor o tecido muscular que foi destruído por fatores externos. *Agni* é encarado como o poder de transformação e como o mediador entre o macrocosmo (*Brahmanda*) e o homem (*Pinda*). *Agni* se caracteriza por várias qualidades: mobilidade ascendente, fragrância, calor, secura e leveza. A característica da mobilidade ascendente em *Agni* é considerada o seu principal atributo.

Agni, ontologicamente posicionado no plano sutil, etéreo ou energético, está situado em todo o corpo, mas especialmente nos aspectos funcionais do *dosha Pitta* biológico. *Agni,* que é *sukshma*, atua através de *Pitta*, que é *sthula* (grosseiro). Dado que *Agni* é uma força sutil que controla todos os processos metabólicos do corpo, ele é encarado como o próprio fogo digestivo, e nessa condição é tradicionalmente interpretado como uma energia seca que flui no sentido ascendente (*urdhva gamitva*). O *Pitta* no corpo é encarado como uma substância mais densa ou mais material e atua principalmente como o receptáculo de *Agni*, e como tal é mais líquido e capaz de fluir em todas as direções. Este *Pitta* digestivo é geralmente compreendido como o funcionamento do subdosha *Pachaka Pitta*, o *Pitta* do intestino delgado. *Ranjaka Pitta* é o *Agni* do metabolismo tecidual. *Alochaka Pitta* promove a percepção visual. *Bhrajaka Pitta* mantém a cor e a temperatura da pele.

Sadhaka Pitta no cérebro e no coração atua para promover compreensão, lucidez, entendimento, conhecimento, memória e emoção. O desejo, a inveja e a confusão, bem como os sentimentos amorosos, têm origem em *Sadhaka Pitta*.

O corpo *Agni* é chamado *deha Agni*. Também é chamado *kaya Agni* quando o corpo é observado na sua dimensão dinâmica, metabólica e transformadora. *Agni* tem as seguintes associações:

1. *Ayu*: vida,
2. *Varna*: o aspecto geral da pele — cor, textura e aparência,
3. *Bala*: força física,
4. *Utsaka*: dinamismo,
5. *Upchaya*: compleição física,
6. *Prabha*: o brilho do corpo,
7. *Ojas*: a vitalidade do corpo,
8. *Swastha*: saúde, e
9. *Prana*: a energia prânica da respiração.

Embora o conceito completo de *Agni* seja extremamente complexo e diversificado, com uma variedade de amplas sutilezas, uma breve referência e correlação com os conceitos fisiológicos ocidentais é adequada neste ponto. *Agni* como o processo da digestão implica uma multiplicidade de processos de transformação. Os mais importantes destes são a transformação de oxigênio em energia e a transformação de substâncias ingeridas em energia. Talvez o principal local no corpo para essas transformações resida dentro das mitocôndrias, que são pequenas organelas que variam de uma a milhões por célula. As membranas internas das mitocôndrias são locais de transporte de elétrons e respiração celular ou aeróbica. A maior parte do oxigênio captado através dos pulmões se dirige para este local, e ele é então transformado em energia celular e corporal. Dentro da matriz mitocondrial no interior da membrana interna são encontrados complexos sistemas moleculares, sendo que o principal é o ciclo do citrato. É aqui que os alimentos nutrientes assimilados se transformam em energia na forma de ATP, trifosfato de adenosina 5. Além da sua importância como casa de força da célula e a manutenção saudável dos níveis de energia, as mitocôndrias também estão envolvidas com o processo do envelhecimento. Pesquisas de vanguarda na neurociência psiquiátrica estão começando a postular um vínculo entre anomalias nas mitocôndrias e as doenças mentais (Gardner e Boles, 2005). Os defeitos das mitocôndrias são, em parte, produzidos pelo dano ao ácido nucleico intracelular causado pelos radicais livres e pelo estresse oxidativo. Estes degradam a função celular global e estão diretamente relacionados com o processo do envelhecimento. Esses estresses oxidativos junto com estados crônicos e subclínicos de inflamação têm sido envolvidos com a disfunção do revestimento endotelial de todos os vasos sanguíneos dentro dos tecidos e associados a muitas doenças. Como será abordado em todo este livro, as intervenções ayurvédicas visam o estresse oxidativo, a formação de radicais livres, os processos inflamatórios e a produção de *Ama* (toxina).

Por conseguinte, o impacto do estresse no funcionamento intracelular e tecidual recebeu e está recebendo atualmente uma renovada atenção na medicina ocidental. As pesquisas da neurociência mencionadas na Introdução sugerem que a experiência psicológica do estresse está correlacionada com várias mudanças mensuráveis hormonais (ou seja, cortisol) e das membranas das endoteliais. Estas mudanças causam um impacto nas estruturas cerebrais como o hipocampo e a amígdala, de modo que afetam o aprendizado, a memória e a regulação emocional. A condição fisiológica do corpo, por exemplo, o da regulação da glicose (Síndrome Metabólica, pré-diabetes e hipoglicemia) também é diretamente afetada. Por conseguinte, o fundamento lógico para a estreita atenção do Ayurveda ao *Agni* e a todas as suas ramificações pode ser visto como inegavelmente pragmático. As suas aplicações na vida real como descritas nos Capítulos 8, 9, 10 e 11 são oportunas.

A DIGESTÃO E OS TRÊS *AGNIS* PRINCIPAIS

O *Agni* está mais intimamente identificado com todos os processos energéticos da digestão, absorção, transporte para a circulação, e assimilação celular e tecidual. *Agni* está presente e ativo no corpo desde o nível celular aos níveis mais complexos dos tecidos, órgãos e sistemas de órgãos. Este conceito de *Agni* e da digestão se expande para incluir as transformações e processamentos que também ocorrem nas esferas psicológicas do pensamento e do sentimento. *Agni*, portanto, é o princípio ativo da transformação que opera nos cinco revestimentos que formam cada indivíduo na sua totalidade: (1) *Annamaya Kosha*, o revestimento físico; (2) *Pranamaya Kosha*, o revestimento da respiração; (3) *Manomaya Kosha*, o revestimento mental-emocional; (4) *Vijnanomaya Kosha*, o revestimento da sabedoria-inteligência; e (5) *Anandamaya Kosha,* o revestimento da bem-aventurança. O funcionamento ideal de *Agni* está diretamente relacionado com a ótima qualidade da vida da pessoa em todos os níveis: físico, psicológico, sutil, e o da consciência.

Charaka descreve 13 formas de *Agni*: 1 *Jatharagni*, 5 *Bhutagnis* e 7 *Dhatuagnis*. Sushruta descreve 10 formas de *Agni*: 5 subdoshas de *Pitta* e 5 *Bhutagnis*. Vagbhata descreve 23 formas de *Agni*: 5 subdoshas de *Pitta*, 5 *Bhutagnis*, 7 *Dhatuagnis*, 3 *dosha-Agnis* e 3 *mala-Agnis*.

A descrição e o funcionamento dos principais *Agnis* digestivos são feitos de três maneiras:

1. ***Jatharagni***, o principal fogo metabólico digestivo que ocorre no trato gastrointestinal; *Jatharagni* tem duas partes: (a) *Avasthapaka* e (b) *Vipaka*;
2. ***Bhutagni***, que inclui as transformações digestivas que estão relacionadas com o processamento dos cinco Elementos no fígado; e
3. ***Dhatuagni*** (digestão secundária ou metabolismo tecidual), que inclui os processos digestivos e metabólicos dentro dos *dhatus* ou tecidos e no fígado.

O processamento da nutrição é uma das funções principais de *Agni*. Ele tem dois componentes importantes: (1) lidar com os seis sabores primários (*rasa*) que o Ayurveda identifica dentro de qualquer substância ingerida e (2) promover a assimilação tecidual no corpo de cada um dos cinco Elementos primários dentro do alimento ou da erva. Uma ampla discussão de *rasa* como "sabor" na visão ayurvédica será encontrada no Capítulo 8. Dois procedimentos comuns para a otimização de *Agni* em todos os níveis são beber regularmente água quente pura e jejuar periodicamente.

JATHARAGNI E A DIGESTÃO PRIMÁRIA: UMA VISÃO GERAL

Jatharagni é o fogo digestivo primário ou central localizado na parte inferior do estômago (*amashaya*) e no intestino delgado (*grahani*). Existe somente um *Jatharagni*, e ele está estreitamente associado ao *Pachaka Pitta*. Os alimentos e medicamentos que entram na boca provocam uma energia específica (*virya*) que é liberada e opera através do *Jatharagni*. O alimento (*anna*) que entra na boca se torna parcialmente processado em uma suspensão uniforme que, quando completamente digerido por *Jatharagni* (porém não assimilado) torna-se conhecido com *ahara rasa*, uma complexa suspensão de nutrientes que é o penúltimo produto final do alimento digerido. Ele pode ser equiparado de muitas maneiras ao conceito fisiológico ocidental de "quilo" digestivo, que é o fluido branco turvo ou amarelo pálido absorvido pelos vasos quilíferos do intestino durante a digestão e é conduzido pelo sistema linfático por meio do ducto torácico para a circulação. Esta primeira fase do processo macrodigestivo primário no trato gastrointestinal é *Avasthapaka*, também denominado *Prapaka*. Ele é o processamento inicial ou preparatório do alimento. Este último e *ahara rasa* são processados por *Jatharagni*.

Ahara rasa é composta por nutrientes não homólogos, biologicamente indisponíveis. Ela é transportada por veias hepáticas para fora do trato gastrointestinal e levada para o fígado. Quando processada pelos *Bhutagnis* do fígado, ela se torna homóloga, biologicamente disponível e assimilável pelo corpo humano, pela mente e pela consciência. Neste ponto, o quilo é um precursor de toda formação final dos tecidos. Este precursor ou *poshaka* é chamado *asthayi dhatu*. Quando esta concentração de nutrientes *asthayi dhatu* iniciais é tratada pelos *Dhatuagnis* (fogos digestivos teciduais), ela se torna então o nutriente celular e tecidual estável (*sthayi*) fundamental e essencial (*poshya*) chamado *rasa dhatu*. A palavra "rasa" deriva do verbo "*sara*", que significa mover-se ou fluir regularmente. O conceito de *rasa* implica uma circulação contínua e é fundamental no Ayurveda.

Rasa dhatu (tecido plasmático maduro) é formado simultaneamente com *asthayi rakta dhatu* (tecido sanguíneo imaturo). Isso ocorre no fígado e também no baço e na medula óssea. O *asthayi rakta dhatu* (tecido sanguíneo imaturo) é convertido em *sthayi rakta dhatu* (tecido sanguíneo maduro) por *rakta dhatuagni* (fogo digestivo do tecido sanguíneo) dentro de *Raktadhara kala* (tecido sanguíneo que sustenta a membrana) cerca de dez dias depois da formação do *rasa* maduro. O *Raktadhara kala* está intimamente relacionado com o revestimento endotelial dos vasos sanguíneos. Depois que esse sangue completamente formado passa através do coração para ser oxigenado, ele se encaminha para a circulação sistêmica geral e circula através do corpo inteiro para fornecer nutrientes, oxigênio e *prana*. Este processo também faz parte da formação sucessiva dos sete tecidos fundamentais do corpo.

A segunda parte da digestão primária, o efeito microdigestivo final do processo digestório, é chamada de *Vipaka*, o efeito pós-digestivo. Ela também é denominada *Isthapaka*. Em *Vipaka*, os nutrientes são assimilados em células e tecidos. Entre a primeira parte da digestão primária, *Avasthapaka*, e a segunda parte, *Vipaka*, existem dois outros importantes processos digestivos: o primeiro é *Bhutagni*, que é o *bhavana* (processamento) microdigestivo dos Cinco Grandes Elementos Densos que ocorre dentro do fígado, e o segundo é *Dhatuagni*, que é chamado de "digestão secundária" ou metabolismo tecidual. *Bhutagni* está intimamente associado à digestão primária em tempo, espaço e integridade funcional. *Dhatuagni*, embora ocorra continuamente, está mais associado tanto a *Vipaka* quanto a processos que ocorrem depois da digestão primária como um todo. Toda digestão ocorre simultaneamente e em paralelo. Para fins acadêmicos, um esquema linear de quatro fases sequenciais é descrito como se segue.

AS QUATRO FASES PRINCIPAIS DA DIGESTÃO

I. *Avasthapaka*: Macrodigestão dentro do Trato Gastrointestinal, Primeira Parte da Digestão Primária

Avasthapaka é o único processo macrodigestivo que ocorre dentro do trato gastrointestinal.

Avasthapaka tem três subfases: (1) *Kapha* ou a fase doce, (2) *Pitta* ou a fase ácida e (3) *Vata* ou a fase picante.

A fase *Kapha* ou doce começa na boca sob a influência de *Bodhaka Kapha*. Ele é chamado de sabor Doce. Quando o alimento desce para o esôfago e chega ao estômago, as secreções alcalinas e mais pesadas do *Kledaka Kapha* continuam a ação digestiva efervescente e "umidificante". No estômago, os Elementos Terra e Água são digeridos e absorvidos.

A fase *Pitta* ou ácida começa depois de mais ou menos 90 minutos na parte inferior do estômago e no intestino delgado pela ação de *Pachaka Pitta*. O sabor Ácido predomina. Os *Pittas* do fígado e do pâncreas contribuem intensamente para essa fase digestiva. Neste estágio digestivo essencial, o Elemento Fogo é digerido e absorvido.

A fase *Vata* ou picante começa cerca de quatro horas depois da ingestão inicial de alimentos e ocorre no intestino grosso. Ela é dominada por um sabor Picante causado pela ação do *subdosha Apana* de *Vata*. Considera-se que os Elementos Ar e Éter sejam digeridos e absorvidos aqui. Os materiais residuais também são processados nesta fase. A parte não digerida do Elemento Terra é descartado como fezes. Além da parte utilizável de água e minerais que são absorvidos, porções não digeríveis também são reabsorvidas e atravessam o corpo para recolher outros resíduos (*kleda*) na jornada em direção aos rins para a excreção final. Os aspectos mais puros do Elemento Ar que contêm *Prana* são absorvidos no corpo; o Ar inutilizável é expelido.

II. *Bhutagni: Bhavana* Microdigestivo (Processamento) dos Elementos Básicos no Interior do Fígado

Bhutagni diz respeito aos fogos digestivos/metabólicos dos cinco Elementos que residem no fígado. Cada um dos Cinco Grandes Elementos Densos tem o seu próprio

Agni transformador particular. Eles estão estreitamente relacionados com a atividade do *Ranjaka Pitta do fígado*. Ambos estão correlacionados com as enzimas do fígado. Depois que o *ahara rasa* é produzido a partir do processo da digestão primária *Avasthapaka*, ele viaja para o fígado para uma transformação fundamental. O *ahara rasa* é uma coleção *Ahamkara* de "alimento" não homóloga ou não humana com os cinco Elementos primários em um estado inicialmente bruto, não assimilável. Ele não é processado (*asamskara*). A principal função do *Bhutagnis* é transmutar o grupo primário de cinco não homólogos nos Elementos homólogos ou "humanizados" que estão em uma forma (material, energética e espiritualmente) que pode se tornar parte do *rasa* humano ou plasma. Os *Bhutagnis*, portanto, funcionam como uma marca *Ahamkara* humanizadora para transformar materiais, como alimentos e ervas, que têm a sua própria identidade não humana, no *rasa* que é qualitativamente humano e, portanto, capaz de ser utilizado de maneira ideal.

Essa transformação qualitativa é essencial para que todo o processo digestório/metabólico/assimilativo, especialmente os processos assimilativos de *Vipaka*, continue na produção equilibrada e saudável dos tecidos. Os *Bhutagnis*, portanto, criam Elementos primários homólogos que são parte dos precursores instáveis (*asthayi dhatus*) dos tecidos. Posteriormente, nos processos secundários da digestão ou metabolismo tecidual, depois que cada tecido *Agni* (*dhatu Agni*) age sobre o seu precursor, um tecido estável, formado e maduro é produzido, o *sthayi dhatu*.

Os *Bhutagnis* também desempenham outra função fundamental ao propiciar aos cinco órgãos sensoriais o seu respectivo Elemento primário a fim de realçar a sua integridade estrutural e promover o seu funcionamento saudável. Se *Ahamkara* deixar de marcar adequadamente os Elementos dentro dos *inputs* dietéticos com a sua identidade individualizada e humana, então esses *inputs* brutos permanecem brutos e não são absorvidos como nutrientes. Eles se tornam tóxicos e são chamados de *Ama*. Isso tem uma importância crucial para a saúde e a doença. Quanto mais *Ama* é produzido, mais difícil é para o *Ahamkara* e senso intuitivo do indivíduo distinguir que outros materiais no ambiente seria melhor ingerir. Sendo assim, o funcionamento defeituoso de *Manas* prevalece e escolhas erradas são feitas. Isso aumenta ainda mais *Ama,* conduzindo a um ciclo vicioso até que alguma ação corretiva seja tomada para dispersar as toxinas acumuladas e devolver *Ahamkara* a um estado mais equilibrado que possibilite que o indivíduo faça escolhas mais saudáveis para as suas necessidades constitucionais particulares.

III. *Vipaka*: o Efeito Pós-Digestivo, Segunda Parte da Digestão Primária

A concepção de *Vipaka,* o efeito pós-digestivo do alimento, é exclusivo do Ayurveda. *Vipaka* diz respeito ao efeito sistêmico retardado e do corpo inteiro exercido por cada um dos seis sabores (Doce, Ácido, Salgado, Amargo, Picante e Adstringente) de um alimento ou uma erva. *Vipaka* designa a efetiva assimilação de nutrientes nas células e tecidos. É uma espécie de processo microdigestivo, a última fase da digestão primária, que contrasta com as ações macrodigestivas que ocorrem no *Avasthapaka* e as complementa.

Vipaka atua em dois lugares. Primeiro, ele ocorre no cólon; segundo, ocorre no tecido no nível celular de assimilação. *Vipaka* é a ação dinâmica, o ponto de contato, no qual *Agni* desencadeia a transformação assimilativa única de nutrientes nas células teciduais. Este é o ponto no qual o que era anteriormente "não eu" se transmuta para se tornar o *Ahamkara* humano, uma profunda identificação com o mundo exterior, e humanização deste último, para se tornar uno com o homem.

Vipaka exerce um efeito a longo prazo nos *doshas*. Uma vez que os efeitos de *Vipaka* ocorrem e são generalizados em todo o corpo, não existe um local de ação específico. Os resultados finais de *Vipaka*, contudo, são mais limitados do que os de *Avasthapaka*. Enquanto no início da digestão primária cada um dos seis sabores primários dos alimentos produz um diferente efeito digestivo que corresponde a cada um dos seus sabores, em *Vipaka*, somente três sabores resultantes com efeitos metabólicos são produzidos. Este ponto de vista, geralmente aceito hoje em dia, foi descrito pela primeira vez por Charaka (c. 700 a.C.) no seu antigo tratado médico *Charaka Samhita*. Os três *Vipakas* são (1) Doce, que promove *Kapha*; (2) Ácido, que promove *Pitta*; e (3) Picante, que promove *Vata*. Os seus efeitos estão relacionados com os *doshas*. Pouco tempo depois, Sushruta (c. 600 a.C.), no seu texto médico *Sushruta Samhita*, descreveu o conceito de *Vipaka* mas enfatizou apenas dois resultados finais de sabores nutritivos: (1) *brimhana*, o acúmulo da substância tecidual, e (2) *langhana*, a decomposição catabólica da substância corporal. Os seus efeitos estão relacionados com os tecidos.

O *Vipaka* doce resulta quando o sabor (*rasa*) Doce ou o Salgado foi ingerido. Isso resulta em um aumento de saliva e nas secreções alcalinas do estômago. O efeito metabólico primário é de nutrição celular e do acúmulo dos tecidos corporais. Os aspectos nutritivos de *Kapha* são essencialmente aumentados. Os alimentos e ervas tônicos ayurvédicos na maioria das vezes têm um *Vipaka* doce. Além disso, a eliminação de produtos residuais do cólon é intensificada.

O *Vipaka* ácido resulta quando o sabor Ácido foi ingerido. Isso aumenta as secreções ácidas e biliares no estômago. Embora não seja tão altamente nutritiva quanto a fase doce, a fase ácida produz alguma nutrição para todos os tecidos do corpo, especialmente o plasma, com exceção do tecido reprodutivo. Como *Pitta* é estimulado, os processos metabólicos são intensificados. O *Kapha* nutritivo para células e tecidos é principalmente produzido. A eliminação de produtos residuais do cólon também é intensificada.

O *Vipaka* picante resulta quando os sabores Amargo, Adstringente e Picante são ingeridos. Esse *Vipaka* não é considerado útil nem para a nutrição nem para a eliminação. *Vata* pode ser aumentado, às vezes, e *Kapha* pode ser reduzido. Em outras palavras, os processos catabólicos são intensificados. Entretanto, as ações terapêuticas das ervas medicinais podem ser acentuadas. Este conhecimento de alimentos e ervas que têm um *Vipaka* picante torna-se útil na recomendação de regimes dietéticos adequados e na seleção de medicamentos fitoterápicos terapeuticamente eficazes.

IV. *Dhatuagni*: Digestão Secundária, ou Metabolismo dos Tecidos, ou Microdigestão dentro de Cada Tecido

Dhatuagni é metabolismo tecidual e digestão. *Dhatuagni* também é chamado de *fogo tecidual*, *metabolismo tecidual* dos *srotas*, e *digestão secundária*. O metabolismo tecidual é uma microdigestão. Ela ocorre dentro do *dhara kala* (a membrana contentora, nutritiva e metabólica), específico para cada *srotas* tecidual particular ou sistema de canais tecidual. Todos os *Dhatuagnis* precisam estar em equilíbrio para evitar a decomposição excessiva do tecido e para garantir o acúmulo apropriado de tecido. Um local primário de apoio para o *Dhatuagni*, além dos locais de tecido nos *srotas* e nas membranas *dhara kala* específicas, é no interior do fígado, especialmente através do veículo *Ranjaka Pitta*. Este importante local metabólico está fortemente correlacionado com o revestimento endotelial dos vasos sanguíneos.

O termo "digestão" da medicina ocidental designa adequadamente somente os processos de decomposição no decurso da nutrição que só podem ocorrer dentro do trato gastrointestinal. Eles são preparatórios para a absorção e o transporte dos nutrientes através dos intestinos para o sangue e o plasma. Em contrapartida, no Ayurveda, o termo "digestão" é expandido para designar um conceito duplo: primeiro, a digestão dentro do trato gastrointestinal (*Avasthapaka e Vipaka*) e segundo, a digestão fora do trato gastrointestinal. Esta última inclui transformações *Bhutagni* no fígado, assimilações *Dhatuagni* (baseadas no fígado e nos tecidos), e assimilações *Vipaka* baseadas nos tecidos nas células e nos tecidos.

Dhatuagni transforma os precursores de tecido (*asthayi dhatus*) homólogos, embora instáveis, nos tecidos estáveis, formados e maduros (*sthayi dhatus*). Portanto, os precursores *poshaka,* por meio de *Dhatuagnis,* se transformam nos tecidos *poshya* maduros e plenamente nutridos. *Dhatuagni* segue e também acompanha os processos *Vipaka* de assimilação.

Existem sete *Dhatuagnis* que produzem os seus respectivos elementos teciduais (*dhatus*) e os respectivos produtos residuais (*dhatus malas* e *kleda*). Eles são (1) *rasadhatuagni,* (2) *raktadhatuagni,* (3) *mamsadhatuagni,* (4) *medadhatuagni,* (5) *asthidhatuagni,* (6) *majjadhatuagni,* e (7) *shukradhatuagni.*

Os sete *Dhatuagnis* se ativam depois de *Vipaka* e trabalham em conjunto com este. A formação dos tecidos é um processo em cascata que começa com a formação de *rasa* (plasma) e termina com a formação de *shukra* (tecido reprodutivo) e *Ojas.*

OS CINCO ELEMENTOS E OS RESPECTIVOS TECIDOS QUE ELES NUTREM

Os cinco Elementos são conceitualmente encarados tanto como constituintes básicos materiais quanto como representando funções fisiológicas. Esse aspecto duplo está refletido na sua contribuição para a composição dos tecidos corporais, e para a estrutura e o funcionamento corporal global. Os Elementos fornecem a armação para a *prakruti* física, anatômica.

1. O Elemento Terra é o material principal que é a base da nutrição e a massa corporal. A proteína do corpo na forma de músculo é alimentada pelo Elemento Terra. Em princípio, todas as substâncias corporais, por exemplo, os *doshas, dhatus* e *malas*, e assim por diante, precisam conter alguma porção do Elemento Terra.
2. O Elemento Água contribui para o plasma, o sangue, os fluidos reprodutivos, o músculo, o nervo e o tecido adiposo.
3. O Elemento Fogo contribui para as enzimas digestivas, o ácido clorídrico (também conhecido como ácido hidroclorídrico ou ácido muriático). O músculo e o tecido adiposo contém algum Elemento Fogo.
4. O Elemento Ar contribui para a formação dos ossos e nervos.
5. O Elemento Éter contribui para a nutrição dos cinco sentidos e para a mente.

O tecido reprodutivo tanto nos homens quanto nas mulheres contém os cinco Elementos.

AMA: TOXINA METABÓLICA

Um conceito fundamental no Ayurveda é o de *Ama*. *Ama* é um conceito amplo que geralmente diz respeito a toxinas metabólicas ou impurezas que participam da doença e dão origem a estados de um modo geral pouco saudáveis. A palavra *Ama* deriva do radical sânscrito *am*, que significa prejudicar, causar dano e enfraquecer.

Junto com a produção ideal dos produtos finais da digestão que contribuem para a saúde global e a nutrição do corpo, existe geralmente um simultâneo e contínuo acúmulo de *Ama*. *Ama* resulta de uma digestão menos do que ideal, da biotransformação e de processos de desintoxicação, e esse é o caso *usual* e não o excepcional, mesmo em indivíduos essencialmente saudáveis. *Ama* pode se formar em vários pontos na extensão de todo o processo digestório e assimilativo. Se o *Jatharagni* que estiver operando no trato gastrointestinal durante a digestão primária for fraco, *Ama* poderá ser produzido dentro do trato gastrointestinal. Ele poderá permanecer lá e também poderá se deslocar para fora do trato gastrointestinal e ir para os tecidos. *Ama* poderá se formar no fígado, se os *Bhutagnis* estiverem enfraquecidos. Se os *Dhatuagnis* estiverem fracos no metabolismo secundário dos tecidos, *Ama* poderá se formar. Se *Pilu Agni* (célula *Agni*) estiver fraca, *Ama* poderá ser produzido. Se *Pithara Agni* (fogo digestivo da membrana nuclear da célula) for perturbado, *Ama* poderá se formar. *Pithara* pode ser comparado com os grandes complexos de *pilus*, ou seja, moléculas que se desenvolvem como resultado de combinações de *anus* ou *pilus* pela ação transformadora de *Agni*.

Hábitos de alimentação inadequados, escolhas insatisfatórias de alimentos, fatores sazonais e ligados ao estilo de vida, o envelhecimento e a agravação dos *doshas* contribuem para anomalias no processo digestório e na produção de *Ama*, que constitui um conjunto de impurezas metabólicas. *Ama* é considerado uma toxina metabólica já que, em parte, representa a parte incompleta ou não digerida do alimento que se torna não assimilável porém materialmente presente no trato gastrointestinal. *Doshas* agravados, particularmente *Vata*, instigam *Ama* e o lançam (*prakupita*) na circulação e nos tecidos. *Ama* se mistura com os *doshas*. Esses estados de *doshas* contaminados são chamados de *sama dosha*. *Ama* se mistura com os tecidos e também pode obstruir *srotas* ou canais de circulação em muitos níveis.

Ama atua como uma massa tóxica, praticamente "estranha" dentro dos tecidos. A partir de uma perspectiva ocidental, produtos finais metabólicos instáveis (espécies de oxigênio reativo, radicais livres e assim por diante) resultantes de biotransformações de nutrientes e toxinas exógenos, e fontes endógenas (mitocôndrias, peroxissomos, lipoxigenases, NADPH oxidase, os sistemas de citocromos e resíduos celulares) contribuem fortemente para a produção de *Ama* e subsequentemente para a função fisiológica debilitada. Esse estresse oxidativo, as reações inflamatórias e a formação de citocinas contribuem fortemente para a disfunção endotelial do revestimento do sistema cardiovascular em todo o corpo. A disfunção da célula endotelial está associada a uma variedade de estados de doenças como a regulação prejudicada da glicose, a vasodilatação e a vasoconstrição prejudicadas, hipertensão, aterosclerose, distúrbios inflamatórios, anormalidades de coagulação do sangue e angiogênese prejudicada. Tem sido sugerido que os corpos amiloides encontrados em estados patológicos como a doença de Alzheimer são produtos de *Ama*. *Ama* tem a propensão de procurar tecidos corporais enfraquecidos e desvitalizados (*kervaigunya*), e depois se depositar neles. Isso se torna a causa de futuros processos de doenças. No Ayurveda, tem sido demonstrado que substâncias herbáceas comumente usadas na cozinha e também disponíveis na forma de suplementos reduzem reações inflamatórias; entre essas substâncias estão o *tulsi* (manjericão-santo), *haridra* (curcuma), *sunthi* (gengibre) e *shallaki* (*Boswellia serrata*). O fator central, contudo, que determina se *Ama* será produzido é o estado saudável ou anômalo de *Agni*, o fogo digestivo, em todos os níveis.

QUATRO DOENÇAS DO *AGNI* DO CORPO

O *Agni* de uma pessoa, a energia transformadora, é função da sua constituição individual básica ou tipo corpo/mente (*prakruti*). *Agni* pode ficar intermitentemente perturbado em decorrência de fatores intervenientes diários e sazonais como já foi mencionado anteriormente, por exemplo, a dieta, o estilo de vida, as condições meteorológicas e assim por diante. São reconhecidas quatro condições funcionais de *Agni*: (1) *Sama Agni*, *Agni* equilibrado; (2) *Tikshna Agni*, *Agni* elevado; (3) *Mandagni*, *Agni* baixo, e (4) *Vishama Agni*, *Agni* variável, irregular.

O sistema ayurvédico busca alcançar e manter *Sama Agni*. A condição de *Agni* anômalo, contudo, é a mais comum. *Mandagni*, um estado de funcionamento hipometabólico, é comumente encontrado nas pessoas com predominância de *Kapha*, tipos constitucionais caracterizados por uma estrutura grande, tendência para a obesidade, constante apetite, boa resistência e uma tendência generalizada para a estabilidade e possível letargia. *Tikshna Agni*, um estado de funcionamento hipermetabólico, é encontrado nas pessoas com predominância de *Pitta*. Esses indivíduos têm uma estrutura média, peso corporal médio, apetites intensos, impulsos irresistíveis, e um estilo de personalidade competitivo e diretivo. *Vishama Agni* é encontrado naqueles que tendem para a constituição *Vata* caracterizada pela irregularidade e instabilidade tanto nas áreas física quanto psicológica, mas que são espontâneos e criativos.

Qualquer anomalia de *Agni*, esteja ela relacionada com níveis de energia *Agni* altos, baixos ou variáveis, causa a agravação e perturbação dos *doshas*. Pode-se dizer que o *Agni* anômalo (tipicamente *Mandagni*) atua como o elemento decisivo de uma série complementar de fatores causais para danificar os *doshas*, e os *doshas* danificados, por sua vez, atuam para prejudicar *Agni*. *Agni* e os *doshas* têm uma interação dinâmica e recíproca, que pode ser benéfica ou perniciosa.

Alguns contrastes característicos diferenciam *Agni* de *Pitta*. *Agni* flui para cima, é seco e fragrante. *Agni* reside no nível *sukshma* de existência. *Pitta* flui para baixo, é úmido, levemente oleoso, líquido e pode ser fétido. *Pitta* reside no nível *sthula* de existência. O *dosha Pitta* é o receptáculo biológico de *Agni*, que é energia.

Finalmente, não seria exagero dizer que *Agni,* na verdade, é mais do que apenas o fogo digestivo/metabólico. *Tejas* é a força de fogo sutil (*sukshma*), energética e mais amparada na consciência da qual surge o *dosha* biológico (*sthula*), *Pitta*. *Agni*, em certo sentido, pode ser considerado como a efetiva *chama da vida,* embora a natureza ontológica e suprema de *Agni* seja tão vasta e numinosa que desafia qualquer classificação acadêmica. *Agni*, essencialmente, designa transformação, conversão, transmutação e mudança. Na história do hinduísmo e no Ayurveda, *Agni* e o poder, quase se aproximando de proporções divinas, têm sido equiparados.

Agni pode ser considerado a energia do fogo fisiológico que mantém o corpo aquecido e em um constante estado de transformação metabólica ativa. *Agni* não apenas controla a temperatura do corpo; ele é a temperatura do corpo. À semelhança do conceito de *virya*, a potência energética de substâncias cuja origem é o *Jatharagni*, *Agni* mantém o aquecimento ideal e funcional de todo o corpo. Isso inclui a regulação adequada da temperatura a fim de limitar a proliferação exagerada de *krimi*, o antigo termo sânscrito para bactérias, vírus, fungos, parasitas e outros organismos infecciosos. Nas suas formas mais concretas, *Agni* energiza e exerce as suas ações por intermédio dos cinco subdoshas de *Pitta*. A ingestão de alimento estimula *Agni*, o que, por sua vez, ativa o funcionamento de *Pitta*, especialmente nos processos da digestão, absorção, metabolismo, transformação e assimilação.

5

Prakruti e *Vikruti*

PRAKRUTI: TIPO DE CONSTITUIÇÃO

A conceituação ayurvédica dos tipos de constituição individualizados ou *prakruti* é um pilar da teoria básica e da aplicação prática (Svoboda, 1989). Compreende-se que um indivíduo tenha três dimensões constitucionais: (1) constituição fisiológica (*dosha*), (2) corpo físico (os Elementos) e (3) o caráter psicológico, a mente (os *Maha gunas*). O seu padrão unificado, o relacionamento de todos esses juntos, constitui a *prakruti* básica do indivíduo. O padrão do seu desequilíbrio e desarmonia é chamado de *vikruti*.

O termo *prakruti* é idêntico ao termo *Prakriti*: ambos significam a primeira criação. Para diferenciar o seu uso pragmático no sistema ayurvédico, eles são escritos aqui de uma maneira diferente. *Prakriti* é o conceito metafísico que diz respeito aos primeiros indícios primordiais e contínuos dentro do Absoluto, o *Purusha*, que iniciam os primórdios de todo o resto do mundo criado.

A palavra *prakruti* refere-se especificamente à constituição psicobiológica única (anatômica, fisiológica e psicológica) de uma determinada pessoa. A *prakruti* individual se expressa em vários níveis. O primeiro é por intermédio do corpo anatômico, que é a expressão das disposições particulares dos Cinco Grandes Elementos Densos. O segundo é por meio do funcionamento fisiológico do corpo, que é uma expressão do código genético e da maneira como os *doshas* operam. O terceiro nível é por intermédio da mente, que reflete a qualidade e influência da participação da pessoa nos *Maha gunas, Sattva, Rajas* e *Tamas*. A *prakruti* de um indivíduo determina como as variedades de matéria que estruturam o corpo, as energias que regulam o seu funcionamento, e a mente são controladas. A *prakruti* reflete um padrão metabólico básico inato, a força, a fraqueza e as tendências que o material genético produz quando interage com o ambiente. *Prakruti* está intimamente associada a *Agni*, o padrão central que determina o código metabólico básico e a capacidade de transformação nos níveis físico, energético e mental do indivíduo.

Em um sentido psicológico, a compreensão do eu, por assim dizer, é equiparada à compreensão da *prakruti* da pessoa. Para manter uma saúde mental e física global, ela precisa conhecer a sua *prakruti*. Saber quais os *doshas* que predominam na constituição, por exemplo, possibilita que a pessoa faça um conjunto de escolhas de vida adequadas (*pathya*) que inclua alimentos compatíveis, atividades de estilo de vida, exercícios e uma carreira que não agravem ou aumentem indevidamente os *doshas* naturalmente dominantes. As recomendações habituais sugerem a incorporação de coisas com qualidades dóshicas opostas, mantendo desse modo o equilíbrio dos *doshas* e da *prakruti*. Além disso, saber qual dos Cinco Grandes Elementos Densos e conhecer a própria medida dos *Maha gunas* auxilia a autocompreensão.

O Ayurveda adota firmemente a proposição de que cada pessoa, embora compartilhe características humanas comuns, é essencialmente uma criação única, uma "primeira criação". A utilização do conceito *prakruti*, portanto, é uma dimensão fractal do conceito de *Prakriti*; ele implica a propriedade de autossemelhança complexa e indica a compreensão de que toda a realidade opera ontologicamente como séries de repetições dinâmicas e cíclicas. A *prakruti* individual é tão importante quanto a *Prakriti* cósmica; ambas são primeiras criações, porém em diferentes escalas de tempo e espaço. O conceito de normalidade, nesta perspectiva, define o indivíduo como o seu próprio padrão. O indivíduo é considerado normal na medida em que a sua *prakruti* está funcionando de uma maneira equilibrada e ótima de acordo com a sua configuração única e inerente.

A *prakruti* individual básica é instituída na concepção e durante o processo de gestação. Quatro fatores principais contribuem para ela: (1) *shukra beej*, os genes paternos; (2) *artav beej*, os genes maternos; (3) *ksheta* e *garbhashaya*, o estado do útero materno e a nutrição do plasma dela (*ambu*); e (4) *ritu* ou *rutu*, a estação do ano. Algumas escolas ayurvédicas de pensamento diferenciam a *prakruti* inalterável instituída no nascimento (*janma prakruti*) da *prakruti* posteriormente estabilizada (*deha prakruti*) encontrada na idade adulta.

As contribuições genéticas dos pais contêm quantidades e combinações variáveis da influência dos três *doshas, Vata, Pitta* e *Kapha* (VPK), bem como proporções definidas tanto dos Elementos primários (Éter, Ar, Fogo, Água e Terra) quanto dos *Maha gunas* (*Sattva, Rajas* e *Tamas*). Cada indivíduo tem certas proporções inatas de tudo isso. Eles constituem os parâmetros básicos "normais" de *Vata, Pitta, Kapha,* dos Elementos e dos

Maha gunas. Somente quando esses parâmetros globais ficam desequilibrados surge o estado de constituição *vikruti* (constituição temporariamente desequilibrada para um determinado indivíduo).

A *prakruti* da pessoa é tridimensional: *doshas*, Elementos e *Maha gunas.* Entretanto, por via de regra apenas o aspecto dóshico (VPK) é enfatizado, já que uma meta importante do tratamento ayurvédico é equilibrar os *doshas.* Quando a *prakruti* de um indivíduo é instituída, ele tem então uma disposição relativamente estável dos princípios VPK. Essa composição estabelecida dos princípios dóshicos é uma das partes da *prakruti* da pessoa, que determina os mecanismos fisiológicos desta última para a regulação da energia.

Por exemplo, embora todo mundo tenha *Vata, Pitta* e *Kapha*, algumas pessoas têm uma predominância do princípio *Vata* (propulsão) e somente pequenas quantidades dos princípios dóshicos *Pitta* (transformação) e *Kapha* (consolidação). Por conseguinte, essa *prakruti* seria chamada de *Vata prakruti.* Caso houvesse uma predominância de *Pitta* e *Kapha* com uma quantidade muito pequena de *Vata*, essa *prakruti* seria chamada de *Pitta/ Kapha prakruti.*

Embora cada pessoa tenha um pouco dos três *doshas* na *prakruti*, geralmente um deles predomina. A combinação da *prakruti,* embora relativamente constante, passará pelas mudanças cíclicas naturais de relativo aumento e relativa diminuição dos *doshas* constituintes que dependem da dieta, do estilo de vida, do estresse, da estação do ano e de doenças intercorrentes. As combinações efetivas possíveis são numerosas. Não seria exagero afirmar que, na realidade, existem tantas *prakrutis* individuais quanto existem pessoas. Em geral, contudo, são encontrados sete tipos básicos de *prakrutis* dóshicas. Eles são: (1) *Vata,* (2) *Pitta*, (3) *Kapha*, (4) *Vata/Pitta*, (5) *Pitta/Kapha*, (6) *Vata/Kapha* e (7) *Vata/Pitta/Kapha.*

O conceito de *prakruti* tem implicações morfológicas e funcionais. Como a *prakruti* designa o tipo e a constituição do corpo da pessoa, a aparência física, a estrutura e as tendências metabólicas inatas que são produzidas contribuem de maneiras características para as reações instintivas provocadas no indivíduo por todas as variedades de estímulos externos e internos. A *prakruti* determina, em parte, a atração da pessoa por estímulos sensoriais, alimentos, ideias e assim por diante. Além disso, a *prakruti* configura como estes são assimilados e processados tanto física quanto psicologicamente. A *prakruti* tem sido chamada de "primeira natureza" do indivíduo. Isso implica a reação determinada e automática da pessoa ao ambiente. Pode periodicamente produzir distúrbios negativos ao longo do tempo, já que o crescimento, a amadurecimento e o desenvolvimento mudam com as diversas situações ambientais. No Ayurveda, eles são reconhecidos e abordados. Uma interpretação ayurvédica de *prakruti*, que inclui um reconhecimento correto das verdadeiras necessidades e de como lidar com elas, produz o que tem sido chamado de "segunda natureza" da pessoa. Esta segunda natureza pode ser considerada como a capacidade inteligentemente desenvolvida de controlar as inclinações mais indisciplinadas e automáticas da primeira natureza da pessoa.

No Ayurveda, considera-se que o indivíduo tenha uma faculdade inata para a diferenciação correta, o aspecto *Buddhi*. Isso tem o respaldo do *Sattva Maha guna* e do *Tejas* adequado. O corpo (*sthula sharira*), na realidade, tende a reagir aos eventos da vida dessa maneira correta inatamente programada. As falhas, erros e deficiências de julgamento, contudo, que geralmente prevalecem, são função de *Manas* ou mente. A mente, neste sentido, diz respeito à inclinação humana mais indisciplinada e que busca indiscriminadamente o prazer. Isso reflete o excesso de *Tamas Maha guna*. O sistema do Ayurveda ajuda a educar a pessoa a ficar ciente dessas influências físicas e mentais. A subjugação da mente e o desenvolvimento de poderes de diferenciação inteligentes resultam disso. A *prakruti* ou predileção constitucional da pessoa, portanto, não predetermina totalmente as preferências e equilíbrios ou desequilíbrios dóshicos subsequentes. *Prakruti* determina um tom psicofisiológico que pode ser modulado pelas interações experimentais entre ela própria e o ambiente. Embora a *prakruti* do indivíduo tenha inclinações inatas, a capacidade de escolher seletivamente diferentes opções como alimentos ou hábitos de estilo de vida possibilitam que ele experimente uma considerável flexibilidade na vida do dia a dia.

CARACTERÍSTICAS CONSTITUCIONAIS

I. *Dosha prakruti: prakruti* fisiológica e metabólica

Prakruti é formada por misturas variadas de *Vata, Pitta* e *Kapha*, e a *prakruti* exclusiva do indivíduo reflete as diversas qualidades funcionais inerentes nesse tipo dóshico constitucional. Uma intensa atenção a essa *prakruti* dóshica é a consideração central e principal que permeia todo o Ayurveda.

Como todos os tipos *prakruti* contêm alguma proporção de todos os três *doshas*, e como a predominância dóshica poderá não conter cada um dos atributos característicos desse *dosha* (*gurvadi gunas*), a expressão *prakruti* de cada indivíduo contém uma gradação e um tom nuançado. A *prakruti* global possui três domínios básicos de expressão: (1) físico, (2) fisiológico e (3) psicológico, que juntos contribuem para a quase infinita variedade de expressões *prakruti* individuais. *Dosha prakruti,* a dimensão fisiológica, será discutida aqui, e também conterá aspectos das suas inextricáveis dimensões físicas e psicológicas. Com isso em mente, um resumo geral das sete conformações básicas do *dosha prakruti* é examinado.

Prakruti com predominância de *Vata*

Vata prakruti possui os atributos básicos do *dosha Vata*: fria, seca, leve, sutil, móvel e instável, aguçada e rápida, dura, áspera e clara. O excesso de *Vata* causa a constrição (*sanchoc*) e o espasmo tanto mental quanto fisicamente. As características físicas associadas àqueles que têm predominância de *Vata* são a tendência para o corpo magro, a estrutura pequena, articulações protuberantes e que estalam, dentes tortos ou irregulares, olhos pequenos, membros frios e pele seca. O metabolismo variável e irregular característico dos tipos *Vata* contribui para isso. O sono pode ser leve e de curta duração. A atividade física é irregular e pode ocorrer ímpetos de excesso *versus* pouca atividade. Podem ocorrer a inquietação e baixa perseverança. A qualidade da voz pode ser fanhosa e ter pouca força. Os tipos *Vata* em geral falam muito. Eles têm dificuldade para adormecer e permanecer adormecidos. O apetite e a digestão também são irregulares, e há uma tendência para a prisão de ventre. Há uma preferência por climas mais quentes e aversão pelo frio. O cheiro do corpo e o suor são mínimos. As mulheres podem ter ciclos menstruais irregulares. Dizem que o impulso sexual e a libido se caracterizam por muita imaginação, excessos intermitentes e uma fertilidade mais baixa do que a média. Em comparação com os outros tipos dóshicos, existe uma susceptibilidade significativamente maior para a doença, e acredita-se que o tempo de vida seja relativamente mais curto. As manifestações de doenças tende a incluir a dor, a artrite, problemas neurológicos e a propensão para distúrbios mentais.

Entre as características cognitivas de *Vata* estão a vivacidade excepcional e o funcionamento mental rápido e ativo. As novas ideias são rapidamente compreendidas, mas esquecidas com a mesma rapidez.

Entre as características psicológicas da constituição *Vata* estão a criatividade, o frescor e o entusiasmo. Os tipos *Vata* podem ser emocionalmente sensíveis, irritáveis, inconstantes, inquietos, impulsivos e agitados. Eles podem ter uma tendência para a ansiedade e o medo (*bhaya*). Muitas novas atividades são iniciadas, mas como a concentração geralmente é inconstante e difícil de manter, eles frequentemente deixam de concluir os empreendimentos. Por fim, há uma tendência para a ambivalência e a indecisão.

Prakruti com predominância de *Pitta*

Pitta prakruti possui atributos característicos do *dosha Pitta*: quente, levemente oleosa, sutil, inconstante e firme, aguçada e penetrante, branda, suave, clara, fluente e insidiosamente progressiva. As características físicas de *Pitta prakruti* incluem uma constituição física moderada, pele clara ou avermelhada e quente (*chaya*), cabelo fino e ralo, e uma tendência para ter verrugas e sardas. O apetite é geralmente forte e a digestão boa. Pode haver problemas com a hiperacidez gástrica. A defecação é regular, mas pode ser solta; às vezes, o calor de *Pitta* pode causar prisão de ventre. O sono é profundo e de média duração. Existe a tendência para o suor e um odor corporal mais pronunciado. Há uma aversão pelo tempo quente e úmido, e uma preferência pelo frio. O desejo sexual é moderado e a sua gratificação é capaz de ser equilibrada; a fertilidade é média. Acredita-se que o tempo de vida seja moderado. Entre as doenças para as quais os tipos *Pitta prakruti* têm propensão estão as manifestações de estados inflamatórios, febres, hiperacidez, hipertensão, e problemas no fígado e no sangue.

As características cognitivas de *Pitta* incluem uma faculdade intelectual aguçada e penetrante com pouca ambivalência. Os tipos *Pitta* tendem a ser muito bem organizados e metódicos, e a ter um estilo controlador.

Entre as características psicológicas dos tipos *Pitta* estão uma mentalidade audaciosa, concentrada, corajosa e intensa com fortes qualidades de liderança. Existe uma tendência para a competitividade e a avaliação crítica. Emocionalmente, os tipos *Pitta* podem ser exigentes, irritáveis, temperamentais e buscar a dominância nos relacionamentos e nos grupos.

Prakruti com predominância de *Kapha*

Kapha prakruti tem propriedades do *dosha Kapha*: fria, úmida, pesada, grosseira, compacta, embotada, branda, suave, viscosa e densa. Entre as características físicas estão a constituição física sólida e pesada, uma boa musculatura, a tendência para a obesidade e a gordura subcutânea, pele macia e oleosa, cabelo grosso, escuro e ondulado, olhos grandes e suaves, e dentes brancos, grandes, perolados e uniformes. O apetite é vigoroso, a digestão é lenta e a eliminação é regular. Embora exista uma tendência pronunciada para a letargia e a preguiça, o vigor físico é excelente, bem como a saúde em geral. Há uma tendência para dormir muito; o sono é pesado e profundo. Existe uma aversão pelos climas frios e úmidos. *Kapha prakruti* experimenta um desejo sexual uniforme, que é tipicamente muito forte. A excitação sexual sustentada é facilmente alcançada. A fertilidade em geral é excelente. Acredita-se que o tempo de vida seja muito longo. A predisposição para doenças inclui manifestações de distúrbios respiratórios, edema, hipercolesterolemias, obesidade e tumores.

As características cognitivas refletem lentidão para o aprendizado mas uma excelente memória a longo prazo. As atividades intelectuais não são especialmente procuradas, já que o aprendizado requer esforço e repetição, o que não é característico do estilo *Kapha*.

Entre as características emocionais de *Kapha prakruti* estão um estilo calmo, tranquilo e firme. Há muita paciência, perseverança e compaixão. Essas pessoas tendem a ser generosas, afetuosas, amorosas, tolerantes, conservadoras e leais. Falam claramente e sem pressa. Quando excessivo, os tipos *Kapha* tendem para a possessividade, o apego, a ganância, a depressão e a letargia.

Prakruti Vata/Pitta

Vata/Pitta prakruti compartilha características dos seus dois *doshas*. A constituição pode ser levemente mais musculosa do que a da pessoa *Vata* com tendões fortes. Elas podem ser gregárias, amigáveis e faladoras. A digestão é boa, possuindo uma qualidade mais regular. A possível tendência motivada por *Vata* para o vício poderá se expressar como a pessoa medicando a si mesma com remédios controlados ou drogas ilícitas; isso pode ser acentuado pela tendência de *Pitta* para o desejo de intensificar as experiências. As suas atividades diárias encerram uma qualidade mais energética e concentrada.

Prakruti Pitta/Kapha

Esta *prakruti* combina a agudeza penetrante do *dosha Pitta* com a estabilidade e a uniformidade do *dosha Kapha*. A constituição física é mais musculosa e sólida. O nível de energia é elevado e sustentável. No entanto, pode haver uma tendência para uma confiança excessiva injustificável.

Prakruti Vata/Kapha

Vata/Kapha pode ser rápido e eficiente bem como firme e determinado de uma maneira mais regular. Pode ocorrer alguma anomalia na digestão devido à predominância do atributo frio comum tanto a *Vata* quanto a *Kapha*, bem como uma acentuada intolerância aos climas frios.

Prakruti Vata/Pitta/Kapha

Este tipo com *dosha* triplo é chamado de *sama prakruti*. Quando está em equilíbrio, esta *prakruti* possui as características ideais dos três doshas. No entanto, este tipo de constituição não é comum.

DISTINÇÕES MAIS SUTIS DE *PRAKRUTI*

A conceitualização básica de *prakruti*, por mais simples que pareça ser, não é, na realidade, simplista. Existem graus mais sutis de diferenciação que levam em consideração aspectos do indivíduo através do espectro metafísico-físico.

II. *Prakruti* física e os cinco elementos

Prakruti como descrita até aqui tem levado em consideração a composição dóshica que reflete tendências fisiológicas específicas. Em comparação, a constituição estrutural e morfológica do corpo físico pode ser compreendida de uma maneira mais detalhada a partir da perspectiva dos *Pancha Mahabhutanis*, os Cinco Grandes Elementos Densos (Éter, Ar, Fogo, Água e Terra).

É preciso lembrar que a conceituação ayurvédica dos Elementos vai além de uma designação de eles serem meramente agrupamentos de átomos materiais. Ela inclui as operações transcendentes adicionais deles que consistem de uma multidão de tendências inatas implícitas que transmitem atributos característicos e duradouros funcionais, de forma e de conteúdo às substâncias que elas compõem. Os Cinco Grandes Elementos Densos (*Mahabhutanis*) podem ser concebidos como um conjunto de "emblemas" com os quais todas as coisas no universo criado estão compostas e organizadas em padrões, que podem ser percebidos.

Cada indivíduo tem a predominância de um ou mais dos Elementos do grupo primário de cinco, os Cinco Grandes Elementos Densos. Cada um dos Elementos do grupo de cinco está associado a características diferenciadas que são mais evidentes no nível físico, material, embora esses Elementos também transmitam características psicológicas. É preciso lembrar que os próprios *doshas* individuais são combinações de Elementos primários específicos. A operação dos *doshas* é determinada, em parte, pela proporção dos Elementos que eles contêm. *Vata* é composto por uma predominância de Éter e Ar, *Pitta* tem predominância de Fogo e Água, e *Kapha* tem predominância de Água e do Elemento Terra.

1. ***Akasha***, ou o Elemento Éter, está associado a características grandes, espaçosas e majestosas. Traços físicos muito grandes como orelhas ou uma estrutura óssea excessivamente grande, por exemplo, sugerem a predominância do Éter no corpo. Aberturas externas do corpo grandes como os ouvidos, os olhos e as narinas são características do Elemento Éter. Aqueles que têm predominância de Éter têm órgãos internos que são bem diferenciados; os seus espaços corporais internos, as cavidades torácica e abdominal, por exemplo, podem ser grandes. Os espaços intercelulares podem ocupar uma área maior. Essa configuração espacial maior contribui para um potencial aumentado para o movimento e a mudança. As sensibilidades auditiva e sonora estão associadas ao Éter, de modo que são mais proeminentes, assim como também o é a força da faculdade da fala. As áreas fracas na constituição do corpo incluem a tendência para a dilatação, manifestando-se potencialmente em problemas cardíacos (insuficiência cardíaca congestiva) e pulmonares (enfisema). O zumbido no ouvido também pode estar presente. Qualidades psicológicas que são expansivas, altamente intuitivas e refletem valores elevados e padrões morais também são características, especialmente porque o *Maha guna* sátvico é predominante. *Sattva* é a tendência inata em *Prakriti*, a criação em todas as suas manifestações, para a pureza, o equilíbrio, a coerência, a inteligência e a espiritualidade.

2. ***Vayu***, ou o Elemento Ar, está associado a uma grande mobilidade, dinamismo e amorfia. A aparência física manifesta uma pele clara, rosada, seca e áspera, que pode ainda ser fina e mostrar vasos sanguíneos, tendões e articulações proeminentes. As articulações apresentam um som característico de estalo comumente chamado de "articulações que estalam". Aqueles que têm predominância do Elemento Ar podem ser excessivamente ativos e facilmente ficar exaustos. O sono deles é leve. Além de ter a atenção facilmente desviada, as possíveis fraquezas incluem a susceptibilidade ao frio, vários distúrbios neuromusculares, nevralgia, artrite e tendência para prisão de ventre. *Prana* e *Vayu* estão intimamente relacionados e produzem um sentido bem desenvolvido do tato e um talento para a cura. O *guna* rajásico está ativo neste elemento. *Rajas* é o *Maha guna* dentro de *Prakriti* que está associado à turbulência, estimulação e atividade.

3. ***Tejas*** ou ***Agni***, o Elemento Fogo, está associado à transformação, à mudança, à conversão e à percepção visual. A intensidade e a penetração estão associadas com predominância desse Elemento. Aqueles que têm predominância de *Tejas* parecem brilhantes, luminosos e a sua pele pode ter um matiz rosado. Eles não toleram bem o calor e têm o sono leve porém satisfatório. Eles são altamente inteligentes, organizados, controladores, competitivos, um tanto impacientes, e se esforçam para alcançar o sucesso e a realização. Quando doentes, sofrem de problemas inflamatórios, hiperacidez, úlceras,

hipertensão e têm tendência para distúrbios hematológicos. O seu sentido da visão é particularmente aguçado. *Sattva* e *Rajas* são os *Maha gunas* predominantes.

4. ***Ap*** ou ***Jala***, o Elemento Água, é definido por características líquidas, fluentes e capazes de assumir múltiplas formas sem perder a identidade. Aqueles que têm predominância do Elemento Água parecem ter a pele clara e pálida, com um corpo macio, suave, um tanto "rechonchudo" e frio ao toque. O seu cabelo é macio e ondulado; eles parecem bem nutridos e "úmidos". São particularmente afetuosos e amorosos, e o seu impulso sexual é forte. A faculdade sensorial do paladar pode estar fortemente desenvolvida. Quando desequilibrados, eles têm tendência para distúrbios congestivos como resfriados, sinusite e asma. Podem desenvolver edema e contrair diabetes. *Rajas* e *Tamas* são dominantes. *Tamas* é o *Maha guna* associado à inércia, coesão, densidade e materialidade.

5. ***Prithvi***, o Elemento Terra, é uma substância sólida, densa, rígida e relativamente inerte. Isso se manifesta em uma aparência física que é "terrestre" com um desenvolvimento muscular e ósseo grande e pesado. A pele pode tender a ter um tom moreno, um pouco escuro. Embora a sua conduta em geral seja lenta e um tanto letárgica, eles tendem a ser calmos e estáveis. Precisam de uma quantidade de sono maior do que a média. Aqueles com um Elemento Terra dominante tendem a ser tolerantes e capazes de ter ligações profundas e duradouras. Com um complemento tão forte do Elemento mais material, existe uma susceptibilidade a tumores ósseos e musculares. O sentido olfativo pode ser particularmente bem desenvolvido. Essas pessoas são mais tamásicas por natureza. *Tamas* é dominante.

III. *Prakruti* psicológica e os *Maha gunas*

A predominância da qualidade de um ou mais dos três *Maha gunas* ou *Trigunas* (*Sattva, Rajas* e *Tamas*) na ocasião do nascimento contribui para a constituição psicológica do indivíduo. O cultivo da consciência mais tarde na vida contribui fortemente para a psicologia da pessoa e para a dominância de um ou mais dos *Maha gunas*. Os *Maha gunas* nunca podem existir isoladamente na natureza; eles estão sempre presentes em diferentes miscigenações, o que confere uma infinita variedade às substâncias que eles impregnam. As nuances de temperamento e de um estilo de caráter global são praticamente ilimitadas e resistem a uma classificação adequada. No entanto, será apresentada uma descrição geral dos principais atributos de várias subdivisões das três principais constituições dóshicas a fim de sugerir um entendimento aproximado da noção ayurvédica de alguns tipos psicológicos da *prakruti*. As qualidades sátvicas (puras) são primárias e promovem o movimento em direção a uma maior consciência. As qualidades rajásicas (turbulência) e tamásicas (embotadoras), apesar de importantes, necessárias e reguladoras, tendem a expandir menos a consciência.

Prakruti psicológica *Vata*

O complemento sátvico fornece uma energia positiva com características que incluem a harmonia, o equilíbrio, a adaptabilidade, fortes qualidades de cura, compreensão rápida, e um sentimento geral de jovialidade, felicidade e frescor. Este é o domínio mental mais próximo da consciência pura. A essência sutil de *Vata* é *Prana*. Quando o *Maha guna Sattva* é cultivado, *Prana*, a força vital, se expande de uma maneira destacada. Ele transmite uma energia que melhora a qualidade de vida e otimiza a força de vontade saudável e a retidão psicológica. A dominância da essência sutil de *Pitta*, que é *Tejas*, e a de *Kapha*, que é *Ojas*, também crescem.

O componente rajásico, apesar de fornecer a força propulsora do entusiasmo, da criação original e da inovação, pode criar, nos momentos desequilíbrio, uma dinâmica perturbadora geral que inclui características de ansiedade, insegurança, agitação, inconstância, susceptibilidade para explodir, impulsividade, desatenção, indecisão, mania, loquacidade, comportamento antagônico, irresponsabilidade e insônia.

O *Maha guna* tamásico, nos estados de desequilíbrio, pode ter a tendência de produzir *medo*, depressão, desonestidade, tédio, e propensão para o vício de drogas, perversão sexual e outros distúrbios mentais.

Prakruti psicológica *Pitta*

O complemento sátvico cria a inteligência perspicaz (*prajna*), clareza de consciência, lucidez, avaliação responsável, harmonia, coragem, competência organizacional, autodisciplina, força de vontade e liderança. Atitudes amorosas e a empatia também surgem do *Pitta* sátvico. Quando o *Maha guna Sattva* é cultivado, a essência sutil de *Pitta*, que é *Tejas*, alcança uma proeminência excepcional. *Tejas* traz consigo a inteligência penetrante, a luminosidade e poderes aguçados de discernimento. A essência sutil de *Vata,* que é *Prana*, e a de *Kapha*, que é *Ojas*, também se intensificam.

O *Maha guna* rajásico pode introduzir turbulência, competitividade, tendências ambiciosas e dominadoras, manipulação, irritabilidade, resistência, raiva exagerada, *inveja*, orgulho, narcisismo e desejo luxurioso. A qualidade insidiosamente progressiva de *Pitta* se manifesta como uma debilitação dissimulada dos esforços produtivos dos outros. Isso é inveja.

Analogamente, em um estado de desequilíbrio, o componente tamásico pode despertar o ódio, a violência, a destrutividade e a propensão para atividades criminosas. Quando não têm oposição de *Sattva*, *Tamas* aliado a *Rajas* traz confusão.

Prakruti psicológica *Kapha*

O *guna* sátvico cria uma qualidade de harmonia, calma, serenidade, paz de espírito, compaixão (*karuna*), empatia, devoção, carinho e apoio, afeto, devoção, a capacidade de perdoar, estabilidade e força. Quando o *Maha guna Sattva* é cultivado, a essência sutil de *Kapha*, que é *Ojas,* se fortalece. *Ojas* transmite confiança, serenidade mental, paz de espírito e assentamento seguro. A essência sutil de *Vata*, que é *Prana*, e a de *Pitta*, que é *Tejas*, também são realçadas.

O componente rajásico pode acentuar as qualidades de um apego exagerado, materialismo, ganância, luxúria gananciosa e ciúme.

O componente tamásico pode produzir uma rudeza exagerada, letargia, preguiça, compreensão embotada, apatia, tédio, procrastinação e depressão grave.

ANTIGA CLASSIFICAÇÃO AYURVÉDICA DA *PRAKRUTI* PSICOLÓGICA

Os antigos textos ayurvédicos descrevem sete tipos psicológicos ou *prakruti* sátvicos, seis tipos rajásicos e três tipos tamásicos. Eles costumam se basear, em parte, em figuras culturais, arquetípicas, religiosas e mitológicas. Esse tipo de categorização não é geralmente feita hoje em dia em avaliações iniciais. Segue-se, no entanto, uma descrição muito breve que é de interesse histórico.

1. Tipos *prakruti* sátvicos: todas as pessoas sátvicas possuem fortes atributos de inteligência, pureza, clareza e equilíbrio. *Brahma prakruti* demonstra características de pureza, sinceridade, respeito e profunda inteligência. *Mahendra prakruti,* modelada a partir da figura Indra, exibe uma audaciosa liderança, coragem, bravura, poder, obediência e devoção. *Varuna prakruti* tem fortes faculdades de integração, regulação, tolerância, paciência, linguagem agradável, prefere o frio e está associada à água. *Kaubera prakruti* é versada em acumular riqueza e implementar ideias. *Gandharva prakruti* aprecia a beleza, a dança e as fragrâncias refinadas. *Yama prakruti* é destemida (*abhaya*), pura, uma pessoa de ação, praticante da propriedade da ação oportuna e demonstra serenidade mental. *Asra prakruti*, no espírito dos *rishis*, demonstra um desenvolvimento intelectual e espiritual

equilibrado e constante; ela reflete um comportamento responsável, leal e disciplinado para o eu e para o bem-estar do grupo social.

2. Tipos *prakruti* rajásicos: todos os tipos *prakruti* rajásicos possuem um forte desejo, ímpeto, ambição e inveja. *Asura prakruti* é solitária, um tanto hedonista e intimidante. *Sarpa prakruti* é inteligente, mas pode ser insincera e enganadora. *Sakuna prakruti* demonstra instabilidade, raiva e indulgência excessiva com relação ao alimento e ao comportamento sexual. *Raksasa prakruti* exibe uma raiva e inveja muito intensas, irreligiosidade e arrogância. *Paisaca prakruti* é audaciosa, ousada, amorosa e tem deficiência de vergonha. *Praita prakruti* é egoísta, gananciosa, preguiçosa, irritável e bastante infeliz devido ao excesso de inveja, ciúme e ganância.
3. Tipos *prakruti* tamásicos: todos os tipos *prakruti* tamásicos compartilham uma base pouco inteligente, embotamento, letargia e uma tendência para o excesso de indulgência. *Pasava prakruti* é muito embotada, lerda, incapaz de seguir instruções, e excessivamente indulgente com relação ao sono e à atividade sexual. *Matysa prakruti* é insensata, covarde, interpessoalmente agressiva, instável e dizem que aprecia a água. *Vanaspatya prakruti* exibe traços vegetativos como ser sedentária e carecer da atenção às metas Védicas recomendadas do *dharma* (responsabilidade e virtude), *artha* (trabalhar por alimento, roupas e abrigo), *kama* (prazer saudável) e *Moksha* (a liberdade da autorrealização).

AVALIAÇÃO GLOBAL DA *PRAKRUTI*

A avaliação da *prakruti* de um indivíduo constitui o primeiro passo no processo de avaliação ayurvédico. A *prakruti* é geralmente encarada como uma estimativa da constituição dóshica que regula o funcionamento metabólico. Uma análise mais abrangente produz um espectro de tipos constitucionais altamente individualizado que é abrangente e inclui subgrupos anatômicos, fisiológicos e psicológicos. A constituição do corpo físico tem predominância de um ou mais dos Elementos primários. Isso transmite as qualidades especiais características dessa predominância Elementar. A constituição que reflete o funcionamento fisiológico é determinada pela predominância do *dosha*. Isto, também, tem na sua base uma dominância subjacente das características dos Elementos exclusivas desses respectivos *doshas* predominantes. Por meio do diagnóstico do pulso, que será discutido mais tarde, é possível determinar a predominância de um subdosha, o que conferiria mais especificidade à avaliação global da *prakruti*. Finalmente, a *prakruti* também encerra uma dimensão psicológica importante. A dominância e a qualidade dos *Maha gunas* determinam essas tendências psicológicas.

O Ayurveda reconhece a individualidade de cada pessoa. Uma análise abrangente da *prakruti* revela a especificidade detalhada da constituição. Encontramos variações no tipo de corpo e no tipo psicológico, por exemplo, *Kapha dosha prakruti* com *Manas* tendo uma qualidade rajásica e tamásica. Uma pessoa assim, por exemplo, teria um corpo robusto e bem nutrido, e uma mente que algumas vezes é compulsiva e em outras é letárgica. A concepção da *prakruti,* por conseguinte, deve ser compreendida como indicando uma forma operacional que atua como um padrão ou modelo para processar as informações que entram a partir dos ambientes e estados subjetivos em constante transformação que cada indivíduo experimenta. A influência do ambiente e as intenções e ações de uma pessoa em conjunto fazem com que o aprendizado, a percepção intuitiva e a mudança ocorram. O cultivo da consciência requer um trabalho ativo e intencional a fim de que a mudança se desenvolva com o tempo. Isso tende a resultar em um número praticamente infinito de tipos constitucionais e possíveis reações, e elimina a ideia de um sistema definido e rigidamente determinado.

INTENSIFICAÇÃO SÁTVICA

Um princípio básico no Ayurveda é promover o desenvolvimento de qualidades sátvicas (puras) e regular o equilíbrio das tendências rajásicas (turbulentas) e tamásicas (embotadoras). A perspectiva *BioPsicoEspiritual* leva em consideração a *prakruti* em todos os níveis: físico, fisiológico, mental e espiritual. *Sattva* e a espiritualidade, o refinamento da consciência, caminham juntos lado a lado.

Entre os atributos sátvicos estão a consciência expandida e refinada, inteligência, compaixão, pureza, equilíbrio, integração, serenidade mental e emocional, confiabilidade e a inclinação para um estilo de vida saudável. Na medida em que uma única palavra possa oferecer uma aproximação do profundo significado de *Sattva*, embora talvez excessivamente simplificada, o termo benevolência é sugerido. Entre as tendências rajásicas, especialmente quando negativas, estão a experiência exagerada do desejo, a luxúria, a concupiscência, a raiva e o cinismo. As qualidades tamásicas, quando desprovidas da moderação sátvica, tendem para a inércia, concretude, avareza, depressão, medo, ignorância e violência. A intensificação sátvica reforça a integração *BioPsicoEspiritual* da pessoa.

VIKRUTI

Prakruti diz respeito ao padrão específico Elementar, dóshico, e de *Maha guna* que compõe a constituição ou tipo de corpo normal básico. Quando a *prakruti* básica reflete o funcionamento normal saudável de cada um dos seus *doshas* componentes sozinhos e no seu estado combinado junto com o *status* Elementar e os *Maha gunas* adequados, essa condição de equilíbrio é a condição de saúde (*swastha*). Quando a *prakruti* global fica perturbada, especialmente quando os *doshas* qualitativamente se agravam, se acumulam excessivamente, declinam e se tornam deficientes, ou interagem negativamente entre si, a *prakruti*, agora, é chamada de *vikruti*, o estado de desequilíbrio da constituição de um indivíduo. Esse padrão de desarmonia e desequilíbrio (*vyadhi*) é o assunto do diagnóstico e do tratamento ayurvédico.

A condição *vikruti* é comum e reflete o estado em rápida transformação dos *doshas*. Esses desequilíbrios podem resultar da alimentação, do estilo de vida, do estresse, da idade e das mudanças sazonais. Podem ser temporários e durar alguns dias ou semanas, ou se acumular ao longo das estações e durar anos. Os desequilíbrios dóshicos normalmente acompanham desequilíbrios nas dimensões Elementares e dos *Maha gunas* da *prakruti* global. Uma meta importante do Ayurveda é avaliar a *prakruti* básica, avaliar o estado desequilibrado atual, o *vikruti*, e restaurar o funcionamento ideal de cada *dosha* e o equilíbrio adequado do funcionamento global dos *doshas* individualmente e quando eles interagem em conjunto. A visão ayurvédica da saúde e da doença, da manutenção da saúde, da profilaxia da doença e do tratamento aborda essas questões.

6

A Saúde e o Processo da Doença. I

CONCEITOS DE SAÚDE E DOENÇA

O conceito de saúde e bem-estar (*swastha*) no Ayurveda se apoia na ideia de promover o funcionamento equilibrado e normal dos *doshas*, ou seja, devolver o equilíbrio à *prakruti* quando ocorrerem estados de desequilíbrio constitucional (*vikruti*). O funcionamento ideal de cada *dosha* no corpo cria uma condição homeostática que conduz à saúde e ao bem-estar globais. O Ayurveda encara a saúde como um estado abrangente de equilíbrio físico, mental e espiritual que inclui a qualidade, quantidade e funcionamento ideais dos *doshas*, *dhatus* (tecidos), *srotas* (canais), *malas* (produtos residuais), *Agni* (fogo digestivo) e *Ojas* (sistema imunológico).

A doença é encarada com um estado de desequilíbrio (*vyadhi*) de dimensões componentes em todos os níveis, físico, mental e espiritual, que quando integrados compõem toda a pessoa. Dentro de um indivíduo, a doença se estabelece quando o *Agni* é danificado. Múltiplos fatores, tanto dentro quanto fora da pessoa, contribuem para o *Agni* danificado. *Agni* é o fogo da transformação, da digestão e da mudança dentro de cada aspecto do indivíduo.

Subsequentemente, desequilíbrios nos *doshas* produzem outras anomalias no funcionamento do *Agni*, nos canais, nos tecidos e órgãos, nos produtos residuais e no sistema imunológico. Os termos para a doença são *roga* e *amaya*. O termo comumente usado *roga* designa aquilo que causa dor e deriva do radical sânscrito *ruj* que significa dor.

A palavra *duhkha* designa sofrimento e geralmente acompanha as descrições de saúde deficiente e doença. Ela representa uma suposição budista fundamental e ayurvédica altamente significativa. A existência do homem e da mulher no mundo criado parece estar inextricavelmente ligada a ciclos flutuantes de prazer e desprazer. O polo negativo destes abrange uma vasta amplitude experimental que vai do desprazer, desconforto, desagrado, descontentamento e infelicidade à dor, sofrimento, aflição e angústia. Por conseguinte, os conceitos de doença e *duhkha* refletem uma desarmonia na integridade da pessoa enquanto ser *BioPsicoEspiritual*.

O antônimo de *duhkha* é *sukha*, que é traduzido como felicidade, benignidade ou agradabilidade. Dizem que Charaka, o famoso luminar ayurvédico, descreveu a doença como a condição na qual o "bem-estar" desaparece. Essa sensação é compreensível, já que o radical *kha* sugere um espaço (semelhante à noção do Éter ou *Akasha*) dentro do corpo, e *su* sugere um estado positivo ou favorável, uma condição de bem-estar. O termo *sukha* implica que os espaços corporais como os canais estão em uma condição positiva ou favorável.

O conceito de saúde no Ayurveda também implica a condição de totalidade. Esta conceituação tem várias conotações como a incluída no termo *samhita* que significa compêndio integrado, e no termo *advaita* que quer dizer não dualidade. Uma vez que a prática médica do Ayurveda, como indica o seu nome, deriva da antiga tradição dos *Vedas*, uma importante dimensão metafísica do conceito de saúde é fundamental e complementa a sua designação biológica.

A essência do conceito ayurvédico de saúde contém a ideia de que a qualidade da nossa consciência deveria refletir totalidade, clareza, coerência e integração. Consciência aqui designa a experiência mais íntima da percepção, que vai além de uma descrição meramente neurológica de vigilância, orientação e a capacidade cognitiva de concentração. A definição de doença na visão ayurvédica sugere que qualquer condição de consciência danificada implica um estado de desequilíbrio e algum grau de doença, infelicidade, disforia, mal-estar, anseio e um desejo de satisfazer necessidades insatisfeitas. Essa perspectiva demonstra a base espiritual intrínseca do pensamento ayurvédico. Embora o Ayurveda na teoria e na prática enfatize a dimensão física do homem, um entendimento espiritual essencial, baseado na consciência, permanece como o seu lastro central.

AS TRÊS CAUSAS UNIVERSAIS DE TODAS AS DOENÇAS

O Ayurveda descreve três causas comuns predominantes que contribuem para todas as doenças. Elas são (1) *Prajna-aparadha,* (2) *Kala-Parinama* e (3) *Asatmyendriyartha Samyoga.*

Prajna-aparadha

Prajna-aparadha é um conceito que é alternadamente traduzido como *o erro do intelecto, transgressão volitiva* ou *um erro na sabedoria*; ele é a perda da memória da unidade. Essa cegueira cognitiva preestabelecida é perpetuada, em parte, pelo hábito/habituação coercitivo ao longo do tempo, por exemplo, repetindo o mesmo pensamento e comportamentos estereotipados de uma maneira reflexa, automática sem pausa, introspecção e reflexão contemplativa.

A manifestação do homem no mundo material de carne e osso constitui o seu potencial para redescobrir a unidade intrínseca dentro da diversidade por meio de esforços de reparação, restauração e do desenvolvimento de expansões cada vez maiores da consciência. Este é o significado de *Moksha* (liberação) e *samadhi* (iluminação). *Prajna-aparadha* é a condição humana universal marcada por uma negligência difundida ou esquecimento da interligação anteriormente mencionada da unidade essencial do espírito e da matéria. Considerando-se que o estado original de toda a existência seja de consciência pura, o nascimento no mundo nos faz esquecer as nossas origens. Quase todas as pessoas são distraídas pela crença de que apenas os aspectos convencionalmente discerníveis, materiais, da experiência existem e, por conseguinte, devem constituir integralmente a realidade. A suposição de que o homem é, de fato, uma combinação integral de matéria e espírito em um enorme, quase inefável, universo de matéria e espírito é a base para postular a causa subjacente dessa distorção cognitiva.

Na visão ayurvédica, as realidades materiais não são compreendidas como sendo falsas ou mesmo "más". *Prajna-aparadha* mantém uma amnésia cotidiana cujas consequências resultam no esquecimento do campo integrado da existência, da consciência no âmago da matéria. A cognição comum influenciada por *Manas* (mente) experimenta a vida como *Viparita-Bhavana,* ou seja, com a convicção errônea de que o mundo visível das aparências é a única realidade. Esta condição admitida é explicada pela influência de *Manas* em *Buddhi* (o intelecto seletivo). Intrínseco à natureza de *Manas* está o embotamento da clareza de *Buddhi*. O termo epistemológico em sânscrito para essa interpretação errônea é *avidya*, que é aproximadamente traduzido como ignorância. A interpretação ilusória da realidade que resulta disso torna-se formalizada no termo sânscrito *Maya,* que significa que o mundo como é normalmente vivenciado é uma grande ilusão.

A importância fundamental de *Prajna-aparadha* reside no fato de que a presença de *Manas* tende a produzir uma mentalidade incorreta. Esta é a origem das deturpações do desejo que repetidamente buscam o prazer de uma maneira quase automática. A consequência disso é a tendência habitual de fazer escolhas erradas e prejudiciais. Nesta perspectiva, as escolhas erradas são, em última análise, causadas pela poderosa influência de *Prajna-aparadha* na operação de *Manas*. O funcionamento de *Manas* é praticamente sinônimo de "desejo" (*mara, raga, trishna* e *iccha*) em quase todos os sentidos.

A tendência natural, automática, de *Manas* é desviar a atenção para os extremos. Esses extremos principais são pontos próximos das extremidades do espectro da gratificação dos desejos e da renúncia. *Manas* está sempre tentado a buscar os opostos. Na realidade, o caminho do meio equivale a suicídio para *Manas*. Ao desejar a vida, *Manas* evita o meio.

O que precisa ser claramente compreendido, ou até mesmo enfatizado, é que *Manas*, em si, não é intrinsecamente má ou nociva. *Manas* pode ser considerada o cartão de visita do homem, o bilhete de ingresso, e a chave para liberar a entrada para o mundo manifestado como é normalmente vivenciado. Neste sentido, *Manas* é neutra; funciona como um instrumento que proporciona um amplo acesso a um mundo que pode ser vivenciado de um modo perceptivo, sensorial e sensual. Ela oferece informações e oportunidades que a pessoa é livre para processar de um número ilimitado de maneiras.

Se escolhas e comportamentos mais benéficos (*satmya*) continuamente disciplinarem e moldarem *Manas* de uma forma saudável, o funcionamento de *Buddhi*, o intelecto da realidade, será fortalecido, especialmente no corpo físico (*sthula sharira*). Isto, por sua vez, promoverá mais escolhas psicológicas baseadas na realidade (*pathya*) benéficas e seguras e que conduzem à saúde. Dessa maneira, ouvir o corpo e cuidar das necessidades dele produz saúde; a mente ou *Manas*, contudo, pode continuar a perpetuar a ignorância, a escolha hedonista e, por conseguinte, a doença.

Prajna-aparadha é responsável por anomalias no funcionamento de três importantes faculdades psicológicas: (1) *dhi*, (2) *dhruti* e (3) *smruti*. *Dhi* (sabedoria) é a capacidade do intelecto *Buddhi* de compreender as leis intrínsecas da natureza (*ritam*) e distinguir o que é real do que é irreal, ilusório e falso. *Dhruti* (ou *Dhriti*) (paciência, vontade firme e objetiva) é a coragem de evitar o que é pernicioso; indica controle dos impulsos e força de vontade. *Smruti* ou *smriti* (memória) é a capacidade de recordar ou permanecer continuamente consciente das atividades adequadas e que conduz à saúde.

Kala-Parinama

Kala-Parinama diz respeito às transformações produzidas pela passagem do tempo. Implica a evolução e involução dos estados de ordem e desordem. Essa mudança ao longo do tempo diz respeito à atividade dos *doshas*. Quando o nível normal de um *dosha* é aumentado, essa elevação é potencialmente insalubre para o funcionamento desse *dosha*. Quando um *dosha* é diminuído, isso sugere um funcionamento menos do que ótimo.

Somente na condição de *doshas* excessivos e elevados e de um funcionamento dóshico aumentado ocorre a tendência para um importante desequilíbrio e doença. Isso abrange mudanças que podem ocorrer de três maneiras: (1) ao longo do ciclo de vida, (2) no decurso do dia e (3) no decurso das mudanças sazonais do ano.

Os *doshas* e o ciclo de vida

De acordo com o Ayurveda, o ciclo de vida está dividido em três épocas. Cada uma dessas épocas tem uma predominância dóshica geral que atua como base para as outras influências que afetam o equilíbrio dóshico. O período da infância (*bala*), do nascimento à adolescência, é a época em que *Kapha* (consolidação) predomina. A dominância de *Kapha* na infância está associada aos processos normais do crescimento e ao rápido desenvolvimento dos tecidos e da estrutura do corpo. Os desequilíbrios e doenças de *Kapha* tendem a ser respiratórios e se manifestam como resfriados e asma, por exemplo. O período da adolescência (*madhya*) até o meio da vida é considerado a época da predominância de *Pitta* (transformação). Esta é a ocasião para refinar as habilidades intelectuais e vocacionais. Exibições de uma competitividade natural são vistas nas atividades esportivas, na formação educacional e nos empreendimentos vocacionais. Entre as doenças com predominância de *Pitta* estão estados inflamatórios como a acne, hiperacidez, úlceras e a síndrome do intestino irritável, mencionando apenas alguns. O período do início da velhice (*vriddha*), que começa mais ou menos aos 55 anos, é a época na qual *Vata* (propulsão) predomina. A influência de *Vata* tende a se manifestar em uma amplitude experiencial mais ampla de percepção, a "sabedoria da idade avançada", e em dificuldades como a insônia, a prisão de ventre e a artrite. Essas três diferentes predominâncias dóshicas dependentes da idade correspondem à cronologia das mudanças de amadurecimento, de desenvolvimento e hormonais que acompanham a puberdade e, mais tarde, a menopausa e o climatério masculino. As três divisões do ciclo de vida e as suas correlações com a idade cronológica, contudo, devem ser compreendidas em um sentido amplo e indicam apenas aproximações. As variações individuais são tão comuns que têm precedência na determinação, por exemplo, da idade específica do início dos anos da velhice.

Flutuações fisiológicas normais diárias dos doshas

No decurso de 24 horas, os três *doshas* fazem regularmente um rodízio, e um predominará sobre os outros. *Kapha* predomina de 6 às 11 horas da manhã; *Pitta* predomina das 11 horas da manhã às 2 horas da tarde; *Vata* predomina de 2 horas às 6 horas da tarde.

Neste ponto, o ciclo recomeça. *Kapha* predomina de 6 horas da tarde às 11 horas da noite, *Pitta* de 11 horas da noite às 2 horas da manhã e, finalmente, *Vata* predomina de 2 horas às 6 horas da manhã.

Durante esse ciclo diário normal, os atributos específicos do *dosha* que predomina prevalecem e influenciam o funcionamento global do corpo. Por exemplo, a predominância de *Kapha* nas primeiras horas da manhã está associada à fleuma, à água e à eliminação de outros produtos residuais. A predominância de *Pitta* por volta do meio-dia está associada ao aumento do apetite e à capacidade digestiva normalmente aumentada. O Ayurveda considera esse período o melhor momento para a maior refeição do dia.

Flutuações sazonais normais dos doshas

O aumento e diminuição cíclico normal dos *doshas* corporais que é produzido pelo efeito das mudanças sazonais é um processo gradual. Os *doshas* estão contidos em toda a vida biológica, e isso inclui a flora, além da humanidade e da fauna. As condições sazonais variadas atuam como estímulos específicos que provocam reações dóshicas no corpo. Como o homem e a natureza estão ligados de maneiras significantemente identificadoras, ambos reagem de forma correspondente. Quando qualidades e atributos da natureza que são específicos de um *dosha* começam a predominar, eles provocam um aumento no *dosha* correspondente dentro do homem. Quando um ou mais *doshas* básicos de uma pessoa aumentam, a *prakruti* básica torna-se temporariamente desequilibrada. Se ela retorna ao seu padrão normal em um intervalo de tempo razoável, a saúde é mantida. Se o padrão permanece desequilibrado, tem início o processo da doença. As variações sazonais da predominância do *dosha* têm três fases:

1. *Sanchaya,* Acumulação. Esta fase envolve um acúmulo ou aumento muito gradual.
2. *Prakopa,* Agravamento ou Provocação. Durante esta fase, o *dosha* particular encontra-se em um nível quase que maximamente aumentado. *Prakopa* é a agravação excessiva.
3. *Prashama,* Alívio ou Pacificação. Esta fase ocorre quando o *dosha* anteriormente elevado decresce e retorna para um nível mais equilibrado.

Nos Estados Unidos, existem quatro estações: outono, inverno, primavera e verão. *Vata* está relacionado com o outono e o início do inverno, que é frio e seco. *Kapha* está relacionado com o meio e o fim do inverno e o início da primavera, que é fria e úmida. *Pitta* está relacionado com o começo da primavera e o verão, que é úmido e quente.

Vata começa a sua acumulação gradual no verão e atinge a sua intensidade máxima de agravamento no outono e começo do inverno. No final do inverno e na primavera, quando o tempo seco e frio torna-se mais clemente, *Vata* é aliviado, o processo da volta de um *dosha* a níveis que são fisiologicamente mais normais para o corpo. *Pitta* inicia a sua acumulação gradual no final do inverno e na primavera e atinge a sua intensidade máxima no verão. Por conseguinte, o verão é a estação em que *Pitta* está provocado e agravado. Quando o calor extremo do verão começa a diminuir à medida que a estação do outono se aproxima, *Pitta* aumentado declina para níveis mais normais, processo que é chamado de alívio. *Kapha* se acumula gradualmente no outono e início do inverno e alcança a intensidade máxima no final do inverno e na primavera. Ele se torna pacificado e aliviado com o seu declínio normal de intensidade no verão.

Asatmyendriyartha Samyoga

O conceito inconfundivelmente ayurvédico de *Asatmyendriyartha Samyoga* pode ser traduzido como o contato prejudicial dos órgãos sensoriais com os seus objetos dos sentidos (*vishaya*). Os "objetos dos sentidos" normalmente designam percepções tanto de partes (qualidades) quanto de objetos sensoriais completos (inteiros). Esta concepção tem sido tipicamente compreendida como conotando a percepção sensorial que diz respeito ao mundo inanimado. Uma extensão psicológica importante, ou até mesmo mais fundamental, inclui as concepções intelectuais da mente do mundo animado de objetos humanos singularmente significativos e os vínculos emocionais dela com esse mundo. Essas "relações com os objetos", como têm sido chamadas na psicologia psicodinâmica, são sexuais no sentido mais amplo, já que o desejo humano, por definição, busca instintivamente um objeto para a satisfação prazerosa. Neste sentido, sexual designa atração cuja meta é o apego a reproduzir essa experiência de conexão e experiências ainda mais novas como uma força motivadora inextricável. A mente (*Manas*), portanto, é sexual por natureza; por conseguinte, a purificação da sexualidade e o refinamento da mente encerram um importante valor. Além disso, as relações (*samyoga*) com outros seres humanos constituem uma predominante significabilidade psicodinâmica. Elas influenciam todos os aspectos do relacionamento do eu consigo mesmo e com tudo o mais. O amor, o ódio, a inveja, a ganância e o ciúme, por exemplo, são formados dessa maneira. O funcionamento dos órgãos sensoriais é muito importante, já que ele é o nexo central (yoga, *yukti*) entre o indivíduo e o mundo exterior. Os cinco órgãos sensoriais, os ouvidos, a pele, os olhos, a língua e o nariz são chamados de *jnanendriyas*, os órgãos que ingerem os objetos da percepção sensorial, os objetos dos sentidos.

Quando o contato de um órgão sensorial e o seu objeto é adequado ou salutar (*satmya*), a metade sutil do grande Elemento primário correspondente captada nesse contato é absorvida. Esses quanta de energia, os *sukshma Tanmatras*, seguem então para alimentar os revestimentos mais imateriais (*koshas*) exatamente como a comida e água efetivas alimentam o revestimento físico do corpo com os Elementos primários. Os órgãos sensoriais, portanto, são os veículos físicos por meio dos quais a mente (*Manas*) e o intelecto seletivo (*Buddhi*), fazem penetrar, efetivamente, os *Tanmatras*, as Essências sutis, da experiência do mundo exterior nas dimensões energéticas internas do indivíduo. Os *Tanmatras* subsequentemente intensificados passam então a produzir mais vitalização dos próprios Elementos primários do corpo que, por sua vez, continuam a nutrir e reabastecer os *doshas, dhatus* (tecidos) e outros componentes corporais.

O contato equilibrado e adequado (*sama* yoga) do mundo exterior com o interior do indivíduo produz a condição de equilíbrio (*samya*). O desequilíbrio (*vaisamya*) pode ser atribuído a aumentos (*vruddhi*) ou diminuições (*kashaya*).

Por conseguinte, o contato inadequado dos órgãos sensoriais com os seus objetos é importante, já que resulta em um *input* nutricional reduzido nos níveis psicoespirituais vitais, mais sutis, com um consequente dano ao sistema interligado que afeta a nutrição no nível tecidual material. Está além do escopo do presente trabalho discutir adequadamente o "problema da eletricidade". A eletricidade foi descoberta há cerca de 250 anos, e a lâmpada elétrica foi inventada cerca de 125 anos mais tarde. Essas duas introduções culturais causaram efeitos monumentais que podem ser compreendidos como tendo características positivas e negativas. Uma grande quantidade de danos experienciais está correlacionada com a eletricidade e as suas versáteis utilizações. Alguns aspectos importantes serão discutidos a seguir.

O contato inadequado pode assumir três formas distintas: (1) contato excessivo (*atiyoga*); (2) contato desprezível ou deficiente (*ayoga*); e (3) contato não natural, deturpado ou errado (*mithya yoga*).

1. Ouvido: o órgão sensorial da audição. A complexa função da audição talvez venha em segundo lugar, depois da visão, com os seus múltiplos papéis para facilitar a sobrevivência e a adaptação. O ouvido interno atua como o órgão receptor sensório-neural do sistema auditivo. Ele converte uma forma de onda ("som") em um estímulo eletroquímico que pode ser transmitido para o sistema nervoso central. Quando esse processo de transdução sensorial ocorre, o ouvido interno, por meio dos pelos estereociliados da cóclea, analisa um sinal de som em termos de frequência, intensidade e propriedades temporais. Os nervos acústicos transmitem essas informações para o cérebro para uma interpretação ulterior mais complexa.

A intensidade do som é medida em decibéis (dB). A fala durante a conversa tipicamente mede 60 dB. Sons em 75-90 dB ou acima são considerados potencialmente prejudiciais para as estruturas delicadas do ouvido interno se houver um contato muito próximo e prolongado. O contato excessivo consiste em ouvir sons dissonantes, sons com frequências exageradamente elevadas ou sons desarmônicos repetitivos. A poluição sonora, por exemplo, o tráfego na cidade (80 dB), motocicletas em altas velocidades, ferramentas elétricas e máquinas estridentes (por exemplo, cortadores de grama: 90-100 dB; rebitadores e britadeiras: 120 dB) representam um conjunto de sons que podem ser excessivos ao longo de um intervalo de tempo prolongado. Uma exposição prolongada ao som que exceda 100 dB é prejudicial. Níveis de decibéis de cerca de 110 a 120 decibéis incluem as motosserras, os veículos para neve e a música muito alta como é encontrada nos concertos de *rock* o até mesmo nos ambientes de aulas aeróbicas. Armas de fogo e fogo de canhão medem cerca de 130 dB. Sons acima de 110 dB, considerados perigosos pelo National Institute on Deafness and Other Communication Disorders, incluem os produzidos por armas de fogo, fogos de artifício, motores a jato e também concertos com o som excessivamente alto e boates com música alta. O contato desprezível consiste em ouvir sons restritos apenas a estreitas amplitudes de frequências ou a privação sensorial completa do *input* do som. O conceito de contato desprezível tem sido chamado de contato "insuficiente ou fraco". Outra forma de contato inadequado é definida como a exposição a sons que são irritantes e que podem não ser naturais, como o estrondo de um avião supersônico ou uma explosão nuclear, por exemplo. Alguns textos ayurvédicos chamam esta classe de contato sensorial inadequado de "deturpada".

2. Pele: o órgão sensorial da sensação táctil. O contato excessivo pode vir da exposição a objetos muito ásperos, objetos com temperaturas extremas ou de condições que são desfavoráveis ao longo do tempo como climas úmidos ou frios. A exposição excessiva ao vento, particularmente o gerado por ventiladores elétricos, provoca *Vata* em excesso. A exposição excessiva ao ar frio produzido pelo ar-condicionado reduz *Agni* e as suas funções dentro de *Pitta*. O contato desprezível resulta da ausência da massagem adequada. O Ayurveda afirma que isso pode representar um dano significativo, especialmente para o *dosha Vata*, a longo prazo. Outros contatos errados envolvem a exposição a substâncias irritantes (para a pele e durante a inalação) como a fumaça do tabaco, substâncias químicas tóxicas e carcinógenos potenciais como o chumbo na tinta e, possivelmente, a tinta contida em alguns antigos materiais de impressão, por exemplo.

3. Olho: o órgão sensorial da visão. O contato excessivo inclui olhar para objetos excessivamente brilhantes, cenas com uma atividade violenta excessiva, e a exposição

a cenas com ações e temas repetitivos, não naturais e artificiais. Entre alguns exemplos dessas coisas estão, por exemplo, olhar muito ou fixamente para o sol, explosões, vulcões, televisão, cinema, telas de computador e assim por diante. O contato desprezível resulta da permanência em locais muito escuros ou com luz mortiça durante períodos prolongados. Outras formas de contato errado incluem olhar para objetos muito de perto ou a uma grande distância. A literatura ayurvédica também descreve outros exemplos do contato visual inadequado citando o seguinte: olhar para animais assustadores como tigres e leões; objetos terrivelmente danificados; um eclipse solar; e desastres naturais como enchentes destrutivas, terremotos e assim por diante. O mundo moderno também fornece exemplos do contato visual deturpado como, por exemplo, na exposição à violência e sexualidade exageradas, e a desastres naturais e artificiais que são vistos nos programas de televisão, na mídia noticiosa e no cinema. O distúrbio psiquiátrico atual chamado Distúrbio do Estresse Pós-Traumático pode ser associado a essas coisas.

4. Língua: órgão sensorial do paladar. O contato excessivo inclui a ingestão excessiva de alimento e bebida. O contato desprezível diz respeito a comer uma quantidade desproporcionalmente pequena de alimentos de má qualidade. Também inclui o insucesso em experimentar através do paladar o complemento ayurvedicamente adequado dos sabores nutricionais requeridos que são necessários para o funcionamento ideal dos *doshas* na *prakruti* da pessoa. O contato deturpado diz respeito a comer de uma maneira (hora do dia, estação do ano, combinações de alimentos e assim por diante) que seja contrária às diretrizes dietéticas ayurvédicas consagradas. Também inclui o contato com venenos e medicamentos e drogas inapropriados.

5. Nariz: órgão sensorial do olfato. O contato excessivo inclui o contato com odores excessivamente penetrantes e irritantes como o de substâncias químicas como a amônia e o ácido sulfúrico. O contato desprezível inclui o contato insuficiente com aromas agradáveis e "nutricionalmente fortalecedores" como os dos óleos essenciais que podem ser terapêuticos e proveitosos para equilibrar os *doshas*. Entre as experiências olfativas consideradas erradas estão o contato com odores como os de substâncias podres e odores insalubres como o dos venenos, de vapores e da poluição dos caminhões, carros ou aviões.

Uma estreita atenção ao *Asatmyendriyartha Samyoga* e às suas implicações é fundamental para o bem-estar físico, psicológico e espiritual. De muitas maneiras, ele contém as estratégias para uma vida ideal e o cultivo da consciência que o Ayurveda advoga. Este modelo reflete a "sabedoria da vida", atua para normalizar o impacto negativo dos agentes estressores, e, na realidade, acentua o bem-estar de uma vida bem vivida.

VISÃO GERAL DOS QUATRO MECANISMOS FUNDAMENTAIS QUE ESTÃO POR TRÁS DE TODOS OS PROCESSOS PATOGÊNICOS

A doença é um processo que ocorre ao longo do tempo com múltiplos fatores contributivos que têm uma história sequencial. Embora todos os conceitos de patogênese sejam complexos, a perspectiva ayurvédica considera quatro processos básicos como essenciais e a partir dos quais ocorrem todas as manifestações de doença. Eles são os seguintes:

1. *Dosha Utpadaka*: agravação dos *doshas*,
2. *Agnimandya*: anomalia do fogo digestivo,
3. Formação de *Ama*: formação de impurezas metabólicas, e
4. *Samprapti*: a patogênese propriamente dita.

O conceito ayurvédico de doença enfatiza a ideia de que o indivíduo só fica doente quando o campo do corpo, *doshas* e *dhatus* (tecidos) se tornam enfraquecidos. Essa condição enfraquecida está associada ao declínio da imunidade, à menor resistência à doença, e a um *Ojas* diminuído, a substância física que intensifica o sistema imunológico e permeia o corpo saudável. Somente quando áreas específicas dos tecidos, especialmente os *srotas* ou canais de circulação, estão comprometidos de uma maneira apreciável a doença consegue efetivamente se estabelecer. Por conseguinte, lacunas danificadas dentro dos tecidos tornam-se vulneráveis a vários fatores causais, tanto internos quanto externos, como micróbios, germes e processos infecciosos. Fatores psicológicos também têm um papel de inestimável importância na fomentação do desenvolvimento da doença.

CONCEITO DE AGRAVAÇÃO DOS *DOSHAS*

O conceito de agravação dos *doshas* é exclusivamente ayurvédico. A agravação é uma condição que se caracteriza pela anomalia, desequilíbrio, excitação anormal, agravamento, proliferação excessiva, distúrbio qualitativo, dano e confusão. A agravação ou perturbação dos *doshas*, quando não verificada, anuncia o início do processo da doença. Os *doshas* podem ser agravados por um sem-número de fatores, mas entre os mais comuns estão a alimentação, a estação do ano, o estilo de vida e o comportamento, a idade e o estresse psicológico.

A agravação ou deterioração dos *doshas* diz respeito aos *doshas* que estão em um estado de perturbação. O distúrbio generalizado é chamado de *utpadaka*, e o distúrbio grave é chamado de *prakopa*. Os *doshas* podem estar excessivamente aumentados (*vruddhi*), excessivamente agravados (*prakopa*) ou anormalmente baixos (*dosha kashaya*); este último caso é incomum. A *agravação dos doshas* é tipicamente uma condição na qual os *doshas* estão excessivamente aumentados. A anomalia qualitativa dos *doshas*, a agravação dos *doshas*, é chamada de *dosha dushti*. O segredo básico para manter e alcançar a saúde no Ayurveda é evitar a contaminação dos *doshas* e a danificação dos *doshas*. Em geral, qualquer tipo de anomalia nos *doshas* é chamado de agravação dos *doshas*.

Reiterando, a saúde se correlaciona com *doshas* que estão em equilíbrio, ou seja, que têm uma quantidade normal, uma qualidade normal e um equilíbrio normal entre *Vata, Pitta* e *Kapha*. A doença reflete o equilíbrio perturbado e níveis excessivamente elevados ou excessivamente baixos de um ou mais *doshas*. A agravação geralmente diz respeito à intensificação excessiva de um ou mais *doshas*, o que, efetivamente, causa o desequilíbrio.

Incidentalmente, deve ser mencionado que a condição de *doshas* anormalmente baixos raramente é encontrada. No entanto, quando presente, ela geralmente resulta de uma nutrição inadequada, especialmente da ingestão seletivamente diminuída dos Cinco Grandes Elementos Densos em alimentos, condimentos e ervas. A identificação adequada dessas deficiências e remediação dietética é restauradora. Algumas autoridades ayurvédicas não enfatizam esta abordagem. Elas recomendam, em vez disso, que enfocar a condição mais típica do desequilíbrio dóshico devido aos *doshas* excessivos e agravados conduzirá naturalmente, por sua vez, à revitalização de quaisquer estados dóshicos diminuídos. Entretanto, quando os *doshas* estão baixos, eles podem se manifestar das seguintes maneiras. *Pitta* baixo gera o desejo por alimentos com sabores Ácidos, perda de apetite, sensação de frio e palidez da pele. *Vata* reduzido pode sugerir *Prana Vata* ou *Apana Vata* insuficiente e, em geral, pode produzir sintomas de fadiga ou insônia. *Kapha* diminuído pode estar relacionado com estados de emaciação exagerada e às doenças debilitantes. Os tratamentos para os *doshas* diminuídos são geralmente dietéticos e podem incluir ervas apropriadas.

Agni reduzido (*Agnimandya*) (não *Pitta* reduzido) é o início da doença, tanto em geral quanto na maioria dos casos. Isto, por sua vez, produz *doshas* agravados. É somente quando os *dhatus* (tecidos), órgãos e *srotas* (canais) como um todo (*dushya*) junto com os *doshas* agravados tornam-se agravados que a verdadeira doença se instala. Os *srotas* nos *dhatus* precisam se tornar significativamente desordenados para que a doença ocorra.

Agravação dos *doshas* devido à alimentação

A agravação dos *doshas* é frequentemente causada por fatores dietéticos. Este tipo de agravação talvez seja o mais comum e é um fator importante que engendra desequilíbrios dóshicos. Quando alimentos que não são adequados para um tipo constitucional específico são ingeridos, eles causarão um distúrbio no *dosha* ou *doshas* predominantes nessa *prakruti*. Uma alimentação assim é definida como aquela que tem uma composição semelhante, tanto dos Elementos primários quanto dos *doshas* específicos, à da dominância de *doshas* do indivíduo, a *prakruti*. Seguem-se exemplos disso:

1. *Prakrutis* com predominância de *Vata* são exacerbadas por alimentos que aumentam *Vata*, como feijões, hortaliças cruas, cogumelos, refrigerantes, cereais matinais secos, pipoca e bebidas gasosas. Alimentos e outras substâncias dietéticas com sabor Picante, Amargo e Adstringente intensificarão *Vata*. Hábitos alimentares como o jejum e ingerir mais alimento antes que a refeição anterior tenha sido digerida aumentam *Vata*. Na *prakruti* que já tem dominância de *Vata*, esses alimentos são vatagênicos; eles intensificarão *Vata* ainda mais e causarão a agravação de *Vata*.
2. *Prakrutis* com predominância de *Pitta* são exacerbadas por alimentos que aumentam *Pitta,* como sal, nozes, hortaliças quentes (pimenta, cebola e tomate), álcool, frutas ácidas (laranjas), vinagres e condimentos muito picantes (pimenta-malagueta). Os alimentos que têm um sabor Picante, Ácido e Salgado intensificam *Pitta*. Eles são pittagênicos.
3. *Prakrutis* com predominância de *Kapha* são exacerbadas por alimentos que aumentam *Kapha*, como iogurte, queijo, sorvete, nozes em geral, carne vermelha, óleos, bebidas frias e doces. Os alimentos predominantemente Doces, Ácidos e Salgados intensificam *Kapha*. Eles são kaphagênicos.

Agravação dos *doshas* devido à idade

Como foi descrito anteriormente, o período da vida da pessoa traz consigo a dominância natural de um dos três doshas. *Kapha* predomina do nascimento à adolescência (*bala*); *Pitta* predomina a partir da adolescência até mais ou menos os 55 anos (*madhya*); a partir daí, *Vata* passa gradualmente a predominar (*vriddha*). A dominância de um *dosha* de acordo com a idade contribui para uma crescente susceptibilidade à tendência para a doença particular desse *dosha*. Embora isso, por si só, não seja anormal, predispõe para o aumento da susceptibilidade à agravação dóshica quando outros fatores como a alimentação, o estilo de vida, o comportamento e o clima contribuem com a sua influência.

Agravação dos *doshas* devido às estações do ano

As flutuações sazonais normais dos *doshas* já foram discutidas. Este fator, bem como o da idade cronológica, contribui para a agravação dos *doshas*. Em geral, *Pitta* é mais aumentado no verão e em qualquer clima ou condição ambiental quente. *Vata* é aumentado nos ambientes secos, frios e ventosos como os que são encontrados na estação do outono. Esta última tende a causar o estresse mais severo em todos os *doshas* em todos os tipos de *prakrutis*. *Kapha* aumenta quando os fatores ambientais incluem condições frias, úmidas e escuras. Como acontece com os aumentos dóshicos que acompanham a idade, aqueles que se manifestam com a mudança das condições climáticas exercem uma genuína influência, mas o impacto desta última pode ser considerado apenas parcial. Os *doshas* são mais perturbados quando um conjunto de múltiplas influências, especificamente ao longo de um intervalo de tempo significativo, os afetam. A alimentação e as estações são as fontes mais intensas de provocação dóshica.

Agravação dos *doshas* devido ao estilo de vida e ao comportamento

O estilo de vida abrange as atividades e escolhas da vida cotidiana que incluem coisas como padrões de sono, higiene pessoal, hábitos alimentares, rotinas de exercício, atividade no emprego e na carreira, e preferências de recreação, mencionando apenas algumas. Cada um dos três *doshas* é sensível a um tipo particular de atividade. O que se segue é uma amostra representativa de comportamentos que fazem com que *doshas* específicos se tornem agravados ou aumentados.

1. *Vata*. Qualquer excesso de atividade física aumenta *Vata*. Entre outras atividades excessivas estão falar em excesso (*prajalpa*) e viajar em excesso, especialmente por causa dos solavancos e da agitação que o movimento causa. O uso excessivo do computador e jogar *video games* em excesso intensifica *Vata*. O uso de substâncias medicamentosas ilícitas agrava *Vata*. No que diz respeito ao sono, *Vata* é aumentado quando a pessoa permanece acordada depois das dez horas da noite. Outro conceito exclusivo do Ayurveda é o de *Vega-dharana* ou os 13 anseios naturais. Eles consistem em comer, beber, vomitar, arrotar, inalar, bocejar, espirrar, urinar, defecar, expelir gases intestinais, ejacular, chorar e dormir. Todos são controlados pelos vários subdoshas de *Vata*. Quando qualquer um desses

"anseios naturais" é reprimido, obstruído ou debilitado, o seu complemento do *dosha Vata* torna-se então agravado. Esta agravação de *Vata* tem muitas consequências desequilibrantes. Uma das mais importantes é a agravação adicional do sistema de canais específico (*srota*) envolvido. Essa agravação de um *srota* particular causa um funcionamento anômalo que pode assumir a forma de uma reversão (*pratiloma*) do fluxo adequado (*anuloma*), um bloqueio de fluxo (*srotorhodha*) ou um fluxo fora do canal e dentro de um local tecidual inapropriado (*vimarga gamana*). Essas interferências anormais nos canais criam o potencial para que o processo da doença se instaure.

2. O *dosha Pitta* pode se tornar agravado pela excessiva exposição ao calor, seja este climático ou produzido por situações como a radiação, máquinas, saunas, banhos de vapor, câmaras de bronzeamento e assim por diante. Atividades competitivas, mentais ou físicas, seja nos esportes ou no ambiente de trabalho, contribuem para a exacerbação de *Pitta*.
3. O *dosha Kapha* é intensificado por estilos de vida lentos, letárgicos, sedentários e excessivamente inativos. *Kapha* também é aumentado pelo excesso de sono, especialmente nas horas matutinas e durante o dia.

Agravação dos *doshas* devido a fatores psicológicos

A esfera psicológica tem dimensões cognitivas e emocionais. Este domínio é complexo, e só será descrito um breve resumo de fatores pertinentes. Quaisquer estímulos rajásicos (turbulentos) ou tamásicos (embotadores) provocará a agravação dos *doshas*. Qualquer evento estressante da vida pode contribuir para o desequilíbrio dóshico. Um ciclo vicioso se estabelece quando um agente estressor aumenta um *dosha* particular porque esse *dosha* agravado tende então a atrair ou provocar mais estimulação por meio do evento original que a desencadeou. Como foi mencionado na Introdução, o Ayurveda pode ser uma forma poderosa de lidar com os agentes estressores da vida do dia a dia e desse modo prevenir as reações de estresse crônicas que têm sido claramente associadas a uma gama de graves estados de doença. Seguem-se ativadores psicológicos para agravações de *doshas* específicos:

1. *Vata* sofre uma excitação perturbadora quando o que se segue é experimentado: ansiedade, medo, ambivalência, insegurança, impulsividade, hiperatividade, agitação, mania, problemas com a disposição de ânimo, desatenção, loquacidade, excitabilidade excessiva, medo da automutilação, vício de drogas, perversão sexual, excesso sexual e psicose.

2. *Pitta* é agravado quando o que se segue é experimentado: raiva, agressividade, competição, e comportamentos controladores, manipulativos e dominadores; também estão incluídos inveja, orgulho, narcisismo, desejo luxurioso, ódio, violência, destrutividade, mentira e criminalidade.
3. *Kapha* tende a se tornar agravado quando o que se segue está presente: ganância, apego exagerado, ciúme, lascívia cobiçosa, rígido materialismo, dependência pegajosa, hedonismo, depressões com retardamento psicomotor, apatia, inércia e preguiça.

ANOMALIA DE *AGNI*, A ENERGIA DO FOGO DIGESTIVO

Agni, como existe na forma do fogo digestivo ou do *Jatharagni*, é um dos conceitos mais fundamentais do Ayurveda. A saúde ou a doença de um indivíduo é quase que inteiramente identificada com o estado do *Agni*.

A causa fundamental de todas as doenças dentro de uma pessoa pode ser correlacionada com uma anomalia de *Agni* em todos os níveis — físico, mental e espiritual. *Agni* no corpo físico precisa estar equilibrado para possibilitar a digestão adequada dos nutrientes. *Agni* na mente como *Tejas* precisa estar equilibrado para que o desejo e a inveja não danifiquem *Manas* e perpetuem *Prajna-aparadha* por meio de uma separação excessiva de experiências e, por conseguinte, resultem no esquecimento da unidade fundamental. Um *Agni* saudável e equilibrado (*sama Agni*) no final cria *Ojas*, o estado adequado de imunidade e resistência ao desenvolvimento da doença.

O fogo digestivo de *Agni* é a força transformadora essencial que promove a digestão, absorção e assimilação adequadas dos nutrientes. *Agni* diz respeito não apenas aos processos digestivos gastrointestinais, teciduais e celulares, mas também se expande para incluir a digestão, por assim dizer, de toda a experiência psicológica. *Agni,* e as transformações metabólicas, por conseguinte, ocorre no trato gastrointestinal, no fígado e nos níveis tecidual e celular em todo o corpo, inclusive no cérebro. *Agni* também exerce poderosamente o seu poder transformador na esfera psicológica.

De acordo com o Ayurveda, *Agni* se torna danificado quando os *doshas* são agravados. Embora isso inclua o grupo *tridosha* (três *doshas*) de *Vata, Pitta* e *Kapha,* a agravação de *Vata* e de *Kapha* são as condições que danificam mais frequentemente o fogo digestivo. O excesso de *Kapha* cria condições que são frias, úmidas e pesadas, contribuindo assim para encharcar o fogo digestivo. *Vata* tem qualidades de uma agitação fria, exuberante, e uma mobilidade que pode apagar a chama do fogo digestivo. Quando o fogo digestivo se torna embotado (*Agnimandya*), todo o processo metabólico começa a ficar disfuncional. Algumas causas dietéticas e de estilo de vida comuns de *Agnimandya* são as seguintes:

1. Consumo exagerado de alimentos e líquidos frios;
2. Comer em excesso ou comer pouco (por exemplo, jejuar excessivamente);
3. Alimentos pesados;
4. Carne em excesso;
5. Comer antes que a refeição anterior tenha sido digerida;
6. Comer antes das 7 horas da manhã ou depois das 8 horas da noite;
7. Combinações incorretas de alimentos;
8. Fatores dietéticos como a qualidade e a preparação da comida, alimentos incompatíveis com a *prakruti*, especificações cronológicas e sazonais para os alimentos adequados;
9. Repressão dos 13 anseios naturais;
10. Padrões de sono insatisfatórios;
11. Hiper ou hipoatividade motora; e
12. Agentes estressores psicológicos.

Essa lista não está completa. Ela reflete, em parte, os fatores anteriormente mencionados que contribuem para a agravação dos *doshas*. Toda agravação dóshica tende a criar condições que danificam o *Agni*. O *Agni* diminuído, enfraquecido (*Agnimandya*) reflete uma energia indolente. É a principal condição de anomalia de *Agni*. O *Agni* variável, irregular (*Vishama Agni*) causado pela influência de *Vata* agravado também é importante. O *Agni* alto, pronunciado (*Tikshna Agni*) também pode causar um efeito desestabilizador. Quando o *Agni* permanece anômalo por um período significativo, o produto metabólico tóxico, *Ama*, é produzido. O *dosha* agravado, junto com *Ama*, inicia o processo potencial da doença. O *Agni* anômalo precede a agravação dos *doshas*.

AMA

Ama é a palavra em sânscrito que vem do radical *am* que significa "prejudicar ou enfraquecer". *Ama* constitui um grupo diversificado de substâncias tóxicas que abarca produtos residuais metabólicos e celulares internos, bem como poluentes e outras toxinas do ambiente que entram no corpo. Os fenômenos dos radicais livres, das espécies reativas de oxigênio e os destroços celulares e teciduais danificados pelos radicais livres estão incluídos nessa ideia. O conceito ayurvédico tradicional de *Ama* enfatiza o papel de *Agni* seriamente danificado e a sua incapacidade de digerir e metabolizar normalmente o alimento ingerido. Considera-se que a parte do alimento que não pode ser adequadamente digerida e assimilada por meio dos processos *Avasthapaka, Bhutagni, Dhatuagni* e *Vipaka* esteja em estado "bruto". Esse material bruto, não digerido, fica estagnado e se transforma em uma massa tóxica de impurezas contidas tanto dentro do trato gastrointestinal quanto nos locais teciduais e celulares. O *Ama* resultante é ulteriormente carregado pelos *doshas* agravados para os canais teciduais de circulação e depois espalhado. Embora *Ama* seja impelido por *Vata* para se deslocar pelos canais de circulação, os seus movimentos irregulares são acompanhados por uma qualidade letárgica principalmente atribuível à natureza pegajosa e aderente do próprio *Ama*.

SAMPRAPTI: A PATOGÊNESE PROPRIAMENTE DITA

Samprapti é a essência da conceituação ayurvédica do desenvolvimento do processo da doença. Os detalhes desse processo de patogênese foram formulados ao longo de milhares de anos, e permanecem como o grupo de proposições básicas que refletem o conceito ayurvédico da patogênese. Na sua visão da saúde deficiente, o Ayurveda atribui uma ênfase maior aos processos dinâmicos que ocorrem ao longo do tempo (*kalakriya*) e conduzem à manifestação da doença do que à doença em si, como uma entidade discreta. A primeira metade desses processos constitui os estágios incipientes da doença, enquanto a última metade reflete a sua manifestação clínica, consolidada. Por conseguinte, essa visão da patologia é mais dinâmica do que estática. Como foi descrito anteriormente, os ativadores da doença residem nos fenômenos universais de *Prajna-aparadha*, que conduz a escolhas erradas na alimentação, estilo de vida e comportamento. Junto com esses fatores, a influência das variações sazonais e o impacto que os estados emocionais estressantes e a experiência cognitiva produzem juntos contribuem para o processo da agravação.

Quando os *doshas* começam a se tornar cada vez mais agravados, o *Agni* fica danificado e *Ama* é formado. Os *doshas* agravados e *Ama* então se propagam pelos canais de circulação e, com o tempo, formam bloqueios significativos em canais e tecidos enfraquecidos. Esse processo obstrutivo produz a manifestação da doença.

Samprapti, também conhecido como *Shat Kriyakala*, implica os seis estados e períodos fisiológicos durante os quais o processo da doença se desenvolve. Os seis estágios são os seguintes:

1. *Sanchaya*: Acumulação,
2. *Prakopa*: Agravamento,
3. *Prasara*: Expansão,
4. *Sthana-Samshraya*: Localização,
5. *Vyakti*: Manifestação e
6. *Bheda*: Diferenciação.

Sanchaya: estágio pré-clínico 1

Sanchaya é a acumulação gradual de um *dosha* no processo de agravação que ocorre na sede desse *dosha* específico dentro do trato gastrointestinal. Esse lugar de origem é chamado de *udbhava sthana*. Quando agravado, *Vata* se acumula no cólon, *Pitta* se acumula no intestino delgado e *Kapha* se acumula no estômago; ele também pode se acumular nos pulmões. Os sinais e sintomas no início desse estágio pré-clínico são vagos e sutis. A agravação de *Vata* pode se manifestar como gases, prisão de ventre, e na experiência psicológica da ansiedade ou medo. *Vata* pode causar um gosto Adstringente na boca. A agravação de *Pitta* pode se manifestar como a sensação de um calor brando ou ardência com um gosto Amargo na boca. O gosto Amargo na boca sugere que *Ama* está ausente (*nirama*). A agravação de *Kapha* pode se manifestar como náusea e a sensação de peso. *Kapha* pode causar um gosto Doce na boca. À medida que o corpo tenta corrigir esses desequilíbrios iniciais, a pessoa instintivamente começa a ansiar por alimentos e condições que são opostas às qualidades dos *doshas* que estão se acumulando. Essa é a tentativa inicial e instintiva do corpo de restaurar o equilíbrio.

Prakopa: estágio pré-clínico 2

Prakopa é o aumento continuado dos *doshas* agravados, no seu próprio local de origem, ao ponto de intensidade máxima. O *dosha* excitado agora está agravado e "furioso". Os sinais e sintomas ainda são vagos, mas adquirem um caráter mais intenso. O agravamento de *Vata* pode se manifestar como dor, espasmo e distensão abdominal. O agravamento de *Pitta* pode se manifestar como regurgitação ácida, sede e um gosto Ácido na boca. O gosto Ácido na boca indica que *Ama* está presente (*sama*). O agravamento de *Kapha* pode se manifestar como perda de apetite, salivação excessiva, e como fadiga e letargia, com uma necessidade de dormir durante o dia. À medida que *Vata, Pitta* e *Kapha* atingem quase a intensidade máxima, cada um deles contribui para diminuir ainda mais o poder de *Agni*. Por conseguinte, os processos metabólicos globais diminuem. Quando isso ocorre, o alimento não pode ser transformado adequada e completamente em nutrientes saudáveis e assimiláveis, de modo que a formação de *Ama* tem início.

Prasara: estágio pré-clínico 3

Prasara é o transbordamento e propagação dos *doshas* elevados ao máximo. Junto com *Ama*, eles deixam os seus respectivos lugares no trato gastrointestinal e entram nos canais de sangue e de plasma para se espalhar com mais frequência em locais do corpo mais periféricos. O *Vata* seriamente agravado, nesta condição, adota um rumo frenético e explosivo (*prakupita*) que é inadequado e contrário a um fluxo saudável normal. Os sinais e sintomas se tornam mais intensos, embora permaneçam em um estado pré-clínico e não sejam específicos da doença. A propagação de *Vata* pode se manifestar como rigidez nas articulações, dor nas costas, espasmos, tosse e uma sensação de repleção acompanhada por ruídos intestinais. A propagação de *Pitta* pode se manifestar como diarreia, vômito bilioso, gengivite ou sensações de distensão e queimação. A propagação de *Kapha* pode ser sinalizada por uma febre baixa, falta de apetite e letargia. Esses sintomas continuam a se manifestar como sinais vagos e ambíguos de um mal-estar generalizado.

De acordo com o Ayurveda, quando os *doshas* agravados começam a se propagar, eles seguem um ou mais de três caminhos distintos (*margas*). O seu fluxo nos canais de circulação é geralmente para longe do centro do corpo em direção a estruturas corporais mais periféricas, densas e compactas. Esse fluxo de dentro para fora encerra um maior potencial causador de doença, já que os *doshas* agravados estão misturados com o *Ama* tóxico e têm uma predileção para se estabelecer em tecidos enfraquecidos ou danificados. Ao mesmo tempo que são atraídos para esses espaços corporais vulneráveis, eles tendem a se concentrar neles. Os três possíveis caminhos ou tratamentos de doença são os que se seguem:

1. *Antharmarga*: o Caminho Interno da Doença. Ele consiste basicamente de todo o trato gastrointestinal (*Maha Srotas*), mas também inclui o tecido plasmático (*rasa dhatu*). Os desequilíbrios começam tipicamente aqui com a digestão prejudicada dos alimentos. Se a doença se originar aqui ou quando, depois do tratamento, os *doshas* agravados e as toxinas voltarem para cá, é relativamente fácil eliminá-los. Muitas doenças relacionadas com *Kapha* se instalam neste caminho.
2. *Bayhamarga*: O Caminho Externo, Periférico, da Doença. Ele está associado aos *shakha* ou membros, pele e tecidos compactos. Abrange o sangue, os músculos, a gordura e alguns tecidos ósseos. As doenças que se instalam aqui são moderada-

mente difíceis de tratar já que invadiram locais de tecidos corporais compactos. As doenças de *Pitta,* especialmente associadas ao sangue, seguem este caminho.

3. *Madhyamamarga*: o Caminho Central, Profundo ou Médio da Doença. Ele é composto pelos caminhos em direção aos órgãos vitais e abrange o coração e o cérebro. Além disso, os rins junto com os nervos, os ossos e os tecidos reprodutivos são afetados. As doenças nessas áreas são consideradas as mais graves e são muito difíceis de tratar. Entre os exemplos, estão as doenças crônicas e degenerativas como a artrite e o câncer. As doenças do tipo *Vata* tipicamente se instalam nesses lugares.

Sthana-Samshraya: estágio clínico 4

Sthana-Samshraya significa local de deposição, e este estágio clínico da patogênese é o estágio do deslocamento dos *doshas* agravados e *Ama* que estão se propagando para uma área que foi enfraquecida ou danificada no passado. Este processo de localização é considerado um dos eventos mais decisivos no decurso da formação da doença. Ele anuncia o nascimento do que poderá se tornar a condição final da doença. Antes da ocorrência deste evento, o processo patogênico foi pré-clínico, relativamente mais fraco, e acompanhado por uma sintomatologia vaga e menos definida, além de ser também mais facilmente tratável. Neste estágio clínico, sinais e sintomas definitivos são ativados.

Nesta fase de localização, emerge o papel importante dos tecidos e dos canais na patogênese. Ao longo do tempo, vários eventos produziram no corpo traumas tanto físicos quanto psicológicos nos tecidos, nos órgãos e nos canais. Entre as causas de canais enfraquecidos ou deformados, por exemplo, estão alguns ou todos os fatores que se seguem: genéticos, congênitos, deformidades oriundas de doenças anteriores, traumas externos, acidentes, venenos, poluentes ambientais, e práticas alimentares e de estilo de vida contrárias às necessidades da *prakruti*. A anomalia ou dano aos canais é extremamente grave, já que isso constitui uma das áreas enfraquecidas mais importantes que podem atrair os *doshas* agravados carregados de *Ama* e atuar como um possível reservatório para eles. Essas áreas susceptíveis de desvitalização são chamadas de *khavaigunya/kervaigunya* ou pontos fracos. Estes pontos fracos podem ocorrer dentro do *dhatu* (tecido) ou do *srota* (canal). Estes pontos fracos podem resultar da dotação constitucional ou de danos causados por traumas, infecções, alimentação ou estilo de vida inadequados ao longo do tempo.

Os tecidos agravados propriamente ditos são chamados de *dusha*, que também são escritos como *doosha* ou *dushya*. Quando os *doshas* agravados carregados de *Ama* encontram e se localizam nesses *dusha*, essa fusão patogênica é chamada de *dosha-dusha sammurchanna*.

Sammurchanna é uma amalgamação patológica que produz uma nova substância que encerra um caráter patogênico qualitativamente distinto. Essa *sammurchanna* causa uma obstrução esmagadora dentro dos canais que ela ataca e produz o fenômeno de *srotorhodha* ou obstrução de canal. Este evento anuncia o nascimento efetivo da doença. O fluxo danificado através de qualquer um dos sem-número de canais de circulação produz uma anomalia global na qualidade de vida da pessoa. Isso é sentido em sintomas de mal-estar e disforia, e em sinais premonitórios de que a perda da saúde está iminente.

Um dos conceitos terapêuticos mais importantes contidos no entendimento deste estágio da doença é a profunda ênfase no tecido anômalo ou agravado que é capaz de atrair, receber e sustentar os *doshas* agravados carregados de *Ama* no processo da doença. Esta última só é possível quando o tecido está desvitalizado. Isto leva seriamente em conta o conceito da resistência à doença e da imunidade. Somente quando a resistência e a imunidade estão reduzidas, ou seja, quando existe uma agravação suficiente dos tecidos, a doença se instalará. O conceito de "germes" que abrange as bactérias, vírus e outros patógenos invasores já era conhecido na antiguidade e chamado pela palavra em sânscrito *krimi* nos textos médicos do *Rig-Veda*, *Characa* e *Sushruta Samhita*. Embora esses patógenos recebessem atenção, a maior ênfase na prevenção e no tratamento da doença era colocada na condição dos tecidos. Os tratamentos visavam o fortalecimento, a restauração e a cura dos tecidos a fim de torná-los não receptivos e resistentes aos patógenos. Esta ênfase na saúde dos tecidos incluía não apenas a nutrição e a restauração, mas ia além, abordando questões de rejuvenescimento.

A obstrução dos canais produz um grupo relativamente mais específico de sinais e sintomas prodrômicos chamado *Purva Rupa*. Estes sinais premonitórios aparecem antes das manifestações definidas efetivas de uma doença. Eles podem fornecer indícios da iminente consolidação da doença, que aparece neste estágio, especialmente porque os sinais e sintomas clínicos estão agora mais fixados no local e não estão meramente no processo errante.

Um aspecto importante deste estágio no processo patogênico envolve a sua capacidade de organização. Um processo de doença se diferencia e assume uma identidade particular especificamente devido ao seu envolvimento com o canal, órgão ou tecido. O mesmo *dosha* ou *doshas* podem produzir diferentes tipos de doenças. O componente dóshico, portanto, é não específico porém necessário. O componente do canal é o fator mais decisivo na determinação da identidade de uma doença particular. Os canais de circulação são uma parte intrínseca da matriz de cada substância corporal. Qualquer dano à estrutura ou funcionamento de um canal afeta não apenas o canal propriamente dito mas também os tecidos, órgãos e assim por diante que ele controla sob o aspecto da nutrição e da remoção de resíduos.

Vyakti: estágio clínico 5

Vyakti é o estágio clínico da efetiva manifestação da doença. Neste ponto, surge a plena manifestação de uma doença particular; ela se torna claramente observável. Os sinais e sintomas efetivos de uma doença são chamados de *Rupa*. O local da sua manifestação onde a doença exibe os seus sinais e sintomas é chamado de *adhisthana*.

A gama de categorias de *Rupa* abarca o seguinte:

1. *Samanya lakshana*: características gerais,
2. *Visista*: características específicas e essenciais,
3. Sinais e sintomas invariáveis,
4. *Upadrava*: complicações, e
5. *Aristha*: prognóstico.

Bheda: estágio clínico 6

O último estágio de *Samprapti* é *Bheda*, o estágio da diferenciação. É aqui que o processo da doença e a sua manifestação se consolidam e se tornam mais específicos. Essa diferenciação dentro do processo da doença geralmente prossegue dentro dos moldes do *dosha* predominante e do seu envolvimento com os tecidos. Complicações da doença também se desenvolvem neste estágio.

TIPOS DE *SAMPRAPTI*

Samprapti pode ser categorizado de duas maneiras. A primeira é de acordo com o tipo e o número de *doshas* envolvidos. Quando apenas um *dosha* está envolvido, o *samprapti* é chamado de *nanatmaja*. Quando dois diferentes *doshas* estão envolvidos, o *samprapti* é chamado de *samanyaja*. Quando os três *doshas* participam, o processo da doença é chamado de *sannipatta*. O Ayurveda também forneceu uma estimativa do número de diferentes doenças para a predominância de cada *dosha*. Existem 80 doenças com predominância de *Vata*, 40 com predominância de *Pitta* e 20 com predominância de *Kapha* (consulte o apêndice 2).

A segunda classificação principal de *samprapti* é de acordo com as características principais das qualidades ou atributos do *dosha* predominante. Essa avaliação se baseia na aparência dos diversos atributos que estão especificamente relacionados com o *dosha* particular envolvido. Um exemplo disso seria diferenciar a doença da artrite em uma artrite *Vata* (com sintomas e sinais de cor, frio, rigidez e assim por diante), uma artrite *Pitta* (com sinais e sintomas de uma dor ardente, articulações avermelhadas e quentes, e assim por diante) ou uma artrite *Kapha* (com sinais e sintomas de inchaço, edema e assim por diante). Os atributos *Vata* que se destacariam aqui são frio, duro e áspero. Os atributos de *Pitta* seriam quente e pronunciado; e os atributos de *Kapha* seriam frio, úmido, pesado e estático.

7

A Saúde e o Processo da Doença. II

O CONCEITO AYURVÉDICO DE CLASSIFICAÇÃO E DIAGNÓSTICO DAS DOENÇAS

Um dos pilares do conceito ayurvédico da doença se baseia no funcionamento anormal dos *doshas*, e a sua manifestação no estado desequilibrado da *prakruti* (tipo constitucional) chamado *vikruti* (constituição desequilibrada). A presença do *vikruti* implica uma anomalia do *Agni* ou fogo digestivo, um acúmulo de *Ama* ou impurezas tóxicas, *doshas* agravados e uma disfunção dos *dhatus* (tecidos), *malas* (resíduos) e *Manas* (funcionamento mental e emocional). O paciente sente sintomas característicos, e o profissional pode descobrir sinais da doença ouvindo e observando cuidadosamente com atenção. Subsequentemente, o diagnóstico da doença pode ser elaborado. Na origem de tudo isso, contudo, existe um complicado desequilíbrio (*vyadhi*) da participação da pessoa nos Elementos, nos *doshas* e nos *Maha gunas.*

Purva Rupa se refere ao grupo de sinais e sintomas pródromos que precedem a efetiva manifestação da doença. É nessa conjuntura pré-clínica, antes de a doença se instalar, que a medicina ayurvédica é capaz de detectar um desequilíbrio e intervir para evitar o avanço em direção ao surgimento da doença.

Rupa se refere ao agregado de sinais e sintomas que acompanham a plena manifestação de uma doença. Para que a doença efetivamente se estabeleça, não apenas os *doshas*, os Elementos e os *Maha gunas* precisam se encontrar em um estado de desequilíbrio, como também a patologia localizada, especificamente em áreas teciduais profundas, precisa estar presente e ser influenciada pelos *doshas* agravados. Na realidade, a doença se manifesta em uma ampla variedade de distúrbios discretos como também em complexos de síndromes mais vastos. O complexo da dor física e do sofrimento mental, contudo, constitui a suprema condição da doença; além disso, as suas corporificações são inúmeras.

FATORES ETIOLÓGICOS CAUSADORES DA DOENÇA: *NIDANA*

O termo *nidana* se refere à etiologia e ao diagnóstico. Ele é a cobertura mais abrangente debaixo da qual o espectro dos fatores causadores da doença está agrupado. *Nidana* é o termo dado a um fator etiológico, geralmente quando ele causa o pleno desenvolvimento do processo da doença; desse modo, essas causas são determinadas, com frequência retrospectivamente. Como foi discutido anteriormente, três causas fundamentais são consideradas as razões universais para que qualquer doença ocorra. Elas são *Prajna-aparadha* (erros na sabedoria), *Asatmyendriyartha Samyoga* (contato inapropriado entre os órgãos dos sentidos e os seus objetos) e *Kala-Parinama* (efeitos do tempo). Esses três determinantes envolvem proposições axiomáticas e se apoiam fortemente em fundamentos teóricos. Embora elas se encontrem na base de todas as manifestações de doenças, causas adicionais podem ser consideradas como variáveis particulares. A classificação dessas variáveis inclui aspectos dos múltiplos fatores causadores da doença considerados a partir de diversas perspectivas como a localização, o momento, a insidiosidade, fatores externos, processos que contribuem internamente, e assim por diante. Segue-se uma discussão das diversas classificações.

ESPECTRO DE TERMOS QUE INDICAM ETIOLOGIA

Os termos comumente usados para descrever os precipitantes mais concretos da doença são *hetu* e *karana*. Outros termos com diferentes conotações são os seguintes. A causa de uma doença que especifica o seu caminho e propagação se chama *ayatana*. Uma causa que demonstra um estreito relacionamento com o efeito se chama *pratyaya*. A causa fundamental de uma doença é chamada de *mula*, e o lugar de origem de uma doença é chamado de *yoni*. O termo *karta* se refere àquilo que cria uma doença; por exemplo, os *doshas*, de maneiras proeminentes, são considerados os criadores pragmáticos da doença. *Utthana* e *samutthana* são fatores causais que estimulam *doshas* inativos, ativa-os e os agrava.

A agravação dos doshas é a plataforma básica do desenvolvimento da doença. As causas endógenas que agravam os *doshas* são denominadas *nija*; as causas exógenas são denominadas *agantu*.

No que diz respeito à intensidade e à ocasião do início, as causas das doenças se enquadram em quatro categorias:

1. *Sannikrushta* se refere a causas que produzem a doença cedo e passam por cima da fase de acumulação de *samprapti*. Os *doshas* se tornam repentinamente agravados na intensidade e produzem sintomas. Exemplos disso são a exposição ao frio, produzindo repentinos ataques de sinusite; alérgenos produzindo repentinas reações alérgicas; ou o tempo úmido da primavera desencadeando um ataque de asma.
2. *Viprakrushta* se refere a fatores causais de mais longa duração que produzem resultados retardados. Entre os exemplos estão o tabagismo crônico que conduz ao enfisema e o alcoolismo crônico que causa um dano hepático.
3. *Vyabhichari* se refere a causas muito tênues que não são fortes o bastante para produzir a doença, a não ser que sejam acompanhadas por outros fatores intensificadores como a duração crônica.
4. *Pradhanik* se refere a causas que são fulminantes e produzem uma doença imediata e grave que faz com que a pessoa corra risco de vida. Entre os exemplos estão os acidentes, o trauma, as toxinas poderosas e algumas causas microbianas.

Outro sistema de classificação agrupa as variações dos fatores causais das três seguintes maneiras.

1. *Utpadaka* se refere a causas que agravam diretamente os *doshas*. Isso se refere mais especificamente a provocações alimentares.
2. *Vyadhi pratyanika* se refere a causas específicas de doenças específicas. Entre os exemplos estão o contato sexual contagioso possivelmente causando HIV e hepatite, a síndrome de pica causando anemia e problemas afins, e o contato próximo com pacientes já infectados transferindo bactérias que causam conjuntivite.
3. *Ubhaya hetu* se refere a causas que incluem as duas que acabam de ser mencionadas, por exemplo, a agravação de *doshas* e especificidade causadora de doença. Um exemplo que ilustra isso é o consumo crônico de álcool que conduz à agravação do *dosha Pitta* e posteriormente à anomalia hepática e à cirrose.

Um antigo sistema de classificação, baseado em três localizações primárias dos eventos etiológicos que produzem a doença, é o seguinte:

1. *Adhyatmika* se refere à causação que se origina dentro do corpo. Ela é subdividida em três grupos:
   a. *Adhibala*: causas genéticas,
   b. *Janmaja:* causas congênitas e
   c. *Dosaja: doshas* agravados como fatores causais primários.
2. *Adhibhautika* se refere à causação oriunda de causas externas como germes, trauma e acidentes.
3. *Adhidaivika* se refere a causas que são consideradas providenciais, devido ao Destino, ao Karma e outras fontes mais esotéricas.

Algumas dessas categorizações de doenças refletem uma perspectiva mais geral e no entanto dinâmica. Consequentemente, a etiologia da doença, como *hetu* ou *karana*, consiste dos três seguintes componentes:

1. *Nimmitta* se refere às causas necessárias que precipitam ou aceleram a doença como a alimentação, o estilo de vida, a estação do ano (*kalabala*), a idade (*swabhavabala*) e fatores psicológicos.
2. *Samavayi* são componentes que são a matriz que compõe a doença e dentro da qual a doença se manifesta. Eles seriam os *doshas, dhatus, srotas* e assim por diante.
3. *Asamavayi* se refere à interação de todo o espectro dos componentes *samavayi*, por exemplo, *doshas, dhatus, srotas* e assim por diante, que se combinam e interagem para produzir o produto final da doença.

CLASSIFICAÇÃO DAS DOENÇAS DE ACORDO COM O PROGNÓSTICO

O Ayurveda divide as doenças em duas amplas categorias de prognósticos: (1) curáveis e (2) incuráveis. As doenças curáveis são facilmente tratadas ou desaparecem com dificuldade. As doenças incuráveis precisam de um tratamento a longo prazo ou podem levar à morte.

As doenças curáveis são chamadas de *sukha sadhya.* Entre as suas características estão uma gravidade mínima, o *dosha* e o tecido afetado não têm uma composição Elementar semelhante, o *dosha* agravado não faz parte da *prakruti* do paciente, e o *dosha* agravado não é semelhante à estação do ano e ao clima da ocasião. Os antigos textos ayurvédicos também incluíam a necessidade de os "quatro fatores essenciais para um bom tratamento" estarem presentes. Eles são (1) um médico versado, (2) um enfermeiro ou acompanhante dedicado, (3) o medicamento apropriado e (4) um paciente submisso.

As doenças difíceis de curar são mais graves, têm o *dosha* e o tecido afetado com uma composição Elementar semelhante, têm *doshas* que fazem parte da *prakruti* predominante do paciente e ocorrem em uma estação do ano ou clima que exacerba os *doshas* que já estão afetados. As doenças com dominância de *Vata* são consideradas as mais difíceis, já que o *dosha Vata* tende a se deslocar e penetrar em tecidos mais profundos, por exemplo, os ossos, os nervos e os tecidos reprodutivos, e inclui aspectos de disfunção psicológica. As doenças *Kapha* são consideradas as mais acessíveis ao tratamento, e as doenças *Pitta* são intermediárias no que diz respeito à gravidade e ao prognóstico.

As doenças paliáveis chamadas *yappa* requerem um tratamento a longo prazo. Elas se caracterizam pelo envolvimento simultâneo de dois ou mais *doshas*, pelo envolvimento do trato do órgão vital central no qual os tecidos mais profundos estão envolvidos, e podem requerer tratamentos que envolvem intervenções cirúrgicas.

As doenças intratáveis chamadas *asadhya* têm prognósticos muito desfavoráveis ou mórbidos. Elas se caracterizam pelo envolvimento de múltiplos *doshas*, tecidos e órgãos, bem como das estruturas vitais mais profundas do corpo.

CLASSIFICAÇÃO DAS DOENÇAS DE ACORDO COM SEUS ESTÁGIOS DO PROCESSO

A classificação principal do processo do estágio da doença tem sido descrita como a sequência de agravação dos *doshas* e interação patológica com os elementos teciduais, ou seja, *samprapti*. Nos *samprapti* propriamente ditos, no quarto estágio de localização dos *doshas* agravados e *Ama* mesclando-se com tecidos agravados, essa condição contaminada e poluída dos *doshas* e tecidos é chamada de *sama dosha* e *sama dhatu*, respectivamente. Quando os *doshas* são terapeuticamente purgados de toxinas, eles são chamados de *nirama doshas.* Existe, portanto, um estágio *sama* da doença e um estágio *nirama* da doença.

Existem estágios descritivos adicionais. Quando uma doença é relativamente nova, ela é chamada de *nava*; quando é crônica, é chamada de *jeerna*. Quando a doença é mais superficial, denomina-se *uttana*; quando é profunda, chama-se *gambhira*. As doenças superficiais geralmente afetam o plasma e o sangue; a doença profunda afeta o músculo, a gordura, o osso, o nervo e os tecidos reprodutivos. Duas fases da explicitude de uma doença são descritas: (1) *vega*, quando a doença é incitada a se manifestar; e (2) *avega*, quando a doença está oculta nos *dhatus* (tecidos) pelo poder dissimulador de *Vata*.

SINAIS E SINTOMAS DO PROCESSO DA DOENÇA

O processo da doença é uma manifestação gradual que começa com *doshas* agravados e que, com o tempo, afeta todos os outros componentes do corpo bem como o seu funcionamento. A dor, o mal-estar e o desconforto acompanham todas as doenças. O envolvimento do *dosha Vata* geralmente é fundamental. A dor atribuível a *Vata* agravado se caracteriza como vigorosa, irradiante, mutável, projetante, palpitante e irregular. A dor atribuível a *Pita* agravado obstruindo *Vata* é sentida como ardente, cortante, penetrante e intensa, produzindo calor e vermelhidão. A dor atribuível a *Kapha* obstruindo *Vata* é sentida como pesada, prolongada e indistinta, contínua e latejante. A dor atribuível a *Ama* obstruindo *Vata* geralmente é sentida como penetrante e intensa, e muito pesada, com uma qualidade quase opressiva. Por conseguinte, os sinais e sintomas desse estado desequilibrado em evolução abrange um *continuum* de manifestações subclínicas a clínicas.

A febre (*jvara*), uma reação à doença, é um sinal não específico que indica especialmente a presença excessiva de *Ama*. *Jvara* também significa dor. A febre é uma reação fisiológica complexa à doença que, de acordo com a medicina alopática ocidental, é mediada por citocinas pirogênicas e caracterizada por um aumento na temperatura básica do corpo, pela geração de reagentes de fase aguda e pela ativação de sistemas imunológicos complexos. Uma orientação geral descrevendo a agravação dos *doshas* e algumas síndromes de doenças específicas e clinicamente decifráveis de acordo com a agravação dos canais será examinada.

Indicadores da agravação de *Vata*

A principal manifestação clínica da agravação de *Vata* no corpo é a dor. Quase todos os sinais e sintomas que *Vata* produz derivam de uma intensificação dos seus atributos ou *gunas*. A agravação de *Vata* tende a criar perda tecidual (*dhatu kashaya*) com porosidade tecidual, dilatação e atrofia, movimento excessivo e hipersensibilidade. Além disso, podemos encontrar o seguinte: espasmos; tremores (*kampa*); arrepios; entorpecimento; contração; formigamento (parestesia); obstrução associada à atrofia e ao vasospasmo; ptose; enrijecimento; prisão de ventre; sons estalantes nas articulações; tremor; desidratação; sede; pele seca e áspera; agitação; sabor Adstringente na boca e descolorações (*arunasayava*) vermelhas, pretas ou marrons da pele e de outros tecidos. Entre as principais manifestações da agravação de *Vata* na esfera psicológica estão ansiedade, medo, psicose maníaco-depressiva ou transtorno bipolar, agitação, hiperatividade, insônia e energia cronicamente baixa. Os fortes componentes *rajásicos* (turbulentos) dentro de *Vata* contribuem diretamente para o seu poder de agitação e desorganização na esfera mental. A qualidade intensamente impulsiva de alguns distúrbios psiquiátricos, por exemplo, a hiperatividade, a depressão agitada e a mania bipolar, são manifestações disso.

Indicadores da agravação de *Pitta*

A principal manifestação clínica da agravação de *Pitta* no corpo é a inflamação. *Pitta* agravado se manifesta como sensações ardentes; vermelhidão, aumento de temperatura; suor, pele quente, sensível e oleosa; furúnculos; formação de pus; distúrbios hemorrágicos; hipertensão, enxaqueca; necrose; gangrena; boca seca e sede; hiperacidez; sabor Picante, Amargo ou Ácido na boca; e descoloração da pele e dos tecidos de qualquer cor que não seja branca ou preta amarronzada. Diferentes formas de síncope ou desmaio podem ser um sinal de agravamento de *Pitta*. Na esfera psicológica, a agravação de *Pitta* pode produzir insônia moderada, irritabilidade, raiva, inveja, competitividade exagerada, comportamento obsessivo-compulsivo e estados de desorientação como, por exemplo, a condição intoxicada e inebriada. Os estados crônicos de exaustão podem ter um forte componente de *Pitta* agravado, já que os excessos crônicos de *Pitta* podem se inclinar para o esgotamento ou começar a danificar aspectos do sistema nervoso central, inclusive o funcionamento neurotransmissor.

Indicadores da agravação de *Kapha*

Entre as principais manifestações clínicas de *Kapha* agravado no corpo estão a sensação de peso, o edema, o intumescimento e a obstrução. *Kapha* agravado também aparece como o aumento da produção de muco ou fleuma, salivação aumentada, congestão respiratória, sensações de frio, entorpecimento, letargia, inércia, sonolência, digestão prejudicada e lenta, coceira na pele, pele fria e oleosa, enrijecimento dos tecidos (por exemplo, litíase, tumores, ateroma e aterosclerose), obstrução nos canais devido ao excesso de substâncias bloqueadoras, pele branca ou pálida e palidez, e sabor Doce ou Salgado na boca. Na esfera psicológica, *Kapha* agravado se reflete em estados de grave dependência, ganância, ciúme e em comportamentos exagerados de apego. Sérias depressões com retardamento psicomotor refletem o forte componente tamásico (embotador) dentro de *Kapha* quando ele é exacerbado e exibido na esfera emocional.

Manifestações de doenças devido à agravação dos canais

Os *srotas* ou canais de circulação de um sistema constituem uma rede integral em todo o corpo que coordena a totalidade do seu funcionamento. Para que qualquer doença exerça qualquer dano sistêmico significativo, não apenas os *doshas* mas também os *dhatus* ou tecidos e os *srotas* ou canais teciduais precisam ser afetados e estar envolvidos em uma interação patológica. Segue-se um resumo dos canais com alguns fatores agravantes comuns e algumas manifestações clínicas características de anomalias:

Pranavaha Srotas constituem os canais respiratórios e condutores de *Prana*. Eles têm uma íntima conexão com o coração, os pulmões, o cérebro e o cólon. Entre as causas da agravação estão a nutrição inadequada, doenças debilitantes, o excesso de exercício físico, o consumo de cigarros, poluentes ambientais e a repressão de impulsos naturais (*vega-dharana*). A agravação de *Vata*, em particular, afeta adversamente esse canal. Entre os sinais e sintomas estão qualquer dificuldade respiratória como tosse, dispneia e asma, bem como distúrbios relacionados com o nível de energia e a condição psicológica.

Annavaha Srotas constitui todo o trato gastrointestinal. Entre as causas de agravação estão anomalias do fogo digestivo, e um comportamento alimentar inadequado como comer em excesso, comer nas horas erradas e comer alimentos contrários às necessidades da pessoa. Os transtornos incluem todos os distúrbios digestivos, alteração do apetite, vômitos, diarreia e prisão de ventre.

Ambuvaha Srotas é o sistema regulatório da água. Entre os fatores agravantes estão a exposição ao calor excessivo, o álcool e o sal; desidratação; acúmulo de *Ama*; e a experiência de um medo exagerado. Os sinais de distúrbios incluem sede exagerada, edema, alteração da glicose no sangue e diabetes.

Rasavaha Srotas é o canal linfático ou plasmático. Entre os fatores que danificam esses canais estão o fogo digestivo prejudicado com o acúmulo de *Ama*, a absorção inadequada de nutrientes, o excesso de ingestão de alimento e bebida, e reações exageradas de estresse durante um longo período. Os sinais de agravação incluem anorexia, enrugamento prematuro da pele, cabelo que fica prematuramente grisalho, impotência, distúrbios linfáticos e infecções fúngicas.

Rakravaha Srotas é o sistema circulatório sanguíneo. Entre os fatores que o danificam estão uma dieta com alimentos e ervas excessivamente estimulantes (*vidahi*) e quentes e a exposição a um calor ambiental intenso. Os sinais de agravação incluem todos os distúrbios hematológicos, perturbações da pele como acne e erupções, hipertensão, hipotensão, arritmias, distúrbios do fígado e do baço, e distúrbios hemorrágicos.

Mamsavaha Srotas abrange os sistemas muscular e tegumentar. Acredita-se que as agravações resultem do excesso de consumo de alimentos pesados, oleosos e incompatíveis. Dormir com frequência após as refeições ocasiona um excesso de produção de *Kapha* e causa um impacto negativo sobre o tecido muscular. Anomalias do fígado, especialmente com o seu *Agnis*, e o trauma emocional e físico também podem causar problemas musculares. Os sinais de distúrbios incluem a disfunção muscular como a atividade excessiva (tremores e espasmos), hipoatividade, atonia, laceração tecidual e tumores.

Medavaha Srotas abrange os canais do tecido adiposo, especialmente ao redor dos rins e dentro dos revestimentos omentais abdominais. Os fatores agravantes, principalmente alimentares, incluem a ingestão excessiva de alimentos, especialmente com um elevado teor de gordura, o consumo excessivo de álcool e dormir durante o dia. Entre os sinais de distúrbios estão a obesidade, o edema, tumores gordurosos, hipertensão, doenças do coração, distúrbios do colesterol e dos lipídios do sangue, diabetes e artrite.

Asthivaha Srotas se refere ao sistema esquelético. Entre os fatores prejudiciais estão o trauma e qualquer alimento, erva ou atividade física que aumente *Vata*. A atividade física excessiva a ponto de provocar suor e falta de ar, por exemplo, o exercício aeróbico, correr, praticar *jogging* e o trabalho manual árduo normalmente aumentam *Vata*. Isso se torna prejudicial somente durante um longo período se *Vata* não for periodicamente reduzido a fim de prevenir os efeitos cumulativos. Este ponto enfatiza o ideal ayurvédico de continuamente tentar restaurar o equilíbrio dos estados desequilibrados, já que é natural o envolvimento em atividades que podem tender para o excesso e a subsequente disfunção. O gerenciamento do estresse agudo, especialmente por meio de técnicas ayurvédicas, é muito benéfico. Os sinais e os sintomas, especialmente aqueles exacerbados pelo estresse crônico, incluem quaisquer distúrbios ósseos como a osteoporose, hipertrofia, artrite, bem como alguns distúrbios do cabelo e das unhas.

Majjavaha Srotas se refere ao sistema nervoso e aspectos dos ossos longos e das articulações. Entre os fatores prejudiciais estão o trauma, especialmente a fratura dos ossos longos, e a ingestão do que o Ayurveda considera "combinações de alimentos incompatíveis" (a ser discutido mais adiante). O trauma psicológico também é considerado um fator agravante. Qualquer estímulo intenso de *Vata* ou *Pitta* é particularmente estressante e traumático. As manifestações dos distúrbios incluem dor nas articulações, falta de coordenação, paresia ou paralisação do músculo, convulsões, coma, esclerose múltipla, disfunção do sistema nervoso central e do sistema nervoso periférico, bem como anormalidades características na percepção sensorial, especialmente a do tato e da temperatura.

Shukravaha Srotas se refere ao sistema reprodutivo, e isso geralmente indica o sistema masculino. Além do trauma físico, o Ayurveda considera o estresse crônico e outros fatores comportamentais como sendo agravantes para esse sistema. A amplitude inclui práticas sexuais excessivas e extravagantes, a repressão exagerada do impulso sexual e o trauma decorrente de acidentes, cirurgias ou quimioterapia. Uma estreita atenção é prestada à atividade sexual porque acredita-se que a atividade excessiva deplete *Ojas* (o funcionamento vital e imune) que, por sua vez, aumenta *Vata* e diminui a longevidade. Além de distúrbios de impotência e disfunção sexual, outras doenças que afetam o sistema imunológico como a tuberculose e a AIDS podem ocorrer.

Svedavaha Srotas é o sistema sudoríparo e sebáceo. Entre os fatores prejudiciais estão a atividade física excessiva; a exposição excessiva ao calor, ao frio e ao vento; a ingestão de alimentos excessivamente quentes e picantes; o consumo de álcool; bem como fatores psicológicos como o medo e a raiva. Os sinais incluem distúrbios da transpiração e alguns distúrbios da pele.

Mutravaha Srotas se refere ao sistema urinário. Entre os fatores agravantes estão a ingestão excessiva ou insuficiente de fluidos, a exposição a climas exageradamente quentes e secos, o excesso de atividade sexual, a repressão da vontade de urinar, doenças renais e trauma. A doença se reflete em qualquer distúrbio urinário, inclusive infecções, pedras e tumores.

Purishavaha Srotas se refere ao sistema excretor. Entre os fatores agravantes estão a anomalia do fogo digestivo, perturbações digestivas e irregularidades alimentares. Os sinais de distúrbios incluem prisão de ventre, diarreia, colite, tumores, hemorroidas e qualquer outra disfunção intestinal.

Artavavaha Srotas se refere ao sistema reprodutivo feminino. Os fatores agravantes são semelhantes àqueles que agravam *Shukravaha Srotas* e incluem a atividade sexual excessiva ou reprimida, práticas alimentares inadequadas e fatores emocionais estressantes como ansiedade, medo e raiva. Entre os sinais de distúrbio estão a tensão pré-menstrual (TPM), a dismenorreia, a amenorreia e a menorragia.

Stanyavaha Srotas é o sistema de lactação feminino. Os seios e os mamilos são os locais principais. Considera-se que os fatores agravantes incluam a repressão do leite materno pela ausência da amamentação e, por outro lado, o aleitamento excessivo. Acredita-se que os distúrbios incluam condições de lactação deficiente ou excessiva, e a disfunção do seio como dor, cistos e tumores.

Manovaha Srotas se refere aos canais que estão associados ao funcionamento mental e emocional. Entre os fatores agravantes estão o estresse crônico, o trauma emocional, o uso de substâncias ilícitas, o *input* sensorial excessivo e outros fatores que refletem os estímulos *vatagênicos* (que provocam *Vata*). As manifestações de distúrbios incluem o espectro dos distúrbios psicológicos. Os distúrbios de *Vata* se manifestam como ansiedade, medo e condições bipolares. Os distúrbios de *Pitta* se manifestam como raiva intensa, irritabilidade, hostilidade, inveja e sintomas agressivos. Os distúrbios de *Kapha* se manifestam como dependência exagerada, ganância, ciúme patológico e problemas de apego, e também como depressões retardadas.

EXAME DIAGNÓSTICO DA DOENÇA: *ROGA PARIKSHA*

Uma avaliação diagnóstica abrangente requer que a doença em si, como existe dentro do paciente, seja examinada por meio de vários parâmetros. O Ayurveda clássico usa cinco abordagens convencionais para determinar os principais componentes associados à doença. Elas incluem o exame dos seguintes elementos:

1. *Nidana:* fatores causais;
2. *Parva Rupa:* sintomas prodrômicos;
3. *Rupa:* sinais e sintomas efetivos;
4. *Upashaya:* adequabilidade dos meios de mitigação. Este método consiste do uso de intervenções exploratórias empregadas quando a natureza mais exata de uma doença está obscura. Os procedimentos de *Upashaya* envolvem tentativas de vários tratamentos para avaliar se o resultado é a mitigação ou uma exacerbação do problema.
5. *Samprapti:* patogênese.

AVALIAÇÃO DIAGNÓSTICA DO PACIENTE

Diagnóstico, na medicina ayurvédica, é a avaliação da *prakruti* de referência e da *vikruti* atual do paciente como um prelúdio do emprego de estratégias destinadas e equilibrar e restaurar o funcionamento ideal dos *doshas*. A doença é vista como qualquer distúrbio do equilíbrio apropriado dos *doshas*. A avaliação diagnóstica delineia a *prakruti* básica e qual seria o funcionamento adequado de cada *dosha*, sozinho e em interação com os outros *doshas* do corpo. Além disso, essa avaliação estima a qualidade dos tecidos, canais, órgãos, resíduos e *Manas*.

A avaliação diagnóstica é uma verificação abrangente do paciente por meio de várias técnicas diferentes. O médico chega a um diagnóstico e avaliação prognóstica valendo-se de três facetas que contribuem para um entendimento do exame clínico. Essas facetas são as seguintes:

1. *Aptopadesha/Shabda*, conhecimento abalizado. Essas informações derivam de duas fontes. Uma delas é o corpo de informações teóricas e clínicas encontradas na literatura do Ayurveda e nos ensinamentos de médicos ayurvédicos reconhecidos. A outra envolve os dados históricos obtidos na entrevista clínica. Neles estão incluídos relatos dos pacientes (*prashna pariksha*), da família e qualquer outra história médica e psicossocial anterior.
2. *Pratyaksha*, o uso dos cinco sentidos do médico. Esse é o exame clínico que usa a percepção direta do médico. O funcionamento dos cinco sentidos ou *jnanendriyas* é altamente conceituado no sistema ayurvédico. Desse modo, eles desempenham um papel fundamentalmente importante na avaliação diagnóstica. O médico se torna, por assim dizer, um instrumento, e as suas cinco faculdades sensoriais são usadas como ferramentas de precisão para investigar a apresentação do paciente.

   O exame com o ouvido ou o sentido da audição ouve não apenas a voz do paciente como também os sons provenientes das suas articulações, intestinos, pulmões e assim por diante. O médico também usa dispositivos complementares como o estetoscópio para ouvir os sons cardíacos e respiratórios. O exame com o olho ou inspeção é uma avaliação visual da aparência, da conduta e do funcionamento. O exame que usa o nariz ou o sentido do olfato pode detectar uma irregularidade no odor do corpo e oferecer uma indicação da higiene pessoal. O exame por meio do toque ou palpação fornece informações a respeito da temperatura da pele, da turgidez, dos órgãos abdominais e torácicos, e da sensibilidade à dor. O diagnóstico do pulso está incluído aqui (Lad, 1996). O exame que usa o sentido do paladar geralmente não é feito nos Estados Unidos.
3. *Anumana*, raciocínio baseado na inferência. Isso envolve a interpretação analítica e sintética de todas as informações reunidas a partir do conhecimento teórico do médico e da apresentação clínica do paciente. Esse processo produz um diagnóstico e um prognóstico, sugerindo um plano de tratamento.

Tudo o que acaba de ser descrito se baseia no fato de o médico passar um intervalo de tempo adequado com o paciente. O paciente é primordial, e o médico demonstra respeito por ele por meio da atenção, da sensibilidade e levando a sério tudo o que o paciente relata. Em última análise, o médico precisa separar o que é essencial do que talvez tenha uma importância secundária. O médico perspicaz, portanto, avalia cuidadosamente a apresentação e prioriza as necessidades do paciente e as intervenções que podem ser apropriadas.

PROCEDIMENTOS DIAGNÓSTICOS NO EXAME CLÍNICO

O Ayurveda formalizou o exame clínico e sugeriu uma estratégia sistemática para inspecionar importantes aspectos dos pontos fortes e das fraquezas do paciente. Existem dois grupos principais de metodologia, que são os seguintes:

Dashavidha Pariksha, o exame com dez formas de avaliação

Charaka defendeu um método que abrange uma análise clínica abrangente que incorpora as principais áreas que têm importância para o sistema ayurvédico. Elas são as seguintes:

1. *Prakruti:* constituição de referência do corpo.
2. *Vikruti:* desequilíbrios dóshicos.
3. *Sara:* qualidade tecidual. Esta é uma inspeção e estimativa da excelência ou qualidade ótima de cada um dos sete sistemas teciduais do corpo. A distribuição quantitativa e qualitativa da composição Elementar do indivíduo é avaliada.
4. *Samhanana:* conformação do corpo. Isso se refere a uma avaliação da estrutura do corpo ou solidez do corpo como um todo. Inclui uma estimativa da simetria, proporção, condição nutricional, funcionamento geral e movimento do indivíduo.
5. *Anguli pramana:* mensuração da proporção do corpo. Isso se refere a um antigo conceito ayurvédico que usa fórmulas matemáticas com medidas ayurvédicas chamadas "unidades de dedo" para avaliar as proporções do corpo e dos membros.
6. *Satmya:* salubridade. Representa a adaptabilidade do paciente à alimentação, ervas, clima e estilo de vida saudáveis e ideais. *Satmya* avalia a inclinação natural do paciente para gravitar em direção a escolhas de alimentos e comportamentos sátvicos compatíveis com a *prakruti* e incorporá-los.

7. *Manas prakruti:* constituição psicológica. Esta é uma avaliação das proporções dos *Maha gunas, Sattva, Rajas* e *Tamas*, que são constitucionalmente inerentes, motivam o paciente e orientam as escolhas de estilo de vida.
8. *Agni* ou *Ahara shakti:* o fogo digestivo. Refere-se à estimativa do poder do funcionamento digestivo em decorrência da qualidade do *Agni* do paciente.
9. *Vyayama shakti:* capacidade para se exercitar e nível de energia. Envolve uma avaliação do estado geral da energia e da resistência, especialmente no que diz respeito à atividade física.
10. *Vaya:* idade. A idade cronológica efetiva do paciente é comparada com o seu nível funcional atual de saúde e vitalidade. Além disso, o estágio dóshico da vida, por exemplo, início da vida (*bala*) predominância de *Kapha*, maturidade (*madhya*) predominância de *Pitta,* e velhice (*vriddha*) predominância de *Vata*, é levado em consideração. É fundamental avaliar a idade e a capacidade funcional.

Ashtavidha Pariksha, o exame com oito formas de avaliação

Este é um método mais atual e sucinto que leva particularmente em consideração o diagnóstico do pulso. Como um conhecimento prático desses procedimentos requer um treinamento formal e uma experiência clínica efetiva, segue-se apenas uma descrição breve, porém representativa, de cada uma:

1. *Nadi Pariksha:* diagnóstico do pulso. O diagnóstico ayurvédico do pulso é diferente da avaliação ocidental do pulso. *Nadi* aqui se refere à pulsação arterial; geralmente o aspecto radial da pulsação arterial é medido. O médico usa três dedos simultaneamente. O dedo indicador é colocado sobre a artéria radial mais próxima do pulso; essa área reflete o aspecto *Vata* da pulsação. A sua impressão sensorial sugere um movimento característico (*gati*) que lembra o de uma cobra (*Sarpagati*). Quando *Vata* está agravado, a pulsação *Vata* é irregular, inconstante e difícil de detectar. Ela encerra uma qualidade insubstancial. A pulsação *Vata* tem um volume e tensão baixos, é sutil e tem atrás de si a força mais fraca ou "mais vazia". O seu caráter serpentígeno lhe confere uma sensação fraca, estreita e fina. Ela tende a ser a pulsação mais rápida das três.

   O dedo médio é posicionado próximo do dedo indicador e fica sobre o aspecto *Pitta* do pulso. A sua impressão sensorial sugere os movimentos saltitantes de uma rã (*Mandukagati*). Quando aspectos de *Pitta* estão agravados, o pulso tem qualidades quentes, rápidas e finas. Ela é a pulsação mais forte e tem a maior amplitude, a qual cai visivelmente depois de cada pulsação. O seu caráter ranídeo confere uma sensação com uma qualidade forte, firme, rígida, saltitante e ricocheteante.

O dedo anular é colocado perto do dedo médio na direção do cotovelo. Esse é o aspecto *Kapha* do pulso, e tem o movimento característico de um cisne (*Hamsagati*). Quando agravado, esse pulso é firme, frio, denso, cheio e substancial. O seu volume e ritmo são equilibrados e cheios. O caráter anatídeo confere à pulsação *Kapha* qualidades que são lentas, largas, amplas, grandes, profundas, ondulantes, graciosas e escorregadias.

Quando a pulsação está basicamente saudável, ela é comparada ao movimento de um elefante, ou seja, lenta, constante e regular.

A frequência do pulso (*spandana sankhya*) situa-se aproximadamente entre 80 e 100 batidas por minuto para *Vata,* entre 65 e 80 para *Pitta*, e em torno de 70 ou menos para *Kapha*. A leitura do pulso mais exata ocorre primeiro de manhã cedo antes que a pessoa coma ou faça esforço. O médico usa a mão direita e toma o pulso da mão direita do homem e da mão esquerda da mulher. O diagnóstico do pulso requer um alto nível de sofisticação diagnóstica e o médico precisa de anos de treinamento para obter proficiência. Nuanças da *prakruti* que incluem informações a respeito dos subdoshas são discerníveis no exímio diagnóstico do pulso.

2. *Jihva Pariksha:* diagnóstico da língua. O tamanho, a cor, o revestimento e a umectação da língua são verificados. O pequeno tamanho, a cor pálida, o revestimento marrom ou preto, e a tendência à secura indicam *Vata*. O tamanho médio, a cor avermelhada, o revestimento amarelo e a tendência à secura indicam *Pitta*. A língua grande que é pálida e tem um revestimento úmido e esbranquiçado indica *Kapha*.
3. *Drika Pariksha:* diagnóstico do olho. Os sinais de *Vata* são a secura e possíveis tiques e contrações. Os sinais de *Pitta* são a vermelhidão e a irritação. Os sinais de *Kapha* se manifestam como olhos úmidos.
4. *Sparsha Pariksha:* diagnóstico do toque. Ele inclui a detecção da temperatura da pele e a palpação abdominal.
5. *Shabda Pariksha:* diagnóstico da voz. A voz *Vata* tem um tom variável e tende a ser respiratória e relativamente indistinta. A voz *Pitta* é vigorosa, clara e precisa. A voz *Kapha* tem um tom profundo e é suave e melodiosa.
6. *Akriti Pariksha:* diagnóstico da aparência geral. Esta é uma parte importante do exame e fornece informações gerais e específicas a respeito do corpo físico e

da conduta psicológica do paciente. A maneira como ela se aplica aos outros elementos do exame clínico, uma elaboração ulterior da técnica, está além do escopo do presente trabalho.

7. *Mutra Pariksha:* diagnóstico da urina. A medicina ayurvédica utiliza um método exclusivo para avaliar o estado do paciente examinando a urina por meio da adição de gotas de óleo na superfície. O comportamento das gotículas de óleo está associado à qualidade *dóshica*, à gravidade e ao prognóstico da doença.
8. *Purisha Pariksha:* diagnóstico das fezes. Amostras de fezes são colocadas em uma pequena quantidade de água e a sua aparência, cor, odor e comportamento são examinados. Essas informações refletem o estado de *Agni*, dos *doshas* e a presença de *Ama*.

A COMPLEXIDADE DO PROCESSO DA DOENÇA E DO DIAGNÓSTICO

O Ayurveda reconhece a complexidade do processo da doença e a dificuldade de obter um diagnóstico preciso. A perspectiva *BioPsicoEspiritual* leva em consideração todo o indivíduo como uma pessoa integral em um campo interpessoal.

Charaka reconheceu os intricamentos e variações da morfologia e a natureza dinâmica dos processos fisiológicos e metabólicos dos níveis celular, tecidual, orgânico e sistêmico há mais de 2 mil anos. Ele diz o seguinte a respeito disso:

> Quando as doenças são classificadas de acordo com a causa, a dor, a cor, o local, a forma e a nomenclatura, o seu número torna-se realmente incontável. O médico não precisa se envergonhar de não ser capaz de dar um nome a todas as doenças, pois não pode haver uma padronização clara e distinta para todas as doenças. O mesmo *dosha* provocado pode produzir uma variedade de doenças de acordo com uma diversidade de causas e localizações. Por conseguinte, o tratamento deve ser iniciado depois do diagnóstico da natureza da doença (com o *dosha* e o *dushya* agravados), e quaisquer fatores causais especiais.
>
> (*Charaka Samhita,* Sutra Sthana 18.42-44).

8

Nutrição e Dieta no Ayurveda

O CONCEITO DE NUTRIÇÃO NO AYURVEDA: CONSIDERAÇÕES TEÓRICAS

O conceito de nutrição (*annapanavidhi*) no Ayurveda, como outras proposições ayurvédicas fundamentais, recua a milhares de anos (Mukerjee, 1974). Ele se baseia em evidências empíricas provenientes de práticas de manutenção da saúde e intervenções na doença por meio de preparados fitoterápicos e minerais dietéticos e suplementares. A nutrição como dietética e ingestão de alimentos (*ahara*), a ingestão e digestão de proteínas, gorduras e carboidratos, é considerada um dos três pilares sobre os quais a vida do corpo se apoia. Os outros dois pilares são o sono e regulação adequada do funcionamento sexual.

A nutrição e a dieta no Ayurveda têm várias metas. O objetivo geral da dieta é fornecer a todo indivíduo substâncias nutritivas que mantêm a vida. Mais especificamente, a nutrição incorpora o seguinte: (1) suprir e reabastecer os Cinco Grandes Elementos Densos do corpo, (2) manter os *doshas* em um equilíbrio adequado para manter a qualidade de vida; os alimentos agem continuamente para reequilibrar o portfólio de *doshas* da pessoa e (3) usar os sabores ou *rasa* dos alimentos e substâncias (drogas botânicas, substâncias fitoterápicas, ervas e minerais) para corrigir desequilíbrios nos *doshas*, ou seja, tratar distúrbios e doenças. Além do seu objetivo principal de nutrir o corpo, o alimento também é usado como remédio. Preceituar uma seleção individualizada de alimentos (*anna*), considerando especificamente os seus *rasas* (qualidades de sabor), é uma das principais modalidades terapêuticas. Um entendimento completo da natureza integral da teoria nutricional ayurvédica, a teoria do processo digestório, e a seleção empírica de escolhas alimentares compatíveis é essencial.

Dravyaguna Shastra (Sharma, 1976), a ciência dos atributos, ações e efeitos das substâncias sobre o corpo, quando tomadas internamente, é a forma do antigo sistema formalizado de explicar os efeitos nutritivos e farmacológicos tanto dos alimentos quanto dos medicamentos. No Ayurveda, essas duas categorias têm limites flexíveis e não são mutuamente exclusivas. *Dravyaguna Shastra* constituiu uma tentativa racional de padronização e teve origem no trabalho empírico de praticantes ao longo dos séculos. Por conseguinte, qualquer substância que possa ser ingerida, como a comida, líquidos, ervas, minerais e assim por diante, é governada pelos princípios estabelecidos por esse sistema de ação fisiológica e farmacológica. No Ayurveda, esse conceito é ampliado para incluir a amplitude de experiências sensoriais (informações perceptivas), bem como a atividade motora (marcas de ação), as quais, segundo se acredita, são ingeridas e incorporadas às faculdades mentais como alimento mental, tendo uma cascata de efeitos.

Dravyaguna Shastra, a Matéria Médica do Ayurveda, é um sistema racional que delineia os mecanismos celulares e fisiológicos envolvidos com os processos farmacocinéticos e farmacodinâmicos do corpo (absorção, circulação, e efeitos teciduais e celulares) depois que as substâncias são ingeridas. O termo sânscrito *dravya* diz respeito a um conceito fundamental no Ayurveda derivado do *Vaisheshika darshana*. *Dravya* implica uma substância no sentido específico de descrever uma categoria fundamental que é uma unidade de criação. No que diz respeito à descrição de alimentos, ervas e medicamentos, substância significa uma partícula definida de matéria, uma unidade fundamental usada como um elemento básico. Ela pode designar uma categoria mutuamente exclusiva com um *status* relativamente indivisível, como, por exemplo, um átomo ou uma molécula. Os Cinco Grandes Elementos Densos, por exemplo, são considerados substâncias materiais fundamentais que são praticamente indivisíveis e mutuamente exclusivas. *Dravya*, portanto, designa um receptáculo que abriga os atributos e ações exclusivos de uma substância. Uma parte essencial da natureza inseparável de uma substância é o casamento indissolúvel das suas qualidades ou atributos (*gunas*) e as suas ações (*karma*).

Shastra diz respeito a um sistema de instrução metódica (um manual). Entre outros conceitos essenciais nesse sistema estão a ideia do *karma*, a ação e as consequências de uma substância; *samanya*, e princípio terapêutico do "semelhante aumentando o semelhante"; e *vishesha*, o princípio terapêutico dos "opostos curando ou equilibrando um ao outro". A última proposição importante nessa perspectiva farmacológica está contida no termo sânscrito *samavaya*, que se refere ao princípio predominante da unificação interativa, princípio esse que conduz a substância em direção ao seu objetivo. Isso significa que uma substância *(dravya)* contém dentro de si mesma uma ligação inseparável com as suas qualidades inerentes (*gunas*) e as suas ações e efeitos necessários (*karma*).

Os limites de significado e uso no Ayurveda entre as diferentes categorias que abrangem alimentos, ervas, drogas, bem como a experiência sensorial e motora de estilo de vida e comportamento são tênues e excessivamente porosos. As substâncias dietéticas ou *alimentos* se referem ao material ingerido que confere energia aos processos corporais, repõe os componentes corporais utilizados, e propicia uma nutrição e alimentação generalizada. Os alimentos se caracterizam por uma ênfase em *rasa* (sabor), uma maior ingestão quantitativa e a reposição gradual dos Elementos inorgânicos (Éter, Ar, Fogo e Terra), que se transformam em Elementos "humanizados" ou biologicamente assimiláveis a fim de manter o equilíbrio dóshico biológico (*Vata, Pitta* e *Kapha*). Os alimentos e condimentos são para o consumo diário.

Anna é o termo para alimento. Ele é biologicamente "cru" até que a digestão completa no sentido ayurvédico ocorra a fim de torná-lo "cozido" e biologicamente disponível para o organismo humano para ser assimilado no corpo, na mente e na consciência. De um modo geral, isso se refere ao altamente complexo processo digestório que é descrito detalhadamente no Capítulo 4. Entender essa ampla discussão é um pré-requisito necessário para o entendimento do conteúdo apresentado neste capítulo.

O conceito ayurvédico de digestão é complexo. Primeiro, o alimento cru sofre a ação do *Agni* de *Pachaka Pitta* (*Avasthapaka*, digestão primária) no trato gastrointestinal. O início desse processo de maturação começa a transformá-lo no *ahara rasa*, uma concentração não homóloga de nutrientes. Em segundo lugar, *ahara rasa* é transportado para o fígado onde *Bhutagnis* e *Ranjaka Pitta* transformam *ahara rasa* no *poshaka* (nutriente precursor) homólogo, biologicamente disponível chamado *asthayi* (instável) *rasa* e finalmente *sthayi* (estável) *rasa*, que flutua por todo o corpo e banha cada tecido. Terceiro, o *sthayi rasa* atuando como um meio de transporte impulsionado por *Vyana Vata* conduz precursores de tecido *asthayi* que estão no processo de se formar para os locais dos seus tecidos específicos onde cada um sofre a ação do seu respectivo *dhatu Agni* para se tornar o *poshaya* que é *sthayi* (nutriente de tecido maduro e estável) para esse *dhatu* específico. Este é um importante aspecto da assimilação digestiva *Vipaka*. *Sthayi rasa* bem como a forma *asthayi* de cada tecido flutuam por todo o corpo. Somente quando este último se torna posicionado e depois estacionário no seu respectivo tecido é que ele se torna um *sthayi* (estabilizado) *dhatu* (tecido).

A cascata formativa dos sete tecidos começa com *rasa* e *rakta*. Por exemplo, inicialmente, dentro de mais ou menos cinco dias, o *asthayi ahara rasa* passa por várias transformações digestivas de *Agni* para formar simultaneamente dois produtos finais: (1) *sthayi rasa dhatu* (plasma estável ou maduro) e (2) *asthayi rakta dhatu* (sangue imaturo). Depois de cerca de dez dias, o plasma estável ajuda *asthayi rakta dhatu* a ser transformado pelo seu *Raktadhara kala* (tecido sanguíneo que contém a membrana digestiva) em *sthayi rakta dhatu* (sangue maduro), o segundo *dhatu* na cascata. A formação do plasma ou *rasa* é o substrato do qual surge a formação de todos os outros tecidos corporais. Subsequentemente, quando *rasa* sai do fígado e se desloca para cada local de tecido específico, ele promove a formação e também se transforma parcialmente em *rakta* estável, depois em *mamsa*, depois em *meda*, depois em *asthi*, depois em *majji*, depois em *shukra* e, finalmente, em *Ojas.*

Na fisiologia ocidental, a maior parte da formação do sangue ocorre na medula óssea, embora o fígado, o baço, os nodos linfáticos e o timo também sejam lugares importantes. No Ayurveda, o fígado e o baço assumem uma importância central na formação do plasma e do sangue.

As *drogas*, no sentido ayurvédico, dizem respeito a quaisquer substâncias medicinais ingeridas (drogas botânicas, ervas, substâncias fitoterápicas e minerais) que atuam de uma maneira terapêutica ativa para *induzir* o equilíbrio dóshico na presença de um desequilíbrio significativo, restaurar tecidos agravados e aliviar condições perturbadas. As drogas botânicas e minerais atuam para reequilibrar dinamicamente os *doshas* agravados. Ao contrário dos alimentos, as drogas são colocadas no corpo em quantidades muito pequenas. Os alimentos basicamente nutrem os *dhatus* (tecidos) enquanto as drogas harmonizam e equilibram a estrutura e o funcionamento geral do corpo.

Os alimentos e as drogas têm quatro efeitos corporais fundamentais: *rasa* (sabor), *virya* (energia), *vipaka* (efeito pós-digestivo) e *prabhava* (efeito idiossincrático). A ação terapêutica *rápida e poderosa* das substâncias medicinais ayurvédicas (ervas, minerais e drogas) é dominada principalmente pelo *virya* (potência e energia) da substância. A eficácia e a eficiência de uma droga está diretamente relacionada com o *virya* específico e único que emerge da composição particular de Elementos deste último. É preciso lembrar que *virya* se refere ao espectro energético quente-frio de uma substância; ele é um dos *gurvadi gunas* mais fundamentais, ou seja, um atributo que define o que uma substância é e como ela atua. *Virya* extrai a sua potência do *Jatharagni*, *o fogo digestivo central.* O conceito de *virya* ocupa um lugar muito especial na farmacologia ayurvédica porque o atributo quente (*ushna*) de uma substância visa a ativação de *Agni* dentro do corpo tanto de um modo geral quanto em lugares muito particulares (células, tecidos, órgãos e sistemas de canais) de uma maneira direta e poderosa.

No que diz respeito às ações de uma droga, o *vipaka* (efeito pós-digestivo) também é mais importante na obtenção de um efeito terapêutico do que o seu *rasa* (sabor). O *prabhava,* a ação medicinal especial, incomum e idiossincrática de uma substância, prevalece sobre tudo o mais. Uma substância com um *prabhava* especial não atua sobre os *doshas* em geral. Ela visa um tecido, órgão, sintoma ou doença específico — quase de uma maneira isolada. Vários exemplos de substâncias com *prabhavas* especiais são os seguintes: eméticos, laxativos, estimulantes cardíacos, vermífugos, narcóticos, combinações de *ghee* e leite, e a ação do manjericão, das pedras preciosas, dos cristais e dos mantras.

Por conseguinte, isso requer o consumo de quantidades muito menores de drogas e substâncias que têm *prabhavas* peculiares devido à sua maior potência terapêutica intrínseca e à sua capacidade de destruir *Ama* (toxinas) e de pacificar os *doshas* agravados. Este capítulo, portanto, ao abordar os princípios da nutrição ayurvédica no que diz respeito à ingestão dietética de alimento, também aborda os princípios teóricos fundamentais de *Dravyaguna Shastra* e as substâncias medicinais.

OS PRINCIPAIS COMPONENTES DOS ALIMENTOS, DAS ERVAS E DOS MINERAIS

No Ayurveda, as propriedades fundamentais dos alimentos, das ervas e dos minerais são conceitualmente analisados e interpretados como consistindo de quatro categorias de partes componentes. Embora essas quatro classes sejam praticamente inseparáveis em uma substância, para fins acadêmicos, elas podem ser distinguidas. Elas são as seguintes:

1. *Maha gunas.* Consiste das principais qualidades sutis de *Sattva* (pureza), *Rajas* (turbulência) e *Tamas* (inércia) que estão contidas em uma substância. Por intermédio da experiência e dos métodos analíticos do *Dravyaguna Shastra*, reconhece-se que cada artigo alimentar e cada substância medicinal tenha uma predominância desses fatores coesivos universais. Uma substância na verdade desperta o aumento de um *Maha guna* particular em um indivíduo em vez de apenas contê-lo separado do contato humano. Em outras palavras, alguns alimentos são mais *sátvicos* e salutares do que outros e portanto atuam para acentuar a consciência e a espiritualidade do indivíduo.
2. *Gurvadi gunas.* São os dez pares de atributos opostos (quente/frio, pesado/leve, oleoso/seco, estável/móvel, duro/mole, claro/turvo, áspero/suave, sólido/sutil, embotado/agudo e líquido/denso) que caracterizam todas as substâncias. Esses atributos conferem significado por meio de informações perceptivas. O Ayurveda considera que praticamente todas as manifestações no mundo criado podem ser descritas como usando várias dessas propriedades fundamentais. Elas expõem uma forma estilística em um conteúdo Elementar substantivo. Esses

atributos têm um *status* físico e tangível, além de ter ações farmacológicas internas. De todos os *gurvadi gunas,* o par quente (*ushna*)/frio (*shita*) de atributos térmicos encerra uma proeminência especial. O calor de uma substância afeta vigorosamente *Agni* em todos os níveis do corpo. Esse *virya*, que está radicado no *Jatharagni*, é extremamente importante para a potência de uma substância, particularmente de uma droga. Além da primazia dos efeitos de *virya*, outros pares de qualidades alimentares que têm efeitos importantes nos *doshas* são pesado (*guru*)/leve (*laghu*) e oleoso (*snigdha*)/seco (*ruksha*).

3. Elementos. Os Cinco Grandes Elementos Densos ou *Mahabhutanis* (Éter, Ar, Fogo, Água e Terra) são os constituintes básicos de todas as substâncias materiais. Os Elementos são os principais *dravyas* no alimento e são importantes componentes nos efeitos dos medicamentos. Os Elementos compõem todas as substâncias materiais, inorgânicas e orgânicas, inanimadas e animadas. Esses elementos são os principais padrões que conferem uma identidade substantiva a uma substância física. Toda substância contém os cinco Elementos, mas somente um ou dois Elementos predominam. Em uma substância considerada, a composição Elementar varia nas suas proporções. A composição Elementar característica de qualquer substância é a base sobre a qual todos outros fenômenos como os atributos, o sabor e as ações atuam. Cada Elemento contém uma metade sutil conhecida como a sua "essência sutil" ou *Tanmatra*, a qual constitui um importante componente nutricional e alimenta o indivíduo em um nível energético. *Manas* é alimentado dessa maneira.
4. *Rasa*. Este termo sânscrito encerra vários significados, alguns dos quais são *sabor, plasma, essência* e *seiva*. No que diz respeito à nutrição e às substâncias medicinais, *rasa* se refere ao sabor pré-digestivo, especificamente a um ou mais dos seis sabores primários: Doce, Salgado, Ácido, Amargo, Picante e Adstringente. O sabor é um importante componente do alimento e também exerce um importante efeito dentro do corpo. Dentro de cada sabor ou *rasa* diferente, dois Elementos predominam. Cada sabor, contudo, contém todos os cinco Elementos, e essa combinação praticamente infinita de Elementos emerge como o sabor de uma substância. O conceito de sabor, na verdade, tem um significado concomitante, ou seja, a experiência subjetiva do sabor despertada dentro do indivíduo pela ingestão de um alimento ou erva. Considera-se, contudo, que os materiais dietéticos e medicinais propriamente ditos possuam algumas qualidades de sabor intrínsecas, determinadas, em parte, pela sua composição Elementar. O sabor ou *rasa* no sentido ayurvédico operacional está praticamente identificado com o

vínculo entre a natureza de sabor objetiva dos materiais ingeridos e a experiência de sabor subjetiva que eles despertam. *Rasa* enquanto sabor afeta e modula direta e indiretamente os *doshas* (por meio de *Pitta* e *Agni*). *Rasa*, o alimento como nutrição e a preservação do equilíbrio dos *doshas* atuam em conjunção uns com os outros.

OS QUATRO EFEITOS DA INGESTÃO DE ALIMENTOS E SUBSTÂNCIAS MEDICAMENTOSAS

O Ayurveda é único ao ter elaborado um plano quádruplo das ações dos alimentos e das substâncias medicamentosas quando são ingeridas. Uma vez levadas à boca e depois engolidas, cada substância pode ser analisada de acordo com o seu *rasa* (sabor), *virya* (potência), *vipaka* (efeito pós-digestivo) e *prabhava* (efeito idiossincrático). Ao contrário dos principais componentes dos alimentos, que são uma descrição das suas categorias composicionais, os quatro efeitos designam as suas ações dentro do corpo.

É importante mencionar, contudo, que esses quatro diferentes termos e conceitos residem em diferentes níveis de discurso. *Rasa* enquanto sabor e *virya* enquanto potência descrevem mais a natureza e as propriedades de uma substância bem como os seus efeitos sobre os *doshas* e o corpo. A ênfase no conceito de *Vipaka*, em contrapartida, situa-se em uma série complicada de ações e funções fisiológicas dentro do cólon e em locais celulares e teciduais. *Vipaka* designa mecanismos de ação e operações transformadoras. *Prabhava* designa o efeito único e, muitas vezes inexplicável, que uma substância terapêutica exerce dentro do corpo.

A NATUREZA DO SABOR, OU *RASA*, DE ACORDO COM O AYURVEDA

Como foi descrito, o fenômeno do sabor é uma descrição destacada na classificação nutricional ayurvédica. Todas as substâncias têm a característica adicional da potência terapêutica, e embora essa potência esteja contida nos alimentos dietéticos, ela é mais importante quando ervas e minerais terapêuticos são considerados. O aspecto do sabor é mais dominado pela influência da composição Elementar de uma substância. O sabor designa a experiência pré-digestiva (Doce, Ácida, Picante, Adstringente, Amarga ou Salgada) de uma substância quando colocada na língua. O sabor é mediado principalmente pelas funções dos *doshas: bodhaka kapha* na boca, *prana vata* e *sadhaka pitta* no cérebro.

O Ayurveda coloca a experiência subjetiva e objetiva do sabor em uma posição proeminente. A experiência do sabor, em grande medida, é o contato contínuo, diário e repetitivo que o indivíduo faz com o mundo exterior. O resultado é a satisfação, o prazer e a sobrevivência. A medicina ocidental delineou um extenso mapeamento neurofisiológico dos mecanismos subjacentes ao sabor e incluiu os mecanismos interdependentes do sentido do olfato, o sistema olfativo, ao descrever essas funções sensoriais. Embora uma análise completa dessa área complicada esteja além do escopo deste livro, será fornecido um breve resumo de alguns princípios básicos em consideração à perspectiva e à clareza.

A função olfativa, o sentido do olfato, é considerada relativamente mais importante e predominante na visão ocidental da experiência gustativa. Aromas de substâncias ingeridas são produzidos pelos seus componentes voláteis e captados pelo sentido do olfato que é experimentado como o "gosto" do alimento. Um número quase infinito de gostos distintos são diferenciados no processo de ingestão de uma substância, e eles são principalmente o resultado dos aromas da substância estimulando os nervos cranianos olfativos. O sentido do olfato é mediado pelo sistema quimiossensorial que inclui o neuroepitélio olfativo nasal que contém receptores sensoriais olfativos que, por sua vez, se deslocam através do primeiro nervo craniano, o nervo olfativo. Em menor grau, o quinto nervo craniano, o trigêmeo, também está envolvido. A experiência do cheiro determina o gosto e a palatabilidade dos alimentos.

Considera-se que a função gustativa, o sentido do paladar, tenha um importante significado, mas as suas funções desempenham um papel relativamente secundário na percepção global do sabor, já que a medicina ocidental encara a sensação olfativa como mais predominante na sua interação com o sentido do paladar. Acredita-se que a codificação gustativa consista de uma discriminação densa e mais tênue. Existem cinco principais agrupamentos de papilas gustativas com células receptoras de sabor. Quatro deles estão anatomicamente localizados na língua; o quinto é mais difuso e tem locais no palato, na epiglote, na laringe e no esôfago. O sentido do paladar é mediado principalmente pelo sétimo nervo craniano, o nervo facial, que tem a sua distribuição nos dois terços anteriores da língua. O nono nervo craniano, o glossofaríngeo, e o décimo, o vago, também desempenham um papel. Esses nervos terminam na parte do tronco cerebral chamada núcleo do trato solitário e produzem, de acordo com a visão ocidental, a experiência dos dois principais sabores, o Doce e o Salgado. Os outros dois sabores que são reconhecidos, Ácido e Amargo, resultam da interação olfativa e gustativa combinada.

Na nutrição ocidental, grande parte do sabor dos alimentos está relacionada com o seu conteúdo fitoquímico. Esses fitonutrientes são com frequência antioxidantes polifenóis e contêm pigmentos que conferem cores brilhantes às frutas e hortaliças. Alguns exemplos são a luteína que torna o milho amarelo, o licopeno que torna o tomate vermelho, o caroteno que torna a cenoura laranja e a antocianina que é responsável pela cor azul do mirtilo e da cor roxa da berinjela. Um subgrupo de fitoquímicos é o grupo dos flavonoides das frutinhas silvestres, ervas e hortaliças. Embora esses fitoquímicos não sejam considerados essenciais para o metabolismo normal, pesquisas recentes indicam que eles têm um papel benéfico, promovendo uma maior imunidade, reduzindo a inflamação, neutralizando os radicais livres e prevenindo formas de doenças cardiovasculares e do câncer. Os alimentos mais ricos em fitonutrientes são a soja, o tomate, o brócolis, o alho, a linhaça, as frutas cítricas, o mirtilo, a batata-doce, a pimenta-malagueta, e as leguminosas como o feijão, a ervilha e a lentilha.

Os sabores são percebidos em várias áreas da língua. Os locais podem variar. O que se segue é uma orientação geral. O sabor Doce é sentido na ponta; o sabor Ácido é sentido nos lados anterior e frontais laterais; o sabor Amargo nos lados posterior, intermediário e laterais; o sabor Salgado nos lados laterais mais posteriores; o sabor Picante na parte anterior e no terço intermediário; e o sabor Adstringente na área posterior.

O Ayurveda considera o *rasa* (sabor) pré-digestivo de uma substância como o clímax da sua combinação integrada de *Maha gunas, gurvadi gunas* e Elementos. Embora cada sabor individual contenha todos os cinco Elementos, geralmente apenas dois predominam. O sabor Doce contém Terra e Água, o sabor Ácido contém Terra e Fogo, o sabor Salgado contém Água e Fogo, o sabor Picante contém Ar e Fogo, o sabor Amargo contém Ar e Éter, e o sabor Adstringente contém Ar e Terra.

Na nutrição ayurvédica, a essência do alimento está contida nas qualidades inatas que são vivenciadas como o seu sabor. Compreende-se que o significado da essência do alimento tenha uma natureza dupla. Considera-se que a aparente natureza material do alimento contenha a sua essência alimentar densa. Isso é composto de alguma combinação dos Cinco Grandes Elementos Densos (*Pancha Mahabhutanis*), que é gustativamente percebida como o sabor ou *rasa* do alimento. A ingestão deste aspecto do alimento basicamente alimenta o corpo físico.

Compreende-se que o outro aspecto da natureza do alimento seja a sua essência de alimento sutil, que é composta pelas metades sutis dos Grandes Elementos Densos, os *Tanmatras*. Essas essências sutis, que não são diretamente percebidas pelo paladar, são absorvidas junto com as essências alimentares densas. Elas também são absorvidas psicologicamente por meio de cada um dos cinco sentidos (audição, tato, visão, paladar e olfato). Esses *Tanmatras* são absorvidos por *Manas* (mente) e contribuem para a nutrição mental e também para a nutrição corporal global, especialmente a dos *doshas*.

No Ayurveda, portanto, a nutrição adequada se baseia exclusivamente na ingestão adequada dos Cinco Grandes Elementos (*Pancha Mahabhutanis*) e das suas cinco essências energéticas sutis (*Pancha Tanmatras*). Os *Maha gunas* (*Sattva, Rajas* e *Tamas*) residem dentro do receptáculo dos Elementos e dos *Tanmatras*. As partes densas ou combustíveis que podem ser reduzidas a cinzas são importantes porém de uma ordem secundária. O ponto de referência na nutrição ayurvédica é a experiência do sabor. A nutrição, portanto, se baseia em uma complexa delineação das propriedades de sabor dos alimentos. As permutações e combinações quase infinitas de diferentes quantidades e qualidades dos Elementos produzem um espectro de graus de sabores específicos, e estes, por sua vez, se combinam para produzir sabores característicos subjetivamente percebidos.

O Ayurveda considera que é o *rasa*, o sabor de um alimento ou erva quando colocado na língua, que exerce um efeito imediato e localizado. O início desse processo ocorre antes que a digestão propriamente dita tenha início. Como o termo ayurvédico *rasa* significa tanto sabor quanto o plasma do corpo, a íntima associação entre os dois permeia uma discussão de cada um deles e o seu funcionamento interdependente. No Ayurveda, os mecanismos do paladar começam a operar primeiro por intermédio do veículo da água (saliva, *Bodhaka Kapha*), circulando depois através dos canais para chegar ao cérebro e à mente a fim de iniciar o complicado processo da digestão. O sabor é o principal ponto de contato e entrada do mundo exterior não homólogo no mundo interior. O objetivo da digestão ótima é promover a transformação adequada de *Agni* dos Elementos não homólogos em Elementos homólogos que sejam capazes de ser assimilados e depois proporcionar nutrição para sustentar os *dhatus* (tecidos corporais).

O Ayurveda reconhece seis sabores básicos e mutuamente exclusivos. Toda substância ingerida tem uma predominância de um ou mais desses sabores. Embora toda substância contenha uma parte de cada um dos cinco Elementos, somente alguns predominam, assim como somente alguns sabores essenciais predominam em qualquer substância individual. Pode parecer bastante simplista, ou até mesmo reducionista, usar um leque aparentemente tão estreito de sabores como a base de um amplo conceito nutricional. A literatura ayurvédica reconhece isso e, de uma maneira conspícua, reconhece claramente a imensa complexidade envolvida nos fenômenos do sabor bem como na taxonomia e nos mecanismos do *Dravyaguna Shastra*. As descrições aqui apresentadas, portanto, representam uma abordagem introdutória básica a uma farmacognosia e corpo de conhecimento farmacológico muito complicados, que se aplica a todas as substâncias ingeridas, inclusive alimentos, ervas e medicamentos.

Os alimentos e os medicamentos são basicamente classificados de acordo com a sua composição de sabor. Os seis sabores são Doce (*Madhura*), Ácido (*Amla*), Salgado (*Lavana*), Picante (*Katu*), Amargo (*Tikta*), e Adstringente (*Kashaya*). Cada sabor tem um Elemento, *Maha guna*, e constituição *gurvadi guna* (dez pares de qualidades opostas). Os Elementos na substância são a principal fonte de nutrição para os tecidos do corpo. Eles restauram os Elementos esgotados do corpo que são dissipados em energia por meio dos processos metabólicos. *Rasa* (sabor) é o instrumento usado para verificar a composição Elementar de um alimento ou erva. Compreende-se, portanto, que *Rasa* seja a percepção do sabor da maneira específica na qual os Elementos se combinam em um determinado alimento ou substância.

Os atributos *gurvadi guna*, especialmente a sua dimensão térmica *virya*, de uma substância contribuem para equilibrar os *doshas* do corpo principalmente quando esses *doshas* estão agravados. A influência desses *gurvadi gunas* é tão poderosa que a sua ação substitui ou se sobrepõe aos efeitos gerais da ação de sabor total de uma substância. Os atributos *guna*, na realidade, têm uma eficácia e potência significativamente maiores tanto no nível fisiológico quanto no farmacológico.

O efeito *Maha guna* de uma substância afeta a qualidade de consciência do indivíduo. As substâncias sátvicas refinam e expandem a consciência, as substâncias rajásicas tendem a agitar e as substâncias tamásicas tendem a contrair. Nenhuma dessas tendências atua unilateralmente; elas atuam em harmonia umas com as outras e somente um *Maha guna* predomina.

O SABOR E O SEU EFEITO NOS *DOSHAS*

No Ayurveda, um dos principais métodos de afetar o equilíbrio dóshico é por intermédio do veículo do sabor. Os Elementos ou Grupo Primário de Cinco nos alimentos atuam para alimentar gradualmente os tecidos e, mais lentamente, para aumentar ou diminuir os *doshas*. Em virtude das propriedades de sabor (*rasa*) das drogas, especialmente o seu espectro *guna* e *virya* quente-frio, os *doshas* são afetados com mais rapidez. O perfil do sabor de uma substância afeta diretamente os *doshas* (*Vata, Pitta* e *Kapha*) contribuindo para o seu aumento ou para a sua diminuição. A dominância Elementar de um sabor particular também contribui para o aumento ou diminuição de um *dosha*.

Cada *dosha* tem uma predominância de dois Elementos, um dos quais pode ser considerado primário e o outro secundário. *Vata* (propulsão) tem o Ar como o seu Elemento primário e o Éter como o secundário. *Pitta* (transformação) tem o Fogo como o seu Elemento primário e a Água como o secundário. Considera-se que *Kapha* (consolidação) tenha a Água como o seu Elemento primário e a Terra como o secundário.

Vata no corpo é intensificado por alimentos que têm qualquer um dos seguintes sabores: Amargo, Adstringente ou Picante. Isso se deve à predominância do Elemento Ar nesses três sabores. O Elemento secundário nesses sabores são o Éter no sabor Amargo, a Terra no sabor Adstringente e o Fogo no sabor Picante.

Pitta é intensificado por alimentos que têm qualquer um dos seguintes sabores: Ácido, Picante e Salgado. Cada um desses sabores tem o Fogo como o seu elemento primário. Os Elementos secundários para esses sabores são a Terra no caso do Ácido, o Ar no caso do Picante e a Água no caso do Salgado.

Kapha contém quantidades substanciais de Água bem como do Elemento Terra. Os três sabores que intensificam *Kapha* com os seus Elementos associados, respectivamente, são Doce com Terra e Água, Salgado com Água e Fogo, e Ácido com Terra e Fogo.

Os sabores que diminuem os níveis dos *doshas* no corpo são os seguintes: os sabores Salgado, Ácido e Doce diminuem *Vata*; os sabores Amargo, Adstringente e Doce diminuem *Pitta*; os sabores Picante, Amargo e Adstringente diminuem *Kapha*.

O sabor, portanto, contribui para a modulação e o funcionamento de cada *dosha*; o sabor, na realidade, tem uma ação terapêutica geral. A dieta e a nutrição adequadas e saudáveis só podem ser ativadas pela combinação correta das necessidades *prakruti* individuais da pessoa (constituição, tipo mente/corpo) com os alimentos e ervas correspondentes. Essas necessidades incluem uma gama de componentes como os níveis dóshicos ideais, os Elementos, os *gurvadi gunas* e os *Maha gunas*. A ideia essencial da saúde ideal é a contínua conservação do equilíbrio adequado ao funcionamento ideal da *prakruti* do indivíduo. A atenção diária a isso é enfatizada, já que as necessidades diárias mudam regularmente. Isso se deve, em parte, à utilização e dissipação naturais dos componentes anteriormente mencionados no processo do crescimento, maturação e desenvolvimento. Além disso, uma necessidade terapêutica de restauração resulta do processo da depleção (por exemplo, os Elementos) ou da agravação (por exemplo, os *doshas*).

Um nível nutricional adequado da gama dos cinco Elementos é o fator isolado mais importante e necessário para manter o equilíbrio global. Esses cinco Elementos são os elementos básicos dos *doshas*, *dhatus* (tecidos) e *malas* (resíduos). Os alimentos propiciam uma nutrição contínua. As ervas atuam como drogas curativas e medicamentos. A nutrição e a dieta adequadas, elaboradas para as necessidades dóshicas e da *prakruti* específicas da pessoa, mantêm os *doshas* equilibrados e funcionando da melhor maneira possível. Isso, por sua vez, promove tecidos e órgãos saudáveis, bem como o bem-estar psicológico. A alimentação, portanto, está diretamente relacionada com a qualidade da saúde e com o processo da doença. O conceito ayurvédico de nutrição enfatiza fortemente essas considerações. A perspectiva nutricional da medicina ocidental que lida com os alimentos e as suas proteínas, carboidratos, gorduras e componentes vitamínicos é reconhecida como importante, mas não é um dos enfoques principais na visão ayurvédica.

O CONCEITO DE *VIRYA*: POTÊNCIA OU ENERGIA

O aspecto *virya* diz respeito à energia de uma substância e à sua capacidade de produzir um efeito significativamente forte e substancial. O conceito de *virya* pode ser comparado aos conceitos farmacológicos duplos da eficácia e da potência das drogas. *Virya* é o aspecto de uma substância herbácea nutricional ou medicinal que exerce o seu efeito primário durante a digestão propriamente dita. *Virya*, a dimensão que reflete a temperatura energética de uma substância, está agrupada dentro dos dez pares de atributos opostos ou *gurvadi gunas* mas retém uma posição especial na nutrição e na herbologia. *Virya* está radicado no *Jatharagni*. Ele deriva a sua eficácia dessa energia transformadora primária. A potência terapêutica de muitas ervas, por exemplo, está relacionada com o seu *status virya*.

Embora o conceito de *virya* inclua uma gama de diferentes características, os principais atributos identificados com ele situam-se em um espectro com designações que variam de quente a frio. A extremidade quente designa uma maior potência em direção à ativação, e a fria designa uma maior potência em direção à redução. Isso reflete a ação específica de *virya* sobre *Agni*, a energia transformadora do corpo como um todo. Um efeito direto do *dosha Pitta* biológico está estreitamente ligado a isso. Por exemplo, quando o *virya* de uma escolha alimentar corresponde apropriadamente às necessidades constitucionais de um indivíduo, ele produz uma melhoria positiva em todo o processo digestório. No que diz respeito a um *virya* quente, o sabor Salgado é morno, o sabor Ácido é mais morno e o sabor Picante é o mais quente de todos. No que diz respeito a um *virya* frio, o sabor Doce é fresco, o sabor Adstringente é mais fresco e o sabor Amargo simples é o mais frio. O sabor Amargo diminui mais intensamente o *dosha Pitta* e o *dosha Kapha*. O sabor Doce aumenta mais intensamente o *dosha Kapha* e diminui o *dosha Vata*. Finalmente, muitos fatores contribuem para o *virya* de uma substância. Entre eles estão o local em que ela foi cultivada, a estação do crescimento, a época e a técnica da colheita, o manuseio, a idade e o processamento.

O CONCEITO DE *VIPAKA*: O EFEITO FINAL, METABÓLICO, PÓS-DIGESTIVO DOS SABORES NOS TECIDOS (SEGUNDA PARTE DA DIGESTÃO PRIMÁRIA)

O conceito de *Vipaka* (efeito pós-digestivo) ou *Isthapaka* no processo da digestão como é compreendido no Ayurveda tem o sentido de cozimento digestivo e ocorre depois que o processo macrodigestivo primário (*Avasthapaka*) é concluído dentro do trato gastrointestinal.

Vipaka representa o efeito digestivo retardado, sistêmico, de todo o corpo, a fase final e o resultado da digestão. Essa conceitualização metabólica, parte de todo um espectro do processo metabólico-digestivo, é exclusivo do Ayurveda. O efeito *vipaka* de um alimento ocorre depois de todos os processos digestivos terem ocorrido quando os nutrientes adequadamente preparados (*ahara rasa*) estão prontos para ser absorvidos pelas células e se tornar parte da substância do tecido. *Vipaka* ocorre tanto no cólon quanto nos níveis celulares e teciduais.

Vipaka pode ser compreendido como o processo assimilativo final da microdigestão que representa o clímax de todo o processo digestório e produz um efeito celular final e fundamental dentro dos tecidos e do organismo como um todo. *Vipaka* representa a ação dinâmica que usa a essência dos alimentos e ervas de uma maneira nutritiva para sustentar e manter o corpo. O *vipaka* de uma substância também é mais poderoso ao exercer um efeito terapêutico sobre os tecidos do que o *rasa* primário ou sabor dessa substância o é.

Em resumo, como Charaka (c. 700 a.C.) explicou nos seus tratados médicos, *vipaka* é compreendido como se referindo a um de três resultados finais da digestão, que são descritos em função de sabores pós-digestivos. (1) Alimentos com sabores Doce ou Salgado permanecem doces no clímax de toda a digestão. Isso tem um efeito refrescante, aumenta *Kapha*, contribui significativamente para a formação nutritiva dos sete tecidos corporais e favorece a eliminação saudável. Muitas substâncias tônicas têm esse *vipaka* Doce. (2) Os alimentos com predominância do sabor Ácido produzem um efeito pós-digestivo Ácido que tende a aquecer um pouco, aumenta *Pitta* e contribui para a formação de todos os tecidos corporais exceto os reprodutivos, e produzem uma pequena intensificação eliminatória. (3) Os alimentos com sabores que incluem aspectos dos sabores Amargo, Picante e Adstringente têm um efeito pós-digestivo Picante que é catabólico, aumenta *Vata* e não contribui para a formação de tecidos corporais ou para a intensificação de processos eliminatórios. As substâncias cujo *vipaka* é Picante são benéficas porque atuam como estimulantes digestivos e ajudam a reduzir *Ama*.

Sushruta menciona apenas dois resultados *Vipaka*: (1) *vipaka* Doce, *Brimhana* ou desenvolver os tecidos e (2) *vipaka* Ácido e Picante, *Langhana* ou tornar os tecidos mais leves.

O CONCEITO DE *PRABHAVA*: O EFEITO FARMACOLÓGICO IDIOSSINCRÁTICO QUE VAI ALÉM DE *RASA, VIRYA* E *VIPAKA*

Embora a nutrição e a herbologia ayurvédica estejam essencialmente incluídas nos conceitos de *rasa* (sabor), *virya* (potência) e *vipaka* (efeito pós-digestivo), os efeitos de certos alimentos e ervas transcendem a compreensão usando essas categorias. Quando uma substância com um conjunto reconhecível de sabores, energias e características pós-digestivas não se comporta de uma maneira compatível, dizem que ela contém um *Prabhava* único. Essa ação especial geralmente é muito intencional no seu efeito visado. *Prabhava* visa um tecido, órgão ou doença específico. A qualidade *prabhava* de uma substância frequentemente está relacionada com uma energia, potência e qualidade quente/fria única, embora isso não seja invariavelmente uniforme. O *rasa* pré-digestivo Amargo é o sabor mais associado a *Prabhava*.

Uma ilustração de *Prabhava* é o caráter único de *ghee* (*Ghritam* em sânscrito, que significa brilhar). Por exemplo, tanto o leite quanto o *ghee* compartilham um *rasa* Doce, um *virya* frio e um *vipaka* Doce. Somente o *ghee*, contudo, otimiza beneficamente *Agni* enquanto reduz *Pitta* excessivo. Outro exemplo de *Prabhava* é a erva tulsi ou manjericão. Ela é quente em *virya* mas atua para reduzir a febre. A pimenta-do-reino tem um *rasa* Picante e um *virya* quente, mas reduz *Vata* além de reduzir *Kapha*. A pimenta-do-reino queima *Ama*, mas precisa ser usada judiciosamente já que é muito *rajásica*. A carne é Doce em *rasa* mas tem um *vipaka* quente. *Amalaki* tem um *rasa* Ácido porém um *virya* frio. A romã (*dadima*) usada pelos antigos zoroastristas da Pérsia e também usada no Ayurveda tem um sabor Doce e Ácido no seu fruto e um sabor Adstringente e Amargo no seu fruto não maduro e na casca da sua raiz; o seu *virya* é quente. No entanto, o seu *Prabhava* é diminuir *Pitta*.

Prabhava como um efeito curativo especial inexplicável também tem sido atribuído a pedras preciosas, cristais e mantras.

OS SEIS SABORES BÁSICOS: OS SEUS COMPONENTES, A SUA EXPRESSÃO NOS ALIMENTOS E AÇÕES NO CORPO

Madura: o sabor Doce

O sentido subjetivo do sabor Doce inclui características de ser agradável, suave, pleno e fluente. O Doce é composto pelos Elementos Terra e Água, e entre os seus principais atributos estão o fresco, o pesado e o untoso (uma sensação suave, fluente e líquida, quase oleosa). *Untoso* é a tradução em português de um termo ayurvédico tradicional que não tem um equivalente direto em português. Um significado aproximado sugeriria o termo *úmido*. A denominação de temperatura *fresca* diz respeito a *virya*, o efeito energético imediato do sabor na digestão. Substâncias com um sabor Doce aumentam *Kapha* e diminuem *Vata* e *Pitta*. Essas substâncias, portanto, têm um efeito global anabólico e nutritivo no corpo, e estão associadas à saciedade da fome e da sede. O efeito formador de tecido é chamado de *brimhana* e é, talvez, o componente nutricional mais essencial de uma dieta saudável. A maioria dos alimentos, por exemplo, carboidratos, proteínas e gorduras, tem esse *madura rasa* como o seu sabor primário. As ervas com um sabor Doce e um *vipaka* Doce são consideradas tônicas e restauradoras. No Ayurveda, existem correspondências significativas entre sabores específicos e órgãos do corpo e estados emocionais. O sabor Doce está associado ao pâncreas, ao estômago e aos pulmões. Além disso, existe uma correspondência com sentimentos de satisfação, bem-estar, amor e apego. Em excesso, o embotamento, a inércia, a ganância e o desejo ganancioso podem ser produzidos. Os grupos alimentares que contêm basicamente uma predominância do sabor Doce são os carboidratos, os açúcares, as gorduras e as proteínas. Nestes, estão incluídos os laticínios, os grãos, as gorduras, os óleos, as nozes, as sementes, a carne e as frutas.

Amla: o sabor Ácido

O sabor Ácido produz uma certa sensação de ardência e contração na boca e tende a aumentar a salivação. O efeito produzido é purgativo ou estimulante do apetite, refrescante e purificador. O sabor Ácido é composto pelos Elementos Terra e Fogo com atributos que incluem o levemente pesado, quente, e untoso ou úmido. O Ácido aumenta *Kapha* e *Pitta* e diminui *Vata*. Os alimentos com um conteúdo acre tendem a ser Ácidos e fornecem minerais para o corpo. Entre os exemplos do sabor Ácido encontrado nos alimentos estão as frutas ácidas e cítricas, o grupo de hortaliças ácidas e da família das solanáceas (como o tomate, a batata, a berinjela e a pimenta), o espinafre, as bebidas alcoólicas como o vinho, o iogurte, o vinagre, o picles e os itens fermentados. O sabor Ácido fortalece *Pitta* e intensifica a digestão. O *vipaka* Ácido também promove a boa eliminação dos resíduos na urina e nas fezes. A pacificação de *Vata* tende a promover uma redução dos espasmos e tremores, e pode estar relacionada com o elevado conteúdo mineral de muitos alimentos ácidos. O sabor Ácido está associado ao intestino delgado, ao estômago e ao fígado. Os estados emocionais associados ao sabor Ácido são descritos como a sensação de estar revigorado e de uma maior vivacidade e atenção. Em excesso, dizem que a inveja, o ciúme e a irritabilidade são estimulados.

Lavana: o sabor Salgado

O sabor Salgado é composto pelos Elementos Fogo e Água e tem atributos de ser pesado, quente, úmido e penetrante. O sal também contém uma porção significativa do Elemento Terra. A natureza higroscópica do sal faz com que ele atraia a água e facilite a solubilidade. O sabor Salgado tende a estimular, suavizar e soltar. A digestão e o movimento são intensificados e a eliminação é aumentada. Uma ação purificadora geral é produzida. O sabor Salgado está associado aos rins (*vrukkau*). A importância do sal ocupa um lugar especial em todos os conceitos de nutrição. Às vezes, em condições nas quais *prakruti*, *vikruti* e a estação do ano requerem, o sal do Elemento Água tem um efeito nutricional ou terapêutico que é refrescante e hidratante. Inversamente, quando as condições o exigem, o Elemento Fogo pode exercer o seu efeito predominante e aquecer o corpo, aumentando assim o *dosha Pitta*. Esses dois aspectos do sal têm implicações medicinais e terapêuticas. É importante acrescentar que, embora a literatura ayurvédica atual não enfatize o Elemento Terra no sal, esta importante e autêntica propriedade encerra implicações terapêuticas significativas, já que pode atuar para diminuir *Vata* e aumentar *Kapha* acentuadamente a curto prazo, produzindo assim uma ação descendente ou declinante dentro dos tecidos corporais. Considera-se que em quantidades adequadas, o sabor Salgado tenha um efeito emocional estabilizador. Em excesso, em especial quando cronicamente usado durante um longo período, ele pode agravar *Pitta* e o sangue, aumentar *Vata*, ressecar o *rasa dhatu* circulatório, causar o envelhecimento prematuro e ocasionar a lassidão dos tecidos corporais. Psicologicamente, os excessos intensificam as tendências para a avareza, a ganância e buscas hedonistas. Os alimentos com um sabor Salgado oferecem vários minerais para o corpo e incluem a gama de sais naturais da terra e do mar, bem como alimentos como a espécie das algas.

Katu: o sabor Picante

O sabor Picante é composto pelos Elementos Ar e Éter e tem os atributos básicos de ser quente, seco, leve e oleoso. O sabor Picante é frequentemente chamado pelos termos *condimentado* e *aromático*. Os sabores Picantes podem ser cáusticos ou ardentes. Quando ingeridas, as substâncias picantes produzem uma sensação de formigamento na língua, aumenta o fluxo da saliva e de outros fluidos tanto no trato gastrointestinal quanto no trato respiratório, e podem causar algum lacrimejamento. O sabor Picante diminui *Kapha* e aumenta *Vata* e *Pitta*.

As substâncias picantes são carminativas (reduzem a flatulência), expectorantes (liquefazendo as secreções bronquiais), anticoagulantes, antissépticas e intensificam a digestão aumentando *Pitta* e intensificando *Agni*. As suas ações fortemente transformadoras tendem a aumentar o catabolismo e a redução das substâncias corporais (*langhana*). Elas aumentam fortemente *Pitta* e, por conseguinte, tendem a ser muito ressecantes. Incluídos neste grande grupo estão os temperos ou condimentos, as ervas aromáticas e alguns óleos essenciais. O sabor Picante está associado ao fígado. Os aspectos emocionais produzidos pelo sabor Picante e a ele associados são aqueles relacionados com a estimulação e o aumento da percepção. Em excesso, a irritação, a raiva, a inveja e a agressão podem ser provocadas.

Tikka: o sabor Amargo

O sabor Amargo é composto pelos Elementos Ar e Éter. Os seus atributos básicos são o leve, o frio, o seco, o sutil e o penetrante. Os sabores Amargos são frequentemente acres. Os sabores Amargos, que são simples ou taninosos, reduzem *Kapha* e *Pitta*, e aumentam *Vata*. As plantas Amargas tendem a diminuir o fluxo da saliva e secar a boca. Os veículos químicos do sabor Amargo são os alcaloides e os glicosídeos. Os efeitos do sabor Amargo são pronunciados no corpo. Eles incluem um efeito ressecante, redutor (*langhana*), catabólico e purificador. O sabor Amargo está ligado à vesícula biliar, daí a sua ação sobre a bílis e o resfriamento do fígado.

O sabor Amargo é fortemente desintoxicante. Os Elementos Éter e Ar no sabor Amargo atuam para separar *Ama* dos tecidos. Isso se deve em parte à ação do *rasa* Amargo de aumentar *Samana Vata*. Isso ajuda no processo de *Ama Pachana*, a redução e paliação da toxicidade de *Ama*. Isso ajuda a transformar os *doshas* e *dhatus* (tecidos) *sama* (com *Ama*) em *doshas* e *dhatus nirama* (livres de *Ama*).

As plantas Amargas picantes ou aromáticas como a curcuma, o feno-grego e o cálamo têm um *virya* predominantemente quente, aumentam *Agni*, aumentam *Samana Vata* e reduzem *Ama*. Este componente de sabor estimula fortemente a digestão realçando *Vata* que tem uma ação purificadora no processo digestório. Isso está relacionado com a ação denominada *Ama Pachana* (digestão de *Ama*) e redução de *Ama*.

As plantas Amargas simples como a genciana, o nim, a chicória, o dente-de-leão, coptis, crisântemo, jasmim, vetiver e trevo-dos-prados têm um *virya* predominantemente frio, diminuem *Pitta*, e são anti-inflamatórios e antibacterianos. As plantas Amargas taninosas e adstringentes como a aloé, a bhringaraj, a labaça, a garra-do-diabo, a hena, a bérberis e a hidraste têm um *virya* principalmente frio e são antibacterianas. As plantas Amargas simples e taninosas esfriam os distúrbios quentes do fígado (hepatite, hipertensão e enxaqueca, por exemplo) e reduzem o calor corporal.

Algumas autoridades ayurvédicas dizem que o *rasa* Amargo é o melhor dos seis sabores. Essa opinião se baseia na ideia de que ele ajuda a equilibrar e devolver à normalidade os outros cinco sabores quando estão desequilibrados.

O sabor Amargo está associado a uma forte tendência para a clareza mental, a abertura da consciência e um sentimento de sobriedade. Em excesso, ele pode produzir uma sensação de frio tanto física quanto emocionalmente, e ser vivenciado como pesar, tristeza ou depressão. O sabor Amargo é um dos componentes de algumas substâncias botânicas, fitoterápicas e de hortaliças, inclusive algumas ervas. Por exemplo, as hortaliças que são consideradas predominantemente Amargas são o dente-de-leão, a chicória, a endívia, o melão amargo (*Momordia charantia*) chinês (*ku gua*) e o indiano (*karela*), a alface-romana e a alcachofra; quase todas as cervejas têm um sabor basicamente Amargo. Algumas azeitonas têm um componente de sabor levemente Amargo. Algumas ervas com um sabor significativamente Amargo incluem a curcuma, o feno-grego e a aloe vera ou aloé. A raiz da bardana (*gobo*) é Amarga e Picante com um *virya* frio. O grão centeio possui propriedades Amargas. As ervas Amargas são célebres pelo seu poderoso efeito *Prabhava*, o que tem utilidade medicinal. Os sabores Amargos esfriam o calor no fígado, regulam os processos metabólicos no pâncreas e são recomendados para distúrbios como o diabetes, a dor de cabeça e a hipertensão. Alguns sabores Amargos têm poderosos efeitos medicinais *Prabhava*.

Kashaya: o sabor Adstringente

O sabor Adstringente é composto pelos Elementos Ar e Terra. Os seus principais atributos são levemente pesado, frio e seco. O sabor Adstringente produz uma sensação de enrijecimento, contração e constrição na boca e na garganta, ressecamento, e fluxo reduzido de saliva. O veículo químico para a adstringência é geralmente encontrado nos taninos. Esse sabor é relativamente fora do comum e é geralmente consumido em quantidades muito pequenas. Atualmente, a medicina ocidental só diferencia quatro grupos de sabores: Doce, Salgado, Ácido e Amargo; o sabor Adstringente não é considerado uma classe de sabor independente. O Ayurveda descreve as ações do sabor Adstringente como o de secar secreções excessivas, alguns efeitos anti-inflamatórios, uma tendência geral para a cura e a ação de fornecer alguns minerais necessários. Este sabor está relacionado com os rins. Do ponto de vista psicológico, quando em um equilíbrio adequado, ele tem sido associado ao asceticismo e a uma redução geral da emocionalidade, do medo e do pavor. Quando em grande excesso, os alimentos adstringentes podem causar um crescente ressecamento corporal, prisão de ventre, possível impotência e a diminuição de funções fisiológicas. Alguns alimentos e outras substâncias comestíveis comuns que têm qualidades Adstringentes são o repolho, a batata, o chá, a alface, os brotos, as hortaliças cruas, algumas gramíneas, a romã, o oxicoco, o marmelo, alguns tipos de maçã e a banana verde.

NUTRIÇÃO PRÁTICA: NORMAS GERAIS RELATIVAS À DIETA

A nutrição prática compreende normas gerais (*upayoga samstha*) para a preparação adequada e o consumo de alimentos, bem como para a escolha adequada de alimentos baseada na *prakruti*, na idade e nas necessidades correntes da pessoa, e ainda na estação do ano. O que se segue delineia algumas normas gerais fundamentais para uma saúde ideal e saudável:

1. A dieta equilibrada inclui os seis sabores que devem ser ingeridos diariamente da maneira como é apropriada à constituição da pessoa, e também em moderação.
2. As escolhas dietéticas devem ser compatíveis com a *prakruti* individual da pessoa.
3. A dieta da pessoa deve incluir, de um modo geral, alimentos com qualidades opostas às do *dosha* ou *doshas* predominantes da pessoa.
4. Todos os alimentos devem ser de alta qualidade e salutares (*satmya*).
5. Os alimentos devem ser frescos, preparados pouco antes de cada refeição, além de ser cozidos e ingeridos mornos ou quentes. É claro que as saladas ocasionais são comidas cruas. O processo do cozimento tende a maximizar a digestibilidade e minimizar os efeitos adversos.
6. A maior refeição do dia deve ser feita por volta do meio-dia.
7. Nenhum alimento deve ser ingerido enquanto a refeição anterior não tiver sido adequadamente digerida.
8. Uma estreita atenção às qualidades de cada alimento e ao tamanho de cada porção também é muito importante. De um modo geral, tudo em moderação, bem como a moderação em si, é uma sólida diretriz a ser seguida. Digressões intermitentes da norma são benéficas.
9. A quantidade e os tipos de alimentos consumidos devem ser compatíveis com o estado do fogo digestivo da pessoa, o *Agni*.
10. A quantidade de alimento consumido em uma refeição deve ser de aproximadamente três quartos da capacidade do estômago.

11. Combinações de alimentos incompatíveis e a mistura inadequada de alimentos devem ser evitadas. Entre os principais exemplos disso estão o fato de que o leite não deve ser consumido com nenhum outro alimento exceto os grãos. As combinações mais indesejáveis são com a banana, o peixe e as frutas ácidas. O ovo nunca deve ser comido com queijo ou batata. O melão sempre deve ser ingerido sozinho. O iogurte assim como o ovo devem sempre ser ingeridos sozinhos. O mel nunca deve ser cozido. A pessoa nunca deve comer mel e *ghee* em proporções iguais. Nunca se deve comer uma mistura de alimentos quentes e frios.
12. De um modo geral, a pessoa deve evitar comer alimentos que sejam excessivamente quentes, frios ou excessivamente secos.
13. As bebidas muito frias e a água gelada não são recomendadas.
14. O comportamento e o ambiente alimentares da pessoa devem ser agradáveis e tranquilos, proporcionando-lhe bem-estar. A pessoa não deve comer quando estiver emocionalmente perturbada ou apressada. Deve conversar pouco e se concentrar ao máximo na comida e no processo da alimentação. É importante tentar apreciar a experiência de comer usando os cinco sentidos. Depois da refeição, a pessoa deve caminhar durante 20 minutos. Na realidade, a medicina ocidental contemporânea demonstrou claramente que esse exercício depois de uma refeição reduz significativamente a glicose do sangue, uma ação muito benéfica. A pessoa deve evitar alimentos pesados do tipo *Kapha* como o iogurte, o sorvete e derivados do gergelim depois do pôr do sol. Nenhum alimento deve ser ingerido nas duas horas que antecedem o momento em que a pessoa vai dormir.
15. Grandes quantidades de iogurte, sorvete, queijo e carne não são recomendadas. Se consumidos, esses alimentos requerem a adição de condimentos para que atuem como "antídotos" destinados a evitar as excessivas reações adversas. Eis alguns exemplos: o iogurte deve ser consumido com pequenas quantidades de gengibre ou cominho. O sorvete deve ser tomado com pequenas quantidades de cardamomo ou cravos-da-índia. A pimenta-do-reino ou a pimenta-malagueta devem acompanhar o queijo; elas atuam para equilibrar o excesso de *Kapha*. Se a pessoa comer carne, o acréscimo de um pouco de pimenta-malagueta e curcuma a tornarão mais digerível. Se álcool ou café forem consumidos, o cardamomo ou o cominho combaterão alguns dos seus efeitos adversos.
16. *Chyavanaprash*. Este talvez seja um dos tônicos mais famosos no Ayurveda. É uma pasta ou geleia medicinal (*avalehas*) composta principalmente da fruta

amla (híndi), que é *Phyllanthus Emblica,* também chamada de *Emblica officinalis*. *Amla* tem um gosto ácido, mas *Chyavanaprash* é doce, já que é preparado com uma profusão de outras ervas, minerais, açúcar bruto, mel e *ghee*. Existem composições clássicas de *Chyavanaprash* bem como fórmulas personalizadas adequadas a *prakrutis* específicas e condições particulares. Embora o consumo diário de pequenas quantidades seja por via de regra benéfico, certas precauções são aconselháveis. Aqueles que têm dominância de *Kapha*, excesso de *Ama*, diabetes ou disfunções lipídicas devem buscar orientação profissional antes de usar o *Chyavanaprash*. O uso excessivo de quantidades muito grandes não é recomendado. No entanto, o consumo de *amla* em si, em forma de pó ou cápsula, por exemplo, é bastante benéfico.

A fruta *amla* também é chamada de groselha-da-índia (português) e *amalaki* (sânscrito). Reza a lenda que a groselheira-da-índia foi a primeira árvore criada no universo. O seu *rasa* é composto pelos sabores Ácido, Doce, Picante, Amargo e Adstringente; o sabor Salgado está ausente. O seu *virya* é frio e o seu *vipaka,* Doce. A concentração de vitamina C na *amalaki* é extraordinariamente elevada e estável, especialmente diante do calor. *Amalaki* ou *Amla* é chamada de *Dhatri*, a palavra em sânscrito para ama-seca ou mãe que acalenta, protege e renova. Ela é fortemente rejuvenescedora, especialmente para o *dosha Pitta*.

O óleo da *Nigella sativa*, a nigelina ou cominho-preto, deve ser especialmente mencionado. Esta substância é chamada por vários nomes: kalonji (híndi), Habbatus Saúda e Kamun Aswad (árabe), shoneez (dialeto persa), kezah (hebraico) e charmushka (russo). Na medicina *Unani Tibb*, ele é considerado um óleo santo e abençoado com aplicação universal como antimicrobiana, estimulante digestivo, estimulador do sistema imunológico e revigorante geral. A dosagem recomendada é de cerca de 2,5 ml ou ½ colher de chá duas vezes por dia.

Uma atenção especial deve ser concedida ao conceito de *satmya* (salubridade) no que diz respeito a alimentos e ervas. *Satmya*, que incorpora um grau elevado de *Sattva* (bondade essencial), diz respeito ao grau de qualidade e pureza ideais contido em uma substância, atividade ou processo. As escolhas alimentares precisam ser cuidadosamente consideradas, já que somente as substâncias que são *satmya* são benéficas para o consumo. Os alimentos, condimentos e ervas precisam ser frescos, não agravados, e não ser processados, ou sofrer apenas um processamento mínimo. Os conceitos de "orgânico", "natural", "livre de pesticidas e herbicidas", "livre de hormônios" e "não criados por engenharia genética" são representativos de tendências em direção a substâncias *satmya* e à sua produção.

GRUPOS DE ALIMENTOS AYURVÉDICOS

O Ayurveda reconhece cerca de uma dúzia de diferentes grupos de alimentos. Essa diferenciação se baseia na experiência empírica e não está necessariamente restrita ao modelo de carboidratos, proteínas e gorduras da química orgânica moderna. Segue-se uma descrição do que constituem os grupos de alimentos ayurvédicos:

1. Cereais e grãos (*sukadhanya*);
2. Leguminosas, feijões, e lentilhas/grãos comestíveis (*samidhanya*);
3. Carne (*mamsa*);
4. Hortaliças (*saka*, e *harita varga* para os crus);
5. Frutas (*phala*);
6. Nozes em geral;
7. Leite e laticínios (*gorasa*);
8. Água (*ambu*);
9. Vinho e destilados (*madya*);
10. Açúcares (*iksuvikara*);
11. Temperos, minerais, gorduras, óleos e condimentos (*aharayogin*); e
12. Preparações de alimentos cozidos (*kritanna varga*). Esta categoria é formada por várias preparações que incluem sopas, sucos de frutas e produtos lácteos cozidos.

ASPECTOS NUTRICIONAIS AYURVÉDICOS E OCIDENTAIS DOS GRUPOS COMUNS DE ALIMENTOS

De um modo geral, o alimento fornece a nutrição básica aos tecidos e à totalidade do corpo. Como um todo, o alimento tem um sabor basicamente Doce, uma energia neutra, e um efeito pós-digestivo Doce. Uma classificação moderna comumente aceita dos grupos de alimentos é a seguinte: frutas, hortaliças, grãos, feijões, nozes em geral, laticínios, carne, açúcares, óleos e especiarias ou condimentos. Embora esteja fora do escopo deste livro abordar todos os aspectos dos alimentos em geral e entrar em grandes detalhes a respeito das suas qualidades nutricionais e medicinais, o breve resumo que se segue apresenta uma visão geral básica. Existem relativamente poucos livros de receitas práticos e guias alimentares que usam os princípios ayurvédicos, mas há alguns disponíveis (Fallon, 1999; Douillard, 2000; Morningstar e Desai, 1990;Yarema, Rhoda e Branningan, 2006). O livro de Sally Fallon é altamente recomendado.

Nesta seção, são apresentadas tanto a visão ayurvédica quanto a ocidental. É preciso lembrar que os conceitos ayurvédicos foram concebidos no clima da Índia, que tende a ser mais tépido, mais quente e mais úmido de um modo geral. Nesse país, a nutrição está muito mais próxima da natureza, ou seja, é mais fresca e menos processada. A interpretação nutricional ocidental baseia-se tanto na Europa quanto nos Estados Unidos, de modo que reflete necessidades de clima mais frescas, mais frias e mais secas de um modo geral. A nutrição ocidental é mais afastada da natureza; há uma ênfase muito maior no processamento, os produtos têm um longo prazo de validade, os alimentos são "instantâneos" ou podem ser esquentados no micro-ondas. Em geral, 1.500 kcal/dia (quilocalorias por dia) (especialmente para aqueles que pesam entre 45 e 57 quilos) e 2.500 kcal/dia para aqueles que pesam até 92 quilos são o ideal no que diz respeito à ingestão calórica total. Certamente, todas as sugestões deste capítulo requerem considerações individualizadas e uma adaptação personalizada.

Quase todas as frutas têm um sabor Doce, uma energia fria e um efeito pós-digestivo Doce. Os *doshas Vata* e *Pitta* estão levemente diminuídos, e *Kapha* está aumentado. Isso produz uma condição equilibrada se a fruta for ingerida com moderação. Em excesso, o fogo digestivo é reduzido e *Kapha* pode aumentar e produzir um excesso de fluido e, possivelmente, *Ama*. A fruta é altamente sátvica e pura. As frutas doces são altamente recomendadas para aqueles com predominância de *Vata* ou *Pitta*. Comer fruta com moderação é aceitável para as pessoas *Kapha*. As maçãs talvez sejam a melhor escolha para quem tem predominância de *Kapha*. As frutas, como o mirtilo, têm uma natureza fria e o ideal é ingeri-las com moderação durante a primavera, o verão e no início do outono.

As hortaliças formam um grupo de alimentos mais heterogêneo do que o das frutas. O seu sabor pode variar entre Doce (tubérculos, por exemplo), Adstringente (verduras verdes, crucíferas e feijões, por exemplo), Picante (cebola, berinjela e pimenta-malagueta), Amargo (dente-de-leão e chicória, por exemplo), Salgado (algas) e Ácido (algumas solanáceas). A sua energia tende a ser neutra, e o seu efeito pós-digestivo é geralmente Doce. Incluir grandes quantidades do grupo de hortaliças e plantas em geral é benéfico para quase todos os tipos constitucionais. Por exemplo, a alface tende a ter um *virya* neutro, mas acredita-se que ela revigore a força vital sutil, *Prana* ou *QI*. As saladas são benéficas para as *prakrutis Pitta* e *Kapha*; para as *prakrutis Vata* ou para reduzir o excesso de *Vata* em qualquer tipo constitucional, a alface cozida no vapor, talvez com um pouco de óleo, é reconfortante e importante. Um exemplo de uma hortaliça que comprovadamente tem fortes propriedades que combatem os radicais livres é a berinjela. Embora originária da Índia, a casca da variedade americana tem uma coloração roxa intensa que contém *nasunan*, o fitonutriente antocianina com efeitos antioxidantes. Além disso, o composto fenólico *ácido clorogênico* com uma forte ação sequestradora de radicais livres é encontrado na berinjela. De um modo geral, a berinjela contém os sabores Amargo e Picante. A variedade americana é mais fria em *virya*, e a variedade indiana pequena e verde é mais quente. A berinjela contém cerca de 10% de fibras e 8% de potássio. O seu índice glicêmico (quanto mais baixo melhor, em uma escala na qual o açúcar puro equivale a 100) é mais ou menos 15, semelhante ao da maioria das hortaliças que não são tubérculos, de modo que ela é amigável à glicose do sangue. O quiabo, outra hortaliça valiosa, tem um baixo índice glicêmico e é rico em mucilagem e minerais. Ele é chamado de *bhindi* na Índia e *bamyah* no Oriente Médio. As hortaliças devem representar uma grande parte da ingestão dietética diária.

Considera-se que os grãos tenham um sabor Doce, uma energia neutra e um efeito pós-digestivo Doce. O arroz basmati é considerado um grão equilibrado e benéfico para todos os tipos de *doshas*. Ele deve ser consumido com moderação. O trigo é mais pesado, de modo que está mais propenso a aumentar *Kapha*. Ele é recomendado para os tipos *Vata* e *Pitta*. A cevada, especialmente a cevadinha, é um grão benéfico, especialmente adequado às constituições *Pitta* e *Kapha*. Os tipos constitucionais *Kapha* também tendem a se dar bem com centeio e painço. O ideal é sempre usar grãos integrais. Eles são chamados de "carboidratos complexos". Tendem a estabilizar os níveis de glicose do sangue e administrar o problema de resistência à insulina, que quando plenamente desenvolvido equivale ao diabetes. Os grãos integrais, junto com as leguminosas e as hortaliças, proporcionam fibras à alimentação. Quase todos os especialistas ocidentais sugerem uma ingestão de fibras em torno de 20 a 40 gramas por dia. As duas principais categorias de fibras são as seguintes: (1) fibras solúveis (betaglucanos, resinas, mucilagem e pectina) encontradas principalmente nas frutas, hortaliças, aveia e feijões e (2) fibras insolúveis (celulose e ligninas) encontradas principalmente nos grãos.

As leguminosas (ervilhas e sementes semelhantes a ervilhas) tendem a intensificar *Vata*, de modo que não são em geral recomendadas para os tipos *Vata*. As pessoas com fortes tipos de corpo *Kapha* se dão bem com quantidades moderadas de leguminosas. O feijão-mungo amarelo seco é raro porque é tridóshico (benéfico para todos os *doshas*), de modo que é recomendado para todos os tipos, até mesmo *Vata*. Em geral, os tipos *Vata* não devem comer leguminosas, com exceção do feijão-mungo. Os tipos *Pitta* podem comer todas as leguminosas, especialmente as lentilhas marrons; o feijão-comum também é bom apenas para os tipos *Pitta*. A lentilha americana comum também é chamada de lentilha marrom continental ou europeia; o seu *virya* é frio e ela é boa somente para *Pitta*. As lentilhas em geral são consideradas sementes comestíveis e são algumas das leguminosas cultivadas há mais tempo na história, recuando cerca de 6 mil anos. Os tipos *Kapha* podem consumir todas as leguminosas. O grão-de-bico é da família das leguminosas; são vagens com sementes semelhantes a ervilhas. Ingerido com moderação, ele é muito bom para os tipos *Kapha* e *Pitta*. O homus, que é uma combinação de grão-de-bico e tahine (produto feito com semente de gergelim), é uma boa fonte de carboidratos complexos. O feijão-azuqui é bom para as constituições *Pitta* e *Kapha*.

As leguminosas são carboidratos complexos que estabilizam a glicose no sangue e são benéficos para administrar níveis adequados de insulina. Um consumo de até ½ xícara ou mais ou menos 100 gramas por dia é razoável.

Embora não existam quantidades diárias recomendadas (RDAs — Recommended Dietary Allowances) para carboidratos e gorduras, os carboidratos complexos como feijões, grãos e hortaliças devem constituir cerca de 50% da ingestão calórica total da pessoa. De uma maneira aproximada isso gira em torno de 200 a 300 gramas por dia, geralmente mais. Se a pessoa optar por consumir apenas entre 20 e 60 gramas por dia, o metabolismo é alterado para um modo de perda de peso semelhante ao utilizado nas dietas contemporâneas com muito pouco carboidrato. É preciso enfatizar, contudo, que o Ayurveda afirma que esse equilíbrio em todos os aspectos da vida da pessoa é fundamental. Um estilo de vida dietético equilibrado, salutar (*pathya*) que muda de acordo com a idade da pessoa, as estações do ano e outros eventos esperados e inesperados da vida é o ideal.

Considera-se que as nozes e sementes em geral tenham um sabor Doce, uma energia tépida e um efeito pós-digestivo Doce. Elas têm uma natureza sátvica e são especialmente recomendadas para aqueles com predominância de *Vata*. *Pitta* e *Kapha* podem comer nozes e sementes em pequenas quantidades.

Considera-se que os laticínios tenham um sabor Doce, uma energia fresca e um efeito pós-digestivo Doce. De um modo geral, todos os laticínios tendem a ter uma natureza sátvica e a ser muito nutritivos. Antes da era moderna, o leite não era homogeneizado, pasteurizado ou produzido a partir de vacas tratadas com hormônios e drogas antibióticas. A alimentação dos animais era produzida mais organicamente, já que herbicidas e pesticidas sintéticos não estavam disponíveis. A fim de erradicar as doenças transmitidas pelo leite, a pasteurização em temperaturas elevadas tornou-se uma necessidade da saúde pública. A pasteurização pode ser necessária hoje em dia para propiciar laticínios livres de doenças em grande escala. O Ayurveda acredita que os laticínios atualmente produzidos nas fazendas que não usam métodos mais naturais e orgânicos, utilizando a homogeneização, são seguros porém substancialmente menos benéficos para a saúde já que contribuem fortemente para a produção de *Ama*. As recomendações são que o consumo de leite seja limitado em geral e, especialmente, na idade adulta. Quando o leite for usado, é sugerido que ele seja aquecido suavemente até um ponto suave de fervura com uma pitada de gengibre ou curcuma a fim de reduzir as suas qualidades que provocam *Ama*. Charaka comparou a natureza do leite *puro* à de *Ojas*, a essência da vida, e o considerava um importante *rasayana* (tônico rejuvenescedor). O ideal é tomar o leite sozinho, com alguns grãos (cereais) ou com *ghee*. O leite nunca deve ser consumido com frutas, particularmente com a banana. O *ghee*, que é uma manteiga clarificada produzida a partir do leite de vaca, é um dos alimentos mais sátvicos e é recomendado quase sem reservas por todas as autoridades ayurvédicas quando usado com moderação e em um contexto onde são monitorados os níveis de triglicerídeos e colesterol do sangue, bem como quaisquer outras preocupações metabólicas ou cardíacas óbvias.

Considera-se que a carne, o frango e o peixe tenham um sabor Doce, uma energia tépida e um efeito pós-digestivo Doce. Os antigos Vedas consumiam carne. O Ayurveda utiliza a carne e os produtos derivados da carne judiciosamente. Os sistemas de Yoga tendem a incentivar as práticas vegetarianas, já que a carne é considerada rajásica (perturbadora) e altamente tamásica (embotadora), bem como contrária ao princípio de *ahimsa* ou não violência. Como a carne é um alimento compacto altamente nutritivo, ela aumentará *Kapha* se usada em excesso. Também intensificará *Pitta*. A carne diminui *Vata* e pode fazer parte de dietas com predominância de *Vata* quando necessário. Dependendo do estilo de vida geral e das preferências pessoais do indivíduo, a inclusão de um pouco de carne na alimentação pode ser benéfica a fim de equilibrar o excesso de *Vata* e para restabelecer a sensação geral de estabilidade. O ideal é comer carne na forma de sopas e ensopados que são cozidos com hortaliças, óleos e temperos em uma mistura homogênea. Como a carne (assim como as nozes em geral) é um alimento altamente concentrado que resiste à digestão fácil através do trato gastrointestinal, grandes quantidades dela em qualquer refeição não são recomendadas. Encarar o consumo de carne mais como um condimento talvez seja uma boa opção. A natureza dos ovos é um caso especial de um alimento concentrado derivado do mundo animal. Os ovos têm fortes propriedades nutritivas, restauradoras e supostamente afrodisíacas; eles podem diminuir *Vata* e aumentar *Kapha*, além de estimular *Rajas*. O consumo de ovos, portanto, é considerado aceitável, mas precisa ser adequado e não excessivo.

Segundo a medicina ocidental, as necessidades dietéticas recomendadas de proteína são reguladas pelo peso e estão associadas à taxa de crescimento; essa necessidade de proteína diminui da infância até a idade adulta. O fígado precisa funcionar bem para que a proteína seja adequadamente utilizada. As seguintes quantidades diárias são sugeridas: 2,2 g/kg (gramas de proteína para cada quilograma de peso corporal) nos bebês de três meses de idade, 1,2 g/kg nas crianças de 5 anos, e 0,8 g/kg nos adultos. Essas necessidades de proteína correspondem a exigências correspondentes de aminoácidos essenciais. Em geral, a proteína deve corresponder mais ou menos a 15 ou 20% da ingestão calórica total, situando-se em uma faixa de cerca de 50 a 100 gramas por dia.

Os óleos e as gorduras estão sobretudo contidos dentro dos alimentos, como uma parte natural da composição deles. Os óleos e as gorduras também podem ser adicionados aos alimentos durante o cozimento ou de uma maneira complementar como quando são usados nas saladas, em molhos de hortaliças ou em pastas. Os óleos e as gorduras, também na forma de suplementos, que são considerados uma necessidade, ou seja, que não podem ser produzidos ou que não são produzidos em quantidade suficiente no corpo, são chamados de "essenciais". Considera-se que as gorduras tenham um sabor Doce, uma energia tépida e um efeito pós-digestivo Doce. Os melhores óleos e gorduras para o consumo de acordo com o *dosha* são os seguintes: *Vata*: todos os óleos, especialmente o de gergelim e *ghee*; *Pitta*: o de girassol, azeite de oliva e *ghee*; *Kapha*: um mínimo de todos os óleos; o de girassol, mostarda, linhaça e *ghee* em moderação são aceitáveis; modestas quantidades de azeite de oliva também podem ser benéficas. O Ayurveda aconselha que cada indivíduo considere judiciosamente a incorporação de uma quantidade apropriada de óleo e *ghee* na alimentação diária. A eliminação substancial de todas as gorduras dietéticas, em outras palavras, as dietas com um teor de gordura muito baixo, é considerada prejudicial. O ideal é consumir todos os óleos vegetais, inclusive o *ghee*, não cozidos, ou seja, adicionados no estado cru aos alimentos; um leve cozimento é aceitável. Como o aquecimento em altas temperaturas diminui a qualidade nutricional dos óleos e de *ghee*, eles devem ser consumidos no seu estado natural não cozido ou em uma condição o menos cozida possível. As gorduras animais (gorduras saturadas) nas sopas e ensopados de carne e frango precisam ser cozidas.

A partir da perspectiva ocidental, as gorduras e os óleos vegetais são geralmente poli-insaturados na forma de ácidos graxos ômega 6 (ácido linoleico ou LA); esses ácidos graxos ômega 6 são essenciais e devem ser consumidos de uma maneira equilibrada por meio da utilização de cerca de duas vezes (ou mais) da outra categoria de ácidos graxos essenciais, ácidos graxos ômega 3 (ácido alfalinolênico ou LNA), que estão principalmente contidos nos óleos do corpo dos peixes; o óleo de linhaça também é um óleo ômega 3, mas não é assimilável tão de imediato quanto o óleo de peixe. Mais cedo na história da nutrição ocidental (1923), esses ácidos graxos essenciais, ômega 3 e ômega 6, eram chamados de Vitamina F. Os ácidos graxos ômega 3 também são encontrados nos ovos, na noz, na soja, na abóbora, nas algas e em algumas plantas verdes, sendo que peixes como o salmão, a cavala, a sardinha e a anchova são as fontes mais prontamente disponíveis, sendo também biologicamente assimiláveis. Os óleos ômega 3, especialmente os de fontes marinhas, produzem dois dos mais importantes ácidos graxos essenciais que o corpo necessita. Eles são o ácido eicosapentaenoico (EPA) e o ácido docosahexaenoico (DHA). As folhas da perila (*Perilla frutescens*), também chamada de *shiso* verde e de planta bife, comumente encontrada nos pratos de *sushi* japoneses, contêm até 60% de ácido alfalinolênico, ácidos graxos ômega 3 semelhantes ao óleo de linhaça. A forma de ômega 6 chamada ácido gamalinolênico (GLA) é encontrada em sementes como as da borragem (24% de conteúdo GLA), groselha negra (17%), onagrácea (9%) e cânhamo (2%). Ela é usada em forma de cápsulas como suplemento nutricional. Tanto os ácidos graxos ômega 3 quanto os ômega 6 são frequentemente tomados como cápsulas de gelatina em forma de suplemento já que a ingestão dietética típica deles é geralmente pequena. Os ácidos graxos ômega 9 são necessários mas não considerados essenciais. Essas gorduras monoinsaturadas são encontradas no azeite de oliva, na castanha-de-caju, na noz-macadâmia, nas nozes de todas as árvores, na noz-pecã, no óleo de gergelim, no amendoim e no abacate.

A ingestão saudável de gorduras e óleos constitui cerca de 25 a 30% da ingestão calórica total. Os ácidos graxos ômega 3 estimulam a produção da prostaglandina 3, que é benéfica para a saúde. As gorduras ômega 3 reduzem os níveis de triglicerídeos, têm ações antiplaquetas, reduzem o fibrinogênio e atuam como estabilizadores do humor por aumentar a serotonina e, talvez, por diminuir o excesso de testosterona. Os ácidos graxos ômega 6 estimulam a produção da prostaglandina 1, que é anti-inflamatória; eles também reduzem a prostaglandina 2, a qual em excesso está associada à coagulação do sangue, à vasoconstrição e à retenção de sódio. Níveis saudáveis de ácidos graxos ômega 6, especialmente os GLAs, reduzem o colesterol, combatem a artrite no seu papel anti-inflamatório, e podem atuar para regular a irritabilidade, a ansiedade, variações da disposição de ânimo, e a retenção de fluidos associada à tensão pré-menstrual. É importante lembrar que os dois tipos de ácidos graxos são essenciais, mas que a sua ingestão proporcional apropriada e o equilíbrio adequado no corpo tendem a resultar na boa saúde.

As necessidades de ácidos graxos essenciais (EFAs) — ômega 3 e ômega 6 — variam com a idade. Os especialistas ocidentais em nutrição afirmam no momento que os adultos precisam de quantidades de ácido linolênico iguais a pelo menos 2% das necessidades calóricas totais, e ácido linolênico (óleo de peixe marinho e óleo de linhaça) igual a pelo menos 0,5%. A ingestão total de gordura saudável pode ser de até 60 gramas por dia, com cerca de 45 gramas sendo insaturada. O autor pode apenas recomendar que, em geral, as gorduras e óleos acrescentados como acompanhamentos culinários aos alimentos devem ser, de um modo ideal, na forma de azeite de oliva extra-virgem e de pequenas quantidades de *ghee*. O Capítulo 10 discute os benefícios do *ghee*. O *ghee*, por exemplo, aumenta *Ojas*, a imunidade e a inteligência, e ajuda todas as substâncias a penetrar profundamente nos tecidos. Adicionar óleo de linhaça aos alimentos é benéfico, mas o óleo precisa estar cru, ser prensado a frio, e estar muito fresco já que ele tem a tendência de ficar rançoso muito rápido depois de várias semanas ou meses, especialmente quando guardado fora da geladeira. Esta sugestão visa principalmente as pessoas que moram nos Estados Unidos, especialmente por causa das condições climáticas. O azeite de oliva tem um sabor essencialmente doce mas possui um importante componente amargo (desintoxicante). Ele tem uma energia tépida e o seu efeito pós-digestivo é doce. Entre as suas qualidades estão a suavidade e a leveza.

Os adoçantes são geralmente recomendados para diferentes tipos dóshicos. Aqueles com predominância de *Vata* podem usar todos os tipos de adoçante com moderação. A constituição *Pitta* se dá bem com o uso de xarope de bordo, já que ele é refrescante. As pessoas com um tipo de corpo *Kapha* podem usar mel, pois ele aquece e tem propriedades diuréticas.

A escolha de condimentos e temperos alimentares depende do tipo constitucional. Os tipos *Vata* podem usar todos os temperos cuja intensidade é moderada, como, por exemplo, gengibre, canela, cardamomo, cominho, manjericão e erva-doce (funcho), entre outros. Sal e vinagre com moderação também são aceitáveis. Os tipos de corpo *Pitta* requerem apenas temperos suaves como coentro, cominho, canela, cardamomo, erva-doce e curcuma, entre outros. O sal e o vinagre não são recomendados. As pessoas com uma predominância constitucional *Kapha* podem ingerir todos os temperos em grandes quantidades. Os temperos picantes reduzem *Kapha*. O sal e o vinagre não são recomendados. O café e os chás habituais têm algumas qualidades Amargas e podem ser tomados por todos os tipos de *dosha* em pequena quantidade sem que haja efeitos nocivos. As bebidas alcoólicas não são proibidas. O consumo excessivo, contudo, evoca a turbulência rajásica e geralmente aumenta *o dosha Pitta* em um grau exagerado. Alguns preparados medicinais herbáceos e à base de vinho tomados com moderação são benéficos. O consumo adequado de água ao longo do dia é recomendado.

ESCOLHAS DE ALIMENTOS DE ACORDO COM A *PRAKRUTI*

O tipo constitucional inato da pessoa reflete a predominância de um ou mais *doshas* e as qualidades características que eles transmitem para a estrutura e fisiologia do corpo. A capacidade digestiva de *Agni* é uma das principais funções da *prakruti*. As escolhas dos alimentos, portanto, devem estar estreitamente associadas com a predominância do *dosha*. Tradicionalmente, constatou-se que uma gama de escolhas são mais adequadas a cada *prakruti*. Embora essas sugestões tenham sido comprovadas ao longo do tempo, elas não são rigidamente compulsórias. Atuam mais como diretrizes que precisam ser adaptadas às nuanças e variações de cada tipo de corpo individual.

Prakruti com predominância de *Vata*

As constituições *prakruti* com dominância de *Vata* requerem regimes alimentares que sejam opostos aos principais atributos que caracterizam *Vata*. Os atributos de *Vata* incluem o que é frio, seco, leve, delicado, áspero, sutil, claro, móvel e agitado. A alimentação deve ser regular, estabilizante, e moderadamente substancial, morna e úmida. A temperatura dos alimentos não deve ser nem quente nem fria demais. Os alimentos crus devem ser ingeridos minimamente, especialmente as maçãs. Também é melhor evitar os feijões, as lentilhas, as hortaliças cruas, o repolho, o brócolis, a couve-de-bruxelas, a alface, os cogumelos e alimentos secos como pipoca, batata frita e *pretzels*. Sopas recém-preparadas, ensopados, bebidas quentes, e alimentos úmidos e moderadamente oleosos, e combinações de alimentos são o ideal. O melhor é enfatizar na dieta os sabores Doce, Ácido e Salgado.

Entre os alimentos que equilibram *Vata* estão as frutas doces e úmidas, o limão, a manga, algumas hortaliças cozidas, grãos como o arroz basmati, aveia e trigo, feijão-mungo, todos os tipos de nozes e sementes, e todos os óleos e gorduras. Todos os laticínios e todos os adoçantes, exceto o mel, são adequados. Todos os temperos cuja intensidade é moderada são recomendados, assim como uma quantidade moderada de sal e vinagre. Os produtos animais como carne, peixe e ovos são bons se consumidos com moderação. Entretanto, as nozes e as sementes devem ser restringidas nos casos de doença diverticular do cólon ou diverticulose.

Prakruti com predominância de *Pitta*

As constituições *prakruti* com predominância de *Pitta* requerem regimes que sejam opostos às qualidades inerentes de *Pitta*. *Pitta* tem qualidades quentes, secas, leves, penetrantes e oleosas. A capacidade digestiva dos tipos *Pitta* é geralmente muito boa, mas o aquecimento e a acidez excessivos podem ser um problema. As escolhas alimentares devem evitar os alimentos quentes e picantes. Os seguintes alimentos devem ser mantidos em um nível mínimo: frutas ácidas e cítricas, banana, hortaliças da família das solanáceas (tomate, batata, pimenta e berinjela), cebola, alho, temperos apimentados, sal, vinagre, nozes em geral, mel, carne, e lentilhas pretas, vermelhas e *tur*; os alimentos fritos, a manteiga de amendoim e o álcool devem ser evitados. Os alimentos devem ser ingeridos mornos ou frios.

As pessoas com constituição *Pitta* se dão bem com frutas doces frescas, quase todas as hortaliças, especialmente a alcachofra, o aipo, o aspargo, o dente-de-leão, a chicória e a escarola, o arroz basmati, a cevada, alguns tipos de feijão como o feijão-mungo e o grão-de-bico, óleos como o de girassol e o azeite de oliva, *ghee*, a maioria dos laticínios, todos os adoçantes exceto o mel, temperos suaves como coentro, cominho, erva-doce, curcuma, hortelã e uma pequena quantidade de cardamomo, e peixes e carnes (frango) suaves e leves. Acredita-se que o grão-de-bico (*Cicer arietinum*), também chamado de gravanço e ervanço, tenha sido domesticado em Jericó e na antiga Turquia há quase 10 mil anos. Ele tem um sabor Doce e Adstringente, e um *virya* refrescante. É levemente ressecante e reduz a umidade interna. A partir de uma perspectiva ocidental, o valor do índice glicêmico dele é baixo (semelhante ao das hortaliças que não são tubérculos) e portanto são muito desejáveis para todas as dietas, especialmente a dos regimes para diabéticos. O feijão-azuqui vermelho tem uma energia neutra e um efeito levemente refrescante. Acredita-se que ele fortaleça a energia das suprarrenais, dos rins e do baço, e é muito benéfico nas dietas para o diabetes. O limão-taiti, as folhas do coentro e as folhas do nim são benéficas. As hortaliças e saladas cruas são recomendadas com moderação. Os alimentos que são refrescantes, leves e calmantes são os melhores. O melão de inverno chinês (*tong gua*), também chamado em inglês de *white, ash* e *wax gourd*, é conhecido na Índia como *petha*. Ele é uma hortaliça refrescante que elimina o calor, desintoxica e, segundo consta, alivia a irritabilidade. É possível fazer uma sopa com ele em qualquer estação. Os sabores Doce, Amargo e Adstringente, de um modo geral, devem ser enfatizados na alimentação *Pitta*.

Prakruti com predominância de *Kapha*

As pessoas que têm uma constituição *prakruti* com predominância de *Kapha* são fortes, assentadas e robustas por natureza. A alimentação *Kapha* ideal deve ser oposta às principais qualidades de *Kapha*, que são o frio, o pesado, o oleoso, o macio e o denso. Devido à natureza pesada de *Kapha*, as dietas devem ser leves e estimulantes. Em geral, os seguintes alimentos tendem a ser pesados e devem ser mantidos em um mínimo:

laticínios, carne, trigo, aveia, nozes em geral, gorduras, óleos, bem como doces, sal e vinagre. O consumo de hortaliças pesadas e ricas em amido como a batata-doce, membros da família das solanáceas (tomate, batata e berinjela) e quiabo devem ser minimizados de um modo geral. A berinjela, contudo, quando preparada com temperos, reduz o excesso de *Kapha*. Todos os alimentos frios ou gelados devem ser evitados.

A melhor alimentação para esse tipo constitucional é leve, tépida, seca e estimulante. As melhores frutas são a maçã, o oxicoco e a pera; um pouco de limão-siciliano e frutas secas é benéfico. Quase todas as hortaliças, por exemplo, o aipo, o alho, a cebola, o repolho e os verdes folhosos são excelentes escolhas e uma base alimentar para *Kapha*, excetuando-se as mais pesadas, como a batata. Grãos como a cevada, o trigo-sarraceno e o centeio são bons. Todos os tipos de feijão, inclusive os vermelhos e a lentilha *tur* são recomendados. Pequenas quantidades de óleos e gorduras são recomendadas. O *ghee*, bem como os óleos de girassol, mostarda e linhaça são boas escolhas. O melhor adoçante é o mel. Pequenas quantidades de carne e também de ovo são aceitáveis. Os tipos *Kapha* se dão bem com grandes quantidades de temperos, particularmente os mais picantes como a pimenta-do-reino, o gengibre e a pimenta-malagueta. Os sabores Picante, Amargo e Adstringente devem predominar na alimentação.

ESCOLHAS GERAIS DE ALIMENTOS, DE ACORDO COM AS ESTAÇÕES DO ANO

Embora a alimentação da pessoa deva ser concebida para se encaixar na *prakruti* básica da pessoa, as variações sazonais desempenham uma parte importante, já que afetam os *doshas* individuais e a interação dos *doshas* na constituição. Cada estação possui os seus atributos e qualidades característicos, e as escolhas alimentares da pessoa devem tender a ser opostas às características da estação em curso. Esta é uma importante diretriz alimentar e, de um modo geral, prevalece ou deve ter prioridade, em um grau criterioso, sobre as escolhas dietéticas, em vez das escolhas baseadas apenas na constituição da pessoa. A dieta ideal adapta as necessidades individuais da *prakruti* da pessoa às características do ambiente em qualquer momento considerado.

O Ayurveda dividiu o ano em dois amplos períodos sazonais: (1) *Adana Kala*, um período de relativa fraqueza e (2) *Visarga Kala*, um período de relativa força para toda a vida biológica.

Na Índia, onde existem seis estações, *Adana Kala* ocorre aproximadamente de meados de janeiro a meados de julho. Esse é um período de secura relativa e exerce uma qualidade desidratante na natureza e no homem. Durante esse período, todos os organismos biológicos ficam relativamente enfraquecidos, menos energéticos, têm menos força disponível e o seu poder digestivo (*Agni*) é diminuído. Esse período geralmente quente e seco é, em linhas gerais, associado à predominância de forças solares e é chamado de *Agneya*. Nos Estados Unidos, onde há quatro estações, a amplitude desse período começa no equinócio da primavera, por volta de 21 de março, quando o número de horas do dia é igual ao da noite; o seu declínio ocorre perto do final de setembro bem depois do solstício de verão, que é por volta de 22 de junho. *Adana Kala*, portanto, ocorre a partir da primavera até o final do verão.

Segue-se então *Visarga Kala*, que vai do final de setembro ao final de março. É um período de maior umidade, menos calor, uma força crescente tanto para o homem quanto para outros organismos biológicos, e um *Agni* mais forte. Durante esse período, por exemplo, as hortaliças ficam mais opulentas e mais repletas de nutrientes. Esse intervalo de tempo é chamado de *Saumya*, a época refrescante e úmida do ano dominada por forças lunares. Nos Estados Unidos, ela tem início no equinócio do outono, por volta de 22 de setembro, e começa a declinar no solstício do inverno, em torno de 22 de dezembro, quando o sol está mais afastado do Equador. Ela termina no equinócio da primavera no final de março. *Visarga Kala,* portanto, ocorre a partir do outono até o final do inverno.

Escolhas de alimentos no outono

O outono é uma estação com dominância de *Vata* que se caracteriza pelo tempo fresco, seco e ventoso que tende a ser irregular e variável. O equinócio do outono, que ocorre por volta de 22 de setembro, é uma transição intersecional especialmente significativa que o sistema ayurvédico considera um importante estressor para o homem. As mudanças irregulares do tempo entre quente e úmido e depois fresco e úmido são confusas para o equilíbrio dóshico da pessoa e podem se tornar seriamente agravantes e perturbadoras. Por conseguinte, todos os tipos constitucionais devem se inclinar a ter uma alimentação que seja cozida, tépida, úmida, estabilizante e levemente mais pesada durante o outono. Os alimentos que pacificam *Vata* devem ser enfatizados. Entre os temperos que são excepcionalmente bons nessa época do ano estão o cardamomo, a canela, o gengibre fresco, o manjericão, a erva-doce, o alecrim e a assa-fétida. Esta última é um tempero incomum no Ocidente, mas é comum na Índia. Ela tem um aroma muito forte e é usada em pequenas quantidades.

Escolhas de alimentos no inverno e início da primavera

O inverno é uma estação com dominância de *Kapha* caracterizada por condições frias, escuras, pesadas e úmidas. Esses meses são permeados por uma qualidade incisivamente quieta, contraída, paralisada, quase inerte. Todos os tipos constitucionais se beneficiam de uma alimentação tépida a quente, substancial e estimulante. O tempo frio fortalece os processos digestivos, e o *Agni* acentuado é capaz de lidar com alimentos mais pesados. Os alimentos compatíveis com o equilíbrio de *Kapha* devem ser enfatizados. Entre os melhores temperos estão a pimenta-do-reino e a pimenta-malagueta ou decaiena, o gengibre seco e a sálvia, citando apenas alguns.

O início da primavera é a estação na qual as qualidades frias e densas de *Kapha* estão começando a ser amenizadas pelo calor florescente da estação do verão *Pitta* que se aproxima. Nessa ocasião, o *Kapha* acumulado no corpo tende naturalmente a se suavizar e liquefazer. O calor dessa estação que assoma requer alimentos que sejam mais frescos, leves, menos oleosos, e que tenham um sabor menos Doce e Ácido. As hortaliças Amargas como o dente-de-leão, a chicória e a alcachofra são extremamente benéficas.

Escolhas de alimentos no verão

O verão é a estação em que *Pitta* predomina. O calor e o tempo seco prevalecem. As energias digestivas representadas pela condição de *Agni* são reduzidas nessa época. Por conseguinte, os alimentos devem ter qualidades caracteristicamente leves, frescas e calmantes em vez de estimulantes. As frutas refrescantes e alguns laticínios são ideais se a pessoa for capaz de lidar digestivamente com estes últimos. Essa é a época do ano em que a aloe vera é extremamente benéfica tanto quando tomada internamente quanto aplicada externamente. Entre os temperos refrescantes benéficos estão o coentro, um pouco de cominho, a curcuma e a hortelã-pimenta.

Escolhas de alimentos em períodos de chuva forte

Sempre que ocorrerem fortes chuvas (primavera, final do verão e início do outono nos Estados Unidos; julho e agosto na Índia), a sua frialdade tende a esfriar e agravar tanto *Vata* quanto *Kapha*. A umidade e possível acidez presentes na chuva, bem como o calor intermitente, tendem a agravar *Pitta*. As pesadas chuvas que geralmente ocorrem por volta do equinócio do outono (22 de setembro) são especialmente aflitivas porque esse ponto de junção entre o verão e o outono exerce o impacto mais direto e estressante no indivíduo como um todo. Isso está relacionado com a condição enfraquecida que normalmente resulta do período anterior do ano mais quente e seco, e do acúmulo usual de *Ama* a partir de dentro do corpo. Nessas ocasiões de irritação dos três *doshas*, o consumo de mel é ideal. Chás mornos aos quais é adicionado mel são benéficos para reduzir a umidade e acrescentar calor. A raiz de gengibre fresca usada nos chás e nos alimentos é purificante e pacificadora. Grãos como a cevada e o arroz, junto com sopas de hortaliças leves a médias recém-preparadas, são recomendados.

ESCOLHAS DE ALIMENTOS COMPATÍVEIS COM OS *DOSHAS*

As escolhas de alimentos que induzem e mantêm o equilíbrio dos *doshas* são denominadas pacificadoras.

Dieta que pacifica *Vata*

Gerais: alimentos e bebidas mornos que tendem a ser úmidos e moderadamente oleosos; os sabores Doce, Salgado e Ácido devem predominar.

Frutas: frutas doces, damasco, abacate, banana, frutinhas silvestres, cereja, coco, tâmara, figo fresco, *grapefruit*, uva, limão-siciliano, manga, melão doce, laranja, mamão, pêssego, abacaxi e ameixa.

Hortaliças: hortaliças cozidas, aspargo, beterraba, cenoura, pepino, alho, vagem, quiabo, cebola, salsa, batata-doce, rabanete, agrião, abobrinha e saladas com óleo.

Grãos: arroz basmati, aveia cozida e trigo.

Leguminosas: as leguminosas não devem ser consumidas, com exceção do feijão-mungo, tofu morno, e lentilhas pretas e vermelhas.

Carnes: frango, peru, peixe e frutos do mar.

Nozes e sementes: todos os tipos de nozes e sementes.

Laticínios: todos os laticínios com moderação.

Óleos: todos os óleos, especialmente o de gergelim.

Adoçantes: todos os adoçantes exceto o açúcar branco.

Condimentos e temperos: canela, cardamomo, erva-doce, cominho, manjericão, gengibre fresco e um pouco de gengibre seco, cravo, pequenas quantidades de pimenta-do-reino, sal e sementes de mostarda são preferíveis.

Evitar ou reduzir quantidades excessivas do seguinte: alimentos leves, secos e frios; alimentos com sabores Picante, Amargo e Adstringente; cevada, milho, painço, centeio e trigo-sarraceno; frutas secas; hortaliças cruas, repolho, brócolis, aipo, berinjela, cogumelos, ervilha, batata-inglesa e tomate; maçã, pera, oxicoco e melancia; e todos os tipos de feijão.

Dieta que pacifica *Pitta*

Gerais: alimentos mornos que tenham um sabor predominantemente Doce, Amargo ou Adstringente.

Frutas: frutas doces, maçã, abacate, coco, uva, limão-taiti, manga, pera, abacaxi, ameixa, romã, ameixa seca e uva-passa.

Hortaliças: aspargo, brócolis, couve-de-bruxelas, repolho, chicória, pepino, couve-flor, aipo, folhas de coentro, dente-de-leão, escarola, vagem, hortaliças folhosas, alcachofra, cogumelos, quiabo, ervilha, pimentão verde, batata, brotos, pequenas quantidade da raiz de iúca, abobrinha e nabo-japonês ou *daikon*.

Grãos: cevada, aveia cozida, arroz basmati e trigo.

Leguminosas: todas as leguminosas e feijões em geral, exceto as lentilhas preta, vermelha e *tur*.

Nozes e sementes: as nozes em geral não são aconselháveis a não ser o coco; as sementes tampouco são benéficas, exceto as de girassol e de abóbora.

Carnes: frango e peru.

Laticínios: *ghee*, queijo *cottage* e leite.

Óleos: de girassol e azeite de oliva.

Adoçantes: todos os adoçantes exceto mel e melado.

Condimentos e Temperos: coentro, canela, cardamomo, sementes de erva-doce, curcuma, hortelã-pimenta, pequenas quantidades de cominho, pimenta-do--reino e gengibre fresco.

Evitar ou reduzir fortemente alimentos temperados, temperos apimentados; alimentos com sabor predominantemente Picante, Ácido e Salgado; iogurte, creme de leite azedo, queijo e leitelho; mel e melado; óleo de gergelim, amêndoa e milho; milho, painço, centeio e arroz integral; lentilhas pretas, vermelhas e *tur*; frutas ácidas; pimentas picantes, rabanete, tomate, berinjela, alho, cebola, espinafre e beterraba; nozes em geral; carne bovina, peixe e frutos do mar, e ovo; sal; vinagre; e álcool. A manteiga de amendoim é excepcionalmente provocadora de *Pitta*.

Dieta que pacifica *Kapha*

Gerais: alimentos leves e uma dieta seca e tépida com sabores predominantemente Picantes, Amargos e Adstringentes.

Frutas: a melhor fruta é a maçã; damasco, frutinhas silvestres, cereja, oxicoco, figo seco, manga, pêssego, pera, caqui, ameixa seca e uva-passa.

Hortaliças: a maioria das hortaliças é bastante desejável, especialmente o aspargo, beterraba, brócolis, couve-de-bruxelas, repolho, couve-flor, aipo, berinjela, alho, verduras folhosas, alface, cogumelos, quiabo, cebola, salsa, ervilha, pimentas, rabanete, espinafre, brotos e agrião.

Grãos: o melhor grão é a cevada; arroz basmati, milho, painço, aveia seca, trigo-sarraceno e centeio.

Leguminosas: todas as leguminosas e feijões, exceto o tofu frio.

Nozes e sementes: as nozes não são aconselháveis; as sementes também não são, com exceção das de girassol e de abóbora.

Carnes: frango e peru.

Laticínios: quantidades diárias mínimas, exceto *ghee*, leite de cabra e leite desnatado.

Óleos: os óleos não são aconselháveis, a não ser o de girassol, linhaça e pequenas quantidades de azeite de oliva.

Adoçantes: o único adoçante que pode ser ingerido é o mel.

Condimentos e Temperos: todos os temperos exceto o sal; o gengibre seco e um pouco do fresco são bastante benéficos.

Evitar comer em excesso; evitar alimentos frios e oleosos, bem como aqueles com um sabor predominantemente Doce, Ácido e Salgado; evitar todos os laticínios e óleos, exceto em quantidades muito pequenas; evitar todas as nozes e a carne de porco; evitar grandes quantidades de carne bovina, peixe e frutos do mar.

ERVAS, CONDIMENTOS E ALIMENTOS BENÉFICOS, RELACIONADOS COM OS ÓRGÃOS E TECIDOS

Seguem-se diretrizes gerais para o uso das ervas, temperos e alguns alimentos voltadas para órgãos e tecidos específicos. Por via de regra, eles têm a intenção de apoiar e nutrir, mas também exercem um efeito terapêutico no sentido de manter o equilíbrio dóshico e evitar o acúmulo de *Ama*.

Cérebro: manjericão, cálamo-aromático (*Acorus calamus*) e gotu kola (*Centella asiatica*), *ghee*.

Tireoide: *trikatu*, alga laminária e musgo-da-irlanda (*Chondrus chrispus*).

Pulmões: gengibre, pimenta-longa (*Piper longum*), bambu, figo e caqui.

Seios: dente-de-leão, erva-doce, feno-grego e shatavari (*Asparagus racemosus*).

Coração: pilriteiro, açafrão, semente de flor de lótus, arjuna e amora.

Fígado: aloé (*Aloe vera*), curcuma, bérberis, genciana, cardo-leiteiro, chicória, dente-de-leão, alcachofra, nabo-japonês, melão amargo (*ku gua* chinês), folhas de coentro, limão-taiti, banana, aspargo, pera e chá de crisântemo.

Baço: nim, curcuma e feijão-azuqui vermelho.

Pâncreas: curcuma, dente-de-leão, romã, feijão-azuqui vermelho, melão amargo (*ku gua* chinês) e cabaça amarga (*karela* indiana); *shilajit*.

Estômago: coentro, cominho, erva-doce, endro, hortelã-pimenta, folhas de louro, casca de laranja, ajwan, pimenta-do-reino e gengibre.

Intestino delgado: cominho, *ghee* e aloé (*Aloe vera*).

Intestino grosso: triphala, ruibarbo, psyllium (*Plantago psyllium*), assa-fétida e banana.

Rins e suprarrenais: *gokshura* (*Tribulus terrestris*), tâmaras vermelhas chinesas (*jujube*), noz, chá de crisântemo; feijão-preto; feijão-azuqui vermelho. *Shilajit* é um mineral preto originário dos tundras do Himalaia. Ele tem um sabor Picante e Amargo com um *virya* tépido. Além disso, ele possui algumas propriedades Ácidas e Adstringentes. Dizem que alivia os três *doshas*, *Vata, Pitta* e *Kapha*. Ele possui propriedades rejuvenescedoras especiais relacionadas com os rins. É principalmente utilizado no diabetes, na impotência sexual e na obesidade. É considerado um tônico restaurador que retarda o processo do envelhecimento ao mesmo tempo que tem propriedades antiestresse, analgésicas e anti-inflamatórias.

Órgãos reprodutivos femininos: shatavari, aloé (*Aloe vera*), mirra e framboesa.

Órgãos reprodutivos masculinos: *saw palmetto* (*Serenoa repens*), gokshura, ashwagandha, bala, alho e noz.

Gordura: mel, guggul e boswellia.

Osso: boswellia (*shallaki*), guggul (*Commiphora mukul*) (*shuddha*), óleo de rícino ou de mamona, curcuma, *ghee* e laticínios orgânicos.

Finalmente, a cor dos alimentos está geralmente associada com vários órgãos do corpo. As associações são as seguintes:

Os alimentos brancos nutrem os pulmões e o cólon.

Os alimentos pretos e azuis-escuros nutrem os rins.

Os alimentos verdes nutrem o fígado e a vesícula biliar.

Os alimentos de cor amarela e laranja nutrem o estômago, o baço e o pâncreas.

Os alimentos vermelhos nutrem o coração e o intestino delgado.

9

Regimes Envolvendo o Estilo de Vida e o Comportamento no Ayurveda e no Yoga

REGIMES AYURVÉDICOS PARA UMA SAÚDE IDEAL: *RASAYANAS* LIGADAS AO ESTILO DE VIDA

A manutenção da saúde é essencial para promover o equilíbrio e a integração nas dimensões corporais, mentais, emocionais e espirituais de cada indivíduo. Isso pressupõe manter um rigoroso senso da realidade, que constitui a habilidade de diferenciar de uma maneira apurada as distinções mais grosseiras e as mais sutis dentro da natureza, determinar as suas posições relativas no plano da realidade, e discernir razoavelmente os seus diferentes níveis de significado e importância. Esse entendimento judicioso orienta então a pessoa na seleção e na implementação de escolhas adequadas dentro da estrutura da vida do dia a dia.

O Ayurveda aborda essas necessidades nas suas diretrizes para alimentação e nutrição (*anna*), estilo de vida e práticas comportamentais (*vihara*), e suplementação herbácea (*aushadha*). A palavra em sânscrito *swastha* significa saudável, e o estado de saúde ideal é chamado de *swasthavritta*. Compreende-se que isso constitua uma "permanência harmoniosa na própria natureza da pessoa", viver em harmonia com a sua própria constituição durante o curso cambiante do ciclo de vida bem como o das estações. Um sentimento fundamental de satisfação e confiança tanto psicologicamente quanto sentido no corpo resulta do funcionamento progressivamente equilibrado e ideal.

O estilo de vida inclui a maneira pela qual a vida da pessoa é encarada e conduzida. É o estilo ou modo de vida que reflete valores, atitudes, escolhas e padrões, bem como os hábitos de consumo. O regime ayurvédico para a saúde ideal pode ser considerado um "Estilo de Vida *Rasayanas*", que implica o veículo ou caminho que a pessoa percorre a fim de regenerar, renovar, restaurar e aprimorar a essência vital de *rasa*. Ele rejuvenesce a qualidade de vida geral da pessoa. As *rasayanas* são fórmulas ayurvédicas, geralmente preparados fitoterápicos, que considera-se que possuam propriedades antienvelhecimento e rejuvenescedoras especiais. A conduta adequada da vida da pessoa também pode ser restauradora. O conceito de um estilo de vida saudável inclui uma consideração particular com referência a três aspectos dos valores, conduta e comportamento gerais da pessoa: (1) *dinacharya*, o regime diário; (2) *ritucharya*, o regime sazonal, e (3) *sadvritta*, a mentalidade e comportamento éticos da pessoa.

Os *dinacharya* ou regimes diários estão estreitamente relacionados com as rotinas de higiene pessoal. *Din* significa dia e *acharya* significa seguir ou estar perto de. Essas diretrizes levam em conta a hora de levantar e ir dormir, rotinas respiratórias, eliminação, lavar-se e banhar-se, massagem com óleo, exercício físico (*vyayama*), meditação, dieta, estudo, trabalho, viagem e atividades de lazer, tudo no decurso de um dia. Elas incluem a hora ótima de se levantar (antes do nascer do sol, quando o ambiente está extremamente *Sátvico* e puro), os cuidados com a boca com especial atenção aos dentes e à língua, os cuidados com os olhos, nariz, ouvidos e pele. O cuidado com a língua é especialmente importante e envolve uma leve raspagem de rotina pela manhã com um utensílio especial para a língua que produz ao mesmo tempo um efeito purificador e uma ação estimulante. As rotinas matinais incluem a atenção a procedimentos de limpeza bem como hábitos intestinais regulares, exercícios respiratórios, alongamento e rotinas de exercícios de Yoga, um pouco de massagem e o banho.

No que diz respeito às escolhas de alimentos, uma atenção cuidadosa às necessidades constitucionais da pessoa é fundamental. No entanto, todas as *prakrutis* podem se beneficiar de um café da manhã leve que contenha uma maçã cozida (segunda opção: uma pequena quantidade de suco de maçã natural, não adoçado) salpicado muito levemente com pimenta-do-reino, curcuma e canela. Se a pessoa desejar algo doce, um pouco de xarope de bordo pode ser acrescentado. Alternativamente, as *prakrutis Kapha* podem preferir dois ovos duros com pimenta-do-reino. Os alimentos à base de soja também são uma boa opção. A proteína é melhor do que o carboidrato no café da manhã. Uma bebida morna ou quente como o chá ou, com moderação, uma xícara de café não é absurdo, já que o *rasa* Amargo do café proporciona ao sistema esse sabor que não é suficientemente utilizado e que é extremamente benéfico para a purificação e desintoxicação internas. Uma pequena quantidade de uma sopa quente e nutritiva também pode ser uma opção no café da manhã. O almoço é a hora de *Pitta*, e é recomendado que ele seja a refeição mais importante do dia. Opções dietéticas específicas foram discutidas no Capítulo 8. Depois de cada refeição, é sugerido um breve passeio a pé de até 20 minutos.

O exercício físico é muito importante para conservar o fluxo de energia, a circulação, a flexibilidade e o tônus geral do corpo. É recomendado que a pessoa se exercite de um quarto à metade da sua capacidade. Algumas autoridades ayurvédicas sugeriram que o exercício deve ser interrompido quando a pessoa começa a transpirar. Este ponto é chamado de *ardhashakti* e inclui um batimento cardíaco, respiração e temperatura significativamente aumentados. Suar neste sentido refere-se à transpiração excessiva que resulta em grandes quantidades de suor provenientes da cabeça. A transpiração normal como a que ocorre nas axilas e um pouco nas costas é esperada. Cada tipo constitucional (*prakruti*) reage a um modo diferente de exercício físico como será discutido mais tarde. É importante ressaltar que, de um modo geral, *Vata* é aumentado pelo movimento, especialmente o produzido pelo treinamento cardiovascular como o trabalho na esteira ergométrica e na corrida, bem como pelo uso de outros aparelhos de exercício. Além dos movimentos individuais, as pessoas que frequentam as academias também ficam expostas ao movimento ascendente e descendente e, às vezes, frenético, dos que estão à sua volta. Esse *input* visual pode exacerbar um *Vata* que já esteja excessivamente estimulado.

O exercício excessivo, não o moderado, predispõe a pessoa para um *Vata* elevado, o que, por sua vez, causa agitação mental (ansiedade, atenção e concentração fracas, e irritabilidade). Por conseguinte, as pessoas que têm o *Vata* dominante devem restringir o exercício excessivo e escolher atividades mais suaves como o Yoga, o Tai Chi, a caminhada e a natação. Os tipos metabólicos com *Pitta* dominante são naturalmente competitivos, de modo que devem equilibrar essa tendência por exercícios que sejam voltados para a equipe ou mais solitários, como o *hiking* ou o *backpacking*. O ideal para as pessoas com uma constituição com *Kapha* dominante é fazer exercícios vigorosos; o treinamento cardiovascular e o treinamento com pesos são boas escolhas. A popularidade das academias torna a atenção cuidadosa à escolha da atividade física uma consideração importante do estilo de vida. O treinamento das artes marciais é benéfico para promover a autodisciplina, o controle dos impulsos e o respeito pelo parceiro. É uma boa escolha para crianças e adolescentes, especialmente quando os adultos enfatizam o impacto negativo da violência e a regulação adequada da agressividade a partir tanto da perspectiva interpessoal quanto da social.

As *ritucharya* ou rotinas sazonais incluem escolhas alimentares e recomendações de atividades adequadas à estação do ano. De um modo geral, a melhor época para praticar ativamente exercícios é o período *Visarga* no outono e no inverno. A força da pessoa está excelente nessa época. Além disso, a quantidade de alimento ingerido nessa época deve ser relativamente maior já que se acredita que todos os alimentos estejam impregnados com maiores componentes energéticos e nutricionais. O período *Adana* na primavera e no verão é uma época para menos exercícios e menos ingestão de alimento. Considera--se que esse período tenha uma energia e força globais diminuídas e deve ser destinado mais para o repouso e atividades que requeiram menos esforço físico.

Os regimes *sadvritta* ou éticos incluem recomendações para o exame e o refinamento dos valores e do comportamento, especialmente os aspectos interpessoais e sociais. A ênfase nisso reflete a importância que o Ayurveda confere às áreas da vida que se estendem além daquelas que dizem respeito apenas ao indivíduo isolado e aos cuidados do corpo material. A literatura ayurvédica enfatiza que essas diretrizes não são meramente consideradas máximas morais nem que tenham apenas uma base cultural. Elas são compreendidas como princípios de conduta adequada universalmente aplicáveis a todas as pessoas em todas as circunstâncias. O Ayurveda, devido à sua natureza interna, não trata desfavoravelmente, não rejeita nem exclui sumariamente visões de mundo diferentes, sejam eles ocidentais ou orientais. O Ayurveda é inclusivo. Ele atribui um peso excessivamente intenso a técnicas de meditação e pontos de vista que expandem a consciência e que têm uma tradição comprovada de realização e eficácia. Os antigos sábios atribuíam uma ênfase irrestrita a isso. Embora a estrutura conceitual e os estilos que os cercam tenham um espírito nitidamente oriental, os regimes de saúde ayurvédicos, no entanto, são expressamente aplicáveis a todas as orientações religiosas, não religiosas, espirituais, filosóficas e humanísticas.

As qualidades *sátvicas* (puras, equilibradas e boas) em pensamento, sentimento e ação são direções consideradas valiosas e que as pessoas devem buscar, abraçar e tentar alcançar. Entre elas estão a autodisciplina, o gerenciamento adequado das cinco faculdades sensoriais, o controle dos impulsos, a regulação do desejo, evitar causar dano a si mesmo ou aos outros, a honestidade, a sinceridade e trabalhar para alcançar a saúde no corpo, na mente e na consciência. Todos os empreendimentos, portanto, que visam aprimorar a consciência refinada, a harmonia, o equilíbrio, a inteligência, a compaixão e a serenidade mental são considerados valiosos, meritórios e a serviço de produzir a excelência.

Esses regimes de estilo de vida saudável propostos devem surgir a partir de um sentido individual de responsabilidade pessoal com relação a trabalhar o eu. A participação em grupos ou sociedades organizadas que ajudem a promover esse trabalho com o eu é sempre importante, embora o trabalho individual com o eu deva continuar a permanecer primordial. Os pais e todas as pessoas que cuidam das crianças, contudo, encontram-se em posições vitais para influenciar e educar. A instrução e a orientação, especialmente por meio do exemplo e do diálogo de qualidade, mutuamente interativo, fornecem um apoio indispensável e orgânico para o bem-estar da próxima geração. Consequentemente, as técnicas de educação das crianças poderão constatar que o Ayurveda é um valioso recurso. Os regimes de estilo de vida ayurvédicos são um acompanhamento bastante apropriado para todas as práticas de puericultura.

A atenção à sexualidade, por exemplo, é importante tanto na infância quanto na vida adulta. Ao criar os filhos, os pais ou as pessoas que cuidam deles amorosamente devem levar em consideração a idade cronológica e a idade de desenvolvimento da criança e oferecer constantes diálogos sensíveis e apropriados ao desenvolvimento. Esses diálogos devem incluir discussões a respeito da anatomia masculina e feminina, dos órgãos sexuais, do respeito pelos órgãos sexuais e da sexualidade nas suas implicações mais amplas — intimidade, amor, procriação e a família. Tudo isso se aplica, de forma correspondente, a uma atitude amorosa e respeitosa com relação ao eu, aos outros e ao contexto social mais abrangente.

No devido tempo, uma nova pessoa, homem ou mulher, alguém com uma sabedoria esclarecida, pode ser gerada por meio desses cuidados. Os indivíduos desse calibre espiritual mais elevado contribuem então para o estabelecimento, em um verdadeiro sentido, de uma nova nação de seres humanos integrais cuja verdadeira riqueza está firme e corretamente estabelecida em ideias espirituais duradouras. O poder, a influência e a autoridade manifestam-se então não em relação aos outros mas como o fortalecimento do eu. A sabedoria de vida assim engendrada está baseada em um profundo sentimento de gratidão com uma sincera compaixão e não é restringida por legalismos teóricos e dogmas estreitos. Esse enriquecimento (*vibhuti*) promovido pelo aprofundamento da consciência, pode atuar para aumentar, de uma maneira significativa, a qualidade de vida de todas as pessoas com todos os estilos de vida.

A lealdade à busca individual da autodisciplina, portanto, é primordial. Além disso, a partir dessa base podem emergir naturalmente a compaixão e o interesse pelos outros. Um relacionamento equilibrado entre a conduta individual ética e a sua expressão ulterior nos cuidados compartilhados e na ajuda aos outros constitui a posição moral ideal. A fé e as boas ações, juntas, são essenciais.

REGIMES DE ESTILO DE VIDA, BASEADOS NA PREDOMINÂNCIA DO *DOSHA*

Os regimes de estilo de vida geralmente enfocam o que são considerados os "três pilares da vida": (1) alimento, (2) sono e (3) gerenciamento da atividade sexual. Eles representam as necessidades fundamentais e biologicamente estabelecidas. Além disso, podemos acrescentar diretrizes que lidam com a ocupação, o exercício e aspectos da vida psicológica do homem, ou seja, a saúde mental. Todas as recomendações derivam de um entendimento da *prakruti*, o tipo mente/corpo constitucional, quando ela opera dentro de um contexto ambiental particular. As diretrizes para cada um dos três tipos dóshicos primários são delineadas para servir como orientações amplas a ser adicionalmente adaptadas e apropriadamente combinadas a fim de se ajustar aos tipos constitucionais mistos. Como existem, de fato, tantos tipos de *prakruti* diferentes quanto existem pessoas no mundo, essas recomendações devem ser consideradas como esquemas rudimentares que requerem uma contínua adaptação individualizada a condições em constante transformação: estágio do ciclo de vida, estação do ano, estressores particulares em um momento considerado, e assim por diante.

Predominância de *Vata*

O *dosha Vata* (princípio da propulsão), considerado o *dosha* mais forte (princípio bioenergético que regula o corpo), também é o mais sensível e pode facilmente ficar perturbado ou agravado. Isso é verdade para todas as *prakrutis* com dominância de *Vata*, e para o componente *Vata* dentro de todos os indivíduos. Para manter o equilíbrio, os indivíduos com dominância de *Vata* requerem refeições regulares, de preferência com a refeição principal feita por volta do meio-dia. Lanches menores regulares podem ser necessários. Isso é aceitável, já que *Vata* tende inerentemente para a variabilidade, o que pode ser abordado terapeuticamente por hábitos que visem regular a tendência para comportamentos irregulares e contraditórios. Os extremos devem ser reconhecidos e evitados. Os alimentos devem ser ingeridos tépidos e úmidos, ser moderadamente oleosos e consistir de itens moderadamente pesados. Ensopados ou misturas cozidas de vários alimentos diferentes preparados juntos são benéficos e mais facilmente digeridos. O jejum, de um modo geral, deve ser evitado.

O sono (cerca de oito horas) deve buscar a regularidade. A pessoa deve acordar ao amanhecer e ir dormir relativamente cedo. Dormir ou tirar cochilos durante o dia é permitido quando necessário. *Vata* fica agravado quando a pessoa fica acordada até muito tarde à noite. Este é um fato ayurvédico de extrema importância, pois afeta o componente *Vata* de todas as pessoas e resulta em uma série de dificuldades físicas e mentais, que são potencialmente evitáveis.

O exercício deve ser regular e moderado. Como é verdade para todas as predominâncias dóshicas, a pessoa só deve se exercitar até a metade da sua capacidade. Além disso, quando começar a transpirar, o exercício deve ser interrompido. As pessoas com dominância de *Vata* tendem a ser impetuosas, hipercinéticas e inclinadas para atividades frenéticas e maníacas. Os exercícios aeróbicos, a corrida, os saltos e o *jogging* são altamente agravantes para *Vata* e não são recomendados. As atividades suaves e regulares como a caminhada, o alongamento, o golfe, a equitação e o iatismo são preferíveis. O Tai Chi é especialmente calmante para *Vata*. Os exercícios de Yoga serão descritos mais adiante.

Para manter a saúde mental e evitar as tendências naturais para a ansiedade, o medo, as alterações de humor, a mania e os sentimentos de insegurança, os tipos *Vata* devem procurar se dedicar a *hobbies* regulares e equilibrados, ao estudo e à meditação. Além disso, o componente *Vata*, que está naturalmente presente em uma certa medida em todas as pessoas, também pode ser favorecido pela implementação dessas tendências em ocasiões durante as quais o estresse exagerado exacerba o *dosha Vata*. As pessoas com *Vata* dominante tendem a gerar ideias originais e criativas, embora requeiram ritmo e disciplina para permanecer concentradas e levar as tarefas à conclusão. Essas pessoas se dão bem em profissões que são compatíveis com essa tendência. A massagem regular com óleo reduz o excesso de *Vata* tanto no corpo quanto na mente e é altamente recomendada como prática rotineira. O melhor clima para essa pessoa é o que é ao mesmo tempo quente e úmido.

Como as atividades e os estresses específicos tendem a agravar *Vata* de maneiras muito importantes, segue-se uma lista de alguns dos principais culpados. Entre eles estão a exposição ao vento e ao frio, viajar, especialmente de avião, e o excesso de exposição a *inputs* sensoriais altamente estimulantes como a televisão, o rádio, a música alta, o cinema e os computadores; o excesso de exercício intensifica *Vata*. *Vata* é especificamente agravado por sons altos e ásperos. Falar em excesso não apenas agrava como também reflete um *Vata* agravado. Falar menos, manter períodos de silêncio e períodos mais prolongados de um silêncio observador promovem a saúde e são revigorantes para *Vata*.

No que diz respeito à atividade sexual, acredita-se que as pessoas do tipo *Vata* requeiram menos frequência e um grau de intensidade menor do que as pessoas com outros tipos de predominância dóshica. Embora a importância fundamental e as nuanças da sexualidade humana sejam uma parte íntima da vida, um exame detalhado aqui está além do escopo deste livro. Não obstante, é preciso mencionar que essa área, que está inerentemente propensa a excessos, é frequentemente percebida e tratada de uma maneira excessivamente casual. O controle inadequado prejudica seriamente aspectos do *dosha Vata* em todas as pessoas independentemente da dominância constitucional específica. Esse distúrbio em *Vata*, por sua vez, causa outras cascatas turbulentas de confusão em *Pitta* e *Kapha*. Uma judiciosa atenção a essa área expressivamente considerada é uma importante apreciação para a conduta salutar de qualquer estilo de vida. Todas essas recomendações controlam *Vata* agravado (*Vatshamak*).

Predominância de *Pitta*

O *dosha Pitta* (princípio da termogênese) está associado à força da transformação e à intensidade penetrante da inteligência. As preferências deveriam ser por alimentos frescos, calmantes e minimamente estimulantes. As pessoas cuja constituição tem predominância de *Pitta* se dão bem comendo saladas e uma quantidade moderada de hortaliças cruas. O álcool e os temperos muito apimentados devem ser evitados. A maior refeição do dia deve ser idealmente feita por volta do meio-dia, quando *Pitta* é naturalmente mais forte e a capacidade digestiva está no máximo.

O sono é geralmente profundo e regular. Uma necessidade moderada de cerca de seis a oito horas é habitual. Se *Pitta* ficar agravado, o sono pode ficar agravado com um despertar típico por volta de 1 a 2 horas da manhã.

As preferências de exercício da pessoa geralmente tendem para os esportes de competição. Isso deveria ser evitado, já que irá agravar *Pitta*. Os esportes que são mais voltados para a equipe ou praticados individualmente são preferíveis. Entre os exercícios e os esportes recomendados estão a natação, a canoagem, o iatismo, o *hiking*, o arco e flecha e o esqui; *hobbies* como a jardinagem são calmantes e benéficos. O Tai Chi e o Yoga são conducentes a um regime de atividades equilibrado.

Pitta é o *dosha* do calor, e todas as coisas associadas à exposição excessiva ao calor não são recomendadas. A exposição ao sol ao ar livre, o banho de sol, os banhos a vapor e os climas quentes, em geral, devem ser evitados.

A fim de manter a saúde psicológica e reduzir a irritabilidade, a raiva, a hostilidade, a inveja, as atitudes críticas injustificadas, o ciúme, a competitividade exagerada e a tendência de controlar as coisas, as pessoas com uma *prakruti Pitta* devem tentar evitar situações que produzam calor (alimentos, temperos, competições e assim por diante). A pessoa com predominância de *Pitta* está propensa a ter um intelecto profundo e penetrante, e uma atenção constante voltada para a conclusão de tarefas. As carreiras e ocupações que requerem esse grau de organização mental, meticulosidade e precisão são compatíveis com o *dosha Pitta*, por exemplo, engenheiros, gerentes de detalhes, médicos, advogados, professores universitários e assim por diante. Os melhores climas para esse tipo constitucional são os que são ao mesmo tempo frescos e temperados.

Predominância de *Kapha*

A *prakruti dosha Kapha*, em equilíbrio, é forte, estável, assentada e firme. As escolhas de alimentos devem tender a ser leves, tépidas, secas e estimulantes. Todos os itens frios, gelados e congelados devem ser evitados. A refeição principal deve ser feita por volta do meio-dia, e toda ingestão de alimento deve parar até o início da noite.

As pessoas com predominância de *Kapha* são as que precisam da menor quantidade de sono diário. Seis horas podem ser suficientes para o adulto. A infância como um todo e grande parte da adolescência constituem um período de desenvolvimento da dominância de *Kapha*. Os bebês e as crianças precisam substancialmente de mais sono, e os adolescentes não necessitam de mais de oito ou nove horas. A predileção dos adolescentes para ficar acordados até altas horas da noite e depois dormir até tarde na manhã seguinte é particularmente prejudicial, devendo ser cuidadosamente monitorada e evitada. A orientação dos pais é aconselhável, ou até mesmo decisivamente importante, para proteger o bem-estar das crianças e adolescentes cuja criação saudável está baseada nesses cuidados responsáveis e cuidados dos pais. Acordar ao amanhecer ou pouco depois disso (pelo menos até 8 ou 9 horas da manhã) é recomendável, já que pode garantir ou, pelo menos, criar condições para o funcionamento ideal. Essa advertência é uma das *proteções mais importantes* que os pais responsáveis podem e devem implementar ao cuidar dos jovens, especialmente dos adolescentes. Outra advertência é um monitoramento especialmente cuidadoso entre as 4 horas da tarde e as 8 horas da noite, quando a propensão para comportamentos que envolvem riscos está no auge.

Dormir durante o dia é considerado muito prejudicial, especialmente no caso das pessoas com uma constituição *Kapha*, já que isso intensifica fortemente o *dosha Kapha*. Permanecer acordado até relativamente tarde mas ir dormir antes da meia-noite é aceitável. Como o sono tem uma íntima ligação com a qualidade e a quantidade do *dosha Kapha*, as pessoas com esse tipo constitucional estão especialmente propensas a dormir demais. As consequências negativas desse fato são numerosas e resultam em uma letargia, indolência e passividade generalizadas tanto físicas quanto psicológicas.

Ficar acordado até tarde da noite, portanto, é extremamente prejudicial. Isso não apenas perturba *Kapha*, como também a perturbação adicional em *Vata*, ou seja, a inquietação, a impulsividade e o incitamento de uma predileção por atividades que envolvam fortes emoções, intensifica a magnitude da agravação. Na verdade, quando qualquer pessoa fica acordada até tarde da noite, estabelece-se um ciclo vicioso que a predispõe a dormir demais pela manhã. Dormir até tarde tende a aumentar *Kapha* em quantidades anormais, o que causa um efeito propagador que tende a perturbar tanto

Vata quanto *Pitta*. O *Prana Vata* tem uma íntima ligação com a clareza da consciência, o equilíbrio fundamental e a boa saúde. Por conseguinte, é extremamente importante evitar ou minimizar os distúrbios de *Vata*.

O tipo *dosha* com dominância de *Kapha* é o único que é favorecido pelo exercício muito intenso e rigoroso. Fortes exercícios aeróbicos, o halterofilismo, a corrida, o *jogging*, o ciclismo bem como todas as atividades físicas vigorosas são benéficos e recomendados. Além disso, a exposição moderada ao sol e o banho de sol criterioso são aceitáveis.

A fim de evitar que o *Kapha* excessivo se acumule, os tipos com dominância de *Kapha* devem evitar se expor ao frio exagerado nos alimentos e nos ambientes, ao sono excessivo, à procrastinação, e a períodos exagerados de inércia física e mental. A preservação da saúde psicológica também refreará a tendência natural e automática de *Kapha* para a letargia, a satisfação exagerada dos desejos, a ganância e apegos possessivos, e a depressão. As atividades que são intrinsecamente mais ativas, como as que requerem um estudo estimulante, viagens e passatempos saudáveis voltados para a ação são mais benéficas. Essa dominância de *dosha* tem um bom desempenho nos empreendimentos que envolvem a assistência, a educação, o aconselhamento e a administração. O melhor clima é aquele que tende a ser quente e árido.

YOGA E MEDITAÇÃO

Yoga e Ayurveda: as suas ênfases distintas

A prática de Yoga e da meditação pode ser considerada parte do sistema do Ayurveda na medida em que ambos podem complementar e acentuar as práticas ayurvédicas. O Yoga clássico é um *darshana* ortodoxo que realça as virtudes que expandem a consciência e as práticas diárias de desempenho. Ele é muito mais do que meros exercícios físicos voltados para a aptidão física.

Embora tenham algumas origens semelhantes, embora não idênticas, com alguns paralelos históricos, existem importantes diferenças entre os dois. O Ayurveda, como um todo, é mais antigo e deriva dos antigos textos védicos fundamentais, particularmente o *Rig-Veda* e o *Atharva-Veda*. Ele também se baseia nos mais antigos *darshanas*, ortodoxos e não ortodoxos. A teoria e a prática Tradicional ou Clássica do Yoga, codificada por Patanjali, tem pelo menos 2 mil anos, sendo portanto relativamente mais jovem do que os *Vedas* (Condron, 1991; Dasgupta, 1989). Patanjali, autor do *Yoga-Sutra*, o texto de origem do Yoga Clássico, talvez tenha vivido no século II d.C., embora a tradição hindu o identifique com o famoso filólogo de mesmo nome que viveu 400 anos antes.

Embora compartilhem muitas semelhanças, o Ayurveda e o Yoga Clássico encerram algumas ênfases significativas e qualitativamente divergentes. Enquanto o sistema de Yoga possui subjacentes à sua ideologia e prática temas dualísticos mais fortes, o Ayurveda tende a ser relativamente mais monista, já que uma integração *BioPsicoEspiritual* é proposta. Os sistemas de Yoga tendem a sugerir tendências em direção à renúncia ascética (*tapas*) da carne e do mundo material (Condron, 1991; Dumont, 1980; Kaelber, 1989; Olivelle, 1992). O Ayurveda, por outro lado, coloca uma ênfase mais positiva no corpo físico e nos aspectos materiais do ambiente, visto que eles contribuem para a saúde e o bem-estar. De muitas maneiras, o Ayurveda tem uma aceitação mais "plenamente encorpada" em vez de "desincorporada" de todos os aspectos da vida e do modo de viver. Essa ênfase sólida no valor positivo do corpo dentro da natureza é um enfoque primordial no Ayurveda.

Entre os objetivos do Ayurveda, um dos temas fundamentais é a obtenção de um corpo saudável e progressivamente purificado, já que ele é o aspecto físico e a expressão das suas dimensões mentais e consciência. Quando o corpo é conservado em um equilíbrio ideal, a experiência psicológica e espiritual é realçada. Um equilíbrio delicado entre estar no mundo *versus* estar exclusivamente identificado com o mundo, ou seja, o materialismo e o hedonismo, reestrutura em um sentido positivo o significado que o apego (*upadana*) à realidade material encerra na visão de mundo ayurvédica. Embora a espiritualidade do homem seja considerada primordial e importante, a primeira atenção do Ayurveda começa com o equivalente material do espírito, o corpo físico. As metas védicas da vida, o dever pessoal e social (*dharma*), a riqueza material necessária (*artha*), o prazer sexual e material (*kama*) e a iluminação (*Moksha*) são intrínsecos aos valores ayurvédicos. Enquanto o Ayurveda é a base da prática de uma profissão ligada à saúde, a aplicação dos seus princípios e valores pelos indivíduos de uma maneira pessoal pode otimizar a saúde e o bem-estar generalizados em todos os aspectos da vida do dia a dia.

O Yoga, por outro lado, é um sistema de autoaperfeiçoamento basicamente praticado pelo indivíduo, principalmente de uma maneira privativa, como o método decisivo para o autodesenvolvimento e o progresso espiritual por meio da purificação do corpo e da mente (Eliade, 1973; Mishra, 1959, 1963; Sarkar, 1993; Vishnudevananda, 1960). Ao contrário do Ayurveda com a sua orientação nitidamente médica, as disciplinas do Yoga geralmente não são um método básico para a manutenção da saúde e nem para tratar de doenças e problemas médicos específicos. Nos sistemas de Yoga, uma ênfase maior é atribuída à higiene mental e espiritual, à disciplina da mente e à expansão da consciência, propriamente ditas. Nos estágios iniciais dos estudos de Yoga, ou seja, o

Hatha Yoga, uma atividade conhecida e frequentemente praticada, que é praticamente sinônima do Yoga contemporâneo no Ocidente, as posturas físicas (*asanas*), os exercícios respiratórios (*pranayama*) e, muitas vezes, a tentativa de realizar práticas meditativas (*sadhana*) constituem a totalidade da prática do Yoga. As técnicas avançadas de Yoga (*Samyama*), embora incorporem os procedimentos preliminares anteriormente mencionados, colocam uma ênfase muito maior no treinamento mental, no aprofundamento das limitações e no refinamento da consciência. Embora as práticas do Yoga dediquem uma ampla atenção às necessidades e aos cuidados do corpo físico, a experiência meditativa, a subjugação da mente inerentemente instável e o disciplinamento rigoroso dos sentidos representam os valores mais elevados e tornam-se a ênfase principal do trabalho. No entanto, a literatura, tanto do Ayurveda quanto do Yoga, compartilha termos comuns e tem uma estrutura conceitual e teórica semelhante embora as ênfases, as metodologias e os procedimentos de cada um difiram.

Yoga: a sua história nos antigos *Vedas* e posterior desenvolvimento promovido por Patanjali

De uma maneira semelhante à do Ayurveda, as raízes históricas tanto do Yoga quanto da meditação têm origem em fontes védicas (Feuerstein, 1998). A datação histórica exata relacionada com o desenvolvimento tanto do Ayurveda quanto do Yoga pré-clássico, inclusive as suas práticas meditativas, é, na melhor das hipóteses, ambígua. As posturas pré-clássicas do Yoga foram identificadas nas poses meditativas documentadas antes da época de Patanjali. O Ayurveda, portanto, tem uma base textual escrita relativamente mais explícita do que oral. As antigas origens védicas das formas mais antigas do Yoga podem ser identificadas por meio de textos védicos posteriores. Os *Upanishads* (c. 600 a.C.-300 d.C.) parecem conter referências explícitas e claras. O *Upanishad* mais antigo, o *Brhadaranyaka*, talvez contenha a referência histórica mais antiga à meditação na sua descrição de advertências para o silenciamento da mente a fim de concentrar a atenção dela no interior com o objetivo de perceber o verdadeiro eu ou espírito (*atman*). Embora possa haver muitas referências remotas, os historiadores consideram que a primeira utilização do termo *yoga* ocorreu no *Katha Upanishad*. Esse antigo trabalho também relata uma metáfora clássica que incorpora o sentido e o propósito da busca yogue.

Em um famoso diálogo entre um homem chamado Nakiketas e a personificação da morte, Yama, o homem é comparado a uma biga puxada por cavalos e conduzida pelo indivíduo. A biga representa o corpo, os cavalos representam os sentidos e o auriga representa o eu ou espírito. Nessa analogia, a vida do homem é vista como uma jornada energizada por instintos potencialmente selvagens e desenfreados que requerem disciplina e orientação a fim de garantir um caminho direto para um destino. O destino é alcançado pela jornada em direção à essência do eu que transcende o estado usual de meramente existir no mundo sem questionar nada e de uma maneira não introspectiva. Considera-se que o valor mais elevado resida no mais profundo entendimento da verdadeira natureza do eu, e isso, por sua vez, se torna identificado com um entendimento da natureza suprema de toda a existência.

Tanto a famosa literatura épica da Índia, o *Mahabharata* (c. 400 a.C.-300 d.C.), quanto o *Bhagavad Gita* contêm descrições de práticas de Yoga e de escolas com diferentes ênfases como a busca do conhecimento (*jnana*), a ação e o serviço (*karma*), e o amor de devoção (*bhakti*). O mais famoso dos *Upanishads* do Yoga (c. 100 a.C.-300 d.C), o *Yogatattva*, descreve quatro tipos de Yoga: (1) *mantra yoga*, a repetição de sons sagrados; (2) *laya yoga*, a ativação da energia *Kundalini*, que expande a consciência; (3) *hatha yoga*, a prática das posturas corporais e o controle da respiração; e (4) *raja yoga* (o yoga melhor ou régio), que se tornou o sistema abrangente *posteriormente* elucidado por Patanjali e a sua escola (c. 100 a.C. — 500 d.C.). As escolas de Yoga pré-clássicas antes de Patanjali enfatizavam a meta da união individual e identidade com a base da existência espiritual universal e imanente.

O sistema atual da prática de Yoga Clássico com as suas oito ramificações deriva essencialmente dos *Yoga Sutras* de Patanjali (Condron, 1991; Feuerstein, 1989). Esses textos codificaram o sistema de Yoga Clássico que conhecemos hoje e delineou o que foram considerados os seus oito membros (*asthanga*). Dizem que o *Hatha Yoga* que confere uma proeminência particular aos *asanas* ou posturas yogues como uma forma básica de purificar o corpo foi formalmente organizado apenas há mil anos pelo seu professor mais popular, Goraksha (c. século X d.C.) nascido em Punjab. Até essa época, a maioria das práticas de Yoga visavam o cultivo mental e espiritual por meio da meditação e se concentravam menos nos aspectos físicos relacionados com as práticas de Hatha Yoga. Somente em épocas mais recentes a dimensão Hatha foi redespertada para a proeminência. Krishnamacharya (1880-1989), que nasceu na Índia do Sul e trabalhou grande parte da vida em Mysore, é considerado um grande mestre moderno. O seu profundo estudo das antigas tradições do Yoga resultaram em uma reorganização que as conduziu para a cultura predominante tanto na Índia quanto no Ocidente. Swami Vivekananda (1863-1902) foi o primeiro a trazer o hinduísmo e o Yoga para o Ocidente nos primeiros anos do século XX. B. K. S. Iyengar (nascido em 1923) também é um mestre de Yoga moderno cuja influência tanto na Índia quanto nos Estados Unidos é bastante reconhecida. Indra Devi (1899-2002), que veio para os Estados Unidos na década de 1930, e Paramhansa Yogananda (1893-1952), autor de *Autobiografia de um Iogue* (1946) e fundador do Self-Realization Fellowship na Califórnia, foram figuras influentes que trouxeram o Yoga para os Estados Unidos.

As práticas mentais e físicas do Yoga visam limpar a consciência disciplinando a mente naturalmente errante e treinando-a para se tornar mais concentrada e singular (*ekagrata*). Com o tempo, essa atividade conduziria então a uma união ou *yug* entre a consciência individual (*atman*) e a consciência universal (*Purusha, Brahman*). O resultado disso é o estado denominado autorrealização (*samadhi*). Por sua vez, a liberação e a iluminação (*Moksha*), na realidade, a completa transcendência (*Kaivalya*), uma total separação do mundo material, seria alcançada. O Yoga Clássico, portanto, busca a retirada do mundo material em contraposição à ênfase do Ayurveda em abarcar, purificar e refinar as dimensões materiais da experiência.

O Caminho Óctuplo de União, o *Asthanga Yoga* (oito membros ou passos do Yoga), era composto do seguinte em ordem ascendente de refinamento ou pureza de consciência. Esses passos têm sido chamados de "Raja Yoga" ou o caminho régio. Isso implica o caminho universal que a pessoa deve percorrer de alguma maneira a fim de alcançar a liberdade suprema de escolha, em essência, *Moksha*.

O *Asthanga Yoga* possui uma íntima identidade com o Caminho Óctuplo (*Asthanga Marga*) voltado para o refinamento da consciência e para a liberação suprema (*Nirvana*) na essência de todos os ensinamentos budistas. O Caminho Óctuplo constitui o último pilar das quatro proposições fundamentais no budismo, as Quatro Nobres Verdades (*Arya Satya*). O *Asthanga Marga* do budismo delineia os métodos a serem usados para administrar, atenuar e extinguir (*nirodha*) o sofrimento humano (*duhkha*), cuja principal causa reside no desejo (*trishna*).

No *Asthanga Yoga, Yama* ou a regulação do eu no relacionamento consigo mesmo e com os outros inicia esse processo. As três últimas fases, *Dharana, Dhyana* e *Samadhi*, são chamadas de *Samyama*. Essa realização anuncia a liberação suprema do apego e da sujeição a uma existência irrefletida, passiva e mecânica. Ela implica um estado de silêncio ou de estar dentro de uma consciência irrestrita.

1. *Yama*: restrição mental, virtudes de autocontrole e comportamento interpessoal ético. As cinco diretrizes fundamentais incluíam *ahimsa* ou não violência, *satya* ou sinceridade, *asteya* ou não roubar, *aparigraha* ou ausência da indulgência excessiva, e o desapego com relação às coisas e atividades materiais e mundanas; isso abrange o desejo, o anseio (*trishna*), o desejo ardente, a luxúria, a inveja, a ganância e o ciúme; e *brahmacharya* ou regulação da experiência sexual. *Yamas*

são abstenções e diretrizes para "não fazer". Dentro do Caminho Óctuplo budista existem as *shila*, diretrizes para a conduta ética semelhantes às *Yamas* yogues.

2. *Niyama*: observâncias pessoais, práticas, rituais religiosos e disciplinas. Essas atitudes de devoção incluíam a limpeza e a pureza do corpo, dos sentidos e do coração; serenidade e contentamento; austeridade e práticas ascéticas (*tapas*); estudo dos textos sagrados (*svadhyava*); e entrega devocional ao bem maior (*bhakti* e *prapatti*). *Niyamas* são sugestões para a ação positiva; elas são diretrizes para "fazer".
3. *Asana*: posturas físicas de Yoga.
4. *Pranayama*: o gerenciamento intencional e regulado e a expansão da respiração a fim de normalizá-la e portanto, por sua vez, aquietar e acalmar a mente.
5. *Pratyahara*: o recolhimento da atenção experimentada nas faculdades sensoriais dos seus objetos sensoriais externos; uma reorientação introspectiva.
6. *Dharana*: limitação da mente por meio do enfoque e da concentração.
7. *Dhyana*: o processo da meditação.
8. *Samadhi* ou *Satya Buddhi:* a união suprema do eu microcósmico com as suas origens, a consciência macrocósmica. *Kaivalya*, a total retirada da matéria, é a realização suprema de *samadhi*.

O sistema de Yoga em todas as suas variações e diferentes modalidades é um empreendimento consagrado pelo tempo para ajudar a regular, aprimorar e desenvolver o corpo, a mente e a consciência. Ele foi concebido para realçar e tratar da indisciplina e da qualidade indomada da mente, as suas paixões, inclinações e, muitas vezes, escolhas de vida perniciosas. Ele continua a ser um caminho necessário e benéfico para aqueles a quem ela propicia um veículo adequado para o autoexame e o trabalho sérios. Embora o Ayurveda e o Yoga constituam diferentes campos disciplinares, eles são compatíveis e podem se aprimorar mutuamente. Como foi mencionado anteriormente, existem algumas diferenças óbvias e outras mais sutis. A fim de esclarecer adicionalmente as diferenças importantes porém sutis, algumas nuanças de cada um dos sistemas são enfatizadas. Isso poderá ajudar a distinguir cada um deles do ponto de vista das suas respectivas perspectivas gerais, ênfases, valores metafísicos e práticas materiais.

O Yoga Clássico enquanto disciplina enfatiza um modo contemplativo e meditativo de experiência e ação. Na sua visão de mundo metafísica, o Yoga começa com uma estrutura de referência fortemente dualista. Essa perspectiva encara o homem como um eu potencialmente realizado que precisa superar as suas tendências inerentemente instáveis e desorganizadoras. O ambiente mundano, na realidade, é encarado como potencialmente hostil. Por conseguinte, os aspirantes no caminho yogue podem ver a si mesmos como contendedores ou até mesmo guerreiros se esforçando para lutar e se opor à sujeição (*bandha*) aos objetos dos sentidos do mundo material. As práticas de Yoga visam controlar, disciplinar e praticamente erradicar a gama de desejos e o poder dos instintos corporais que alimentam o desejo e portanto perpetuam os apegos mundanos. Um valor elevado é atribuído à renúncia. Ela é alcançada por meio dos *tapas*, ou seja, pela rigorosa disciplina, mortificação, ascetismo e *dhuta*, que é a libertação gradual de todos os aspectos de sujeição ao mundo. *Tapas* designa ardorosa força de vontade e um esforço extraordinário. A ideia da contínua busca do desapego à experiência mundana permeia os sistemas de Yoga tradicionais. Existe um sentimento sutil de que isso constitui uma predisposição negativa do mundo subjacente ou uma atitude socialmente refutadora. A rígida autodisciplina (*Samyama*) que a concentração, a meditação e o esforço para alcançar o *samadhi* exige implica uma progressiva jornada introspectiva. A realização final é chamada de *Kaivalya*, ou seja, a libertação absoluta da ligação com qualquer coisa.

A pureza, no sentido do Yoga, é equiparada à retirada do espírito da carne. O Yoga Clássico de Patanjali estava profundamente associado à formalização de movimentos culturais ascéticos e renunciatórios. Isso, em parte, pode ser interpretado como tendo sido uma "formação de reação" levada a extremos como resultado da dificuldade inata de se conduzir com serenidade em um mundo heterogêneo no qual o prazer, a riqueza, a inveja, a ganância, o desejo e a fragilidade humana era (e é) parte da vida do dia a dia. Os sistemas de Yoga Clássicos ofereciam uma forma de lidar com esse problema. Esse paradigma separatista clássico, contudo, tinha exceções, das quais a mais famosa era a escola Integral de Yoga (Aurobindo, 1976) promovida por Sri Aurobindo (1872-1950).

O propósito dessa caracterização de uma propensão tão sutil no Yoga, segundo se espera, não é simplificar demais ou reduzir a profundidade e o valor das duradouras contribuições que o Yoga fez para a busca de significado e de autodesenvolvimento do homem. A principal tese dos contrastes realçados entre o Ayurveda e o Yoga, contudo, tem uma base firme na história e nos textos substanciados da tradição do Yoga. Ao lado das importantes contribuições ao desenvolvimento pessoal e ao bem-estar que a filosofia e os procedimentos do Yoga fizeram e continuam a oferecer, somos impressionados por uma inclinação espiritual inquestionavelmente ardorosa e, às vezes, quase antimaterial ou sobrenatural que permeia a totalidade do *corpus* do Yoga Clássico. Em contrapartida, não podemos deixar de mencionar o fato de que o Yoga talvez seja mais acessível e atrativo para a população como um todo, especialmente no Ocidente. A base (*asana*) do Yoga começa com as posturas do *Hatha* Yoga. Isso encerra um grande encanto como um método amigável ao usuário de exercício físico, alongamento e flexibilidade. O Yoga, como habitualmente percebido no Ocidente, apresenta-se como essas formas ou posturas. No entanto, o Yoga é mais do que isso. Ele oferece um caminho para a autorreflexão, a quietude, a estabilidade física e mental, e depois uma união ou *yug* que se estende além dessas bases preliminares.

Reconhecer isso, apropriadamente, no contexto das imensas contribuições que o Yoga e as suas práticas fizeram para a busca de significado e de autodesenvolvimento do homem, a sua integração criteriosa, de uma maneira equilibrada e complementar, nas práticas de saúde ayurvédicas só pode realçar, ou até mesmo fortalecer, o valor das suas abordagens. O famoso médico ayurvédico Charaka, no seu texto médico fundamental *Charaka Samhita*, exaltou os méritos das práticas de Yoga como sendo conducentes à obtenção de *Moksha* (iluminação e liberdade).

PROCEDIMENTOS DO YOGA DE ACORDO COM A PREDOMINÂNCIA DO *DOSHA*

Os procedimentos do Yoga incluem posturas yogues (*asanas*), técnicas respiratórias (*pranayama*) e práticas de purificação (*shuddhi kriyas*). Existem posturas específicas e técnicas respiratórias que são adequadas para manter a saúde do corpo e contribuem para o equilíbrio de irregularidades dóshicas. Como no estudo e na prática do Ayurveda, a orientação de um professor qualificado é fundamental.

Algumas das práticas mais importantes do Yoga que são especificamente aplicáveis às três amplas classes de *prakruti*, os tipos constitucionais *Vata, Pitta* e *Kapha*, são delineadas. Um detalhamento completo das seis práticas de purificação yogue está além do escopo deste livro, mas elas são mencionadas de uma maneira resumida. Elas têm o seu paralelo no sistema *Panchakarma* ayurvédico de purificação corporal intensiva, que constituirão uma discussão completa mais adiante, no Capítulo 10. Como o escopo das práticas de Yoga é amplo e inclui um vasto vocabulário exclusivo do seu ponto de vista e sistema particular, apenas termos simples em português acompanharão os seus equivalentes em sânscrito no texto. Estes últimos, junto com outros termos específicos da teoria do Yoga, não serão incluídos no glossário, mas podem ser encontrados em outros textos dedicados a práticas yogues (Condron, 1991; Mishra, 1959, 1963; Vishnudevananda, 1960). Os *Shuddhi Kriyas* abrangem os seis procedimentos que se seguem:

1. *Neti*: limpeza nasal;
2. *Dhauti*: limpeza do estômago;
3. *Nauli*: contrações abdominais;
4. *Trataka*: limpeza dos olhos;
5. *Basti*: limpeza do cólon (não terapia) com enema; e
6. *Kapalabhati*: exalação vigorosa, contração abdominal e inalação.

Constituição em que *Vata* é o *dosha* dominante

A *prakruti* com dominância de *Vata* requer procedimentos cuja intensidade seja de suave a moderada e tenha características regulares, relaxantes e estabilizadoras. Entre algumas posturas yogues benéficas estão a *sukhasana* (postura fácil), a *siddhasana* (postura perfeita) e a *padmasana* (postura do lótus). Esses três *asanas* ajudam a regular os subdoshas *Vata* de *Prana* e *Udana*. A *shavasana* (postura do cadáver) equilibra todos os subdoshas *Vata*, e a *vajrasana* (postura ajoelhada ou postura do diamante) ajuda a regular o subdosha *Apana Vata*. A melhor técnica respiratória é a *nadi shodhana pranayama* (respiração alternada nas narinas). As *Nauli* (contrações abdominais suaves) ajudam o subdosha *Samana Vata*. O subdosha *Apana Vata* é sensível ao *basti* yogue.

Constituição em que *Pitta* é o *dosha* dominante

A *prakruti* com dominância de *Pitta* requer procedimentos cuja intensidade seja moderada e tendam a ser refrescantes e calmantes. Entre algumas posturas yogues benéficas estão a *bhujangasana* (postura da cobra), a *sarvangasana* (postura invertida sobre os ombros) que ajuda a regular *Pachaka Pitta,* a *halasana* (postura do arado) que ajuda *Ranjaka* Pitta e a *shirsasana* (postura sobre a cabeça) que ajuda Sadhaka *Pitta*. A *shitali kumbhaka* (respiração refrescante) é um exercício respiratório muito delicado e benéfico. Outra técnica respiratória, feita com grande moderação para evitar o resfriamento excessivo do corpo, se chama *chandrabheda* (*pranayama* lunar) e consiste em técnicas respiratórias na narina esquerda. O subdosha *Alochaka Pitta* é beneficiado pelas técnicas de limpeza de *trataka* e *kapalabhati*.

Constituição em que *Kapha* é o *dosha* dominante

As *prakrutis* em que *Kapha* predomina requerem procedimentos fortes, intensos e vigorosos. A *suryasana* (exercício de saudação ao sol) e séries de posturas, a *paschimotasana* (sentar com uma postura que se alonga para a frente) e o *yogamudra asana* (símbolo da postura yogue) são proveitosos para o *dosha Kapha*. O melhor exercício respiratório é *suryabheda pranayama* (respiração solar). Ele é especialmente valioso para regular o subdosha *Avalambaka Kapha*. Entre outras técnicas respiratórias proveitosas estão *ujjayi* (respiração ruidosamente vitoriosa) e a técnica *bhastrika* (respiração do fole). A limpeza *dhouti* do estômago beneficia o subdosha *Kledaka Kapha*. *Neti* (limpeza nasal) ajuda o subdosha *Bodhaka Kapha*.

10

TERAPIAS AYURVÉDICAS, *PANCHAKARMA* E MATÉRIA MÉDICA

TRATAMENTO AYURVÉDICO: O ÂMBITO DAS INTERVENÇÕES TERAPÊUTICAS

A gama de tratamentos no Ayurveda é ampla e abrangente. Ela inclui tratamentos dietéticos, fitoterápicos, de estilo de vida, comportamentais, psicológicos, meditativos, de exercícios, de Yoga e intervenções terapêuticas *Panchakarma* (Joshi, 1996; Lele, Ranade e Qutab, 1997; Ranade, 1993, 2003). *Panchakarma* é um grupo de cinco técnicas especializadas usadas para purgar e desintoxicar o corpo de *Ama* (toxinas) e *doshas* agravados (substâncias regulatórias bioenergéticas). O espectro completo da terapia ayurvédica, contudo, visa restabelecer o equilíbrio e funcionamento normais dos *doshas* e da mente. Isso requer atenção à otimização do fogo digestivo ou *Agni*. Além disso, os tratamentos, bem como as rotinas diárias para a manutenção da saúde, tentam reduzir o *Ama* acumulado e evitar o seu acúmulo inicial. A matriz do tratamento reside na nutrição adequada, o que atua como uma base sobre a qual estão estruturadas todas as intervenções terapêuticas. O restabelecimento do equilíbrio, portanto, aliado a prescrições nutricionais e de estilo de vida personalizadas envolve o escopo de todo o tratamento.

Assim como a classificação da doença e a avaliação do diagnóstico, a amplitude e nuanças de terapias específicas podem ser imensas e complexas. Por conseguinte, um breve exame com apenas uma discussão da orientação é apresentado aqui. Uma discussão breve porém representativa de apresentações clínicas habitualmente encontradas e os seus tratamentos a partir das perspectivas ocidental e ayurvédica é encontrada no Apêndice 3.

BRIMHANA E *LANGHANA*

O famoso médico ayurvédico Vagbhata (c. século VII d.C.) categorizou todos os tratamentos médicos em duas amplas categorias: (1) *Brimhana* (tonificação) e (2) *Langhana* (redução).

BRIMHANA

Os métodos *brimhana* tonificam, nutrem, fortalecem, enriquecem, fortificam e suplementam. O termo *tonificação* é amplamente utilizado na maioria dos textos fitoterápicos para descrever a variedade dessas intervenções tonificantes, enriquecedoras, suplementares e nutritivas. A terapia *Brimhana* também é chamada de *santarpana* (terapia que é indulgente e que alegra). Os Elementos primários da Terra e da Água constituem os Elementos predominantes das substâncias usadas, já que eles contribuem para um aumento na substância, na massa e no *dosha Kapha* (princípio de consolidação). A categoria *Brimhana* possui três subdivisões: (1) dieta e ervas *Brimhana* (a tonificação propriamente dita), (2) *Snehana* (oleação) e (3) *Stambhana* (terapia).

Dieta e ervas *Brimhana*

As terapias que tonificam visam aumentar o peso e a força do corpo. Elas são usadas em estados que incluem a debilitação, a fraqueza, a convalescença e a má nutrição. Os distúrbios *Vata* (princípio da propulsão) tendem a causar fraqueza e são extremamente receptivos aos procedimentos tonificantes. Os distúrbios *Pitta* (princípio da transformação) podem às vezes ser favorecidos pela suplementação, mas os distúrbios *Kapha* (princípio da consolidação) geralmente não requerem esse tipo de tratamento. A tonificação ou terapias tonificantes são contraindicadas nos estados marcados por uma toxicidade exagerada, *Ama* ou febre. As dietas que tonificam são ricas e nutritivas, e incluem alimentos como leite, *ghee*, açúcar bruto, amêndoas e arroz. Entre as ervas com acentuadas propriedades tonificantes estão ashwaghanda, shatavari, bala e amalaki. Um estilo de vida com pouco estresse, exercícios muito suaves e repouso é recomendado.

Snehana

A terapia *Snehana* usa óleos e gorduras tanto interna quanto externamente para lubrificação. Isso se chama oleação. O Ayurveda enfatiza a importância da ingestão adequada de gordura, como, por exemplo, na forma de *ghee*, azeite de oliva e óleo de linhaça para manter o adequado equilíbrio nutricional. O termo sânscrito *sneha*, na verdade, encerra múltiplos significados que incluem referências tanto materiais quanto psicológicas. *Sneha*, por exemplo, designa (1) viscosidade material como no óleo e na gordura e (2) apego emocional como no afeto e no amor. Esses diversos significados têm um enorme valor no Ayurveda. De muitas maneiras, eles designam o sentido de gravidade, ligação, estabilização e equilíbrio reconfortante. O *ghee* (uma forma especial de manteiga altamente clarificada), por exemplo, é considerado um alimento e medicamento primário e essencial. Ele acalma, reconforta e pacifica tanto *Vata* quanto *Pitta*, e, com moderação, é benéfico e apoia *Kapha*. Essas ações otimizam o fogo digestivo, *Agni*, e aprimoram o funcionamento fisiológico, promovendo, além disso, tranquilidade, inteligência e compaixão tanto pela própria pessoa quanto pelos outros.

Quando vários procedimentos purificadores e desintoxicantes são efetuados, grandes doses de óleos medicinais, preceituados, são tomadas junto com rotinas externas específicas de massagem com óleo. Os distúrbios *Vata* são particularmente receptivos à oleação intensa. Os distúrbios *Pitta* requerem uma oleação branda, e *Pitta* responde especialmente bem ao tratamento com *ghee*. Os distúrbios caracterizados por um excesso significativo de *Kapha* são tratados moderadamente e parcimoniosamente com a oleação, já que esta intensificará *Kapha* e a oleação excessiva, portanto, exacerbará o problema *Kapha* já existente.

Stambhana

Os métodos *stambhana* ou adstringentes são geralmente menos usados na terapia. *Stambhana* é uma ação (*karma*) que promove contração (*sankochanam*) e constrição de vasos que contêm fluidos corporais como o sangue e a linfa. Ervas e métodos mecânicos (lençóis frios) podem ser usados. As pessoas com excesso de *Pitta* são candidatas a essas intervenções. Quando usadas, elas atuam para interromper ou limitar o excesso de secreções do corpo como no caso de distúrbios de sangramento, hemorragia ou diarreia.

LANGHANA

Langhana propriamente dita

As terapias *langhana* ou de redução incluem três subtipos, que são: (1) *Langhana* (redução propriamente dita: *Shamana* e *Shodhana*), (2) *Rukshana* (secagem) e (3) *Swedhana* (sudação). As terapias *langhana* recorrem a três dos principais elementos: Éter, Ar e Fogo. Elas contribuem para processos que reduzem, decompõem, desintoxicam e purgam o corpo do excesso de acumulações, toxinas e *doshas* agravados. Como esses procedimentos de redução são um tanto rigorosos, requerem autodisciplina e podem ser experimentados como difíceis, os tratamentos *langhana* também têm sido chamados de *asantarpana* (terapia que requer abstinência e causa insatisfação).

A terapia de redução propriamente dita (*langhana*) tem duas importantes subdivisões clinicamente significativas relacionadas pela primeira vez por Charaka (c. 1000 a 760 a.C.), considerado o pai e um dos maiores de todos os médicos e eruditas ayurvédicos. Essas subdivisões são *Shamana* (paliação, mitigação e redução) e *Shodhana* (purificação e eliminação). *Shodhana* é praticamente sinônimo dos cinco procedimentos de *Panchakarma*.

Shamana

Os procedimentos *Shamana* são comumente usados como parte da conservação diária da saúde. Eles também são usados de maneiras mais altamente específicas como intervenções de tratamento individualizadas e como procedimentos preparatórios (*Purvakarma*) antes de *Panchakarma* (desintoxicação radical e terapia de eliminação). A terapia *Shamana* visa reduzir os acúmulos tóxicos de *Ama*, acalmar os *doshas* agravados nos seus locais respectivos e respaldar a energia de *Agni*. A paliação pode ser dividida em sete métodos:

1. *Agni dipana*: estimular o fogo digestivo para queimar e destruir *Ama*. Este é um procedimento central e fundamental usado terapeuticamente para o *Panchakarma* propriamente dito e também para a manutenção constante da saúde. O jejum, por si só, aumenta *Agni*. Beber água quente pura aumenta *Agni*. Uma série de ervas são usadas para otimizar a energia do poder de transformação ideal de *Agni* (*dipana*). As ervas picantes com um *virya* quente são usadas especificamente para aumentar *Agni* e para queimar e destruir *Ama*. As ervas suaves incluem a erva-doce e o cálamo; as ervas mais fortes incluem o gengibre seco, a dentelária, a curcuma, o cominho, a assa-fétida e a combinação chamada *Trikatu*, uma famosa fórmula digestiva ayurvédica que contém pimenta-do-reino, pimenta-longa e gengibre seco.
2. *Ama pachana*: digestão e desintoxicação de *Ama*, ou seja, purgar *Ama* do corpo. Este é outro procedimento central e fundamental usado tanto terapeuticamente quanto para conservação. Ervas amargas ou aromáticas (que com frequência, mas nem sempre, possuem um *virya* quente) são usadas especificamente para reduzir e purificar *Ama*. Entre elas estão guduchi, folhas de coentro, coentro, feno-grego, estragão, curcuma, cálamo, Echinacea, bardana, camomila, calên-

dula, flores do sabugueiro, lúpulo, mirra, erva-de-são-joão e até mesmo café com moderação. O *rasa* Amargo é a parte principal que age para aumentar *Samana Vata* e portanto para atiçar *Agni*. Esse *rasa* Amargo atua para separar *Ama* dos *doshas* e dos tecidos para que *Ama* possa ser digerido e reduzido, e para que os *doshas* e os tecidos possam ser purificados. O *virya* quente do guduchi e do curcuma aumenta *Pitta* e queima *Ama*. Ervas picantes são usadas para queimar e destruir *Ama*. Várias ervas são usadas para consumir *Ama*, mas as principais são o gengibre seco, a pimenta-do-reino e *Trikatu*.

3. *Khust*: jejum de alimentos. O jejum, por si só, aumenta *Agni*.
4. *Trit*: jejum de água ou limitar a ingestão de fluidos.
5. Exercício e Yoga.
6. *Atapa-sevana*: exposição ao sol e ao calor.
7. *Maruta-sevana*: exposição ao vento e ao ar fresco.

Shamana é um regime moderado para a desintoxicação geral. Ele pode ser praticado diariamente como um preventivo da doença. Ele não é uma intervenção radical como os cinco procedimentos do *Panchakarma* clássico. *Shamana reduz* basicamente o acúmulo de *Ama* tóxico nos seus respectivos locais nos vários tecidos corporais periféricos (*shakka*) e órgãos (*marmas, madhyama*) *acalmando também os doshas agravados*. Esses *doshas* agravados ainda estão parcialmente contaminados com *Ama*, ou seja, a condição deles é estar *Sama*. Esses *doshas* agravados ainda permanecem em grande medida não excluídos ou eliminados. Reduzir *Ama* e acalmar *doshas* agravados, contudo, é benéfico, já que tanto a redução quanto o processo de acalmar reduz a probabilidade de um acúmulo excessivo de *Ama* e do início do processo da doença. O uso apropriado e regular de *Triphala* de acordo com a *prakruti* da pessoa é muito benéfico para fortalecer *Apana Vata* e acentuar a eliminação intestinal. Isso também ajuda a impedir que as toxinas se acumulem.

A ação purificadora de *Shamana* está em acentuado contraste com *Shodhana Panchakarma*, que é basicamente a *eliminação radical* dos *doshas agravados* que, depois de uma cuidadosa preparação (*purvakarma*) se deslocaram dos seus locais no *dhatus* de volta para a localização central no *trato gastrointestinal* (*koshta*) a partir de onde eles podem ser eliminados. A condição desses *doshas* purificados mas ainda agravados no trato gastrointestinal se chama *Nirama*, que designa que eles foram libertados de *Ama* e não o contêm mais, embora permaneçam agravados. É contraindicado usar o *Panchakarma* formal para remover *doshas* que ainda estão significativamente contaminados com *Ama*, assim como é contraindicado fazer *Panchakarma* quando *Ama* está dentro do trato gastrointestinal. *Ama* no trato gastrointestinal se reflete em estados de febre aguda.

Shamana é paliação, ou seja, uma tentativa moderada, menos intensiva, de (1) reduzir e acalmar *doshas* agravados, (2) reduzir o acúmulo de *Ama* tóxico e (3) fazer uma eliminação *parcial* e no entanto importante dentro dos *srotas* dessas substâncias bloqueadoras *Sama dosha*. *Shamana* é uma desintoxicação periódica e profilática que precisa ser realizada nas junções das estações, especialmente no final do verão e início do outono, e na transição da primavera para o verão. Além disso, sempre que a pessoa sentir um mal-estar subjetivo que tenha elementos de inquietação corporal, psicológica ou espiritual, procedimentos *Shamana* podem ser utilizados.

Os componentes essenciais precisam incluir o jejum moderado ou a redução da ingestão de alimentos e líquidos, beber água quente em intervalos de poucas horas, junto com a ingestão de *ghee*, ervas que otimizam *Agni* (como *Trikatu*) e ervas (como a curcuma) que visam a redução e a destruição do acúmulo do *Ama* tóxico. O prazo de duração varia de três a sete dias.

Shamana como uma "minidesintoxicação", que é mais do que uma mera paliação porém menos do que uma eliminação radical, pode ser concluída com a ingestão de óleo de rícino ou de mamona (de uma a três colheres de sopa) e gengibre na última noite. Essa purgação parcial ajuda a livrar o trato gastrointestinal de quaisquer *Nirama doshas* agravados que tenham sido transportados para lá. Esta adição à *Shamana*, portanto, produz uma eliminação parcial em vez de radical.

Shodhana

Shodhana, a purificação intensiva, refere-se especificamente à terapia *Panchakarma*. É o conjunto principal de técnicas que o Ayurveda emprega para eliminar radicalmente o excesso de *doshas* agravados. Isso é geralmente feito sob supervisão em um ambiente terapêutico. Trata-se de uma série de tratamentos específicos com um progresso limitado cujo prazo de conclusão varia de dez dias a um mês. O *Panchakarma* propriamente dito é discutido detalhadamente mais adiante neste capítulo.

Rukshana

Rukshana (secagem) consiste da ingestão de alimentos e ervas que possam ter propriedades diuréticas além da utilização da massagem seca com pós fitoterápicos. As doenças *Kapha* como a obesidade e o diabetes são parcialmente receptivas a intervenções *rukshana*.

Swedhana

Swedhana (sudação, fomentação e sudorese) refere-se a terapias que induzem um aumento no calor do corpo, a vasodilatação, e causam uma subsequente sudorese. O processo pode envolver a aplicação externa de calor seco ou vapor, ou a ingestão de ervas, como o gengibre, a canela e o composto *Trikatu*. As condições de *Vata* marcadas pelo frio e o ressecamento são receptivas às aplicações de vapor. As condições de *Kapha* que são frias e úmidas reagem bem à ingestão de ervas que possuem qualidades quentes e secas.

Reiterando, duas principais categorias terapêuticas, cada uma com três subdivisões, são as seguintes: (1) *Brimhana* (tonificação, suplementação e enriquecimento): (a) dieta *Brimhana* e ervas, (b) *Snehana* e (c) *Stambhana*; e (2) *Langhana* (redução): (a) *Langhana Shamana* e *Shodhana* (b) *Rukshana* e (c) *Swedhana*. Essas seis subdivisões têm sido chamadas de *Shad Upakramas* ou tratamento sêxtuplo. A simetria interna e contrastante do grupo reflete os princípios de tratamentos ayurvédicos fundamentais: "o semelhante aumenta o semelhante" (*samanya*) e "os opostos se equilibram e portanto curam um ao outro" (*vishesha*): *Brimhana* (enriquecimento) *versus Langhana* (redução), *snehana* (lubrificação) *versus rukshana* (secagem), e *stambhana* (constrição) *versus swedhana* (dilatação). Essas ações terapêuticas abarcam todo o campo dos tratamentos ayurvédicos.

PANCHAKARMA E MATÉRIA MÉDICA AYURVÉDICA

Historicamente, o Ayurveda tem sido e continua a ser atualmente uma ciência empírica. Na condição de "sabedoria de vida", ele tem acima de tudo uma perspectiva pragmática. As suas proposições teóricas guiam a sua aplicação clínica. A implementação da teoria, de uma maneira concreta, aplicada ao homem que vive no mundo, é a primeira ação orientada para uma meta do Ayurveda. Como foi anteriormente delineado, existe uma variedade de modalidades de tratamento e métodos preventivos habitualmente usados para manter a saúde e corrigir estados desequilibrados. O *Panchakarma*, contudo, é considerado o supremo tratamento de purificação, exclusivo do Ayurveda. Ao contrário de *shamana* (terapia paliativa), que pode e deve fazer parte da rotina caseira diária de manutenção da saúde da pessoa, o *Panchakarma* é considerado *shodhana* (purificação radical e terapia de eliminação) e, na realidade, requer a rigorosa supervisão de um médico ayurvédico qualificado. Muitos procedimentos precisam ser executados nos limites monitorados de uma clínica ayurvédica. Esse ambiente terapêutico torna-se um espaço interpessoal que é protetor, dedicado, empático, sensível e acolhedor. Essas condições psicologicamente sensíveis fomentam o tratamento eficaz, já que todos os aspectos da pessoa recebem a atenção devida e apropriada.

Contraindicações do *Panchakarma*

Assim como todas as recomendações apresentadas neste livro, elas são diretrizes cuja implementação efetiva é mais bem empreendida sob orientação direta de um profissional de saúde qualificado. Como o *Panchakarma* é um grupo radical de procedimentos, ele não é adequado para todo mundo. De um modo geral, os seguintes estados e distúrbios são contraindicações para o *Panchakarma*: infecção ativa, sangramento interno, febre aguda, alcoolismo, câncer, insuficiência cardíaca congestiva, HIV/AIDS, doenças infecciosas, período pré-menstrual e período menstrual ativo, obesidade mórbida, gravidez e hipertensão descontrolada. As pessoas com menos de 12 anos e as que têm mais de 80 anos geralmente não são candidatas.

As pessoas que são obesas e têm uma forte constituição *Kapha* devem evitar a oleação. As que têm uma constituição *Vata* ou *Pitta* forte e problemas de sangramento devem evitar procedimentos de sudorese. *Vamana* (êmese terapêutica) não deve ser feita por aqueles com uma forte constituição *Vata*, sangramento no trato gastrointestinal superior ou doenças cardíacas. *Virechana* (purgação terapêutica) deve ser evitada por aqueles que sofrem de diarreia crônica, sangramento no trato gastrointestinal inferior e prolapso nos órgãos internos. *Basti* (enemas terapêuticos) devem ser evitados pelas pessoas com diarreia ou asma. *Nasya* (tratamento nasal) deve ser evitado por quem tem distúrbios sanguíneos.

A oleação não deve ser feita depois do *Panchakarma*. *Virechana* só deve ser feito a partir de três dias depois de *Vamana*. *Nasya* não deve ser feito imediatamente depois da oleação, *Vamana, Virechana* e *Basti*.

PANCHAKARMA CLÁSSICO

O tratamento *Panchakarma* clássico consiste em três fases: (1) *Purvakarma*, ações preparatórias; isso é, na realidade, *Shamana* com a adição de uma oleação intensiva (*snehana*) e sudorese intensiva (*swedhana*); (2) *Pradhanakarma*, as cinco ações principais do *Panchakarma* propriamente dito; e (3) *Paschatakarma*, também chamado *Uttarakarma,* ações pós-*Panchakarma*.

I. *Purvakarma*: *Shamana* para aumentar *Agni*, reduzir doshas excessivos e purgar *Ama*

Purvakarma, a primeira fase do processo do *Panchakarma*, envolve essencialmente uma série de procedimentos *shamana* (redução). Essas atividades preparatórias têm vários objetivos, que incluem reduzir e destruir a maior quantidade possível de *Ama*, aumentar o fogo gástrico (*Agni*), acalmar e reduzir os *doshas* agravados e excessivos, e depois possibilitar que esses *doshas* processados que estão agora livres de *Ama* fluam de volta dos tecidos compactos do corpo (*shakha*) para as áreas mais centrais do corpo, isto é, o trato gastrointestinal e os pulmões (*koshta*). Esses procedimentos preliminares, portanto, permitem que os *doshas* agravados, que ficaram livres de *Ama* (*Nirama*), tenham acesso a áreas anatômicas centralmente localizadas a partir das quais procedimentos do *Panchakarma* propriamente dito podem ser usados para eliminá-los.

Preparados dietéticos de ervas, e recomendações quanto ao comportamento

O *Parvakarma* consiste em três partes: (1) preparação dietética e fitoterápica e recomendações quanto ao comportamento para aumentar *Agni* e consumir *Ama*, (2) oleação (*snehana*) e (3) sudação (*swedhana*). Embora prescrições precisas só possam ser feitas para um paciente particular e individual que esteja se submetendo ao tratamento, um esboço muito geral sugerindo tendências de tratamento habituais fornece um mapa que mostra a direção e pontos de referência.

Os procedimentos preliminares geralmente começam duas semanas antes do *Panchakarma* propriamente dito. O componente dietético requer que o paciente faça uma dieta leve, que evite alimentos mais pesados como carnes, gorduras dietéticas, carboidratos complexos, bem como o álcool. Sopas leves de arroz basmati e hortaliças são ideais. Uma monodieta de *kichari*, uma mistura de arroz basmati, lentilha-mungo amarela seca e temperos suaves, como cominho, coentro, curcuma e sementes de erva-doce, é frequentemente recomendada. Se possível, a pessoa deve evitar drogas desnecessárias, medicamentos (é recomendado que a pessoa converse com o seu médico), álcool e todos os laticínios não preceituados. Além disso, a pessoa pode usar uma dieta simples de três dias de apenas arroz basmati com *ghee* e cominho, coentro e erva-doce, ou canela, pimenta-da-jamaica e purê de tomate. Água quente deve ser consumida enquanto durar essa dieta. No último dia, a pessoa deve tomar de uma a três colheres de sopa de óleo de rícino com uma colher de chá de gengibre antes de dormir. Esse purgante moderado ajuda a eliminar toxinas, *Ama* e os *doshas* agravados que voltam para o trato gastrointestinal. Esse procedimento é uma desintoxicação parcial, e não radical.

Ervas selecionadas que reduzem e destroem o *Ama* tóxico são consumidas. Algumas ervas características desse grupo são as seguintes: gengibre, pimenta-do-reino, cominho, chitrak, assa-fétida e pimenta-malagueta. Ervas, como o gengibre, erva-doce e pimenta-longa, que otimizam o fogo digestivo (*Agni*), também são administradas.

Essa purificação terapêutica dietética e fitoterápica é essencial para visar as impurezas de *Ama* presentes nas células e tecidos a fim de neutralizar ou "queimar" o máximo possível de *Ama*. Qualquer *Ama* que esteja alojado no trato gastrointestinal também precisa ser desintoxicado dessa maneira. Nesse estágio, duas importantes ações redutoras preliminares são concluídas: (1) tentativas de diminuir e destruir (*Ama pachana*) a maior quantidade possível de *Ama* e (2) otimizar a energia do fogo gástrico (*Agni dipana*) a fim de melhorar o metabolismo, evitando assim uma produção adicional de *Ama*.

Repousar, relaxar e evitar o exercício e a exposição ao frio e ao vento são altamente recomendados a fim de restringir terapeuticamente quaisquer ações excessivas de *Vata*. A pessoa é aconselhada a permanecer aquecida, consumir alimentos e bebidas mornas e quentes, e evitar todas as condições ambientais e comidas frias. Quando acordada, a pessoa deve beber água pura quente a cada duas ou quatro horas para otimizar o processo de purificação. Esse processo de preparação dietética e de estilo de vida deve durar até sete dias.

Snehana: oleação

Com os procedimentos *shamana-purvakarma* que acabam de ser descritos em ação durante pelo menos uma semana, o próximo passo envolve tentativas de reduzir, acalmar e mobilizar os *doshas* agravados que residem nos tecidos e estão patologicamente ligados a estes últimos. Os dois métodos primários usados para fazer isso são a oleação (*snehana*) e a sudação (*swedhana*). Esse passo é uma junção crítica na tentativa de mobilizar *doshas* agravados alojados que estão entranhados nos tecidos. Essa amalgamação patológica requer essa série de intervenções terapêuticas para desembaraçar os *doshas* agravados.

O processo de oleação consiste tanto no consumo interno de substâncias oleosas quanto na sua aplicação externa (*abhyanga*). [Enemas de óleo (*basti*) são discutidos mais adiante neste capítulo como parte do *Panchakarma* formal.] Esse passo da oleação tem sido classicamente chamado de "transformando a roda da secura na roda da vida".

A ingestão terapêutica de *ghee* é usada na maioria dos casos já que acalma o *Vata* excessivo e aumenta *Agni*. Outros óleos como o de gergelim, linhaça, girassol ou mostarda, mencionando apenas alguns, podem ser usados, dependendo do caso específico a ser tratado, especialmente se o estado clínico necessitar de uma intervenção que aqueça ou seque mais. Fatores como o tipo constitucional (*prakruti*), a natureza dos *doshas* desequilibrados e a estação do ano são levados em consideração quando são feitas seleções individualizadas relacionadas com a utilização de óleos específicos.

O *ghee* (*Ghritam*) é usado no Ayurveda há milhares de anos. O *ghee* é manteiga (melhor que seja do leite de vaca) que é cozida a fim de remover o seu conteúdo de água inicial (18 a 20%) e os sólidos lácteos (cerca de 2%). Isso a torna relativamente estável, livre de lactose e capaz de se conservar indefinidamente sem a adição de agentes conservantes ou refrigeração. O seu uso tem sido considerado terapêutico em vez de apenas dietético, embora o *ghee* tenha muitas funções nutricionais essenciais e benéficas. De acordo com o Ayurveda, o *ghee* desempenha muitos papéis vitais no corpo. Entre algumas das suas funções mais importantes estão (1) estimular e otimizar a energia de *Agni* (fogo digestivo e metabolismo); (2) reduzir os três *doshas*, especialmente *Pitta*, aos níveis normais; e (3) promover a longevidade, o intelecto, a memória, a força, a visão e a saúde do sistema tegumentar ou da pele. O sabor do *ghee* é considerado Doce, a sua energia é fria e o seu *vipaka* (efeito pós-digestivo) é Doce.

Entre as gorduras saturadas muito saudáveis dentro do *ghee* estão o ácido butírico (3,09%), o ácido cáprico (2,38%) e o ácido láurico (2,72%), os quais têm comprovadamente propriedades antimicrobianas e antifúngicas. O *ghee* também contém antioxidantes fenólicos. Todos esses fatores tornam o *ghee* resistente ao dano dos radicais livres e ao ranço. Ele não requer refrigeração. O *ghee* contém cerca de 5% de gorduras poli-insaturadas, das quais o ácido linoleico constitui 3,82%. O ácido linoleico conjugado (CLA) comprovadamente aumenta a massa magra do corpo e metaboliza otimamente a gordura corporal. O *ghee* é uma gordura não hidrogenada pura, sendo cerca de um terço monoinsaturada e cerca de dois terços saturada consistindo em aproximadamente 90% de ácidos graxos de cadeia curta. Este perfil sugere que ele pode ser benéfico para a saúde, já que a preponderância de ácidos graxos de cadeia curta sabidamente ocasiona a plena assimilação e metabolismo resultando na produção de energia. Os ácidos graxos saturados de cadeia longa encontrados nas gorduras animais e na carne vermelha, por outro lado, estão comprovadamente associados a doenças cardiovasculares, a coágulos no sangue (trombose) e à predisposição para o câncer. As gorduras monoinsaturas, por outro lado, têm sido associadas com a prevenção de doenças cardíacas e do câncer. Os ácidos graxos trans são gorduras manufaturadas, processadas. Eles são encontrados nas gorduras hidrogenadas, na margarina e em muitas mercadorias pré-cozidas comercialmente preparadas. Eles foram claramente associados ao desenvolvimento de doenças coronárias; o *ghee* não contém ácidos graxos trans. Acredita-se que a elevação da fração de lipoproteína de baixa densidade (LDL) do colesterol do sangue seja um dos principais fatores de risco entre muitos (por exemplo, o fumo, a hipertensão, a obesidade e a Síndrome Metabólica) da doença cardiovascular aterosclerótica. Embora gorduras na forma de ácidos graxos essenciais como o de peixe, de linhaça e alguns óleos derivados de plantas sejam nutricionalmente necessários, a ingestão total de gordura saturada não deve exceder, em nenhuma hipótese, um percentual de 7 a 10% de todas as calorias dietéticas ou cerca de 10 a 20 gramas por dia.

Para um apoio dietético e nutricional seguro e salutar, são sugeridas até duas colheres de chá (5 gramas) de *ghee* por dia, que podem ser adicionadas ao alimento ou tomadas com preparados herbáceos; o *ghee*, de preferência, não deve ser cozido. Cada colher de chá contém cerca de 45 calorias. Para a oleação terapêutica *a curto prazo*, cerca de 28 a 140 gramas por dia, pela manhã, com o estômago vazio é habitual; isso requer beber água quente ou chá de gengibre quente durante todo o desenrolar do procedimento da oleação. Essas sugestões para a ingestão de *ghee* são para as pessoas que não sofrem de anormalidades específicas de colesterol ou de triglicerídeos, de alguma doença cardiovascular, e que foram liberadas por um médico qualificado depois de um exame físico e laboratorial apropriado.

A oleação externa é chamada de *snehana* quando é usada como parte de um procedimento terapêutico como o *purvakarma*. Alguns exemplos de outros termos para a massagem com óleo que têm uma base medicinal menor são *abhyanga* (corpo inteiro), *shirodhara* (gotejamento de óleo na testa) e *shirobasti* (retenção de óleo no alto da cabeça). Vários tipos de óleos são usados na oleação externa, dependendo das condições específicas envolvidas. Alguns óleos representativos são o de gergelim, amêndoa, rícino, coco e *ghee*. Pequenas quantidades de óleos essenciais que possuam propriedades terapêuticas também podem ser adicionadas aos que acabam de ser mencionados para acentuar o efeito de equilíbrio dos *doshas* (Miller e Miller, 1995).

A duração da oleação interna varia de três a sete dias; períodos mais longos não são recomendados. A faixa da dosagem, normalmente na utilização de *ghee* ou de um *ghee* medicinal, é a seguinte: 1º dia, 25 gramas; 2º dia, 50 gramas; 3º dia, 75 gramas; 4º dia, 100 gramas; 5º dia, 125 gramas; e 6º dia, 150 gramas. O processo completo de oleação é acompanhado pela ingestão frequente e diária de água quente pura. Em geral, uma xícara de água é ingerida em intervalos de poucas horas durante o período que a pessoa passa acordada.

A oleação, especialmente por meio da ingestão interna, tem duas principais funções: (1) proteger os tecidos corporais que devem ser retidos e (2) soltar e separar os *doshas* agravados dos tecidos corporais saudáveis que devem ser retidos. Embora um certo grau de oleação seja terapeuticamente necessário, ela é usada com cautela nas pessoas com forte dominância de *Kapha*, as que são obesas, e as que têm o *Agni* significativamente reduzido.

A oleação, especialmente a ingestão interna de *ghee*, induz os tecidos a abandonar a acumulação de toxinas e *doshas* agravados. Ela aumenta as secreções através das quais os *doshas* podem transportar toxinas residuais e resíduos para o trato gastrointestinal para que sejam definitivamente eliminados. A oleação lubrifica e protege os tecidos corporais do dano enquanto *Ama* e os *doshas* agravados estão sendo reduzidos. A oleação pacifica e nutre fortemente *Vata*. Finalmente, a oleação contribui para a remoção de obstruções e bloqueios nos *srotas* e canais de circulação em todo o corpo.

***Swedhana*: sudação**

O último passo do processo *purvakarma* é a sudação (*swedhana*). Esta terapia de sudorese, com um ou dois dias de duração, geralmente envolve a aplicação de calor externo na forma de vapor aplicado diariamente depois de uma massagem externa com óleo. Ocasionalmente, algumas ervas que aquecem internamente, como o gengibre, podem ser administradas para induzir a diaforese. Existem numerosos tipos de técnicas de sudação concebidas para alcançar o aquecimento do corpo e uma elevação de suave a moderada na temperatura. As áreas sensíveis do corpo como a cabeça e as áreas genitais são protegidas do excesso de calor. Os dois principais objetivos do *swedhana* são (1) dilatar os canais de circulação (*srotas*) e (2) liquefazer os *doshas* excessivos e agravados que já foram afrouxados nos tecidos para que eles possam começar o seu fluxo centrípeto de volta para as áreas mais centrais do corpo. Embora um certo grau de sudação seja terapeuticamente necessário antes do *Panchakarma*, ela não é usada ou é usada com grande cautela nas seguintes situações: nas constituições com dominância de *Vata*; nas constituições com dominância de *Pitta*; agravação e desequilíbrios do *dosha Pitta*, especialmente distúrbios com sangramento, gravidez, mulheres no período menstrual, alcoolismo crônico e diabetes.

Em resumo, as ações do *purvakarma*, por conseguinte, incluem desintoxicar o corpo de *Ama*, aumentar o *Agni*, acalmar os *doshas* agravados e separar os *doshas* agravados dos tecidos corporais saudáveis. Subsequentemente, ocorre uma dilatação dos canais que favorece o percurso de retorno dos *doshas* agravados para os tecidos mais periféricos na parte central do corpo a fim de que sejam finalmente eliminados pelo *Panchakarma*. Isso pode ser feito de várias maneiras, entre elas a dieta especializada, as ervas, a oleação e a sudação. Durante este processo de quase duas semanas, é recomendado ao paciente que repouse e se abstenha dos exercícios. Isso ajuda a diminuir a atividade de *Vata*, contribuindo assim para o efeito calmante geral dos tratamentos. Um dia antes do *Panchakarma*, o paciente é submetido a uma dieta mais estimulante e especializada chamada *adhishyandi*. Ela é especificamente concebida para elevar os *doshas* agravados visados a níveis elevados de uma maneira temporária antes dos procedimentos radicais do *Panchakarma* que promoverão a sua total eliminação.

II. *Panchakarma* propriamente dito: *Shodhana* e a eliminação de *Ama*

A segunda fase principal do *Panchakarma* clássico é o *Panchakarma* propriamente dito (cinco ações terapêuticas primárias) que constitui a base das intervenções terapêuticas centrais do Ayurveda. Essas cinco ações ou procedimentos incluem uma gama de formas diretas e indiretas, bem como variações de uma série de procedimentos. Elas são (1) *vamana* (êmese); (2) *virechana* (purgação); (3) *basti* (enema), dois tipos; (4) *nasya* (aplicações intranasais de ervas e óleos); e (5) *RaktaMoksha* (purificação do sangue). Charaka (c. 1000-760 a.C.) considerava os quatro primeiros processos como fundamentais e subdividia o *basti* em dois tipos: (1) *niruha basti* (enema de decocção herbácea) e (2) *anuvasana basti* (enema de óleo). Portanto, ele descrevia os cinco procedimentos sem nenhuma ênfase no *RaktaMoksha*. A obra posterior de Sushruta (c. 660 a.C.), o grande médico ayurvédico especializado em cirurgia, enfatizava a técnica especializada do *RaktaMoksha* ao lado de outras medidas terapêuticas do *Panchakarma*.

O *Panchakarma* é a base de todos os protocolos de purificação (*shodhana*); o seu objetivo é a extirpação profunda dos *doshas* agravados contidos nos canais (*srotas*), nos tecidos (*dhatus*) e no nível celular. Antes de uma discussão mais minuciosa dos cinco principais procedimentos do *Panchakarma*, são examinadas algumas ideias preliminares a respeito da Matéria Médica Ayurvédica ou a herbologia e indicações para o *Panchakarma*.

MATÉRIA MÉDICA AYURVÉDICA

A amplitude das técnicas do *Panchakarma*, assim como as de *shamana* (atenuação terapêutica dos desequilíbrios), envolve tanto manipulações do corpo físico quanto a administração de preparados fitoterápicos. A Matéria Médica Ayurvédica (*Dravyaguna Shastra*) é uma mistura de farmacologia e farmacognosia cujas origens recuam a milhares de anos com avanços até a época atual.

Como o *Panchakarma, o shamana* e a Matéria Médica Ayurvédica são complexos, intricados e primorosamente detalhados, não apenas na teoria mas também na aplicação clínica, este texto aborda apenas alguns dos principais princípios teóricos que formam a base deles. Aspectos da técnica e alguns exemplos de ervas ayurvédicas frequentemente utilizadas são mencionados. Eles representam apenas destaques e, inevitavelmente, omitem outros procedimentos fundamentais e importantes, nuanças de aplicações de tratamentos, bem como a extensa e vasta variedade da herbologia ayurvédica que pode ser encontrada em textos atualmente disponíveis em inglês (Lele, Ranade e Qutab, 1997).

Indicações do *Panchakarma*

O *Panchakarma*, o tratamento de purificação mais radical do Ayurveda, só é administrado a pessoas relativamente fortes, saudáveis, e cuja idade e estado são resilientes e capazes de suportar a severidade desses procedimentos intensivos. O leque de técnicas paliativas, menos intensas, conhecidas como *shamana* é um método de tratamento mais adequado nos seguintes casos: infância, velhice, gravidez e estados graves de doença, ou seja, diabetes, hipertensão, alcoolismo, vício de drogas, desequilíbrios da tireoide, malignidade, deficiência imunológica, bem como em pacientes pós-cirúrgicos, mencionando apenas alguns exemplos representativos. Manter a pureza dos tecidos é fundamental no Ayurveda, e é acompanhado por terapias *shodhana* e *shamana*.

As três mais importantes indicações para o *Panchakarma* são (1) manutenção da saúde, (2) tratamento de doença aguda e cura sistêmica generalizada e (3) preparação para a terapia de rejuvenescimento (*rasayana chikitsa*). No Ayurveda, a manutenção da saúde requer que as quantidades normalmente cumulativas de *Ama* sejam periodicamente reduzidas e eliminadas do corpo por meio de um forte *Panchakarma* eliminatório. Além disso, fatores como a idade cronológica, a mudança das estações, e estressores normais bem como excessivos contribuem para produzir regularmente a agravação dos *doshas*. Os *doshas* sofrem inevitavelmente uma exacerbação desfavorável nas junções das estações, especialmente o outono e a primavera. Nessas ocasiões, o *Panchakarma* é particularmente proveitoso. O *Panchakarma* periódico ajuda a purgar o sistema da acumulação tóxica de várias impurezas e livra o corpo do excesso de *doshas* que contribuem para estados desequilibrados. O *Panchakarma* no seu aspecto de manutenção da saúde é considerado um dos melhores preventivos disponíveis para garantir um bem-estar ideal. Com a idade, a quantidade e a qualidade de *doshas* agravados e *Ama* nos tecidos (*dhatus*) aumentam; esses *doshas* amalgamados se alojam de maneiras complicadas. Um tratamento *Panchakarma* quase sempre remove apenas uma parte das numerosas camadas de impurezas entranhadas. Repetidos tratamentos *Panchakarma* se aprofundam cada vez mais para remover as impurezas mais obstinadas causadas tanto por desequilíbrios materiais quanto pelos *samskaras* (condicionamento gravado com o tempo), que resultam de traumas e conflitos psicológicos passados.

O *Panchakarma* como tratamento de doenças ou do desequilíbrio dos *doshas* é útil em alguns estados agudos de enfermidades. Uma exacerbação aguda de asma é um exemplo. Embora o tratamento de alguns estados agudos de doenças seja uma indicação teórica clássica, ele não é habitualmente administrado já que o *Panchakarma* é uma técnica poderosa e complicada que requer preparação, qualificação e aplicação profissional, e um intervalo de tempo definido. Em outras palavras, os estados agudos surgem com frequência de uma maneira não planejada, ao passo que o *Panchakarma* é geralmente um procedimento eletivo e planejado. As suas ações são terapêuticas, portanto, podem resultar em uma cura cujo alcance seja não específico porém amplo.

A última principal indicação do *Panchakarma* é ele ser o procedimento de purificação preliminar que precede o *rasayana* formal ou programas de rejuvenescimento ayurvédicos. A eliminação de *Ama* e do excesso de *doshas* do corpo atua para desimpedir os canais (*srotas*) e os tecidos (*dhatus*) e torná-los mais receptivos às ervas e minerais altamente tônicos, fortalecedores e rejuvenescedores que constituem os elementos da terapia de rejuvenescimento. O *Rasayana chikitsa* (tratamento de rejuvenescimento) é uma forma especializada de terapia suplementar usada na meia-idade e na velhice para revitalizar os tecidos e retardar o processo do envelhecimento.

OS CINCO PRINCIPAIS PROCEDIMENTOS DO *PANCHAKARMA* PROPRIAMENTE DITO

O *Panchakarma* formal (*pradhana*) só começa depois de o *Purvakarma* adequado ter preparado devidamente o paciente. O *Panchakarma* é *shodhana*, a eliminação de *Ama*. Quantidades exageradas de *Ama* não devem estar presentes no sistema nesta fase do tratamento. Embora *Ama* esteja sempre presente até certo ponto no corpo, as quantidades excessivas devem ter sido significantemente reduzidas. Qualquer *Ama* "solto" nos tecidos (*dhatus*) e nos canais (*srotas*), e praticamente todo o *Ama* no trato gastrointestinal deve ter sido consumido e eliminado. Os *doshas* agravados que estavam entranhados nos tecidos profundos (*shakha*) devem agora estar móveis para facilitar o seu movimento fácil em direção às partes centrais do corpo, particularmente todo o trato gastrointestinal. Neste estado de prontidão (*utkleshana*), os *doshas* agravados se tornam acessíveis e são preparados para a subsequente eliminação.

Vamana: êmese terapêutica

Vamana (êmese terapêutica ou vômito) é o primeiro dos cinco principais procedimentos purificatórios. Ele é geralmente administrado no segundo dia depois de *swedhana*.

Como ele visa eliminar *Kapha* agravado, é particularmente proveitoso para aqueles que têm uma constituição com *Kapha* dominante e para aqueles com desequilíbrios em que *Kapha* predomina. Os locais de acumulação de *Kapha* agravado são o estômago e os pulmões. Esses desequilíbrios incluem os seguintes distúrbios, mas não estão restritos a eles: asma, infecções respiratórias superiores, estados de fleuma e muco excessivo, ou seja, alergias, estágios iniciais do diabetes, obesidade, enxaqueca, metabolismo lento, falta de sensibilidade ao gosto, e apetite deficiente. A estação do ano ideal para esse procedimento é a primavera, quando *Kapha* normalmente é provocado pelo clima úmido. *Vamana* geralmente é contraindicado nas seguintes situações: constituições com dominância de *Vata*; desequilíbrios de *Vata*; pessoas com menos de 12 e mais de 65 anos; pacientes enfraquecidos, anoréxicos ou convalescentes; pessoas com sangramento gastrointestinal superior ou sangramento respiratório, doenças do coração, ascites, tosse seca, prisão de ventre e febre aguda.

Vamana é um procedimento que dura um dia. Ele é executado sob uma supervisão ayurvédica qualificada, assim como o são todos os tratamentos do *Panchakarma*. Alimentos que provocam fortemente *Kapha*, como arroz, leite e iogurte, aliados a uma quantidade adicional de sal e doces, são administrados na véspera. Essa dieta é chamada de *adhishyandi* (produtora de umidade) e aumenta temporariamente *Kapha* no trato gastrointestinal. Na manhã do procedimento, o paciente não ingere café da manhã, embora possa tomar uma bebida quente. Sob supervisão, a pessoa toma cerca de 500 cc ou de 4 a 8 xícaras de líquido. A bebida pode consistir de leite quente com açúcar, chá de alcaçuz, mel e sal, ou leitelho, e deve ser tomada em um período de 15 a 30 minutos. Neste ponto, é administrado um preparado fitoterápico emético que contém cálamo, lobélia ou Madana phala (noz emética). Estas são as ervas normalmente mais utilizadas, embora outras possam ser usadas dependendo da situação específica. O vômito começa naturalmente mais ou menos após 45 minutos; se isso não acontecer, uma estimulação criteriosa com os dedos na parte de trás da garganta para ativar a ânsia de vômito poderá desencadear o vômito. Este último é então direcionado sob estreita supervisão até a sua conclusão, o que ocorre normalmente em um período de duas horas.

O vômito é expelido em série, começando pelas substâncias alimentares, depois o muco que contém *Kapha*, em seguida as secreções *Pitta* amarelo-esverdeadas e, finalmente, os gases *Vata*. São realizadas então observações e medições dos conteúdos expelidos. Uma faixa quantitativa do *vamana* do paciente é determinada. Isso inclui (1) um número mínimo de episódios eméticos (consistindo de pelo menos quatro) equivalentes a até 325 cc, (2) um número moderado de episódios eméticos (pelo menos seis) equivalentes a até 650 cc e (3) um número máximo (pelo menos oito) resultando em uma quantidade de vômito de até 1.300 cc.

O *vamana* adequado ou bem-sucedido é refletido por parâmetros subjetivos e objetivos. O paciente informa estar se sentindo leve, descongestionado e aliviado; o vômito termina facilmente; os sintomas pré-*Vamana* diminuem; e o poder digestivo, sentido como um apetite normal, é restaurado. A êmese inadequada ocorre quando o vômito está ausente ou começa muito devagar, quando somente os fluidos eméticos e as ervas são expelidos, quando sintomas como uma sensação subjetiva de peso no peito e no abdômen, e letargia, ocorrem, e quando aparecem sinais como erupções cutâneas. O médico que está supervisionando o caso gerencia de várias maneiras o tratamento emético perturbado.

Um regime definido pós-êmese tem então início, cuja base é uma ingestão de alimento muito leve e gradual (*samsarjana krama*), que ocorre ao longo de um período de três dias. No primeiro dia, além de líquidos mornos e quentes intermitentes como chás de ervas, a ingestão de alimentos começa à noite com *peya*, que é o líquido quente no qual um pouco de arroz basmati foi cozido sem adição de condimentos. No segundo dia, a refeição da manhã e da tarde consiste em *vilepi*, que é uma quantidade moderada de arroz basmati simples cozido no vapor. Na noite do segundo dia, a pessoa toma *akrita yusha*, que é uma sopa de arroz basmati e lentilha-mungo amarela seca sem temperos. No terceiro dia, as refeições da manhã e da tarde consistem em *krita yusha*, que é arroz e sopa de lentilha-mungo à qual foram adicionados temperos. Na noite do terceiro dia, a pessoa retoma a dieta regular, adequada ao seu tipo constitucional. Junto com a dieta *samsarjana krama*, os textos ayurvédicos clássicos recomendam que a pessoa tenha vários dias de repouso, evite qualquer atividade excessiva e também a exposição ao frio tanto no alimento quanto no ambiente. Além disso, é também sugerido que a pessoa fume misturas herbáceas medicadas, desprovidas do tabaco regular. O conceito *samsarjana krama*, na realidade, pode ser o precedente histórico dos protocolos modernos da dieta pós-operatória.

Virechana: purgação terapêutica

Virechana (purgação terapêutica) é o segundo dos cinco principais procedimentos purificatórios. *Virechana* é realizado cerca de dois ou três dias depois de *vamana*. Como o objetivo deste procedimento é eliminar essencialmente *Pitta* agravado e também algum *Kapha*, ele é particularmente proveitoso para as pessoas com uma constituição com dominância de *Pitta* e para aquelas com desequilíbrios com dominância de *Pitta*. *Pitta* agravado é proveniente do fígado, da vesícula biliar, do baço e do intestino delgado, e se acomoda neste último. Entre alguns desequilíbrios de *Pitta* estão a inflamação da pele, as erupções cutâneas alérgicas, acne, febre crônica, diarreia aguda, a gama de distúrbios hepáticos, doenças inflamatórias em geral e alguns problemas hematológicos. Os distúrbios que acabam de ser mencionados podem conter, e geralmente contêm, alguns componentes *Kapha*, e *virechana* também lida com esse aspecto. Como ocorre em todos os procedimentos do *Panchakarma*, *virechana* é usado para tratar problemas comuns. Nos Estados Unidos, o *Panchakarma* não é recomendado para o tratamento de nenhuma doença que possa apresentar risco de vida, do câncer, de problemas de deficiência imunológica ou de doenças terminais. A estação do ano ideal para *virechana* é o verão, quando o *dosha Pitta* está naturalmente provocado pelo tempo quente. *Virechana* é geralmente contraindicado nas seguintes situações: constituições com dominância de *Vata* e desequilíbrios de *Vata*; pessoas com menos de 12 e mais de 75 anos; pacientes que estão debilitados, enfraquecidos ou que têm problemas sérios no trato gastrointestinal inferior e no reto como sangramento, fissuras, diarreia crônica e prolapso; mulheres menstruadas, grávidas ou na fase pós-parto; doenças cardiovasculares graves; alcoolismo; *Agni* muito baixo (capacidade digestiva) e febre aguda.

O procedimento *virechana* dura um dia e é realizado com monitoramento ayurvédico, mas pode ser feito em casa, fora de uma clínica. Ele é geralmente executado cerca de três dias depois de *vamana*; *virechana*, contudo, pode ser administrado como um tratamento individual ou separado, conforme o caso. Depois de uma oleação e sudação adequadas, *virechana* pode ter início. Substâncias que induzem a purgação são geralmente administradas com o estômago vazio na noite da véspera. A seleção de um purgante apropriado varia dependendo da constituição e do estado específico do indivíduo. Compostos de óleo de rícino e de sene são normalmente utilizados, já que são adequados à maioria das situações. No caso daqueles com tendências *Vata*, leite quente com gengibre ou *psyllium* (*Plantago psyllium*) podem ser usados; para as situações *Pitta*, o ruibarbo, a aloé ou o *psyllium* são boas escolhas; para os que têm uma constituição *Kapha*, o ruibarbo, a aloé ou sais de Epsom funcionam bem. Entre outras ervas e compostos ayurvédicos estão o haritaki (*Terminalia chebula*), triphala, trivrit e katuki. A purgação geralmente começa na manhã seguinte e pode durar até o meio-dia. Ocorrem várias evacuações, as quais produzem matéria fecal, muco e um pouco de material *Pitta* de cor amarela. O caráter geral destes últimos é então observado e registrado para ser avaliado pelo médico.

O *virechana* adequado é acompanhado por uma sensação de leveza no corpo e de um aumento normal no apetite. A purgação inadequada é refletida na ausência ou em poucas evacuações, uma sensação constante de peso e desconforto no abdômen, perda de apetite e vômito. Neste caso, o médico administra o processo de remediação apropriado para corrigir essa condição. O protocolo pós-*virechana* é semelhante ao do pós-*vamana*. Ele consiste em *sarjana krama* (dieta leve, gradual) durante três dias e repouso; inalações herbáceas medicadas não são sugeridas.

Basti: enema terapêutico

Basti (enema terapêutico) é o terceiro dos cinco principais procedimentos purificatórios. Ele foi aclamado por Charaka como sendo o melhor e mais eficaz dos tratamentos. Ele é proveitoso para todos os desequilíbrios de *Vata* em todos os tipos constitucionais. O desequilíbrio de *Vata* se manifesta em três áreas principais: (1) distúrbios neurológicos, (2) distúrbios esqueléticos e (3) distúrbios mentais. Além disso, *basti* é usado para a prisão de ventre crônica, febre crônica, e distúrbios renais e sexuais. A estação do ano ideal para *basti* é o outono, quando *Vata* está fortemente provocado. Assim como *virechana*, *basti* pode ser feito sozinho e não como parte de uma série *Panchakarma*. Se ele for feito em uma série, cerca de três dias devem se passar entre os diferentes procedimentos. No entanto, *basti*, considerado o mais simples e seguro dos procedimentos do *Panchakarma*, geralmente é contraindicado nos seguintes casos: crianças com menos de 12 anos e idosos com mais de 75; emaciação grave; diarreia; diabetes; febre aguda; anemia; asma; vômito; digestão deficiente crônica, especialmente quando acompanhada por *Kapha* e *Ama* excessivos no trato gastrointestinal; e distúrbios do fígado com ascites.

Basti ocorre dentro de um período de 24 horas, e pode ser realizado em casa ou em uma clínica sob supervisão. A preparação inclui apenas oleação externa, sudação e nenhuma ingestão de alimento seis horas antes do procedimento. Existem muitos tipos e subtipos de *basti*. Os dois mais comuns são (1) *niruha-asthapana* (decocção purificadora herbácea) e (2) *anuvasana* (retenção de óleo). A composição do *niruha-asthapana* pode variar consideravelmente. Uma fórmula comum é cerca de 200 cc de óleo de gergelim, 250 cc de uma decocção herbácea que pode conter o composto dashmoola (dez ervas ayurvédicas), cálamo, erva-doce, gengibre e um pouco de sal. Isso resulta em cerca de 470 ml ou duas xícaras de líquido. A fórmula é administrada, por via retal, bem cedo pela manhã ou no final da tarde e retida durante pelo menos 15 minutos e até 50 minutos. Segue-se então a evacuação e o procedimento é encerrado. O *anuvasana basti*, ao contrário do *niruha-asthapana basti*, é menos purificador porém mais tonificante e nutritivo. A sua composição é formada basicamente por óleo de gergelim (60 a 120 cc) com um pouco de água morna, sal e, talvez, uma pequena quantidade de uma decocção suave de ervas tonificantes. O *anuvasana basti* é administrado na hora de dormir, retido durante a noite, e depois evacuado pela manhã.

Uma evacuação intestinal relativamente completa, uma sensação de alívio e bem-estar, e um apetite normalizado acompanham o *basti* adequado. O *basti* inadequado é uma ocorrência excepcional. O regime pós-*basti* é brando e inclui recomendações de repouso e uma dieta leve.

Nasya: terapia intranasal

Nasya (terapia intranasal) é um dos últimos dos cinco principais procedimentos de purificação. Ele é indicado no tratamento de qualquer um dos *doshas*, ou todos, que estejam situados na cabeça e na região do pescoço. Dessa maneira, ele é menos direcionado e tem um alcance mais amplo, abarcando o tratamento dos cinco sentidos, incluindo a garganta, as vias nasais, e aspectos do cérebro ou sistema nervoso central. A importância da terapia *nasya* está refletida no antigo ditado: "*Nasa hi shiraso dwarum*", que significa que o nariz é a entrada para os conteúdos da cabeça. Isso implica a possibilidade de afetar as dimensões sutis ou energéticas do indivíduo, inclusive a respiração, o *Prana* (energia vital), o funcionamento mental e a consciência.

Existem vários tipos de *nasya*, entre os quais estão os seguintes:

1. *Pradhamana-virechana nasya*, *nasya* purificador. Ele é executado usando-se pósfitoterápicos secos, como Brahmi, gengibre, sálvia ou cálamo, que são inalados. Este tratamento purificador reduz especificamente o excesso de *Kapha* na área da cabeça.
2. *Bruhana nasya*, *nasya* nutricional. Ele é executado com o emprego de óleos como o de gergelim ou *ghee* com a adição de ervas nutritivas como ashwaghanda, shatavari ou tulsi. Desequilíbrios de *Vata* na área da cabeça, como enxaquecas, ansiedade e agitação, por exemplo, respondem bem a este tratamento.
3. *Shamana nasya*, *nasya* paliativa. Óleos medicinais e decocções herbáceas são aplicados por via intranasal para reduzir distúrbios de *Pitta* agravado como, por exemplo, conjuntivite, zumbido no ouvido e até mesmo queda de cabelo.
4. *Navana nasya*, *nasya* com decocção de óleo e herbácea. É proveitoso para os distúrbios mistos *Vata-Pitta* e *Kapha-Pitta*.
5. *Marshya nasya*, *nasya* purificador intenso. Refere-se a uma grande quantidade (8 a 32 gotas) de substância medicinal aplicada por via intranasal.
6. *Pratimarshya*, *nasya* paliativa brando. Diz respeito a uma quantidade muito pequena (2 gotas em cada narina) de substância medicinal usada por via intranasal.

Essa forma de *nasya* é recomendada para todo mundo como ajuda para a conservação diária da saúde. Geralmente, o procedimento consiste em uma pequena quantidade de *ghee* puro ou de óleo de gergelim puro ou com ervas colocada no dedo mínimo e delicadamente inserida em cada narina por meio de um movimento suave de lubrificação e massagem.

7. *Dhooma nasya*, inalação ou fumo de ervas secas. Este *nasya* é usado depois do *vamana*, já que esse procedimento, assim como *vamana*, dispersa *Kapha*. Ele também faz parte do protocolo pós-*Panchakarma*. Ervas como cravo, cálamo e murta são usadas. O tabaco nunca é utilizado.

Nasya pode ser usado sozinho ou como parte de uma rotina *Panchakarma* clássica, em cujo caso ela deve seguir qualquer um dos outros procedimentos com um intervalo de um a dois dias. Antes e depois de *nasya*, uma suave oleação e sudação no rosto, garganta e pescoço são recomendadas. No término do procedimento, uma pequena quantidade de *ghee* é aplicada por via intranasal.

RaktaMoksha: purificação terapêutica do sangue

RaktaMoksha (purificação terapêutica do sangue) é o último dos principais procedimentos do *Panchakarma* clássico. Como foi mencionado anteriormente, ele foi concebido na antiguidade pelo cirurgião ayurvédico Sushruta (c. 660 a.C.), que o considerava altamente eficaz. Ele depositava uma ênfase tão grande no *rakta dhatu* (tecido sanguíneo) que o considerava como o quarto *dosha*. A qualidade do sangue, a sua pureza e os seus estados impuros, é uma importante preocupação no Ayurveda. Como o *dosha Pitta* é o produto da decomposição do sangue (*rakta mala*), o sangue e a condição de *Pitta* estão estreitamente entrelaçados. Além disso, o fogo digestivo (*Agni*) usa o *dosha Pitta* como seu veículo e *modus operandi*.

RaktaMoksha é uma intervenção terapêutica considerada em alguns casos de agravação de *Pitta* e do sangue. Esses estados incluem o seguinte: infecções cutâneas, inflamações cutâneas, urticária, erupções cutâneas, acne, eczema, gota, e alguns distúrbios hematológicos, hepáticos e esplênicos. Entre algumas importantes contraindicações estão a anemia, a emaciação grave, o edema, a menstruação, a gravidez, a asma, a impotência e as pessoas muito jovens (menos de 12 anos) e os idosos (mais de 75 anos).

O Ayurveda clássico distingue vários tipos de *RaktaMoksha*. Alguns dos mais importantes são os seguintes:

1. *Prachhana*: sangria usando incisões rápidas e vigorosas.
2. *Siravyadha*: remoção do sangue com uma seringa.

3. *Jalauka*: uso de sanguessugas aplicadas topicamente. Este método clássico é considerado o mais brando e um dos mais eficazes. Assim como as outras técnicas de sangria, ele ainda é usado na Índia sob supervisão médica.

A sangria terapêutica não é realizada nos Estados Unidos; outros métodos menos invasivos foram concebidos para lidar com o que são consideradas condições impuras ou tóxicas do sangue. Esses métodos usam substâncias fitoterápicas que visam especificamente impurezas no sangue. Ervas que são basicamente amargas e aquelas com algumas características, como a raiz de bardana, katuki, curcuma, hidraste, romã e nim têm sido usadas. Essas intervenções fitoterápicas são complementadas com a restrição de substâncias dietéticas que agravam *Pitta* como o iogurte, o sal, itens ácidos e fermentados (frutas cítricas e molho de soja), vinagre e álcool.

UTTARAKARMA: REGIME PÓS-*PANCHAKARMA*

Quando uma sequência de *Panchakarma* é concluída, *Uttarakarma*, também chamado *Paschatakarma* (ações de acompanhamento), é receitado. Nele estão incluídas recomendações dietéticas e de estilo de vida que tornam mais fácil a reentrada gradual da pessoa recém-tratada em uma rotina diária regular. A intensidade de toda a experiência purificatória altera o estado intrínseco dos tecidos e do metabolismo. Grandes quantidades de *Ama* e de *doshas* agravados foram portanto eliminadas com a abertura dos canais e a purificação dos tecidos resultantes desse desbridamento fisiológico. Os tecidos, portanto, ficam purificados e em um estado de maior receptividade. Uma dieta suave e gradual, junto com ervas tonificantes selecionadas, ajuda a restaurar a nutrição e a força deles. Além disso, a experiência clínica demonstrou que a condição geral do *Agni* fica fortemente reduzida depois dos procedimentos purificatórios. Esse estado temporariamente reduzido precisa ser claramente reconhecido e tratado com as sugestões de *samsarjana krama* (dieta gradual). O regime dietético clássico é o seguinte:

1. *Manda*: água do arroz. É o caldo simples no qual o arroz basmati foi cozido. Uma pequena quantidade de *ghee* e saindhava (sal-gema indiano) ou sal preto indiano e *ghee* é adicionada.
2. *Peya*: sopa rala de arroz. É uma mistura muito rala de arroz basmati cozido em cerca de oito partes de água com um pouco de sal e *ghee*.

3. *Vilepi*: sopa grossa de arroz. É o arroz basmati cozido com cerca de quatro partes de água ao qual uma quantidade muito pequena de sal, *ghee* e ervas suaves como gengibre, erva-doce, curcuma, cominho e coentro foi acrescentada.
4. *Odana*: arroz cozido simples.
5. *Yusha*: sopa leve. É uma mistura de arroz basmati e uma pequena quantidade de lentilha-mungo amarela seca cozidos juntos de uma maneira semelhante ao *vilepi*.
6. *Kichari*: É uma mistura mais substancial de arroz basmati e lentilha-mungo amarela seca cozida com temperos e hortaliças.

Embora os intervalos de tempo possam variar de acordo com a constituição e o estado do paciente individual, o *samsarjana krama* que acaba de ser descrito é observado durante mais ou menos três dias. No primeiro dia, somente *manda* e *peya* são consumidos; no segundo dia, *vilepi* e *odana*; e no terceiro dia, *yusha* é consumido como a primeira refeição e *kichari* como a refeição da noite. Depois disso, uma dieta regular compatível com a *prakruti* da pessoa (tipo constitucional do corpo) é retomada. Comer em excesso deve ser evitado em todas as ocasiões.

As rotinas diárias devem ser retomadas de uma forma gradual no decurso de uma semana. A atividade física exagerada e a exposição ao frio, tanto alimentar quanto ambiental, devem ser evitadas.

11
O Cultivo da Consciência

Ekam Sat vipra bahudha vadanti
A verdade é uma, muitos são os seus nomes

Rig-Veda CLXIV (46)
(c. 1500 a.C.)

O *TANTRA* DO AYURVEDA: VISÃO, MISSÃO E MÉTODOS

O Ayurveda contém fortes características tântricas. *Tantra*, um termo sânscrito, é amplamente definido como um sistema caracterizado por sucessões de múltiplas e diversas técnicas, métodos e práticas usados de maneiras especiais a fim de alcançar uma mudança mental, física e espiritual. Ele coloca uma forte ênfase em técnicas psicológicas para induzir o desenvolvimento *BioPsicoEspiritual*. O *tantra* é um empenho de unir todos os opostos dentro da experiência; esta é a sua visão e missão supremas.

O *tantra* abrange uma estonteante contextura de mecanismos complexamente entrelaçados que incorporam um uso importante do poder (*Kundalini*) da força vital (*Prana*) para promover a integração e alcançar graus de autorrealização. Charaka define o *tantra* como uma guirlanda ou grinalda de temas interligados que adornam e exibem o *corpus* ayurvédico. Esse "caminho que liberta da rudeza" implica uma base estratégica unificada tanto do ponto de vista ideológico quanto prático. Uma modalidade de ação como essa em vez de um modo contemplativo caracteriza a prática ayurvédica. Os preceitos do Ayurveda são integrações tanto de princípios de entendimento quanto de regras de conduta. Colocar em ação regimes de saúde é fundamental. A sabedoria ayurvédica designa a incorporação dos seus pontos de vista e princípios na estrutura da vida do dia a dia. Não apenas as escolhas das atividades específicas da vida diária são mais conscientemente selecionadas, como também o seu desempenho torna-se um envolvimento que é mais conscientemente saboreado.

Todas as dimensões da consciência — percepção consciente, subliminaridade pré-consciente e vida mental inconsciente (patala) — participam do processo de integração quando a meta de refinar e cultivar a consciência se torna uma escolha consciente. O cultivo da consciência, portanto, é alcançado por práticas que regulam e aprimoram tanto a saúde corporal quanto o funcionamento mental. Este é, essencialmente, o propósito do Ayurveda.

Encara-se a experiência comum ou convencional como a tendência natural de ser defeituosa e sujeitar continuamente o indivíduo a estados desequilibrados. Esse estado cotidiano da mente se caracteriza pela parcialidade, percebendo e concebendo apenas porções limitadas de toda a amplitude que uma experiência proporciona. Por exemplo, ao se concentrar em uma folha de grama, a pessoa se esquece de que ela é apenas um elemento isolado dentro da perspectiva mais ampla — o gramado, a floresta, o território, o país, o planeta e assim por diante.

Essa parcialidade no entendimento resulta, em grande medida, do fato que a consciência cotidiana, esteja desperta ou adormecida, está dinamicamente condicionada pelas qualidades em eterna transformação (*gunas*) e pontos focais cognitivos que são experimentados. Dois fatores contribuem para isso: (1) a estrutura da mente que processa informações binárias e (2) os estímulos em eterna transformação do ambiente externo. Esse constante estado de fluxo psicodinâmico reflete a impermanência da mente (*Manas*) em todos os seus níveis. Como isso é visto como uma ocorrência regular e antevista, ela é ativamente abraçada com um entusiasmo terapêutico positivo. Em vez de lidar com os estados imperfeitos do homem com uma atitude de oposição, o Ayurveda, dessa maneira, torna-se profundamente envolvido com esses estados incoerentes e desordenados, aceitando-os inicialmente. Com frequência, eles instigam a dor. O Ayurveda observa a maneira pela qual a mente se relaciona com essa dor, ou seja, na experiência do sofrimento.

O sofrimento, neste sentido, pode ser considerado um fenômeno normativo, natural, dentro da interação dinâmica da manutenção da saúde. A Grande Natureza propicia a dádiva da doença e a dádiva da saúde. O sofrimento compreendido dessa maneira pode atuar como um incentivo que provoca o autodesenvolvimento e um avanço na compaixão e na empatia, que implica um benefício social ampliado. Encarado a partir desse prisma, o sofrimento fornece uma oportunidade em vez de uma conclusão infeliz; a vontade do homem e a sua capacidade de escolha podem portanto ser exercidas. Além disso, uma consideração do problema do mal, tanto natural quanto criado pelo homem, a partir desse ângulo de percepção, oportunidade e escolha individual (livre-arbítrio), talvez possa ampliar a compreensão desse fenômeno complicado e não raro perturbador. O mal, neste sentido, pode ser definido como a destrutividade maligna que contribui para o sofrimento experiencial. Em última análise, a pessoa que, atenta e intencionalmente, busca causar um dano vem a sofrer mais do que aqueles para quem o mal está dirigido.

A prescrição védica original para uma vida equilibrada enfatizava a adesão à autodisciplina por meio de ações preceituadas dentro das correntes predominantes da sociedade. Desempenhar responsabilidades e obrigações dhármicas conservava o *bandhu* (equilíbrio harmonizador) entre o homem e a natureza ampliada, os ambientes animados e inanimados. Considerava-se que o propósito do homem na vida era incluir a participação ativa com a Grande Natureza, *Prakriti*, nos contínuos processos dinâmicos de reparação e criação: curar, restaurar o equilíbrio e levar vivacidade para o eu e para o mundo em geral. A vida, neste sentido, era e é considerada uma tarefa moral.

Sem dúvida, a história pessoal e social é a esfera dentro da qual *Prakriti* cresce, amadurece e se desenvolve. Deus, neste sentido, é imanente na história e no mundo, não estando separado deles. Deus não está em um estado de contração distante do mundo; pelo contrário, o homem, na realidade, é uma contração de Deus. Cada homem e cada mulher é uma esfera centralizada de indescritível e vasta majestade. Se o significado de *dharma* for compreendido como abrangendo aspectos do destino inerente da pessoa, é então concebível cogitar a perspectiva que descobrir a natureza humana equivaleria a descobrir o destino humano. O propósito da vida do homem residiria então no espírito da sua natureza, que é um reflexo da sabedoria e significado inerentes à Natureza maior. Esta descoberta e a combinação desses dois elementos, o microcosmo e o macrocosmo, contribuiria para a realização do destino humano. Em um certo sentido, isso poderá parecer tautológico; não obstante, é uma ideia que merece ser adicionalmente considerada. Um dos propósitos essenciais do Ayurveda, antigamente e hoje, continua a residir na meta de transformar os estados de existência experiencial menos refinados em estados mais refinados por meio de adaptações ativas a constantes mudanças como, por exemplo, as produzidas pela idade cronológica, os ciclos diurnos e as mudanças sazonais. A pureza, no sentido ayurvédico, é o contínuo esforço de purificar os *dhatus* (tecidos) de impurezas acumuladas a fim de tornar a vida mais confortável e favorável. Os métodos e as escolhas utilizados para atingir esses objetivos foram abordados neste livro na discussão de técnicas dietéticas, de estilo de vida e de purificação. Este capítulo trata de como o Ayurveda concebe e trabalha com a mente e a consciência.

Compatível com a visão de mundo predominantemente abrangente do *Rig-Veda*, o reconhecimento, a aceitação e a penetração determinada do Ayurveda no mundo material continuam a refletir esses valores axiomáticos. Quaisquer tentativas, voluntárias ou involuntárias, de escapar da realidade e deslizar para a fantasia são reconhecidas como escapistas. Esses eventos dão o que pensar e geram a reorientação psicológica. Um forte sentimento da condição sagrada do corpo e do mundo físico, inclusive dos organismos sociais, confere ao Ayurveda uma qualidade que valida o mundo e um tom que abraça o mundo por meio do seu constante esforço de transformar desequilíbrios que ocorrem normalmente em estados mais *sátvicos* (puros, harmoniosos) e equilibrados. A postura voltada para a saúde, antirritualista e antirrígida do Ayurveda renuncia à renúncia. A profunda unidade subjacente a todas as manifestações aparentemente diferentes dentro da experiência é enfatizada, e a interação microscópica e macroscópica dentro da Natureza é reverentemente reconhecida. Esse vínculo renovado entre a consciência individual e a consciência dentro do ambiente ampliado é a base experiencial de *Moksha*, a obtenção da liberdade. Ele tem sido chamado de um despertar da "mente de Buda". No budismo, ele se chama *Vimukti*.

Os cuidados ayurvédicos, em geral, requerem uma consulta, avaliação, orientação e aconselhamento de um profissional ou médico ayurvédico para que um programa dietético, de estilo de vida e de expansão da consciência apropriado possa ser formulado. Os cuidados assíduos consigo mesmo são portanto defendidos e fortalecidos. Tudo isso começa no *habitat* nativo da pessoa. Um exame meticuloso da geografia do mundo interior da mente, dos recursos espirituais, e do mundo exterior de realidades materiais e encadeamento inicia essa jornada.

SOTERIOLOGIA: UMA REAVALIAÇÃO E CONTRIBUIÇÃO CONTEMPORÂNEAS

A soteriologia, o exame de caminhos e métodos de salvação, reconciliação, redenção e iluminação, sempre foi uma preocupação importante na esfera de visões do homem, tanto oriental quanto ocidental, que inclui a dimensão espiritual (Anandamurti, 1993, 1994; Eliade, 1978, 1982; Forte, 1990; Gurdjieff, 1963; Lamm, 1986; Mead, 1895, 1913; Osho, 1994, 1995, 1996; Steiner, 1964, 1968; Urbach, 1979; Yogananda, 1946; Zaehner, 1961). Alinho a soteriologia com o cultivo, refinamento, integração e expansão da consciência.

Se encararmos o Ayurveda como estando incorporado a uma visão de mundo cuja concepção admite a existência e a realidade de múltiplas dimensões experienciais, particularmente as da consciência e do espírito, então é importante investigar uma consideração das implicações soteriológicas dentro dele. Uma estrutura teórica que delineia alguns dos princípios mais importantes e diretrizes de práticas será oferecida. Todo trabalho substancial voltado para o desenvolvimento espiritual e o refinamento da consciência, contudo, requer seriedade e dedicação. A ajuda de um professor ou guia qualificado no contexto de um ambiente apropriado ao longo do tempo é necessário, não porque o assunto a ser posto em prática seja difícil, mas porque a determinada pessoa é extremamente complexa.

A escolha, o esforço e o trabalho individuais são valores primordiais. A escolha precisa ser consciente e ser uma experiência que esteja incessantemente se repetindo. Em alguns sistemas de autodesenvolvimento, esse caminho tem sido considerado secreto, oculto e esotérico. Na medida em que a experiência de um indivíduo que busca uma mudança pessoal substancial é sempre profundamente pessoal, subjetiva, idiossincrática e motivada por inúmeros fatores inconscientes, ela é um fenômeno oculto ou não revelado. Isso novamente realça a natureza profundamente pessoal, essencialmente misteriosa e multideterminada do anseio dentro do coração humano em direção ao desenvolvimento psicológico e espiritual.

No sentido mais amplo, o *tantra* do Ayurveda abarca uma gama de atividades que estão impregnadas de poderosos propósitos e finalidades. Os antigos profetas védicos (*rishis*) estavam intensamente conscientes das origens espirituais do homem, de males recorrentes, da dor, do sofrimento, de sentimentos de ser incompleto, do problema do mal, do lado sombrio da natureza do homem, do desejo de liberdade, e da necessidade de um sistema organizado de reparação tanto ideológico quanto técnico. Os *Vedas* davam instruções dhármicas para a organização regular da vida por meio de práticas preceituadas. A espiritualidade era portanto integrada à vida diária e se expressava como uma religião prática de imersão social no mundo da vida do dia a dia. Metas, valores e propósito na vida eram aplicáveis na aceitação e implementação das quatro aspirações *védicas*: *dharma* (dever), *artha* (bens materiais), *kama* (prazer de viver) e *Moksha* (liberação ou salvação suprema). Os védicos, contudo, reconheciam que todos os indivíduos nascem e se desenvolvem de maneiras exclusivas e diferentes; por conseguinte, assim como os *karmas* (as ações e as suas consequências) individuais variam, o mesmo acontece com os destinos individuais. Acreditava-se que tanto as escolhas individuais quanto uma série de influências extraindividuais se combinavam de maneiras exclusivas para criar o caminho particular na vida da pessoa.

Embora todos os objetivos védicos fossem considerados oportunidades para todo mundo, era reconhecido que *Moksha*, uma escolha potencialmente disponível para todos, poderia não ser, e geralmente não é, universalmente escolhida como uma busca ativa. Ela requeria, e ainda requer, um ímpeto essencial e volitivo. Esse impulso pode emergir, talvez, de um anseio inato de conhecer a verdade sobre a própria existência, um estado mental com conotações cósmicas e ramificações existenciais. A natureza de *Moksha* é claramente complexa, tanto conceitual quanto empiricamente. Ele certamente não é um sentimento desprezível para aqueles que sentem os seus sinais. Ele tem sido vagamente considerado um estado de liberdade, particularmente com relação à sujeição cega a *Prakriti* (o mundo manifesto e material), aos ciclos de *samsara* (renascimento repetitivo no mundo dos fenômenos e da impermanência), e às forças propulsoras da negligência, do desejo que busca o objeto, da inveja inconsciente e da ignorância que perpetua esses apegos. Por mais verdadeiro que seja esse entendimento, ele corre o risco de ser incompleto sem um exame adicional.

Uma base essencial para esse processo de iniciação em *Moksha* é um reconhecimento mais claro do papel e significado da individualidade da pessoa dentro da cultura do grupo. O indivíduo nasce como uma "singularidade", porém existindo e, na realidade, inserido em um contexto de grupo a vida inteira. A ordem natural das coisas, particularmente a sobrevivência, requer a militância e participação na existência em grupo. Os bebês normalmente se socializam aprendendo e adotando os hábitos, crenças, valores e assemelhados da matriz social na qual nascem, são criados e submetidos à enculturação. Essa profunda incorporação envolve a assimilação de uma variedade infinita de elementos no mundo experiencial e interativo. Isso tende a resultar na inevitável participação do indivíduo na consciência de "rebanho" ou de "grupo" e a comportamentos estereotípicos característicos. Essa participação praticamente escravizada fomenta hábitos bem como ritmos mentais e de comportamento cegamente desempenhados.

Esse estado natural de nascer em um determinado sistema social, contudo, confere uma profusão de aparentes benefícios, que incluem segurança, identidade de grupo, proteção, apoio, sensação passiva de conforto, aceitação pelos outros, e participação dentro de uma "normalidade" percebida e aceita. Esses benefícios requerem um grau significativo de submissão, especialmente ao poder e autoridade do grupo. Dizem que as restrições que isso transmite colocam as pessoas "dentro de uma caixa". Este sentimento percebido de proteção é, na verdade, em parte ilusório, já que dentro da cultura do grupo existe uma expressão predominante de difusão da responsabilidade; ninguém no grupo geralmente pensa, se comporta ou age de uma maneira verdadeiramente independente, especialmente em face de regras, hábitos sociais e diretrizes para a conduta estabelecida existentes. O grau em que tudo isso é rigidamente respeitado varia, é claro, de pessoa para pessoa. Quando um indivíduo expressa necessidades individualizadas, não raro a reação do grupo é dolorosamente e angustiosamente lenta. Seguir o rebanho de uma maneira monótona e rotineira, aderir ao hábito e resistir à mudança adaptativa constituem a trajetória usual e convencional para a maioria dos membros do grupo. A aderência cega frequentemente se torna um hábito inconsciente, e reforça um estado constante e perpétuo de passividade induzida. Com isso, a acuidade intelectual, especialmente a sensibilidade introspectiva, fica embotada.

O caminho de *Moksha*, da liberdade, exige inicialmente uma individuação psicológica com relação aos hábitos sociais do grupo, bem como a superação da atração hipnótica da participação cega na existência de massa. Este fenômeno corresponde à sujeição da mente individual ao seu próprio interminável e inumerável tagarelar, o inerente *vritti* de *Manas*. Realizar isso sem se sentir alienado, desleal ou como um traidor é extremamente difícil. Na realidade, é algo praticamente impossível de alcançar e manter devido ao poder quase irresistível (praticamente de escravização) exigido pelo grupo para manter a submissão. A fim de se submeter, a mente tende a intelectualizar a natureza do eu e depois assumir um papel de falsa sofisticação, independentemente de qual seja o nível socioeconômico ou de instrução da pessoa. A submissão dos membros também é fortalecida pelo desejo individual de evitar o medo do isolamento, da rejeição, do abandono e da solidão que poderiam resultar se a pessoa desafiasse o grupo ou o abandonasse. A individuação psicológica, contudo, é fundamental para o autodesenvolvimento. Este caminho, embora árduo, é possível. Ele acarreta uma renegociação, uma reintegração que alia a individualidade da pessoa a um novo sentimento de interação e compartilhamento. Ele se torna a experiência de uma comunhão de grupo intencional e equilibrada, que pode então ser vivida por meio de uma participação ativa e consciente, e não de uma aceitação passiva e subserviente.

O antigo *corpus* védico sustentava inabalavelmente a verdade, realidade, relevância e necessidade da imersão do homem na sociedade e no mundo material. O Ayurveda continua a considerar isso verdadeiro. Usando uma perspectiva epistemológica que também está em harmonia com o pensamento budista, uma ampla descrição dos processos do pensamento será apresentada como um pano de fundo para uma contribuição interpretativa ao significado do mais elevado desses antigos valores, a realização de *Moksha*.

A VIDA CONVENCIONAL DO DIA A DIA: A ACOMODAÇÃO À DEFORMIDADE DE UMA VIDA IRREFLETIDA

O motivo pelo qual algumas pessoas decidem se conscientizar da possibilidade de *Moksha* e buscá-lo permanece um mistério. O homem comum, com a percepção mundana que lhe foi concedida, é descrito pelas tradições orientais e por algumas das ocidentais como sendo passivo e maquinal. Os homens e as mulheres comuns vivem na circunferência da vida, particularmente removidos da essência interior da sua própria vida. A atenção permanece apenas na periferia, nos limites externos tanto do eu quanto das coisas vividas no mundo.

A existência do indivíduo em uma cultura (familiar, social, geográfica e assim por diante) que está tão fortemente impregnada das experiências de vida do grupo voltadas para a sobrevivência, que são, até certo ponto, uma necessidade, reforça a habituação embotada a todas as experiências, tanto as introspectivas quanto as estimuladas pelo ambiente. A tolerância comportamental é a capacidade adquirida que compensa os efeitos de uma vida na qual o significado criativo não foi autogerado. Isso promove os ciclos mecânicos de repetição baseados nos hábitos da necessidade percebida e do desejo de satisfazer essas necessidades.

A experiência do "eu" neste contexto vem a ser sentida como sendo um agregado fragmentado e efêmero de pensamentos automáticos. Na maior parte, esses pensamentos são aleatoriamente despertados. Eles surgem de uma maneira automática pelas condições internas e ambientais em constante transformação. Um sentimento de passividade profundo e intensamente vivenciado é sinônimo desse estado de existência comum e convencional. O estresse e as reações de estresse estão inevitavelmente associados a sentimentos de dor, ou seja, do sofrimento mental resultante da experiência de uma contínua mudança e da necessidade de adaptar-se a ela. Sentir-se incompleto, inadequado e assustado produz uma disforia de baixa intensidade, insatisfação, e a exacerbação da ansiedade e da depressão. Esse estado mental infeliz está tipicamente baseado em uma inveja básica inconsciente. Ele é o sentimento subjacente que sente a vida como uma emergência.

Essa postura mental corrente (*vyavaharika*), que ocorre naturalmente, está inerentemente estruturada para perceber a experiência na forma de enxergar "lacunas" ou partes ausentes. Isso toma forma de uma maneira interpessoal como o sentimento de que não apenas uma coisa maravilhosa e necessária está fora do indivíduo, como também que outra pessoa injustamente a possui. A mente reage então abruptamente a isso tentando interromper esse sentimento de inveja por meio de atos de agravação. A agravação estraga o objeto ideal percebido e inatingível por meio da tentativa precária de mitigar o ciclo do desejo. Sentimentos de ganância, ciúme e destrutividade, contudo, inevitavelmente se seguem e constantemente se repetem.

DOIS ESTADOS DE PERCEPÇÃO CONSCIENTE: MENTE PARCIAL E MENTE COMPLETA

Dentro das experiências da vida do dia a dia, o homem, ao interagir e participar da ordem social, encontra significado no mundo usando inicialmente o processo ideativo denominado *samvritti-satya* ou pensamento convencional, relativo do dia a dia (*vyavaharika, sarva arthata*). Ele constitui tipicamente uma compreensão parcial do estrato superficial do mundo; o campo mais completo é inadvertidamente desconsiderado. A qualidade dessa atividade mental é complexa nas suas detalhadas nuanças. Em um sentido geral, contudo, ela inclui a sensação, a percepção, a formação de conceito, a lógica, a memória e o raciocínio. O funcionamento mental nesse sentido é designado pelo termo amplo *Manas* em sânscrito; dentro de *Manas* existe a capacidade para *chetas*, o termo em sânscrito que significa pensamento lógico. Esse modo de pensamento aparentemente racional é o aspecto da "mente" associado ao conceito oriental de *Maya*, o reconhecimento e interpretação errôneo ou incompleto do significado da realidade. Não obstante, ele pode ser considerado uma faculdade humana relativamente válida e necessária, imprescindível para a adaptação bem-sucedida. Ela é incompleta porque tende naturalmente a disfarçar ou encobrir falsamente (*adhyaropa, adhyasa, vikshepa* e *avarana*) o que percebe. Este estado de percepção consciente é chamado de "mente parcial".

No meio das intricadas camadas que *Manas* ergue dentro da cognição está o espectro do sentimento da certeza. O pensamento e a experiência comuns são acompanhados pela necessidade de clareza. Isso contribui para a utilização dos mecanismos de defesa da mente. Além disso, o processo do pensamento e dos seus produtos são encarados de uma maneira supervalorizada, com frequência, às vezes, para regular a experiência inquietante da incerteza, da ambiguidade e da dúvida. Esta última (*shamshaya*), quando excessiva, estimula a ansiedade e o medo. As vastas amplitudes de experiência que contribuem para o equilíbrio psicológico do indivíduo, portanto, são múltiplas. Elas se baseiam na mistura inextricável de pensamento e sentimento, e como eles contribuem para as reações de estresse e para o gerenciamento da ansiedade que resulta do fato de o mundo ser percebido de uma maneira limitada.

Isso reflete a tendência típica intrínseca (*Prajna-aparadha*) dentro do processamento das informações. É a tendência da mente para o dualismo (*dvandvas*). Isso designa um processo duplo: (1) a incapacidade de captar toda a verdade de uma experiência e (2) a capacidade de acreditar (interpretar erroneamente) que a interpretação parcial e ilusória do que é visto (apenas parcialmente) é verdade; ou seja, que é a verdade total, completa e única.

Maya é o sentimento irresistível de incompletude experiencial, que abrange não apenas a percepção do mundo mas também a experiência subjetiva do mundo interior.

Talvez o entendimento mais profundo de *Maya* reconheça que o mundo, tanto interior quanto exterior, é a verdadeira manifestação, na verdade, de *Prakriti* (Grande Natureza), a base criativa de realidade que se expande dinamicamente na forma de vida humana bem como na realidade objetiva do universo expandido. As realidades materiais, portanto, embora incompletas em si mesmas, não são, de fato, inexistentes, falsas ou artificiais. O conceito ocidental de "idolatria" (falsos objetos de devoção) reflete a ideia oriental de *Maya* e *Prajna-aparadha*. *Maya*, portanto, nesta perspectiva, pode ser encarado não como um impostor e sim como o *Grande Mestre*, uma entidade austera e severa porém agradável que oferece repetidos, diversificados e vigorosos desafios e oportunidades no desenrolar da trajetória de vida da pessoa.

Samvritti-satya (pensamento convencional), no entanto, é o processo epistemológico que coloca um limite na cognição e restringe o seu alcance e o escopo da sua compreensão, truncando com isso o conhecimento, a razão, a interpretação e a crença. Ele é a *consciência condicionada por experiências impermanentes e que mudam dinamicamente*. Este condicionamento restringe o foco do entendimento; na realidade, ele transmite apenas um *status* temporário ao conhecimento obtido dessa maneira. Ele é a superposição epistemológica da relatividade (apreensão de dualismos ou *dvandvas*) sobre o *continuum* da unidade ontológica. Este é o significado do conceito védico *Prajna-aparadha*, a falha cognitiva inerente da mente que predispõe a erros de sabedoria e ao esquecimento da unidade essencial que está por trás da integridade fundamental de todo o universo.

O principal *modus operandi* do pensamento e comportamento convencionais é a oscilação automática entre os extremos da indulgência e da negação. Isso reflete os estados mais mecânicos, destreinados e corriqueiros da experiência humana. Repressões são criadas e mantidas, e atuam como ímãs que continuam a atrair e reforçar padrões mentais e comportamentais irrefletidos e repetitivos. Variados graus de percepção não plenamente consciente e de escravização ao hábito, portanto, são perpetuados. Alguns exemplos contemporâneos disso incluem a aceitação cega de uma preocupação automática com coqueluches e tendências do momento como o uso de telefones celulares pessoais, bipes, equipamento eletrônico, tecnologia da informação, moda e assim por diante. No entanto, como *samvritti-satya* constitui a cognição razoável que contribui para a conservação da sobrevivência básica, da integração comum e da ordem social, ela encerra um valor natural e é útil. É a forma bastante adequada para obter um entendimento preliminar dos ditames de *dharma, artha* e *kama* e uma lealdade inicial a eles. Na realidade, como o mundo natural, particularmente a ordem social, encerra um valor "real", independentemente da posição ou estilo de vida que a pessoa esteja ocupando psicológica, social ou até mesmo geograficamente, essa é a localização exata onde a jornada em direção a *Moksha* naturalmente deve começar.

O amadurecimento e o desenvolvimento intencional da mente parcial, *samvritti-satya*, precisam ser estimulados para incorporar dentro de si o nível mais profundo e mais amplo de percepção chamado *paramartha-satya*, percepção essa que inclui uma apreciação do substrato dos fenômenos, da existência da verdade suprema — a consciência — sobre a qual repousa *samvritti-satya*. Essa transformação acarreta uma compreensão mais seletiva e abrangente da realidade; é uma cognição caracterizada pela "mente completa". A expansão da mente parcial e a experiência da mente completa envolvem um processo de mudança dinâmica, a jornada vitalícia do cultivo e refinamento da consciência.

OS PRÉ-REQUISITOS PSICOLÓGICOS PARA A MUDANÇA

A possibilidade do autodesenvolvimento, na realidade uma autêntica autocriação além desse estado mental mecânico e automático, é possível. É alcançável, especialmente já que a dor e o sofrimento são condições para criar oportunidades para a mudança em todos os níveis. Além disso, o que precisa ser reiterado é que o nascimento propicia apenas um direito nato essencial, o fato da *oportunidade*; neste caso, a oportunidade para a justificativa soteriológica do sofrimento aqui chamada de iluminação. Embora graus dela possam ser alcançados por todo mundo, avanços substanciais são ocorrências raras. Eles exigem uma autoatividade extraordinária e persistentemente consciente. Neste sentido, a passividade é ineficaz e inapta; a mudança pessoal requer um ativo trabalho individual. O presente empenho deste trabalho não apenas continua a promover e apoiar esse ponto de vista, mas também é uma tentativa de modernizar o seu reconhecimento e demonstrar a sua adequabilidade aos tempos modernos.

Dizem que o homem moderno experimenta estados interiores de solidão existencial. Esse profundo sentimento de ser incompleto pode ser universal e uma parte inerente da natureza de todos os homens e mulheres de todos os tempos. A disforia, inquietação e desafio que acompanham os sentimentos de incompletude, quando reconhecidos, podem atuar como oportunidades para estimular a busca e a autoinvestigação. Nesse contexto, as abordagens apresentadas neste livro são verdadeiramente pragmáticas. Elas apresentam estratégias de resolução de problemas para a mudança que são oportunas, práticas e realistas. Além disso, o movimento profundo, ou seja, uma mudança de vida, como essa, só pode vir de dentro. O autocuidado é o segredo.

A mudança proposta de deixar de ser mais passivo para se tornar mais ativo requer uma modificação radical, intencionalidade e um esforço constante (*pranidhana*). A vontade do homem de mudar precisa prevalecer. A transição para esse novo estado frequentemente requer um choque mental para estimular a sua organização. As rotinas habituais, diárias, precisam passar por profundos distúrbios. As coisas — emocionais e materiais — na vida da pessoa precisam ser sacudidas. Os eventos externos, bem como a reação da pessoa a eles, precisam ser vivenciados como uma intensidade suficientemente traumática para instigar uma reviravolta penetrante e de longo alcance da vida. Debaixo dessa plataforma de distúrbios, contudo, precisam repousar as sementes de um talento inato que, para ser ativado, requer uma escolha consciente e um esforço deliberado.

Isso acarreta um reconhecimento inicial da total impotência da pessoa em face de uma enorme complexidade e do universo infinitamente incognoscível. Uma entrega voluntária (*prapatti*) a isso é fundamental. Essa atitude pode ter as suas raízes no sentimento oceânico de unicidade infantil que acompanhou o fato evolucionário da impotência primordial. Seja em que medida essa atitude de entrega esteja enraizada em memórias filogenéticas humanas inatas e nas mais profundas experiências pré-verbais bem como bem no início da infância, ela é claramente reconhecida. Essas conjecturas etiológicas, contudo, não diminuem a importância dessa atitude nem a tornam menos radicalmente significativa.

A fé, neste sentido, é compreendida como uma confiança e segurança incipientes na bondade intrínseca do eu dentro da natureza, e uma aderência fiel à busca do autodesenvolvimento. Não obstante, o foco proeminente precisa continuar a repousar na responsabilidade pelo progresso pessoal. O reconhecimento e a busca de *Moksha*, portanto, correspondem a um pacto voluntário com a sagrada natureza, uma realidade compreendida como uma em essência com o eu e com o universo expandido. A dinâmica dessa escolha voluntária constitui uma preferência pessoal pelo caminho do autodesenvolvimento. Isso evolui para uma verdadeira autocriação que é ativamente renovada pela escolha consciente de praticamente cada momento experiencial. A característica distintiva da livre-escolha, portanto, é axiomática à busca de *Moksha* e ao caminho da consciência iluminada.

Como as raízes multidimensionais dessa mudança qualitativa estão, na realidade, além da compreensão, a pessoa só pode dar início ao processo da mudança tentando criar condições nas quais uma mudança efetiva e sólida, por meio dos seus próprios poderes inerentes, começará a se consolidar. Se a mudança for encarada como sendo um processo dinâmico que tem um espectro de atividade infinito, os seus primeiros estágios poderiam ser apropriadamente descritos como "uma preparação para a mudança". Nessa fase preparatória, talvez seja melhor lidar com os obstáculos, barreiras e resistências que surgem por meio de um envolvimento amoroso do que de uma rejeição. Reconhecer e delicadamente agradar os aparentes impasses, especialmente sob a orientação de um auxiliar qualificado, pode atuar, de uma maneira gradual, para desmaterializar esses inevitáveis obstáculos. É desnecessário dizer que essas estratégias terapêuticas são complexas e requerem um tratamento especializado adaptado às necessidades individuais em cada momento do processo. O envolvimento permanente, constante e diário com esse processo consolida a persistência e a renovação.

A busca de *Moksha*, portanto, precisa incluir a escolha intencional junto com o surgimento de outros fatores etiológicos aparentemente não específicos e, ao que tudo indica, aleatórios. Implícito nessa concepção está um claro reconhecimento da influência do espiritual, da base de consciência da existência. A frase *vontade de Deus*, na verdade, pode estar relacionada com essa inteligência inerente, baseada na consciência, dentro da Natureza, ou até mesmo ser idêntica a ela. A incomensurabilidade disso nos conduz, inevitavelmente, a continuar a depositar uma ênfase fortíssima em seja qual for a parte que a *vontade do homem*, o seu livre-arbítrio, desempenha nos misteriosos processos subjacentes à busca de *Moksha*. A interação e a concordância sutil entre essas duas dimensões fractais, contudo, precisam ser sempre enfatizadas.

TÉCNICAS CUJA META É REFINAR A EXPERIÊNCIA DA CONSCIÊNCIA

A fim de atingir graus de *Moksha*, este autor sugere *agora*, como os sábios fizeram no passado, que *samvritti-satya* precisa ser expandido de maneira a incluir o nível mais profundo e mais amplo de percepção denominado *paramartha-satya*, uma percepção da existência da verdade suprema sobre a qual repousa *samvritti-satya*. Reconhecer que, dentro do mundo criado, todas as realizações epistemológicas humanas têm essas superposições incorporadas a elas é considerar-se que a luz seja o caminho em direção a *Moksha*.

Uma vasta gama de práticas dietéticas, de estilos de vida e outras, particularmente a meditação e a psicoterapia de qualidade (Capítulo 12), é empregada no cultivo da consciência. Este capítulo discute tanto a filosofia da mente ayurvédica e técnicas para a mudança, quanto os recursos de meditação voltados para a obtenção de uma integração da consciência.

A consciência é cultivada por meio da expansão das raízes energéticas sutis dos *doshas: Prana* (força vital), *Tejas* (chama de inteligência) e *Ojas* (força para resistir). Para fazer isso, a pessoa precisa alimentar *Manas* (mente) com os *Tanmatras* sutis: *Shabda* (som), *Sparsha* (toque), *Rupa* (visão), *Rasa* (sabor) e *Gandha* (odor) de maneiras saudáveis. Isso promove o refinamento, a integração e a expansão da consciência. O objetivo do trabalho com o eu não é apenas alcançar a saúde do corpo físico, e sim, mais acentuadamente, atingir graus progressivos de transformação pessoal em direção à sutileza no corpo, na mente e no espírito. Fazer isso cria condições que melhoram substancialmente a qualidade de vida.

A compreensão da verdade suprema abarca um espectro dinâmico de graus variados de um entendimento que se aprofunda. A consecução do conhecimento correto (*sama jnana*) foi defendida cedo no vasto acervo da literatura vedântica. A metodologia descrita frequentemente incluía três processos básicos. O primeiro passo, *shravana*, abrangia um sério estudo com a atenção concentrada no que a pessoa lia, escutava e observava. O segundo passo, *manana*, designava uma testagem crítica, a análise e a contemplação do material observado por meio do *shravana*. O terceiro passo desse processo, *nidi-dhyasana*, designava a compreensão obtida por meio da contínua meditação a fim de que as informações estudadas e contempladas se refinassem em uma faculdade capaz de ter discernimento (*viveka*) e clareza. O funcionamento de *Manas*, a mente, era gradualmente purificado por intermédio desses esforços.

Inicialmente, tudo isso é alcançado por meio dos pensamentos e conceitos convencionais dentro dos processos de raciocínio corriqueiros. Com o cultivo da consciência, o pensamento convencional começa a se expandir. Surgem a experiência intuitiva e os vislumbres. O universo (*Prakriti*) é multifacetado e a cognição humana é incapaz de compreender qualquer aspecto dessa "multiplicidade" na sua totalidade em qualquer momento considerado. O cultivo da consciência, contudo, possibilita que a mente abrace múltiplas perspectivas de uma maneira mais integral. Esses estados de consciência expandida são estimulados pelo desenvolvimento da capacidade de entreter essa multiplicidade de concepções. Isso inclui olhar para as coisas a partir de várias perspectivas ao mesmo tempo. Múltiplos pontos de vista começam a ser considerados simultaneamente. O reconhecimento de que a realidade não é unilateral (*anekanta*) precisa do reconhecimento de que todas as declarações de linguagem, de fato, só possuem na realidade um *status* provisório (*naya*). Isso é bastante conhecido nas tradições orientais há milênios, e tem sido chamado por vários nomes: *Syadvada* e *Anekantavada*.

A criação (*Prakriti*), sem dúvida, é uma série infinita de inumeráveis possibilidades. A cognição humana, em qualquer momento do tempo, só é capaz de captar e compreender uma dimensão parcial desse todo intrinsecamente unificado. A "momentaneidade cognitiva" é o lado epistemológico do que é medido em tempo real. O tempo, a mudança e o ego humano como *Ahamkara* coexistem inseparavelmente. Eles residem, contudo, dentro da inefável eternidade de *Purusha* imutável. *Moksha* é o caminho em direção à reconciliação, à restauração da totalidade experiencial.

Uma das técnicas fundamentais aqui sugerida acarreta uma total imersão na experiência da realidade convencional por meio de uma percepção arguta e de uma receptividade sensorial primorosamente desenvolvida. Um primeiro passo necessário e essencial, por exemplo, seria tolher a atividade de falar, a qual só deveria ocorrer quando realmente necessário. Consequentemente, isso contribuiria para o aprimoramento da percepção sensorial, que se tornaria cada vez mais receptiva, desempenhando assim um papel mais importante na cognição. Isto, na verdade, também contribui para a normalização de qualquer tendência em direção ao encantamento experiencial, ou seja, a sustentação de uma atitude fixa e tipicamente idealizada que predispõe o processamento das informações para uma direção inalterável.

Em vez de contornar e turvar as distinções que fazem parte do pensamento do dia a dia, a pessoa começaria a desenvolver uma percepção mais aguçada de um universo experiencial repleto de qualidades e atributos, um conjunto praticamente infinito de nuanças e significados mais densos e também mais sutis. Abrir todas as faculdades sensoriais e envolver a consciência de uma maneira dupla com uma percepção ambiental e interna cria uma ponte de unidade, um contato que é ao mesmo tempo propício e satisfatório. Sem dúvida, quando feito adequadamente, os limites da pessoa no sentido corriqueiro ou até mesmo patológico da palavra não são dissolvidos; o escopo da percepção experiencial inclusiva é apenas ampliado. O silêncio, e com o tempo o "ser", é restaurado e colocado de volta na experiência. O silêncio usado na técnica da percepção meditativa não é apenas um meio mas também uma grande parte do seu propósito final — a síntese pessoal.

O estado básico, natural, da mente não desenvolvida é comparado no pensamento oriental a uma aglomeração de impulsos selvagens, rebeldes e impelidos pela paixão (*vikalpa*), um conceito semelhante à imagem de uma turba de gângsters. Por conseguinte, o desenvolvimento dessa condição mais aleatória em um campo experiencial com mais detalhes e ordem precisa passar por uma evolução que, necessariamente, requer a expansão ao longo do tempo. Esta começa, contudo, com a autoinvestigação e dentro do próprio espaço psicológico e geográfico que a pessoa ocupa no momento. Em última análise, a compreensão de si mesmo dentro do mundo é vivenciada de uma maneira mais não conceitual. O raciocínio discursivo é suplantado com o tempo por uma compreensão intuitiva florescente que se caracteriza por mais imediação e uma maior coerência.

Vale a pena explicar que não está sendo feita aqui nenhuma tentativa de comparar detalhadamente as técnicas de meditação ayurvédicas com a psicoterapia ocidental, embora os seus propósitos compartilhem características semelhantes. Os objetivos da meditação incluem a integração pessoal e o refinamento da consciência. Os objetivos das psicoterapias com uma base ocidental incluem o desenvolvimento gradual do discernimento proveitoso, a libertação do conflito exagerado e uma adaptação mais bem-sucedida à vida do dia a dia. Embora os objetivos de cada uma tenham em comum a meta de aumentar a qualidade de vida da pessoa, as técnicas usadas são diferentes. No entanto, ambas compartilham, até certo ponto, metodologias de autoinvestigação e de automudança.

Tanto no Ayurveda quanto na psicoterapia ocidental, a chave é alguma forma de autoinvestigação. A autoinvestigação (*aham tarka*) designa uma observação interior e um autoexame. Trabalhar com o eu, desse modo, pode revelar a oportunidade de uma análise mais profunda do eu que poderia delinear adicionalmente a verdadeira natureza da pessoa, a *prakruti* fundamental. A constituição básica da pessoa e as suas vicissitudes ao longo da vida (*karma*), ou seja, o temperamento, os hábitos, os mecanismos de defesa, o caráter, o estilo, as preferências, os gostos, as aversões e assim por diante se tornariam cada vez mais acessíveis. Entre as perguntas importantes que surgiriam estão as seguintes: estou disposto a enfrentar aspectos ocultos e inaceitáveis de mim mesmo? Quais são eles? Sou capaz de reconhecer plenamente e começar a aceitá-los? Na medida em que sou capaz de fazer isso, quais são as estratégias para a mudança e para o aperfeiçoamento?

Além disso, esses estados experienciais diretos podem tornar a pessoa acessível à ideia proposta de uma unidade transcendental imanente em toda a realidade. Técnicas de meditação como as descritas aqui podem expandir ainda mais a atitude mental da pessoa. A meditação, portanto, atua para ampliar qualquer busca, visão de mundo ou fé com que ela esteja envolvida no momento, introduzindo assim mais clareza, profundidade e força. Na realidade, a pessoa seria encorajada a permanecer, pelo menos inicialmente, no seu espaço de vida atual e a tentar maximizar o contínuo envolvimento em atividades pessoais, sociais e ocupacionais da vida do dia a dia a fim de otimizar essas interações cotidianas. As buscas introspectivas, espirituais e contemplativas também seriam enriquecidas.

A principal modalidade técnica descrita aqui é a da meditação. Este conceito e as suas técnicas aplicadas, contudo, abarcam uma vasta gama de metodologias e estratégias para implementação. Duas amplas categorias compreendem a meditação individual e a meditação na companhia de outra pessoa. Designo esta última como ficar debaixo da abrangência da psicoterapia de qualidade *BioPsicoEspiritual*. Isso será discutido detalhadamente no Capítulo 12.

As meditações individuais podem usar várias técnicas, algumas formais, outras informais. No budismo, por exemplo, a meditação baseada na respiração é uma técnica frequentemente utilizada. No hinduísmo e no Yoga, por exemplo, a meditação individual pode consistir do uso do AUM como uma ideia, um som, e como o tema de um estudo contemplativo. A importância do significado de AUM foi explicado mais ou menos há 2.500 anos no *Mandukya Upanishad* como uma adição ao *Atharva-Veda*. O professor do grande sábio Shankara (século VII d.C.), chamado Gaudapada (século VIII d.C.), escreveu um famoso comentário sobre esse *Upanishad* denominado *Karika Mandukya* no qual ele explicou os processos epistemológicos ao redor do pensamento usual, da meditação e do refinamento da capacidade da mente de apreciar as nuanças da consciência. Técnicas utilizadas para refinar a consciência têm uma história longa e respeitada.

PERCEPÇÃO MEDITATIVA: O CAMINHO PARA O ALINHAMENTO COM *MOKSHA*

Um desenvolvimento mais detalhado dos dois processos cognitivos-experienciais mencionados (*samvritti-satya* e *paramartha-satya*) está além do escopo deste livro. No entanto, seguem-se alguns comentários relevantes sobre a filosofia da percepção meditativa. O caminho espiritual em direção à autorrealização e o refinamento integrativo da consciência destaca seis qualidades psicológicas básicas. Esses estados e processos mentais principais são intencionalmente trazidos à percepção e trabalhados em função da sua relevância na vida do dia a dia. Eles são conhecidos como *Adhyatmika gumas*.

Os *Adhyatmika gumas* são os seguintes:

Buddhi: intelecto espiritualizado, consciência desperta;
Iccha: desejo;
Dvesha: aversão;
Sukha: felicidade;
Duhkha: sofrimento; e
Prayatna: esforço, motivação, persistência e tenacidade.

Paramartha-satya pode ser compreendido como sendo o discernimento obtido inicialmente por meio das várias disciplinas intelectuais, emocionais e físicas resumidas neste livro, as quais subsequentemente se tornam reestruturadas pela influência transcendente da percepção meditativa. A cognição assinalada por *paramartha-satya* torna-se mais complexa e menos parcial nas suas faculdades de compreensão. Isso é caracterizado por um estado de receptividade contemplativa, um silenciamento da "mente" em termos orientais, que implica uma condição de imediação experiencial, um sentimento de estar completamente presente no aqui e agora. Este estado tem sido descrito como o do "eterno agora", um sentimento de atemporalidade e, na verdade, um estado no qual a mente está praticamente "ausente", o qual, segundo se acredita, reflete níveis mais refinados de consciência e aspectos do que, no pensamento oriental tradicional, é chamado de "iluminação", um fenômeno experiencial que, em parte, designa a essência de *Moksha*.

A atividade mental, portanto, torna-se ampliada, purificada e refinada pela percepção meditativa. O caminho da meditação estabelece um contato mais autêntico com o eu, e isso emerge como a experiência de um ponto focal mais centrado de autonomia e criatividade. Uma inteligência inata (*buddhi*) se revela, a qual traz à tona uma profunda sabedoria (*prajna*) e empatia compassiva (*karuna*). A natureza aderente e cobiçosa do desejo e a natureza destrutiva da inveja se atenuam. Surgem uma maior apreciação do eu e para o eu, bem como um interesse mais natural e ético pelos outros. Esta profunda experiência de gratidão reflete o processo da reparação criativa por toda a amplitude do ser da pessoa. A percepção meditativa desenvolve e sustenta estados mentais (*Brahma-vihara*) caracterizados pela bondade (*maitri*), compaixão (*karuna*), alegria pela boa sorte dos outros (*mudita*) e serenidade mental (*upeksha*).

Moksha, portanto, vem a ser vivenciado como um estado que evolui gradualmente, caracterizado pela satisfação de uma gama de necessidades básicas que incluem o instinto epistemofílico de um entendimento mais claro, a realização de um sentimento de segurança e confiança no eu e na natureza ampliada, e um sentimento de serenidade, paz de espírito e contentamento que se avizinha. Repetidos estados de percepção meditativa tornam-se uma entrega da mente da pessoa no domínio ilimitado da meditação. A dissonância cognitiva retrocede. Isso passa a ter um considerável efeito normalizador na instabilidade, turbulência, flutuações, falibilidade e propensão naturais para a intelectualização que caracterizam os processos mentais corriqueiros (*vritti*). A pessoa se torna mais capaz de se envolver nos detalhes e tarefas práticas da vida do dia a dia com um foco, absorção e entusiasmo mais penetrantes, além de um sentimento de renovação. O funcionamento cognitivo e o seu conteúdo passam por uma transformação.

O conhecimento convencional é enriquecido por um conhecimento mais profundo, conhecimento este iluminado por uma consciência expandida e espiritualizada. *Chitam e chitta* como consciência limitada e condicionada fica mais próxima de se tornar *chit*, que é um estado de consciência mais ilimitado e não dualista. Este, por sua vez, torna-se ainda mais acentuado à medida que é impregnado por graus da suprema sabedoria (*prajna*) que a autorrealização e o autodesenvolvimento ocasionam. *Prajna*, a sabedoria que *Moksha* engendra, tem sido chamada de "supremo medicamento".

Uma profunda purificação é ativada, o que resulta na desfragmentação de ideias discrepantes e na organização de padrões de pensamento mais estabilizados, que contribuem para um raciocínio mais claro e para o equilíbrio mental. O termo sânscrito *anubhava* implica a transição de um estado inicial de conhecimento teórico, abstrato, em uma percepção experiencial mais direta, autêntica, quase intuitiva. É uma penetração gradual porém inclusiva no significado, da superfície para a profundidade. Na sua totalidade, ela implica o desenvolvimento de *prajna* (sabedoria). A mente (*Manas*) influenciada por esses estados torna-se relaxada e tem mais facilidade em fazer a transição para diferentes níveis de consciência. A consciência senciente durante as horas em que a pessoa está desperta e transições para o testemunho silencioso (*sakshat kara*) tornam-se mais naturais e regulares. É preciso lembrar, no entanto, que esses estados são, na realidade, contínuos processos experienciais dinâmicos. Eles são relativos, relacionais e sensíveis do ponto de vista do desenvolvimento. Podem ser compreendidos como tendo uma natureza mais atitudinal em vez de ser conclusões finais ou terminais.

O desenvolvimento psicológico do nascimento até a morte passa por estágios reconhecíveis estimulados pelo crescimento físico, pelo amadurecimento neurofisiológico e pela experiência psicológica. Cada estágio proporciona diferentes faculdades cognitivas e emocionais. Os primeiros estágios requerem decididamente os cuidados e a orientação de uma figura protetora significantemente percebida. Esta é uma época ideal para que as pessoas que cuidam de crianças e adolescentes os exponham à gama de princípios de estilo de vida ayurvédicos, especialmente os do *sadvritta* (valores e comportamento éticos). A partir da vida adulta, o indivíduo se torna cada vez mais autoconfiante com relação à sobrevivência e ao autocuidado básico e o ampliado.

Habilidades de gerenciamento da inveja, uma frase e estratégia de saúde mental que desenvolvi no decurso do meu trabalho sobre a *teoria da inveja*, oferece um exemplo prático da criação dos filhos que é eficaz e promove a saúde. Em poucas palavras, esse conjunto de habilidades pode resultar da psicoeducação bem como da psicoterapia pessoal. Ele acarreta o seguinte: com base em uma avaliação tanto de comportamentos quanto de atitudes que interpretam o significado de comportamentos, valores, ambições, comparações interpessoais, e todos os sentimentos positivos e negativos em torno dessas coisas, uma definição da maneira pela qual a inveja — impulsos de destruir o que é percebido como muito bom e ideal — se manifesta e começa a emergir. Uma vez que o papel dos aspectos mais autodestrutivos da inveja é determinado, um exame adicional das suas raízes é investigado. Essa inspeção analítica, em si, é terapêutica e produz um certo grau de automudança. Com o tempo, surgem opções alternativas de percepção. Por sua vez, as emoções marcadas pela empatia, admiração, gratidão e disposição de cooperar vêm à tona. Comportamentos que são menos autossabotadores, menos cínicos, e caracterizados pelo compartilhamento e pela prestimosidade emergem. Quando os pais passam por essas mudanças pessoais benéficas, o terreno fica preparado para que eles as integrem à vida em família do dia a dia e à criação dos filhos. As crianças são especialmente sensíveis e receptivas a algumas das manifestações mais gritantes da inveja, ou seja, em exemplos que lidam com imparcialidade e a igualdade. Ajudar os filhos a enxergar os elementos destrutivos nesses contextos se revela vantajoso.

Neste aspecto, um obstáculo importante com o qual os adultos frequentemente se deparam na jornada da "mente parcial" para a "mente completa" também está relacionado com a inveja inconsciente. Trata-se da experiência insidiosa dos efeitos de autossabotagem da inveja, os quais, na maioria das vezes, aparecem na forma de um impasse mental marcado por sentimentos de ausência de significado e dúvida, e do questionamento do ponto de tentar alcançar a mudança em face dessa esmagadora resistência à mudança. Sentimentos de cinismo, ceticismo e desconfiança com relação à bondade básica da vida podem emergir. Esses sinais de advertência refletem a operação da inveja sobre o eu. A própria inveja designa uma resistência à mudança e precisa ser procurada em cada passo.

O refinamento da consciência por meio da percepção meditativa se assemelha de muitas maneiras ao ciclo de vida do desenvolvimento. Ambos são processos e podem ser encarados como uma jornada ou um caminho. A meditação é o processo gradual que transforma a experiência da atividade mental. Inicialmente, a meditação requer a orientação de um mentor ou orientador. A preparação para a mudança coloca a pessoa na posição de se concentrar em procurar a ajuda de outras. Várias técnicas e práticas conduzem a pessoa que medita para a autoajuda e para a obtenção de um estado experiencial de testemunhar em vez de imediatamente se identificar com cada pensamento e sentimento à medida que surgem. A trajetória meditativa começa com um foco perceptivo em um objeto do ambiente, em seguida avança a sua atenção para o tagarelar subjetivo (*vritti*) da mente (*Manas*) (*samprajnata-samadhi*) e finalmente se assenta dentro dos espaços vazios que anteriormente estavam repletos de objetos. É um entendimento de profundas proporções sem palavras.

Essa penúltima realização meditativa designa uma ênfase no sabor psicológico da experiência em vez de na identificação automática com os objetos de experiência. Em essência, meditação é a tentativa de experimentar o desejo como desejo, livre dos objetos de desejo (*asamprajnata dhyana*). A jornada da meditação começa com a suspensão preparatória do pensamento discursivo chamado de "testemunhar" mencionado no parágrafo precedente. A jornada chega à sua conclusão quando nenhuma mente é vivenciada (*asamprajnata-samadhi*; *nirvikalpa-samadhi*).

Quando esse estado de observação torna-se suficientemente consolidado, as lacunas entre os eventos mentais se ampliam. São experimentadas como estados de silêncio, uma presença que prevalece onde antes estivera presente a atividade mental. Essa quietude é o estado chamado de "não mente" ou, no budismo chinês, de *wu nien*. No zen-budismo japonês, ele é chamado de *mushin*, a mentalidade ou estado de percepção dentro do qual as distinções entre sujeito e objeto se dissolvem. É a florescência da percepção meditativa. Com frequência, o estado do testemunhar meditativo em comparação com o de não mente é mais fácil de compreender e alcançar. O estado de não mente é desconcertante e pode nunca ser alcançado. A pessoa talvez possa ter vislumbres isolados de não mente como um estado de consciência experiencial. O paradoxo meditativo é que uma vez que a "mente completa" é plenamente realizada, ela é então vivenciada como não mente. A meditação avança de testemunhar o objeto para testemunhar o sujeito e depois para o testemunhar experiencial por si mesmo, praticamente livre do objeto e livre do sujeito. Esse "vazio" é o estado de não mente.

A realização meditativa denominada "não mente" não significa que a mente tenha sido destruída. O estado de não mente designa que, por meio do trabalho pessoal consciente, a mente comum foi delicadamente refinada e temporariamente colocada para descansar, isto é, encontra-se em um estado de equilíbrio. Ela se torna então uma servidora silenciosa, uma assistente prestimosa que pode ser mobilizada quando as suas funções de raciocínio, sentimento, discernimento e comunicação são necessárias.

Embora o refinamento da consciência possa ocorrer em graus variados em todos os estágios, é geralmente na vida adulta que o impulso para o autoexame emerge de uma maneira mais sólida. Essa capacidade experiencial se desenvolve com o tempo e está, em parte, relacionada com o amadurecimento psicológico. Embora aspectos desse estado mais refinado da mente possam estar presentes, em uma certa medida, em qualquer idade, o mais comum é que ele seja alcançado mais tarde na vida, geralmente depois dos 40 anos. O conceito zen de iluminação e autorrealização denominado *kensho* implica apropriadamente esse estado de percepção em desenvolvimento que gradualmente se aprofunda com o tempo. Nas tradições chinesas, ele é chamado de o caminho do *Tao*.

A percepção meditativa pode começar com períodos isolados de meditação. Tradicionalmente, isso é chamado de "meditação sentada" (*satipatthana*; *zazen*) e consiste em períodos delimitados de tempo reservados especificamente para o processo meditativo. Prestar atenção à respiração e usá-la para acomodar o corpo e organizar processos de pensamento incoerentes frequentemente é proveitoso. Isso tem sido alternadamente chamado de *pranayama* (hindu) e *anapanasati* (budista). Cada sistema tem uma modalidade diferente. Os estados preliminares da meditação envolvem a prática consciente e intencional, às vezes chamada de *samatha*, uma concentração meditativa que promove a serenidade e tranquilidade mentais. Com o tempo, isso pode conduzir à realização de *vipassana*, estados de percepção intuitiva naturalmente mais duradouros.

Com o tempo, esses momentos sagrados de atenção plena meditativa podem se desenvolver de uma maneira mais plena, e se tornar mais difundidos e duradouros. Esse significado (*bhavana, smriti* e *vipassana*) de meditação (*Dhyana, sati*) indica o estado contínuo, diário, 24 horas por dia de percepção experiencial que é ideal para o verdadeiro autodesenvolvimento e que equivale, na realidade, a esse autodesenvolvimento. Ele se torna um estado mental incorporado, inicialmente, a uma parte da rotina do dia a dia e que depois, com o tempo, impregna todas as partes de cada momento em que a pessoa está desperta; a percepção meditativa torna-se o próprio ato de viver a vida em sua plenitude. Isso pode ser compreendido, na verdade, como sendo uma espiritualidade progressiva do ponto de vista do desenvolvimento por meio da sublimação.

Sama sati, satipatthana, sadhana e *sakshat kara* são termos e conceitos orientais que implicam atenção plena correta, percepção correta, observar o observador, testemunhar a testemunha, e lembrar de si mesmo. Esse estado de serenidade mental (*samatva* e *upeksha*) traz consigo o retorno do silêncio dentro da experiência da pessoa. É algo que paira no meio entre os extremos.

Não seria incorreto compreender a percepção meditativa recorrendo ao conceito ocidental de oração no sentido de ela ser a "oração do coração". As técnicas usadas para expandir a amplitude de consciência da pessoa e alcançar um estado regular de meditação são árduas. Elas requerem dedicação, perseverança e autodisciplina. No entanto, o sucesso nessas atividades não apenas requer, mas também necessita, uma atitude de leveza que, além de ser divertida, evoca um sentimento de alegria. À medida que a percepção meditativa se torna um estado mental mais regular, a sua espontaneidade é sentida como natural, uma expressão natural da natureza da pessoa. A literatura deixada por grandes mestres das tradições budista e hindu está repleta de descrições de *samadhi* (absorção meditativa) e do *Nirvana* (profunda identificação com o Absoluto) que sugerem estados experienciais que são divertidos, animados, repletos de admiração, maravilhosos e que possuem qualidades pueris. A realização do *dharma*, portanto, torna-se uma experiência caracterizada pela naturalidade, espontaneidade e pela sensação de aventura.

ELEMENTOS NO CAMINHO PARA *MOKSHA*

Os amplos recursos utilizados para alcançar diversos graus de *Moksha*, portanto, abarcam um empenho ativo em incluir tudo o que é bom e saudável (*satmya* e *kushala*) em todos os aspectos da vida: dieta, rotina diária, exercícios, atividades recreativas, trabalho, estudo e aprendizado, meditação, e relações interpessoais e sociais. A incorporação dos princípios e práticas ayurvédicos à vida da pessoa aprimora todos os aspectos da vida do dia a dia e eleva a capacidade qualitativa do *envolvimento ideal no mundo*. Em outras palavras, a percepção meditativa é muito mais do que um estado mental isolado e contemplativo. Ela precisa incluir uma constante ação concreta, receptividade e atividade renovada. Esses métodos que envolvem o esforço para alcançar uma constante purificação, equilíbrio e uma vida ideal podem requerer inicialmente uma enorme determinação e ser portanto experimentados como exigindo constantes "superesforços". O principal foco é no autodesenvolvimento, em evitar o controle interpessoal e a desnecessária interferência na vida de outras pessoas. O compartilhamento compassivo torna-se a norma. Os vislumbres percebidos por meio da percepção meditativa promovem a magnanimidade, uma atitude de generosidade e perdão tanto com relação ao eu quanto aos outros. Em outras palavras, surge um caráter que é nobre, não mesquinho. No entanto, em decorrência desse trabalho pessoal, o *karma* anteriormente desenvolvido é destruído. Isso ocasiona a dissolução das acreções, emaranhamentos e camadas de encobrimento (*samskaras*) agregados com o tempo. Deteriorações na experiência da autenticidade e da pureza do eu são desintoxicadas. Uma reestruturação reparadora é ativada.

Os processos de sensação e percepção adquirem mais clareza; o repertório de pensamentos torna-se menos rigidamente constringido pelos mecanismos de defesa caracterológicos construídos por traumas passados. Na realidade, a disposição de ânimo e a conduta afetiva tornam-se mais estáveis. Os processos de divisão não saudáveis característicos de *Manas* ou mente, entre eles os efeitos depauperadores da dinâmica da inveja, diminuem, o que suaviza os contrastes proverbiais entre o dogma *versus* a ação e a fé *versus* a razão. As correntes inflexíveis (*samsara*) de modos de experiência e comportamento (*samskara*) habituais, repetitivos, voláteis e prejudiciais do passado alimentados pelo desejo e pela inveja exagerados são desatadas.

À medida que essas raízes lentamente se dissolvem, surgem sentimentos de admiração e gratidão. Essas atitudes recém-desenvolvidas refletem-se então em comportamentos caracterizados pela prestimosidade. Na realidade, a pessoa se torna mais prestativa tanto para consigo mesma quanto para com os outros.

Esse aumento na integração psicológica não apenas torna a experiência do significado inefável do eu mais majestosa, como também realça uma atitude menos egocêntrica para com os outros, uma atitude mais agradável, respeitosa e tolerante, ou até mesmo entusiástica, com relação a diferenças percebidas. As raízes do preconceito e do ódio interpessoal têm na sua base o medo e a inveja. Quando um trabalho suficiente em cada aspecto da agregação da experiência dissociada (autopercepção não organizada) ocorre, os estados transformadores da autopercepção mais integrada são ativados. As limitações que o medo, a ansiedade e a inveja impõem começam a se dissolver. É neste momento que o que é chamado de *bodhichitta* emerge. Esse estado experiencial abrange a posição *BioPsicoEspiritual* tanto da intencionalidade pessoal quanto da transpessoal que impele a mente desperta em direção à realização de *Moksha*. É viver no mundo com naturalidade e espontaneidade (*wu wei*). É a capacidade de conviver com outros na não interferência. Uma vida de imersão nessa atitude de não violência minimiza o autoultraje e o molestamento dos outros, de modo que alivia o fardo kármico.

A autoinvestigação e o autodesenvolvimento contribuem para o refinamento progressivo dos elementos mais grosseiros dentro da natureza humana, para o aprimoramento da consciência e para o caminho em direção a *Moksha*. Estes atuam como medicamentos para curar estados emocionais malignos e como alimento para vitalizar a consciência moral. *Prajna* como sabedoria e *karuna* como compaixão permeiam a vida da pessoa. O emprego de conceitos que lidam com a tristeza, o remorso, o arrependimento e a culpa tradicionalmente contidos em termos como contrição, penitência e expiação são mais abundantes na tradição espiritual das religiões ocidentais. A sua significabilidade dentro de uma visão de mundo ayurvédica emerge do reconhecimento de estados desequilibrados que emergem tanto por cometimento quanto por omissão, do sentimento pessoal de angústia e da decisão do indivíduo de restaurar a harmonia.

Ao longo do tempo, a intencionalidade previamente vivenciada em esforços voltados para a obtenção dessa recém-criada disposição para as coisas boas e benéficas gradualmente se transforma. Começa a emergir um estado experiencial que se caracteriza por uma crescente receptividade, aceitação e bem-estar. Uma ação mais relaxada e desprovida de esforço ocorre e uma espontaneidade natural (*wu wei*) surge desse avanço mais integrado. Uma estimulação *BioPsicoEspiritual* que revela a percepção engendrada de uma base pessoal (*atman*) de absoluta pureza (*Purusha*) é gradualmente produzida. Essa recém-descoberta autorrealização, portanto, torna-se parte integrante da vida do dia a dia e precede uma qualidade de vida mais elevada que é vivenciada mais sistematicamente ao longo do tempo. À medida que a amplitude de consciência natural e ilimitada é sentida com crescente convicção, a impotência percebida em todas as suas aparências — excitação, ansiedade, medo e inveja exagerados, bem como o sentimento de perigo defensivo — é reconfigurada. A pessoa se torna assentada na segurança, na simplicidade e na maravilha do testemunhar experiencial. A serenidade mental (*samatva*) é restaurada à medida que o silêncio é recolocado nos estados experienciais globais da pessoa. Uma segurança interior é sentida como uma presença soberana.

MOKSHA

Embora as palavras só possam descrever escassamente o significado elusivo e praticamente insondável de *Moksha*, este pode ser considerado a experiência de ponto zero denominada *Avyakta* (além do existir e não existir). No budismo, é a realização de *Vimukti*, ficar livre das impurezas, do sofrimento e do desejo. É o Vazio. No taoismo chinês, é o *Wu* ou o Vácuo. Igualmente verdadeiro, poderíamos chamá-lo de realização positiva da identidade com infinita potencialidade ou *Brahman* (o Absoluto). *Moksha*, portanto, aparece como a experiência percebida e sustentável que a pessoa sempre foi *Brahman*.

A percepção promove essa concrescência e revela um alinhamento que, na realidade, sempre teve uma realidade substantiva. O significado dessa percepção se assemelha à realização de uma unidade que de algum modo reflete o próprio testemunhar da percepção, ela própria. Esse estado de existência está além da condição comum do próprio ato de experimentar, ele próprio. A expressão em sânscrito *Tat Tvam Asi* (Tu és Aquilo), encontrada em um dos mais antigos *Upanishads*, o Chandogya (c. 500 a.C.) demonstra essa máxima védica fundamental. *Tat* é um termo sânscrito muito antigo que literalmente significa "aquilo" porém implicando o princípio incognoscível que constitui a base de todo o universo, o Absoluto.

Moksha, portanto, é o sentido de identidade direto, intuitivo e não conceitual com o Absoluto transcendental vivenciado como consciência pura porém comensurável com o nível de desenvolvimento *BioPsicoEspiritual* do indivíduo. Ele não é uma mudança ontológica, e sim um progresso psicológico pessoal. Este estado é denominado *Chaitanya-Purusha*, a consciência da unidade dentro da multiplicidade. É um *Sahaja-samadhi* e um *Jivan-mukti*, um estado de liberação ainda em vida. A personalidade da pessoa fica purificada e a sua atitude assume uma inocência. A qualidade e o caráter dessa dinâmica experiencial podem ser compreendidos como um avanço saudável progressivo (não regressivo) do ponto de vista do desenvolvimento. Essa maestria (*prajnaparamita*) é o ganho obtido por sublimações que resultam do trabalho pessoal consciente e intencional. A sua virtude e valor são garantidos pelos impulsos reparadores e criativos subjacentes que contribuem para o enriquecimento (*vibhuti*) da amplitude, profundidade e escopo da consciência da pessoa. É sugerido que essa compreensão é o elemento mutatório dentro do significado fundamental de *Moksha*. Passar para esse estado é o verdadeiro *prajnaparamita*, um estado vivido de discernimento no vazio (*shunyata*) ou o que eu chamei de *Zephirum*. O amplo escopo do Ayurveda com a sua presença envolvente proporciona um método sólido de alcançar tanto o bem-estar físico quanto o progresso espiritual liberador denominado *Moksha*.

12

A Perspectiva *BioPsicoEspiritual* na Psiquiatria Clínica Contemporânea

A Psiquiatria Moderna é a subespecialidade dentro da medicina contemporânea que lida com uma consideração concentrada dos fenômenos psicológicos e o diagnóstico e tratamento dos distúrbios mentais. *Bhutavidya* é a ramificação dentro do Ayurveda que corresponde ao estudo da mente. Na tentativa de extrair o melhor dessas duas áreas, uma nova abordagem — a perspectiva *BioPsicoEspiritual* — é introduzida e discutida. Trata-se de um modelo fenomenológico baseado na consciência. Algumas considerações teóricas a respeito da psicologia humana, da natureza dos distúrbios mentais e do sofrimento emocional e da técnica psicoterapêutica são apresentadas.

A perspectiva *BioPsicoEspiritual* (Ninivaggi, 2001, 2005a, 2005b) é uma abordagem interativa que pode ter um lugar dentro da psiquiatria contemporânea. Ela oferece uma interpretação abrangente da psicologia humana tanto na saúde quanto na doença. As suas proposições se apoiam tanto na Psiquiatria Ocidental quanto nos princípios do Ayurveda. A divisão, a autointegração, a inveja, a ganância, a solidão, o isolamento, a sobrevivência significativa, a empatia e a compaixão como são representados na mente são temas. O refinamento da consciência, um objetivo primário, é cultivado por meio da atenção à mente (*Manas*) e ao trabalho nela.

A perspectiva *BioPsicoEspiritual* no seu escopo mais amplo é uma visão de mundo com características filosóficas e psicológicas. Trata-se de um modelo fenomenológico baseado na consciência na sua epistemologia e ontologia. O paradigma fundamental se baseia na proposição que a experiência, o testemunhar (ou observação silenciosa) e o entendimento são valores humanos fundamentais. A existência humana como individualidade personalizada no mundo é encarada de uma maneira particular. Cada indivíduo é considerado um experimentador que participa simultaneamente tanto da experiência quanto do que é experimentado. Em outras palavras, o eu, o processo de conhecer o outro e o outro são praticamente inseparáveis. Todos são vistos como tendo uma participação em um *continuum* unificado tanto de experiência (realidade epistemológica) quanto de estar existindo (realidade ontológica). Toda essa concepção de "conhecer" está estabelecida no processamento de informações baseadas em sistemas. A unidade microcósmica do corpo-mente-espírito reverbera tanto dentro do ambiente macrocósmico ampliado quanto como uma dimensão integral dele. A fenomenologia da experiência aqui designa mais do que sensação, percepção e concepção. Ela as inclui mas vai além delas. Ela explora a consciência experiencial direta, o que implica intuição e discernimento. Ela é mais do que a cognição convencional corriqueira.

Considera-se que a unidade essencial dentro da percepção da diversidade experiencial autêntica reflita uma apreensão mais verdadeira da realidade, do seu *status* ontológico. Isso diz respeito à antiquíssima questão filosófica do "um e de muitos": a realidade é essencialmente um todo unificado, ou é uma aglomeração discrepante de entidades distintas e dissociadas?

A visão *BioPsicoEspiritual* encara as distinções como genuínas. A percepção das distinções é uma parte natural da maneira na qual a cognição humana opera. A perspectiva *BioPsicoEspiritual* apresenta, contudo, uma mobilização dos impulsos sintéticos saudáveis dentro da cognição intelectual e emocional. Esse alargamento da cognição alcançado por meio do cultivo da consciência permite, em última análise, uma apreciação da unidade essencial que existe tanto dentro do eu quanto dentro da relação do eu com tudo o mais.

O sofrimento é universal e existe desde a alvorada da humanidade. Duas principais motivações na base desse descontentamento mental e físico são a necessidade intrínseca de sobrevivência e o desejo inato de sobreviver de uma maneira significativa. A perspectiva *BioPsicoEspiritual* atribui a causa do sofrimento ao estado padrão natural da cognição humana. Isso é denominado *Prajna-aparadha* e possui uma dupla designação: (1) a capacidade de experimentar o mundo como dividido e (2) a capacidade de experimentar o mundo na sua unidade essencial.

Em todo o curso pré-histórico e estendido da civilização, todos os setores da cultura humana se esforçaram não apenas para garantir a sobrevivência mas também para alcançar uma boa qualidade de vida. Donde, a corporificação de um vasto espectro de métodos, técnicas e até mesmo rituais estão voltados para a obtenção do significado, o reforço da esperança, e o alívio do estresse e do sofrimento. Uma importante ramificação dentro do Ayurveda tradicional — *Bhutavidya* — é mais ou menos semelhante ao que hoje conhecemos como a subespecialidade médica contemporânea da Psiquiatria. Reunir os dois em um casamento criativo pode engendrar vislumbres até agora não explorados. Reconhecer as dimensões baseadas na consciência, espirituais e existenciais que energizam e conferem significado a todas as atividades da vida é um desafio no mundo da ciência e da alta tecnologia dos nossos dias. Uma importante consideração dessa visão *BioPsicoEspiritual* baseada na consciência, contudo, pode oferecer essa oportunidade.

Devo admitir que o material apresentado aqui simplifica realidades altamente complexas. Com isso em mente, uma abordagem conceitual e metodológica, a *BioPsicoEspiritual*, é introduzida. Ela é uma elaboração adicional do conceito *BioPsicoEspiritual*, que foi introduzido anteriormente (Ninivaggi, 2001). Ela é mais uma perspectiva, uma mentalidade e um ponto de partida exploratório do que uma série de declarações definitivas ou técnicas formalistas. Ela não substitui a teoria e prática psiquiátrica convencional padrão; ela as complementa.

As constatações cumulativas de gerações não podem ser inteiramente desprezadas com uma tendenciosidade não científica, que poderia considerar essas visões de mundo e as suas poderosas implicações como tendo um valor evidencial inferior. Em vez disso, essa abordagem qualitativa da saúde e dos desequilíbrios da saúde pode funcionar como um segundo plano orientador para acentuar e complementar outras modalidades terapêuticas e estratégias clínicas. Isso abrange práticas dentro do Ayurveda, da Psiquiatria, da psicoterapia, bem como em outras tradições de cura.

A PERSPECTIVA BÁSICA

O eu *BioPsicoEspiritual*

Para enfocar as qualidades essenciais do tema que está sendo considerado, são usadas definições, mas elas podem ser limitantes. Elas omitem uma avaliação mais plena das realidades ampliadas em direção às quais elas apontam. Embora a palavra escrita empregue as capacidades verbais e conceituais da mente no esforço de se comunicar, a esfera existencial-experiencial mais vasta da vida humana é, em última análise, o que está sendo abordado. Esse vasto campo transcende a linguagem e também vai além do que o pensamento convencional tipicamente apreende. Com essa ressalva, o eu *BioPsicoEspiritual* é definido da seguinte maneira.

O eu *BioPsicoEspiritual* é o completo espectro da vida de um indivíduo: uma vida unificada que tem três dimensões amplas, a física, a psicológica e a espiritual. Esses três aspectos refletem diferentes perspectivas de uma presença intrinsecamente unificada, a entidade viva e dinâmica chamada de "eu *BioPsicoEspiritual*". Ele é um ser senciente que está continuamente crescendo, amadurecendo, se desenvolvendo e ativamente se comunicando. Ele emerge criativamente de uma forma nova em todos os pontos no tempo. Chamei essa constante evolução do eu de *atualização de autoassinatura*. A sua unidade, integração, capacidades, habilidades e percepção subjetiva diferem entre as pessoas. A sua natureza fluida se reestrutura continuamente, especialmente nos envolvimentos interpessoais.

Esse "eu", uma esfera centrada de percepção experiencial, é o que cada pessoa chama de lar no plano supremo das coisas. Na realidade, o eu mantém uma unidade inconsútil com tudo o mais. Essa ideia está repetida em um dos mais importantes preceitos (*mahavakyas*) do *Vedanta* contidos no *Chandogya-Upanishad*, o segundo mais antigo dos *Upanishads* pertencentes ao *Sama-Veda* (Ganapati, 1992). A venerada declaração *Tat Tvam Asi* aponta para o fato de que o Absoluto é, em essência, um só com o eu individualmente experimentado.

É proposto que o impulso dinâmico primordial dentro do eu é o ímpeto ou princípio criativo em direção a níveis mais refinados de integração. Essa autointegração é vivenciada como "sobrevivência significativa". O próprio termo "Ayurveda" tem sido frequentemente traduzido como "o conhecimento e a ciência da vida". Como foi anteriormente sugerido (Ninivaggi, 2001), o seu significado mais profundo designa "sabedoria da vida". Essa experiência viva da sabedoria significativa da vida está contida na história e na prática de tudo o que o Ayurveda tem a oferecer.

O Ayurveda e o Yoga têm tradicionalmente descrito a constituição de um indivíduo em função de uma anatomia esotérica. Nessa visão, cinco envoltórios circundam, sem tocar, o *atman* ou espírito puro. Cada envoltório é uma densificação material de consciência primordial que aumenta progressivamente a partir da qual emerge tudo no mundo criado. Essas cinco camadas são chamadas de física, Prana, mente, sabedoria e dimensões de êxtase. A perspectiva *BioPsicoEspiritual* aceita isso e também emprega uma variação descritiva tripartida.

As três dimensões do eu *BioPsicoEspiritual* são o corpo físico, a mente e a consciência. A consciência é a base espiritual da mente-corpo ou complexo *biomental*.

O significado material, psicológico e espiritual do corpo físico, o aspecto denso do eu, não pode ser subestimado. O corpo continua a ser a base mais óbvia e palpável do ser humano. A identificação com o corpo é continuamente reforçada por outros que reconhecem o eu físico de um indivíduo como ele é. Olhar no espelho também reforça a identificação do indivíduo com a forma física. Compreender o valor potencial do aspecto físico do eu contribui para o reconhecimento da presença tangível da pessoa no mundo, contribuindo assim para um sentimento de segurança emocional.

A sensação, a percepção e o sentimento estão materialmente baseados na substância do sistema nervoso central do corpo. Sentir a carne é um dos principais propósitos da existência humana. O corpo físico não é apenas um fato determinado; ele também funciona como uma oportunidade de promover uma crescente percepção psicológica. Como os sentimentos estão dinamicamente sendo puxados para dentro e para fora da carne do corpo, essas experiências afetivas ou emoções são mais intensas do que os pensamentos. A sua reatividade prazer-dor excepcionalmente sensível, contudo, as torna uma presa fácil para a supressão, a negação e a repressão. A intensidade e o brilho da percepção biopsicológica das emoções sentidas estão sendo continuamente embotadas pela mente. Isso é ao mesmo tempo uma medida defensiva e protetora. Ela aplaca a sensação de estar subjugado, até mesmo traumatizado por essa sobrecarga afetiva.

A maneira como a dimensão física do eu, ou seja, a "imagem do corpo", é encarada precisa sempre ser levada a sério. O seu *status* repetidamente causa um impacto na mente e reflete parcialmente, ele próprio, todo o ser da pessoa. Na realidade, na psicologia oriental, considera-se que o corpo físico seja a "mente exterior", enquanto considera-se que a mente psicológica seja o "corpo interior".

O aspecto psicológico do eu inclui a mente cuja função é experimentar e processar emoções e pensamentos, ou seja, objetos na mente. A mente é um instrumento de medição. Ela é o centro de cognição que usa a razão, a lógica, o processamento sequencial e a memória. A fala e a linguagem — inclusive a palavra escrita — refletem com bastante precisão a maneira como a mente funciona. A intelectualização ou análise excessivas refletem a cognição desequilibrada. No Ayurveda, o termo *Manas* refere-se à mente no sentido descrito aqui.

Na perspectiva *BioPsicoEspiritual*, a mente e o corpo estão intimamente identificados. Eles constituem uma *corporalidade biomental*. Como o corpo e a mente são dois lados da mesma moeda, o que ocorre na carne é sempre experimentado mentalmente. Como foi previamente mencionado, as emoções têm uma forte dimensão baseada no corpo. Os pensamentos, os conceitos e a sua arquitetura formal, contudo, tendem a se basear mais na mente. A mente é mais energeticamente estruturada enquanto o corpo é mais um organismo de matéria densa. Essa diferenciação sutil, na verdade, é meramente acadêmica, já que os dois são experiencialmente indivisíveis.

Tanto o corpo quanto a mente estão incluídos no conceito de *Ahamkara*. *Ahamkara* é definido como o sentimento individualizado de pessoa de ser uma entidade separada dentro do universo expandido. *Ahamkara* é o ego individual que se agarra à sua convicção de que é separado e que a sua identidade única coincide com o seu corpo e a sua mente.

A função das emoções é transmitir à consciência sinais instantâneos e informações relacionadas com a sobrevivência. Além disso, as emoções oferecem contínuas oportunidades de manter a homeostase *BioPsicoEspiritual* e a autorregulação permanente. As reações saudáveis simplificam os processos do raciocínio que interpretam essas mensagens mais corretamente e, portanto, realçam a adaptação bem-sucedida. A mente, contudo, tende naturalmente para um estado de desequilíbrio, tipicamente na forma de excessos de sentimento e avaliações. A alimentação errada, o estilo de vida e a mudança das estações contribuem para isso. As marcas emocionais derivadas de antigas relações entre pais e filho e os relacionamentos interpessoais atuais conspiram com o anteriormente mencionado e resultam nessa tendência para o raciocínio confuso e os equívocos da memória. Por conseguinte, a dor e o sofrimento biomental — ansiedade, medo, insegurança, depressão, desesperança, inveja e insatisfação — se estabelecem como parte das experiências do dia a dia.

A mente, quando em um estado de desequilíbrio, tem a capacidade de intensificar a experiência do sofrimento. O desequilíbrio ou agravação mental ocorre quando ocorrem processos de cisão imoderados no pensamento e no sentimento. A experiência do sofrimento é sempre uma experiência repleta de extremos, os quais tomam a forma de intensas atrações e repulsões. Os extremos da indulgência *versus* a renúncia/rejeição/repressão surgem das maneiras predeterminadas da mente de processar as informações. Entre os exemplos que se destacam está uma intensa preocupação em evitar, desconsiderar ou rejeitar as tendências assustadoras, hostis e negativas que aparecem nos impulsos, sentimentos e pensamentos da pessoa.

Igualmente improdutivas são as preocupações obsessivamente prementes com o esforço de alcançar o que é considerado positivo: amor, bondade, espiritualidade e até mesmo Deus. Esses extremos constituem indulgências que toldam a aceitação e o controle adequado dos aspectos negativos inevitáveis, em geral mais proeminentes, percebidos na vida da pessoa. Na realidade, qualquer pensamento, sentimento ou conjunto de valores superestimados limita a amplitude completa da consciência. As chamadas afirmações positivas indicam que a negatividade e o sofrimento estão presentes. Elas não raro atuam para reforçar essas perturbações ao recorrer aos seus extremos opostos de uma maneira reflexiva e prejudicial. Quando o equilíbrio é alcançado por meio de práticas que despertam a autopercepção e o autoentendimento, a mente (*Manas*) relaxa e se torna menos impelida para extremos quer de indulgência quer de renúncia excessivas. Ela é então capaz de repousar por períodos mais longos em estados de equilíbrio e estabilidade. A amplitude da consciência e da autopercepção é alargada. Testemunhar em silêncio as próprias experiências aplaca a tendência de se identificar com algum aspecto, seja ele sentido como positivo ou negativo.

Por um lado, as visões psiquiátricas tradicionais têm se concentrado nesses processos mentais de maneiras altamente científicas. A abordagem biopsico*ssocial*, uma perspectiva integral e fundamental na psiquiatria moderna, por exemplo, leva em consideração comportamentos mensuráveis, distúrbios classificáveis e estressores ambientais quando faz diagnósticos e elabora tratamentos. A abordagem *BioPsicoEspiritual*, por outro lado, assume uma perspectiva muito mais ampla na sua interpretação e tratamento da pessoa como um todo — corpo, mente e consciência. A saúde e o cuidado do corpo, das emoções e da mente bem como a atenção à percepção correta fazem parte da tradição ayurvédica. Ambas as perspectivas não apenas são válidas, como também podem ser complementares.

O eu espiritual indica a participação de um indivíduo na experiência da consciência, que inclui a autopercepção e um sentimento do sagrado. É importante lembrar que a perspectiva *BioPsicoEspiritual* caracteriza a consciência de uma maneira ampla. A consciência contida dentro da mente experiencial (*Manas, Buddhi* e *Ahamkara*) extrai o seu conteúdo de três fontes: a percepção consciente, a subliminaridade pré-consciente e o inconsciente dinâmico. O cultivo da consciência, que resulta do trabalho intencional no eu (corpo, mente e espírito), é um processo vitalício que integra continuamente aquilo que é mais não consciente na percepção mais consciente. O sentimento do sagrado é um reflexo da percepção impressionante porém frágil do eu da indescritível base da consciência, ou seja, do seu supremo refinamento, a base imaterial de tudo, tanto existente quanto não existente. A dimensão espiritual do eu está impregnada de significado. A consciência na sua ação mais íntima, humana e espiritualizada preserva um incessante caso amoroso com o corpo e a mente.

Além disso, a consciência como autopercepção significativamente orientada talvez seja o aspecto mais sutil e menos reconhecido da existência humana. Essa dimensão íntima, sagrada e sensivelmente receptiva talvez também seja a mais subnutrida, especialmente porque ela não é realmente matéria ou energia. Embora o mundo mensurável de matéria e energia surjam da consciência, esta os transcende. Em um certo sentido, a consciência existe "no mundo, mas não é do mundo".

Por conseguinte, a trindade do corpo, mente e espírito constitui a participação de cada indivíduo tanto nos aspectos da natureza materiais percebidos quanto nos espirituais.

Na medida em que o equilíbrio, a coerência e a unidade são experimentados, o eu *BioPsicoEspiritual* tem acesso a uma cognição que está impregnada de *Buddhi*, que é a participação pessoal do indivíduo em *Mahat*, a inteligência transcendente inerente em *Prakriti*, o mundo criado. A autointegração, portanto, atua para despertar uma percepção e entendimento mais claros, bem como uma apreciação da unidade subjacente a toda experiência. O sentido de realidade da pessoa é então acentuado. Em outros contextos, eu me referi a isso como a *epistemofilia dentro do eu*.

A PSICOTERAPIA COMO ARTE E COMO CIÊNCIA

As metas da terapia

Assim como existe alimento material para o corpo físico e "alimento para os pensamentos", também pode haver sacramentos e oferendas para o eu espiritual. Do ponto de vista histórico, as religiões têm sido tradicionalmente o principal veículo para isso. Hoje em dia, esse alimento espiritual também pode existir fora das tradições de fé organizadas. A fome espiritual é a solidão existencial. As culturas dos nossos dias sofrem um mal-estar generalizado, que reflete um anseio por algo mais do que é habitualmente vivenciado. As psicoterapias humanísticas e compassivas encerram essa forma de alimento. Isso não é um fenômeno sobrenatural. Quando usada conscienciosa e diligentemente, a terapia pode atuar para estimular um autêntico envolvimento *BioPsicoEspiritual*, que está terapeuticamente no aqui e agora, na vida do dia a dia. Isso pode ser restaurador, promover o crescimento e melhorar a qualidade de vida.

A meta geral de qualquer processo psicoterapêutico é um aumento na qualidade de vida integral, tanto do ponto de vista subjetivo quanto comportamental. Isso inclui uma maior experiência no sentido do bem-estar, não apenas de uma maneira pessoal como também interpessoal. O medo, a ansiedade, a insegurança, a disforia e o sofrimento são reduzidos. O sentimento do eu da pessoa e a adaptação mais bem-sucedida desta última às tarefas e alegrias da vida são com isso aprimorados.

No contexto da perspectiva *BioPsicoEspiritual*, visar — não alcançar — uma integração desse estado de totalidade mais completo é fundamental. Trata-se de uma jornada dinâmica e permanente em vez de um destino final. Atingir uma meta final não é o objetivo. Manter uma percepção ativa (pensamento correto, *sama sati*) do processo em si, de momento a momento, é a meta principal. Isso constitui a jornada a partir de um sentimento do eu dividido em direção a uma autopercepção experiencial mais unificada. Em última análise, essa integração *BioPsicoEspiritual* vem a ser experimentada como um viver simultâneo e unificado nas esferas de experiência do corpo, da mente e da consciência com uma percepção o mais alerta possível. A cognição, neste sentido, implica sabedoria (*prajna* e *chit*), e todas as emoções passam a estar impregnadas de compaixão (*kushala*).

A partir de uma perspectiva psicológica ocidental, esse tipo de psicoterapia poderia ser denominado "terapia cognitiva-adaptativa" (CAT). É um método que está sendo atualmente desenvolvido dentro do campo *BioPsicoEspiritual* da Psiquiatria. O seu supremo resultado no mundo real propicia uma adaptação pragmática à vida do dia a dia. Ele visa especificamente a mobilização do que denominei *inteligência adaptativa*. Isso é compreendido como o plexo central que subentende a vasta gama de habilidades que estão na base da naturalidade da sensibilidade eficaz à mudança. Esse eixo de todas as habilidades é ativado especificamente por técnicas que promovem a *engenhosidade instintiva*, o repositório de atitudes silenciosas que são os mediadores sensíveis ao aprendizado entre as habilidades intelectuais e emocionais e a sua implementação oportuna e bem-sucedida como capacitações comportamentais de resolução de problemas (Ninivaggi, 2005c).

Cisão e autointegração

Duas questões fundamentais precisam ser abordadas para que possamos entender e utilizar as intervenções *BioPsicoEspirituais*. Elas são os conceitos teóricos da fragmentação e da autointegração, e as experiências clínicas das experiências da solidão e do isolamento.

Sigmund Freud (1938a, 1938b), Melanie Klein (1946) e Wilfred R. Bion (1959), ilustres pioneiros na consolidação da teoria psicanalítica e das suas aplicações terapêuticas, introduziram as noções de cisão — do ego e do objeto. Como essa compreensão emergiu tarde no trabalho de Freud, ele teve pouco tempo para desenvolvê-la adequadamente. Klein e Bion, contudo, desenvolveram a ideia e continuaram a considerá-la axiomática, bem como os seus seguidores contemporâneos também o fizeram.

O fenômeno da cisão é interpretado como uma das funções primárias da "mente" tanto na vida do dia a dia quanto nos distúrbios clínicos. A cisão é a força que mantém as coisas separadas, como, por exemplo, ideia e ideia, ideia e emoção, ideação e comportamento, e o que é consciente do que é latente e inconsciente.

O mecanismo psicológico da cisão leva a mente a processar as informações de uma maneira binária, ou seja, dualisticamente. Essa é a abordagem inicial da mente na sua jornada em direção ao processamento cognitivo ulterior mais preciso. Quando equilibrada e saudável, a cognição torna-se mais sintética e integrativa.

Embora a cisão normal seja saudável, a cisão excessiva impulsiona a não integração, a desconexão e a adaptação prejudicada. Esses desequilíbrios estão na base da condição experiencial do sofrimento. Eles são refletidos nos sentimentos de medo, ansiedade, disforia, descontentamento e alienação.

No Ayurveda, o conceito de *Prajna-aparadha* (também escrito *pragya-aparah*) reflete a tendência inerente da mente para a cisão. *Prajna-aparadha* é a experiência corriqueira de esquecer a unidade subjacente de toda a existência. A verdadeira diversidade dentro da criação e na grande Natureza, ou seja, na *Prakriti*, não é de nenhuma maneira errada, incorreta ou nociva. No entanto, a falha inerente da mente encara e interpreta a diversidade interligada da *Prakriti* como sendo vastamente desconexa, dissociada e aparentemente incoerente.

A tendência reparadora do eu em direção à integração é um resultado da terapia bem-sucedida. Ela promove vínculos criativos entre todos os eventos anteriormente mencionados e eventos comportamentais. De certa maneira, poderíamos dizer que esses aumentos na autointegração contribuem para a formação saudável da imunidade psicológica, que fortalece a resistência emocional aos eventos estressantes da vida, à ansiedade e ao funcionamento prejudicado.

A integração, neste sentido, pode ser vista de uma maneira metafórica como o grande arquiteto que constrói e projeta a unidade e a coerência na autopercepção experiencial. Quanto maior a integração, maior a experiência de estar mais plenamente desperto. A pessoa se torna mais consciente e desperta para um sentimento interior de completude e para um sentimento de afinidade, associação e parceria de cooperação com os outros. Viver no mundo real, portanto, é vivenciado como uma aventura interpessoal conjunta.

Solidão e inveja inconsciente

O sofrimento emocional é geralmente acompanhado pela solidão — a dor de se sentir separado e desconectado. A solidão, na realidade, é um sentimento profundamente conflituoso do medo de que os apegos inextricáveis percebidos aos outros estejam sendo removidos, dissociados ou ausentes de alguma maneira. A solidão reflete um estado de dependência e apego excessivo. É o sentimento agonizante de se sentir incompleto, inseguro e sem uma base. A solidão emana da tendência intrínseca normal da mente para a cisão excessiva, ou seja, *Prajna-aparadha*.

As manifestações de inveja inconsciente e de ganância consciente na vida do dia a dia podem ser as expressões mais comuns de solidão. Elas são as articulações emocionais de um sentimento de ausência, sentimentos que podem ser mitigados por esforços em direção à cobiça. Por conseguinte, a solidão resulta na busca febril de se agarrar a pessoas e da aquisição de objetos materiais inanimados. É o sentimento de que a vida é uma emergência que necessita de uma ação imediata.

A inveja é mais nuclear e maligna do que a ganância. Ela surge de fontes profundamente inconscientes. Está radicada em processos de cisão que alimentam a experiência dualisticamente impulsionada em todos os níveis. A inveja primária, uma força inerente dentro da natureza humana, caminha de mãos dadas com *Prajna-aparadha*, o seu estado mental experiencial. A sua meta é prejudicar o que é sentido como sendo excessivamente bom e ideal, porém inatingível. A inveja é a fonte mais profunda de agravação em todos os níveis experienciais; o dano causado ao objeto invejado faz com que o invejoso se sinta traumatizado. A *identificação projetiva* é o mecanismo inconsciente que a mente emprega para controlar agressivamente elementos conflitantes dentro de si mesma. Isso envolve tipicamente projetá-los para fora, para longe do eu experimentado, por assim dizer. Isso constitui uma tentativa patológica de agravar todas as fontes que instigam a inveja e o desejo. A *identificação projetiva* torna-se, em última análise, autodestrutiva e causa uma autoerosão, a qual, por sua vez, conduz a estados de fragmentação e isolamento. A ganância, em contrapartida, é mais semelhante a sentimentos relacionados com o ciúme. A ganância é mais benigna do que a inveja. Ela se caracteriza por sentimentos perturbadores de inquietação torturante, de nunca ter o bastante. O ciúme é um sentimento exaltado de desapontamento e exclusão. O ciúme, ao contrário da inveja, se baseia em sentimentos mais amorosos e carinhosos.

O estado de solidão dolorosa não raro é acompanhado por opiniões que são excessivamente dirigidas para pessoas e objetos fora do eu. Isso se reflete nas tentativas frequentemente observadas da pessoa solitária de se comportar como se todas as suas necessidades pudessem e devessem ser satisfeitas somente por aquilo que vem do ambiente externo em vez de recursos mais internos.

Como a solidão é um sentimento de estar isolado, desligado, inseguro, alienado e vazio, a defesa natural de se apegar e se agarrar é automaticamente evocada. Ela é sentida como uma série interminável de configurações repetitivas e temporárias do eu apegando-se a outra pessoa ou, por exemplo, agarrando-se a bens inanimados como dinheiro, propriedades, *video games*, brinquedos, poder ou a uma ideologia que não é mais vital e adaptativa. Os extremos clínicos do isolamento esquizoide e da expansividade maníaca também refletem estados interiores de um vazio percebido. Os apegos temporários a objetos materiais são tentativas de negar sentimentos de solidão e de incompletude, e de restaurar um sentimento de totalidade. Eles se revelam inúteis a longo prazo. Isso, em última análise, conduz a um colapso adaptativo.

Isolamento

O isolamento (*Kevalam, Kaivalya*) é diferente da solidão. O isolamento é encarado na perspectiva *BioPsicoEspiritual* como um estado mental saudável caracterizado por sentimentos de confiança, segurança e completude relativa. Uma bela exposição disso é encontrada no *Kaivalya Upanishad* dentro do *Atharva-Veda* (Whitney e Lanman, 1996).

A psicoterapia eficaz, como compreendida nessa perspectiva, cria condições pelas quais os processos de cisão do paciente diminuem e a sua autointegração é aumentada. Os sentimentos de solidão são reestruturados e uma maior sensação de bem-estar do eu com o eu se estabelece. Isso acarreta uma aceitação brutalmente clara de si mesmo no momento presente, no "agora" do presente experiencial. A partir da perspectiva existencial e também da budista, isso significa a aceitação autêntica da experiência de existir no aqui e agora da realização emergente de estar essencialmente livre e sozinho, "por conta própria" por assim dizer, dentro da vastidão da existência. É colocar o silêncio de volta na própria experiência.

Sozinho neste sentido inclui estar relacionado com os outros, porém não emocionalmente amalgamado. Esse estado de *interdependência* pode parecer paradoxal, já que descreve a pessoa vivenciando o próprio ser em simultaneidade: tanto como uma individualidade isolada quanto como parte integrante da sua família e contexto social. O isolamento interdependente saudável é, na realidade, um estado psicológico de *silêncio comunicativo interior*.

Sem dúvida, essa visão do isolamento se manifesta de maneiras muito diferentes em cada idade cronológica e em diferentes estágios de desenvolvimento. Graus de isolamento sadio podem estar presentes nas crianças saudáveis que brincam tanto sozinhas quanto na presença dos pais que cuidam dela. No entanto, é somente na vida adulta madura que a plenitude desse isolamento pode florescer de uma maneira mais consciente.

A PERSPECTIVA *BIOPSICOESPIRITUAL* NA PRÁTICA CLÍNICA

A perspectiva *BioPsicoEspiritual* abarca uma abrangente cultura teórica que se traduz na ação prática (*abhyasa*) de muitas maneiras. Uma das suas principais aplicações é na prática psicoterapêutica. A psicoterapia de qualidade pode ser considerada um *sadhana*, um veículo que conduz ao autodesenvolvimento e à autorrealização. A implementação prática das suas proposições, valores e metas pode ser chamada de *práxis* do tratamento eficaz. Práxis neste caso designa várias características: uma interação terapêutica que não segue um plano preconcebido, uma deliberação ponderada em um contexto situacional configurado por um íntimo diálogo interpessoal, e uma produção de ideias criativas que emergem dentro de uma experiência vivida. Tanto o terapeuta quanto o cliente/paciente participam dessa práxis de "ação — reflexão — ação" de diferentes maneiras.

Como a ação (*karma*) é uma atividade poderosa, especialmente para o iniciador de um processo interpessoal desse tipo, é importante compreender o conceito de *naish-karmya-karman*. Ele designa a formulação de intenções terapêuticas e das suas ações implementadas de uma maneira que é menos controladora, manipulativa e interferente. Ele enfatiza o ideal da "transcendência da ação", ou seja, um compartilhamento empático e compassivo da orientação para benefício do outro com o mínimo possível de diretivas.

As raízes dessa interação terapêutica recuam vários milhares de anos e podem ser encontradas nos métodos que os antigos sábios usavam no período *upanishádico* (c. 600 a.C.) na antiga Índia. *Upanishad* significa literalmente "sentar perto de". Esse diálogo profundamente interpessoal caracterizava a proximidade física, mental e baseada na consciência que o guru/professor/terapeuta/guia criava conjuntamente no relacionamento com o discípulo/cliente/paciente. No século XXI, a psicoterapia de qualidade usando o modelo *BioPsicoEspiritual* possui essa conotação de um diálogo compartilhado.

A psicoterapia de qualidade é uma terapia clínica, psicologicamente prática, que é próxima da experiência. Na área de atuação das técnicas de meditação orientais, ela pode ser chamada de *sadhana*, um método para o autodesenvolvimento. Por analogia (*upamana*), esse *sadhana* remonta aos *Upanishads* (c. 600 a.C.) e às suas antigas técnicas consagradas pelo tempo. Estas incluem um diálogo individualizado, profundamente interpessoal, que gera um calor motivacional (*tapas*). Um *vedi*, um altar de fogo psicológico, é estabelecido como um processo dentro do qual a mudança é criada tanto analítica quanto sinteticamente. No calor dessa chama, existe uma ênfase articulada no metabolismo (*Agni*) do *Tanmatras*, a matéria primordial, ou seja, a audição experiencial, o tato emocional, a visão perspicaz, e o paladar e o olfato emocionais. Uma turnê íntima e guiada que ajuda a desenvolver a experiência discriminatória (*viveka*) do eu e do eu em relacionamento com os outros é criada e testemunhada por ambos os participantes.

Esse tipo de psicoterapia de qualidade promove condições que demonstram um método de realidade consciente. Não se trata de uma instrução diretiva. A psicoterapia de qualidade resulta na aquisição de habilidades de autoestudo no mundo real por intermédio de uma espécie de meditação mútua. Pouco a pouco, com o tempo, múltiplas camadas das superposições (*adhyasa*) dos *samskaras*, hábitos e erros de percepção, são dissolvidas. Vários graus de *darshana*, a experiência do discernimento, então emergem.

A perspectiva *BioPsicoEspiritual* atribui um forte peso ao cultivo das qualidades da responsabilidade, da liderança e da autodiretiva. Os pacientes ou clientes que escolhem participar de psicoterapias têm uma melhor chance de sucesso se a escolha for voluntária, intencional, conscientemente planejada e motivada. A decisão de trabalhar o eu precisa envolver uma série recorrente de escolhas experienciais de momento a momento.

A perspectiva *BioPsicoEspiritual* enfatiza habilidades terapêuticas engenhosas e criativas. A pessoa e função do terapeuta é encarada como um "instrumento terapêutico humanizado".

"Humanizado" neste caso significa empático e compassivo. "Instrumento" implica precisão e capacidade em técnicas aplicadas esmeradas e eficazes de diagnóstico e tratamento. O terapeuta é o instrumento humanizado que — por meio da empatia e da compaixão — em conjunto com o paciente, promove uma mudança pessoal significativa. A ênfase excessiva no diagnóstico é evitada. Uma visão bem mais vasta vai além das classificações convencionais. Ela posiciona o paciente no plano mais amplo das coisas para que todas as intervenções permaneçam o mais equilibradas possível.

Com essa mentalidade, pontos de vista errôneos que reduzem e marginalizam os pacientes, encarando-os meramente como uma série de mensurações, diagnósticos ou estruturas de neurotransmissores desequilibrados, são evitados. O terapeuta também precisa estar consciente da tendência natural de intelectualizar excessivamente o envolvimento terapêutico. A intelectualização exagerada sempre indica processos de cisão excessivos, que degradam o entendimento e perturbam o fluxo do momento terapêutico.

Esse conceito de equilíbrio contém duas ênfases técnicas: (1) uma abordagem de tratamento cuidadosamente racional que é devidamente abrangente e não é unilateral em nenhuma direção e (2) uma percepção de momento a momento da singularidade essencial e em constante transformação do indivíduo. Isso designa literalmente "estar com o paciente" em todos os níveis — físico, emocional, cognitivo e existencial. Significa estar presente e disponível para o sofrimento do paciente.

A técnica psicoterapêutica se empenha em examinar e induzir uma reestruturação da *percepção* do paciente do *significado* e da sua própria experiência. Todos os níveis de comunicação — desde o que estão na superfície racional às suas bases pré-conscientes e inconscientes — são seletivamente abordados. Como as ideias interpretativas da pessoa surgem automaticamente a partir de valores e crenças implícitos, entre alguns exemplos disso estão a maneira como a pessoa vive a vida e o seu significado, o mundo à sua volta, a família, a experiência na escola, o emprego/ocupação/carreira, ganhar dinheiro, bem como as decisões a respeito do que manter, comprar e possuir, e estar ou não com os outros e de que maneira.

DIRETRIZES TERAPÊUTICAS

Diretrizes terapêuticas flexíveis e dinâmicas respaldam a estrutura da técnica *BioPsicoEspiritual*. Uma abordagem rígida e padronizada como um manual ou livro de receitas é desvantajosa neste caso.

A posição e a técnica psicológicas do terapeuta se caracterizam por vários importantes fatores, que são descritos a seguir:

1. Uma presença autêntica consciencios a e receptiva. A abordagem *BioPsicoEspiritual* requer que cada encontro terapêutico receba um tempo adequado desprovido de pressão. A atenção perspicaz e o ouvir sensível do terapeuta fornece uma estrutura ao redor de cada sessão. Isso inclui o reconhecimento manifesto dos pensamentos e sentimentos negativos e perturbadores sem nenhuma tentativa de dispersá-los. Explorar a sensibilidade terapêutica da pessoa e uma qualidade apropriada de humor natural e espontâneo são fundamentais para isso.
2. A ausência da memória e do desejo. Isso significa minimizar os sentimentos de querer, esperar e desejar que algo *específico* deva acontecer. Essa atitude altamente concentrada, direcionada e expectante corta as raízes que fixam o envolvimento terapêutico ativo que nasce dentro do momento experiencial atual. Na perspectiva *BioPsicoEspiritual*, é somente no momento presente — o testemunhar da experiência — que as ideias e a mudança podem emergir de uma maneira ideal.
3. O ouvir silencioso e receptivo do terapeuta; e uma voz terapêutica. O papel do silêncio terapêutico sensivelmente mensurado é uma característica essencial da psicoterapia. Além disso, quando outros veículos comunicacionais são utilizados, por exemplo, a expressão facial, o gesto e a linguagem, a forma como são apresentados pode causar um forte impacto terapêutico. O tom, a melodia, a prosódia e a inflexão da voz conduzem muitas mensagens não conscientes, de modo que o seu papel na troca de informações requer uma cuidadosa atenção.
4. A presença da empatia e da compaixão. Essa receptividade e expressividade implica interesse. Ela promove a compreensibilidade emergente, que atua para gradualmente organizar e coordenar as mensagens aparentemente incongruentes do paciente em realizações significativas. Entender — alcançar níveis

progressivamente emergentes de *compreensibilidade* — em vez de usar outras intervenções incisivamente didáticas é o primeiro mecanismo que promove a mudança. O uso da tranquilização irrefletida, especialmente quando ela atua para negar e não para enfrentar importantes questões de negatividade e outras áreas problemáticas, é particularmente improdutivo. O entendimento alcançado por meio da empatia e da compaixão reestrutura o sofrimento e ativa uma tendência subliminar de esperança. Dessa maneira, a inveja inconsciente começa então a passar por um amadurecimento saudável. A bondade experimentada se expressa no surgimento de atitudes de interesse e na exibição de prestimosidade tanto para com o eu quanto para os outros.

5. A identificação dos processos conscientes e inconscientes do terapeuta e do paciente desenvolvidos em colaboração, o que inclui uma contínua discussão tanto de sentimentos subliminais inatos quanto de padrões de pensamento rotineiros. Esse esforço colaborativo é um compartilhamento, o qual é um delicado equilíbrio entre a ação e a reflexão. O conceito do *karma* como ação implica evitar o controle vigoroso e a interferência desnecessária. O segredo é a percepção especial de todos os aspectos sutis do inconsciente.
6. Atenção adequada ao corpo físico — a sua constituição, necessidades, pontos fortes e pontos fracos.
7. Respeito por um grau de silêncio terapêutico.

As técnicas que acabam de ser descritas criam condições para o crescimento, amadurecimento e desenvolvimento da autopercepção. É particularmente importante ressaltar que nessa metodologia o terapeuta se relaciona com o paciente de uma maneira psicológica e espiritual profundamente íntima. Ela é principalmente realizada pelo foco do terapeuta na empatia, na compaixão e na configuração da compreensibilidade. Ela é minimamente diretiva e, de um modo geral, evita o uso de técnicas como, por exemplo, afirmações positivas e tarefas para serem feitas em casa.

O terapeuta compartilha com o paciente as habilidades que promovem naturalmente a observação tolerante e o testemunhar experiencial. Não existe nenhuma instrução para que o paciente descarte qualquer pensamento ou sentimento como, por exemplo, com uma forte palavra de ação como "pare" ou "basta". Além disso, não ocorrem sugestões para que ele use pensamentos ou sentimentos substitutos como afirmações inspiradoras. Na realidade, os mestres da meditação, quando dão ao aspirante um *mantra* concreto para ser usado como uma ferramenta sobre a qual basear inicialmente uma prática meditativa, com frequência usam um termo sem sentido ou apenas uma palavra com um som singular a fim de minimizar um possível conteúdo concreto, diretivo ou perturbador.

O fato de o cliente ser instruído a descartar ativamente a experiência na realidade atua para aumentar os mecanismos defensivos, os quais então, de uma maneira artificial e ineficaz, tentam negar algum evento mental percebido. A "terapia lógica" e técnicas psicoeducacionais entram em contato e utilizam os aspectos conscientes e racionais da capacidade da mente de conduzir a si mesma. A utilização inadequada de escolhas aparentemente conscientes e racionais defendidas nessas terapias, contudo, deixa de levar em conta que a maior parte do funcionamento mental é inconsciente. Grande parte dele, além disso, está constituído de maneiras quase impermeavelmente imperscrutáveis (e muito menos controláveis). Na verdade, as dimensões inconscientes da mente se comportam como entidades perigosas. O escopo delas é muito mais vasto do que as características da percepção conscientemente acessíveis. Elas possuem uma amplitude e poder consideravelmente maiores sobre os pensamentos, sentimentos e comportamentos do dia a dia. Por conseguinte, as tentativas de guiar racionalmente a profundamente complexa autonomia da mente estão repletas de um fracasso inevitável. Qualquer terapeuta ou cliente que recorra a essas metodologias podem estar motivados pelas ameaças ou desafios percebidos que atacam perpetuamente a identidade percebida da pessoa como um ser consciente e racional que deseja estar no controle.

Esforçar-se para manter um autocontrole percebido tão precário é, em si, conflitante. Reflete o estado verdadeiro de um eu que na realidade não está no controle. É somente quando a pessoa reconhece que está impotente que o verdadeiro trabalho pode começar. Depois desse reconhecimento, emerge a entrega (*prapatti*) ao poder inexorável das complexidades da existência humana.

Embora a perspectiva *BioPsicoEspiritual* reconheça plenamente a capacidade de a pessoa mudar, ela reconhece devidamente a enormidade desse empreendimento. Ela orienta que mais do que uma pequena quantidade de humildade, até mesmo de entrega, seja considerada como um pré-requisito da mudança. Em outras palavras, é melhor que a pessoa enfrente, de uma maneira delicada, porém firme, a ilusão de ter que estar no absoluto controle. A maneira de lidar com as questões relacionadas com o controle é suavizá-las e reestruturá-las para que elas possam ser experimentadas mais na forma de habilidades de autogerenciamento e como diretivas de auto-orientação.

A meditação e a psicoterapia eficazes incentivam a reflexão, a observação e o testemunhar experiencial (*sakshin*). As diretivas e o controle desnecessários são minimizados. A ênfase é no autodesenvolvimento no contexto do equilíbrio e da neutralidade estável no funcionamento mental, o que é um desafio difícil e demorado. Não existem atalhos. A dedicação é fundamental. A motivação mútua precisa ser continuamente gerada, porque somente assim o calor interior (*tapas*) que foi desprendido continuará a impulsionar o processo para a frente. No entanto, ambos precisam ser capazes de ter acesso a uma perspectiva natural e espontânea, até mesmo infantil. A ideia de estar genuinamente presente no momento experiencial é uma importante característica do caminho dessa iniciativa.

Além disso, abraçar dessa maneira o sofrimento o reconhece como uma das principais oportunidades da vida de descobrir significados que estavam anteriormente em gestação. O estreito exame dos sentimentos e pensamentos, bem como do seu significado, pode, em última análise, conduzir a uma maior regulação do afeto e a um modo de pensar mais claro e menos indisciplinado. Com o tempo, esse processo também traz à tona a articulação de visões alternativas de questões, conflitos, problemas anteriormente não reconhecidos, bem como o desenvolvimento de habilidades e estratégias adaptativas. O seu exame ao longo do tempo é fundamental. A saúde mental está refletida nas atitudes de admiração, apreciação e gratidão. Estas, por sua vez, estão refletidas nos comportamentos marcados pela prestimosidade, tanto consigo mesmo quanto com os outros. A mente, portanto, recebe a oportunidade de se firmar e se reajustar em direção ao equilíbrio e à estabilidade (*samatva*).

O material adequado para a discussão terapêutica é qualquer coisa que o paciente possa apresentar, até mesmo com a sua ostensiva ausência. O aparentemente mundano é o papel de presente, por assim dizer, dentro do qual a pessoa descobre o sublime. Na realidade, tanto as mensagens óbvias do paciente quanto os seus "presentes" ocultos são sublimemente significativos.

Os elementos que o paciente apresenta são normalmente descrições das suas experiências do dia a dia com uma referência particular a relacionamentos interpessoais importantes. Conflitos e problemas emocionais e comportamentais penosos de vários tipos se revelam. No entanto, para o terapeuta experiente e psicodinamicamente treinado, o fenômeno da "transferência" é a chave para identificar e fazer uma interpretação cuidadosa. A transferência designa o conceito que toda a apresentação do paciente, de alguma maneira quase inescrutável, recria por meio de mecanismos inconscientes as experiências do início da infância e da infância propriamente dita com pessoas importantes, particularmente com a mãe. As "fantasias inconscientes" ou cenários que contêm conflitos e dilemas não resolvidos que encerram esse conteúdo inconsciente são transferidos para o relacionamento com o terapeuta. Eles são portanto representados no relacionamento terapêutico para que possam ser reconhecidos e gradualmente superados. Um esboço adicional do conceito da transferência e do seu papel crucial no tratamento eficaz está além do escopo deste capítulo.

Por meio desta abordagem, o terapeuta oferece ao parceiro terapêutico uma amostra perceptual da beleza e do poder do isolamento seguro. Na medida em que essa psicoterapia *BioPsicoEspiritual* é eficaz, esse despertar atua para engendrar uma autonomia, que é impulsionada por um reconhecimento de completude e plenitude pessoais que emerge gradualmente.

Embora as aflições inevitáveis da vida não desapareçam inteiramente, elas são vivenciadas como mais manejáveis. Uma serenidade mental recém-encontrada acompanha graus mais elevados de autorregulação e do controle do impulso. Essa experiência de estabilidade interna torna-se reforçadora e, por conseguinte, permite que as atividades da vida do dia a dia adquiram uma maior significabilidade. A *inteligência adaptativa* é ativada, o que então acentua a *engenhosidade instintiva*, a capacidade de reagir adaptativamente à mudança na vida do dia a dia de maneiras bem-sucedidas e que favoreçam a saúde.

Cada criança, adolescente e adulto personaliza então esse aumento na qualidade do significado *percebido* de várias maneiras concretas (Ninivaggi, 2005c). Indícios disso podem ser vistos, por exemplo, em um sorriso, no que em termos comuns é chamado de comportamento bom e cooperativo, e, por extensão, em outras maneiras mais sutis que, por sua vez, refletem um senso revigorante de significado, esperança, e também de um pouquinho mais de gratidão e de prestimosidade para com os outros.

CONCLUSÃO

A perspectiva *BioPsicoEspiritual* é uma tentativa de descobrir a comensurabilidade ou consonância entre a ciência moderna e a espiritualidade. Uma gama de paradigmas com base científica ao longo dos dois últimos milênios no Ocidente formularam questões e problemas clínicos, forneceram uma linguagem científica e determinaram o que constituem soluções válidas. As alegações de veracidade com relação ao que é fato científico, de acordo com a escola positivista lógica, se baseiam na objetividade percebida resultante da experimentação que usa o método hipotético-dedutivo. Em consequência disso, considera-se que esse método descubra fatos baseados em evidências que são reproduzíveis e, portanto, possuem valor preditivo. De um modo geral, esse continua a ser o paradigma atualmente aceito nos círculos científicos dos dias de hoje.

A perspectiva *BioPsicoEspiritual* introduz outro léxico. Ele consiste em linguagem, leis e ideias de gerações de buscadores da verdade, especialmente daqueles provenientes de tradições humanísticas, filosóficas e espirituais da civilização. A cultura humana atual chegou a um ponto no qual existem simultaneamente múltiplos paradigmas e léxicos que tentam explicar e entender a realidade. Ao reconhecer e se basear nesse escopo e base de conhecimento expandidos, a nossa compreensão de sabedoria nesse ambiente com contexto específico tem a capacidade de fortalecer singularmente a nossa compreensão da realidade com um potencial inexplorado.

Uma importante premissa da perspectiva *BioPsicoEspiritual* tem sido o exame dos impulsos criativos e sintéticos dentro da natureza humana. O que hoje reconhecemos como o potencial para a autopercepção da nossa natureza e para a autointegração dentro dela, se for conscientemente desenvolvido com empatia e com compaixão, poderá ser um veículo essencial em direção ao cultivo da consciência e da melhora da qualidade de vida. Uma vez que a inveja inconsciente em todas as suas aparências é reconhecida, pelo menos em parte, a sua mitigação gradual pode revelar uma variedade de atitudes recém-descobertas, especialmente a admiração, apreciação, gratidão e prestimosidade. Estas são pessoalmente reparadoras e também estendem benefícios para os outros. A significabilidade cresce mais como uma experiência vivida na vida do dia a dia. A mente torna-se mais capaz de repousar na serenidade (*samatva*). O silêncio restaurador é restabelecido. A qualidade de vida e a bondade vivida caminham de mãos dadas.

Epílogo

A principal meta deste livro foi apresentar os elementos do Ayurveda e as suas práticas para um público ocidental contemporâneo em uma forma o mais original possível. O autor dá a entender que o termo "original" implica uma participação do espírito histórico autêntico das tradições ayurvédicas e a concepção moderna da maneira pela qual os seus adeptos dos dias de hoje o compreendem e implementam. O leitor ocidental moderno poderá questionar se o Ayurveda, a Medicina Indiana Tradicional, tem características arcaicas, dogmáticas, rígidas e estáticas que permanecem fora ou são até mesmo impermeáveis à esfera da investigação científica, que compreende uma parte tão grande da tecnomedicina ocidental.

Na sua análise favorável de *An Elementary Textbook of Ayurveda: Medicine with a Six Thousand Year Old Tradition*, Andrew Stoll, M.D., diretor do laboratório de pesquisas de psicofarmacologia do McLean Hospital, instituição afiliada de Harvard, levantou a seguinte questão: existem avanços modernos e novas pesquisas dentro do Ayurveda? Ele declarou com otimismo que tinha esperança de que este livro inspirasse outras pessoas "a estruturar e realizar pesquisas científicas para confirmar ou refutar a utilidade dos tratamentos ayurvédicos" (Stoll, 2002).

Como foi descrito no Capítulo 1, a tradição afirma que o Ayurveda foi recebido integralmente pelos antigos sábios há milhares de anos. Isso sugere uma "revelação" com autenticidade primordial e com completude essencial. Longe de condensar o Ayurveda em um sistema fechado, o espírito do Ayurveda induziu os seus adeptos a desenvolver e expandir ativamente a sua amplitude prática. Embora possa ser verdade que o *corpus* permaneceu relativamente constante como foi codificado nas obras de Charaka, Sushruta e Vagbhata, também é verdade que os últimos 20 anos viram a proliferação de um número de pesquisas científicas revisadas por especialistas maior do que nunca.

Embora um exame abrangente desses estudos esteja além do escopo deste epílogo, alguns trabalhos representativos incluem o seguinte. Os papéis das mudanças hormonais, o estresse e a meditação ayurvedicamente orientada demonstraram constatações positivas e benéficas (*Journal of Behavioral Medicine* 15 (4): 327-341, 1992). Um dos primeiros trabalhos sobre ervas ayurvédicas e culturas celulares de neuroblastoma murino mostraram-se promissoras nos tratamentos de câncer (*Neuropharmacology* 31:599-607, 1992). Melhoras nos fatores de risco cardiovasculares produzidos por meio de tratamentos *Panchakarma* ayurvédicos têm apresentado resultados positivos (*Journal of Research and Education in Indian Medicine* 12(4):2-13, 1993). O *Journal of Ethnopharmacology*, janeiro de 2007, dedicou recentemente uma grande seção a plantas medicinais indianas como uma fonte de agentes antimicobacterianos. Isso representa uma grande promessa para o tratamento da tuberculose e do HIV. Uma discussão abrangente de abordagens integradas de avanços modernos de drogas derivados do Ayurveda está detalhada no *Journal of Ethnopharmacology*, 2006, Volume 103, pp. 25-35. Há séculos os princípios do Ayurveda também são usados na agricultura. O interesse renovado e as investigações de pesquisas atuais surgiram com a publicação de um texto que, segundo se acredita, foi escrito entre os séculos VII e X d.C. (Sadhale, N. [tradutor]. 1996. *Surapala's Vrikshayurveda, The Science of Plant Life*. Secunderbad, Índia: Asian Agri-History Foundation). Um importante compêndio *Scientific Basis for Ayurvedic Therapies*, organizado por L.C. Mishra (2004), introduz o trabalho de um vasto número de médicos e pesquisadores ocidentais e indianos que usam a metodologia científica convencional; por conseguinte, ele é uma adição de peso à base de práticas ayurvédicas alicerçadas em evidências.

Yamini Tripathi, Ph.D., Professor e Chefe do Departamento de Química Medicinal do Instituto de Ciências Médicas, Banaras Hindu University em Varanasi, Índia, trabalhou amplamente com plantas ayurvédicas durante mais de 22 anos. O seu trabalho envolve a biotecnologia fitoterápica e a estandardização cientificamente reconhecida das substâncias fitoterápicas usadas no Ayurveda. A sua pesquisa produziu patentes de drogas (2002) para a prevenção de riscos de radiação e carcinomas. Parte do seu trabalho atual foi examinada na publicação ayurvédica *Elements*, vol. 2, nº 1, 2004 (ISSN#1557--0592).

Rajendra Badgaiyan, M.D., professor-assistente de Radiologia da Escola de Medicina de Harvard e Neurocientista Associado do Massachusetts General Hospital em Boston, publicou um grande número de obras sobre a interface entre a consciência e o processamento do cérebro usando uma variedade de técnicas de imagiologia e incluindo potenciais relacionados com eventos (ERPs) e a tomografia por emissão de pósitrons

(PET) (*International Journal of Psychophysiology* 55:257-62, 2005; *Human Brain Mapping* (10:197-203, 2000).

Uma nova classe do que parece ser um novo sistema de neurotransmissor endógeno, o endocanabinoide, foi apenas recentemente descoberta. Um dos principais ligantes baseados em células é o N-araquidonil-etanolamina. A utilização medicinal e psicotrópica da *Cannabis* ou maconha tem uma longa história no Oriente. Curiosamente, o ligante do próprio corpo foi chamado de *anandamida,* que deriva da palavra hindu *Ananda* que significa bem-aventurança ou felicidade. Foi constatado que as anandamidas reduzem a pressão intraocular, diminuem o nível de atividade e aliviam a dor. Uma elevada concentração no tálamo sugere um relacionamento com a ansiedade, o medo e outros estados emocionais (Siegel, Albers, Brady e Price, 2006). A medicina baseada em evidências está agora revelando os detalhes científicos das práticas tradicionais.

Em 1998, o governo dos Estados Unidos criou o National Center for Complementary Medicine and Alternative Medicine (NCCAM) dentro do National Institutes of Health (NIH). Muitas experiências clínicas com base científica no NIH e instituições de pesquisas acadêmicas estão atualmente investigando os possíveis benefícios de ervas e também de outras práticas. Além de promover a pesquisa científica, o NCCAM treina pesquisadores da medicina complementar e alternativa, dissemina informações oportunas e precisas, e apoia a integração de terapias complementares comprovadas.

Uma nova geração de adeptos da medicina ayurvédica, muitos com treinamento ocidental em metodologias científicas convencionais, surgiu tanto na Índia quanto nos Estados Unidos. O Ayurveda permanece como um corpo vivo de conhecimento, teoria, tratamento e manutenção da saúde. Considera-se que ele esteja evoluindo e reagindo adaptativamente às exigências da medicina baseada em evidências; neste momento da história, o Ayurveda é uma ciência em um contexto de descoberta. Isso acrescenta veracidade contemporânea à sua justificativa apropriada de uma ciência de vida, de sabedoria de vida.

Apêndice 1
Cronologia da Tradição Ayurvédica Oral e Escrita

Estas obras têm apenas datas de origem aproximadas e muitas não estão disponíveis em uma tradução inglesa.

Pré-1000 a.C.: Os *rishis* védicos recebem e transmitem a concepção ayurvédica como uma tradição oral que somente mais tarde se torna explicitamente codificada nos quatro textos védicos, *Rig-Veda, Sama-Veda,Yajur-Veda,* e especialmente no *Atharva-Veda.*

c. 760 a.C.: *Charaka Samhita* de Charaka. Este é o texto axiomático, fundamental, de escopo mais amplo, que delineia a medicina ayurvédica.

c. 660 a.C.: *Sushruta Samhita* de Sushruta. Este é o texto médico fundamental seguinte, mas com uma forte ênfase na estrutura, no funcionamento e no tratamento do tecido sanguíneo e na cirurgia.

c. 100 d.C.:Textos de Nāgārjuna sobre a Matéria Médica com contribuições originais de iatroquímica, a preparação medicinal de minerais.

c. século VII: *Asthanga Sagraha* e *Asthanga Hridaya* de Vagbhata de Sind: textos que são um resumo das obras anteriores de Charaka e Sushruta.

c. 1331: *Madhava Nidana* de Madhava (Vidyaraya) de Kishkindha, sul da Índia. Este é o texto mais abrangente que delineia o diagnóstico ayurvédico e a classificação da doença.

c. século XIV: *Sarangadhara Samhita*. Diagnóstico do pulso ayurvédico apresentado detalhadamente.

c. 1483: *Rasapradipa* por Vashaldeva. Este texto descreve o uso medicinal das preparações de mercúrio purificado.

c. 1495: *Rasamrita* por Pandit Vaidya Kendra. Esta obra descreve a farmacologia de substâncias medicinais minerais e metálicas.

c. 1550: *Bhavaprakasha* por Bhava Mishra de Madra Desha perto de Benares no noroeste da Índia. Este é considerado o resumo mais importante do escopo de todos os medicamentos ayurvédicos até esta data com uma atenção especial às inovações de tratamentos dietéticos e de rejuvenescedores.

c. 1633: *Yogaratnakara* por Nayanashekara, a sacerdote jainista. Este texto elabora a arte de combinar preparados medicinais.

c. 1734: *Ayurveda Prakasha* por Madhava de Benares. Esta é uma obra sobre a Matéria Médica.

c. 1751: *Yogatarangini* por Trimulla Bhatta: nosologia da Matéria Médica ayurvédica.

c. 1794: *Jvaraparajaya* por Jayaravi: obra sobre a natureza da febre.

c. 1859: *Hastamalka* por Bavabhai. Esta é uma consideração atualizada sobre a preparação de preparados medicinais à base de minerais.

c. 1867: *Nighantaratnakara* por Vishnu Vasudeva Godbole. O corpo desta obra constitui notas adicionais sobre a medicina e a farmacologia ayurvédica.

Apêndice 2

Doenças Causadas pelos *Doshas*

Distúrbios causados por *Vata*

1. *Aksepaka* (convulsão clônica)
2. *Aksibheda* (dor nos olhos)
3. *Aksisula* (dor opressiva nos olhos)
4. *Aksivyudasa* (ptose do globo ocular)
5. *Anavasthitacittatva* (distúrbio e agitação mental)
6. *Arasajnata* (anomalia do paladar)
7. *Ardita* (paralisia facial)
8. *Asabdasravana* (zumbido no ouvido e perda parcial da audição)
9. *Asvapna* ou *Asapna* (insônia)
10. *Atipralapa* (delírio)
11. *Badhirya* (surdez)
12. *Bahusosa* (atrofia do braço)
13. *Bhrama* (tontura ou vertigem)
14. *Bhruvyudasa* (ptose da sobrancelha)
15. *Dandaka* (convulsão tônica)
16. *Dantabheda* (dor de dente ou perda de dente)
17. *Dantasathilya* (dentes frouxos)
18. *Ekangaroga* (monoplegia)
19. *Ghrananasa* (anomalia do olfato)
20. *Gridhrasi* (ciática)
21. *Grivastambha* (rigidez do pescoço)

22. *Gudabhramsa* (prolapso do reto)
23. *Gudarti* (tenesmo ou ulceração retal)
24. *Gulphagraha* (tornozelo rígido ou dolorido)
25. *Hanubheda* (dor nas articulações, deslocamento de ossos da face)
26. *Hikka* (soluço)
27. *Hriddrava* (taquicardia)
28. *Hrinmoha* (bradicardia)
29. *Janubheda* (pernas arqueadas)
30. *Januvislesa* (*genu valgum*)
31. *Jirmbha* (bocejo)
32. *Kanthoddhvamsa* (rouquidão)
33. *Karnasula* (dor de ouvido)
34. *Kasayasyata* (gosto Adstringente na boca)
35. *Kesabhumisphutana* (caspa ou ulcerações no couro cabeludo)
36. *Khanjatva* (distúrbio de deambulação)
37. *Kubjatva* (cifose)
38. *Lalatabheda* (dor ou fratura no osso frontal do crânio)
39. *Manyastambha* (torcicolo)
40. *Mukatva* (afasia)
41. *Mukhasosa* (boca seca)
42. *Nakhabheda* (unhas rachadas)
43. *Osthabheda* (dor nos lábios)
44. *Padabhramsa* (paralisia do nervo peroneal)
45. *Padasula* (dor no pé)
46. *Padasuptata* (entorpecimento do pé)
47. *Paksavadha* (hemiplegia)
48. *Pangulya* (paraplegia)
49. *Parsvavamarda* (dor no peito ou nos flancos)
50. *Pindikodvestana* (câimbras na panturrilha)
51. *Pristhagraha* (rigidez e dor nas costas)
52. *Rauksa Parusya* (secura e dureza)
53. *Sankhabheda* (fratura dolorosa no osso temporal do crânio)
54. *Sarvangaroga* (poliplegia)
55. *Sephastambha* (rigidez do pênis)
56. *Siroruk* (dor de cabeça)

57. *Sronibheda* ou *Conitabheda* (dor, possivelmente com sangramento, ao redor da cintura pélvica)
58. *Syavarunavabhasata* (pele vermelha e escura)
59. *Tama* (fadiga grave ou desmaio)
60. *Timira* (catarata)
61. *Trikagraha* (artrite da articulação sacroilíaca)
62. *Uccaihsriti* (difícil de ouvir)
63. *Udaravesta* (dor abdominal espasmódica)
64. *Udavarta* (disfunção peristáltica)
65. *Urusada* (dor e fraqueza na coxa)
66. *Urustambha* (rigidez, artrite ou paralisia da coxa)
67. *Vaksanga* (fala hesitante, gaguejante)
68. *Vaksastoda* (dor aguda no peito)
69. *Vaksa Uddharsa* (dor pesada no peito sentida como se vindo de dentro)
70. *Vaksa Uparodha* (anomalia do movimento torácico sentido como imposto pelo lado de fora)
71. *Vamanatva* (nanismo)
72. *Vanksananaha* (dor e tensão na virilha)
73. *Vartmasankoca* (inversão da pálpebra)
74. *Vartmastambha* (ptose ou paralisia da pálpebra)
75. *Vatakhuddata* (pés chatos e pé dolorido)
76. *Vidbheda* (diarreia)
77. *Vipadika* (rachaduras, ulcerações ou bolhas nos pés)
78. *Visada* (astenia)
79. *Vrisanaksepa* (dor ou hérnia no escroto)
80. *Yepathu* (tremor)

Distúrbios causados por *Pitta*

1. *Aksipaka* (conjuntivite)
2. *Amlaka* (eructação ácida)
3. *Amsadaha* (sensação de ardência nos ombros)
4. *Angagandha* (cheiro desagradável do corpo)
5. *Angavadarana* (dor forte ou ulcerações no corpo)
6. *Antardaha* (sensação de ardência no peito)
7. *Asyavipaka* (estomatite)
8. *Atisveda* (transpiração excessiva)

9. *Atripti* (incapacidade de se sentir saciado)
10. *Carmadalana* (coceira na pele)
11. *Daha* (sensação de ardência)
12. *Davathu* (sensação de ebulição)
13. *Dhumaka* (sensação de fúria)
14. *Galapaka* (faringite)
15. *Gudapaka* (proctite)
16. *Haridratva* (pele com coloração amarela)
17. *Haritaharida netra muttra varcastva* (coloração esverdeada e amarelada nos olhos, na urina e nas fezes)
18. *Haritatva* (coloração esverdeada na pele)
19. *Jivadana* (evacuação com sangue)
20. *Kaksa* (herpes ou abscessos na pele)
21. *Kamala* (icterícia)
22. *Lohitagandhasyata* (cheiro de sangue na boca)
23. *Mamsakleda* (distúrbio muscular)
24. *Medhrapaka* (inflamação do pênis)
25. *Nilika* (nevos azuis ou pretos na pele)
26. *Osa* (sensação exagerada de calor corporal)
27. *Plosa* (sensação de o corpo estar sendo chamuscado pelo fogo)
28. *Putimukhata* (halitose)
29. *Raktakostha* (urticária)
30. *Raktamandala* (vergões vermelhos)
31. *Raktapitta* (tendência para sangramento)
32. *Raktavisphota* (vesículas vermelhas)
33. *Sonitakleda* (distúrbio hematológico)
34. *Tamahpravesa* (delírio e desmaio)
35. *Tvagavadarana* (rachaduras na pele)
36. *Tvagdaha* (sensação de ardência na pele)
37. *Tiktasyata* (gosto Amargo na boca)
38. *Trisnadhikya* (sede excessiva)
39. *Usmadhikya* (elevação da temperatura)
40. *Vidaha* (sensação de ardência no peito)

Distúrbios causados por *Kapha*

1. *Alasya* (letargia)
2. *Apakti* (incapacidade de digerir o alimento)
3. *Atisthaulya* (obesidade)
4. *Balasada* (grave perda de força)
5. *Dhamanipraticaya* (endurecimento dos vasos)
6. *Galaganda* (bócio)
7. *Gurugatrata* (corpo pesado)
8. *Hridayopalepa* (acúmulo de fluido na região cardíaca)
9. *Kanthopalepa* (fleuma aderindo à garganta)
10. *Maladhikya* (excreção excessiva de resíduos do corpo)
11. *Mukhamadhurya* (gosto Doce na boca)
12. *Mukhasrava* (salivação)
13. *Nidradhikya* (excesso de sono)
14. *Sitagnitva* (supressão do poder digestivo e perda de apetite)
15. *Slesmodgirana* (expectoração mucosa)
16. *Staimitya* (timidez)
17. *Svetavabhasata* e *Svetamutranetravarcastva* (urina, olhos e fezes pálidas e esbranquiçadas)
18. *Tandra* (sonolência)
19. *Tripti* (sensação de saciedade sem ter comido nada)
20. *Udarda* (urticária ou erisipela)

Apêndice 3

Exemplos de Casos Clínicos

Segue-se uma amostragem representativa de alguns distúrbios comuns. As visões da medicina ocidental e as do Ayurveda são comparadas. Os tratamentos médicos convencionais da doença e as abordagens ayurvédicas que visam equilibrar os *doshas* agravados são apresentados. A perspectiva apresentada aqui é oferecer escolhas de tratamento e, talvez, estratégias de tratamento complementares mutuamente enriquecedoras. As manifestações de doenças são específicas em cada paciente. No Ayurveda, os princípios orientadores de avaliação e gerenciamento se apoiam na análise detalhada de *Vata, Pitta* e *Kapha*. A cuidadosa avaliação de *prakruti* (constituição individual) recebe uma atenção meticulosa. Nuanças das múltiplas qualidades e atributos dos *doshas*, bem como as circunstâncias específicas do momento, do estágio do ciclo de vida e as estações do ano desempenham um papel significativo no início e na manifestação do processo da doença, todos os quais causam um impacto na qualidade de vida do paciente. Uma abordagem racional a qualquer distúrbio incluiria um exame apropriado realizado por um médico qualificado a fim de garantir um diagnóstico e plano de tratamento corretos, e forneceria ao médico uma base racional para a seleção de escolhas de tratamento razoáveis. Os exemplos que se seguem de cuidados baseados no Ayurveda representam amplas apresentações clínicas, normalmente encontradas, e são submetidas, de uma maneira geral, apenas para sugerir diretrizes de gerenciamento geral. Terapias que são mais específicas precisam ser individualizadas pelo médico ou pelo praticante ayurvédico dependendo das manifestações particulares de um distúrbio quando ele surge em uma época particular na vida de um paciente. Uma importante questão terapêutica e diferença entre a medicina ocidental e as abordagens ayurvédicas é que o Ayurveda trata de tendências em desenvolvimento (desequilíbrios dos *doshas*) que, deixadas incontroladas, podem se transformar em distúrbios plenamente manifestados. Além disso, o Ayurveda sempre leva em consideração a pessoa *BioPsicoEspiritual* completa quando avalia e recomenda abordagens equilibradas. A natureza abrangente da avaliação e cuidados ayurvédicos que incorporam tanto os aspectos físicos quanto os psicológicos (*umada*) pode até mesmo ser encontrada em textos de Charaka com mais de 2 mil anos de idade (Haldipur, 1984, 1989).

TENSÃO PRÉ-MENSTRUAL

A síndrome ou tensão pré-menstrual (TPM) é um estado recorrente que afeta cerca de 35% das mulheres que menstruam com ocorrências de pico na faixa dos 30 e 40 anos. A apresentação clínica se manifesta entre 7 e 14 dias antes do início da menstruação. Embora os sinais e sintomas possam ser variados, os seguintes estão com frequência presentes: redução do nível de energia, irritabilidade, humor sensível, tensão, mal-estar geral, disforia, libido alterada, dor no seio, dor nas costas, inchaço abdominal e inchaço edematoso das mãos e tornozelos. Os mecanismos biológicos responsáveis pela TPM são complexos. Entre as principais características, contudo, estão níveis relativamente elevados de estrogênio e relativamente baixo de progesterona com um coeficiente aumentado do estrogênio com relação à progesterona; insuficiência do corpo lúteo com aumento dos níveis de prolactina; e possivelmente redução da função tireoidiana e níveis de cortisol elevados.

Embora a medicina ocidental reconheça a ocorrência dessa síndrome, não existe um consenso com relação a um tratamento formal e padronizado. Sintomas como a dor são tratados com medicamentos analgésicos, a depressão com antidepressivos e o edema com drogas antidiuréticas, por exemplo. O Ayurveda aborda o tratamento da TPM examinando primeiro a paciente individual para estabelecer a *prakruti* básica (tipo constitucional) e depois o *vikruti* (estado atual do desequilíbrio dos *doshas* dentro da *prakruti*). Embora os três *doshas* (*Vata, Pitta* e *Kapha*) possam estar agravados, *Vata* é geralmente o principal *dosha* afetado com *Pitta* e *Kapha* sendo secundariamente afetados.

Estratégias de tratamento lidam com cada *dosha*. *Kapha* geralmente é aumentado devido ao excesso de *Ama* (toxinas). Isso resulta em edema, preguiça e um nível mais baixo de energia. As recomendações dietéticas incluiriam uma dieta mais leve do que a média com abstenção de todos os alimentos frios e laticínios. Chá quente e grandes quantidades de gengibre tanto seco quanto fresco reduzem o excesso de *Kapha* e *Ama*. Isso, por sua vez, poderia reduzir os sinais e sintomas associados. Os aspectos de *Pitta* agravado da TPM aparecem como irritabilidade, humor sensível, sensações de calor, irritação da pele e fluxo menstrual irregular. Na medida em que essa pode ser a apresentação clínica dominante, o recomendado seria uma dieta anti-*Pitta* que excluísse carne, nozes, álcool, frutas ácidas, alimentos fermentados, temperos picantes, e incluísse alimentos mais refrescantes como pequenas quantidades de laticínios, *ghee*, hortaliças e saladas. Ervas como a aloé, a curcuma, o coentro, a erva-doce e o açafrão poderiam ser adicionadas aos alimentos. O aspecto *Vata* da TPM se manifesta como ansiedade, depressão, insônia, prisão de ventre e câimbras. À medida que esses sintomas predominassem, a dieta recomendada seria morna, moderadamente oleosa e regular, em oposição a leve ou pesada. Entre as ervas que equilibram *Vata* estão shatavari (*Asparagus racemosus*), canela, alcaçuz, assa-fétida e noz-moscada. *Abhyanga* (massagem de óleo) com óleo de gergelim morno é particularmente benéfico para apaziguar *Vata* agravado e reduzir a disforia e a agitação; o uso de compressas de óleo de rícino morno na região inferior do abdômen também pode trazer alívio.

TRANSTORNO DO DÉFICIT DE ATENÇÃO/HIPERATIVIDADE

O Transtorno do Déficit de Atenção/Hiperatividade (ADHD) é um distúrbio de comportamento perturbador que começa geralmente na infância antes dos 7 anos (Ninivaggi, 1999). A atenção e a concentração deficientes, a hiperatividade motora e a impulsividade caracterizam a sua apresentação. Habilidades organizacionais insatisfatórias, dificuldades acadêmicas, baixa autoestima e problemas de comportamento frequentemente acompanham essa constelação de sintomas e se manifestam tanto em casa quanto na escola. Até 5% da população em idade escolar é afetada, com uma preponderância de meninos. O ADHD geralmente ocorre em conjunção com outros distúrbios psiquiátricos e pode ser uma característica secundária de um problema primário ou pode disfarçá-lo como um importante distúrbio do humor ou experiência de estresse pós-traumático. Não existem causas médicas estabelecidas responsáveis por produzir esse problema. A psiquiatria o considera um diagnóstico clínico com uma variedade de etiologias contribuintes combinadas.

A medicina ocidental trata o ADHD com intervenções psicofarmacológicas e psicossociais combinadas. Com frequência, drogas psicoestimulantes, como o metilfenidato, a dextroanfetamina e o Adderall são usadas. Essas substâncias são rigidamente controladas pela Drug Enforcement Agency do governo federal devido ao seu potencial para o uso excessivo, à tolerância e aos riscos da retirada da droga. Como ocorre em todos os medicamentos, a droga pode ter efeitos adversos indesejáveis. Outros medicamentos podem ser usados, especialmente para lidar com os outros sintomas-alvo que não raro acompanham o ADHD. A gama de psicoterapias inclui a individual, a de grupo e a familiar, bem como uma variedade de estratégias de gerenciamento do comportamento. Uma programação educacional especializada é sempre necessária. Como o problema geralmente é crônico, os tratamentos podem durar anos.

O Ayurveda considera o ADHD um distúrbio primário de *Vata*. O tratamento, portanto, inclui um rígido protocolo apaziguador de *Vata*. Algumas características importantes disso são as seguintes: em geral, qualidades protetoras, que aquecem, umectantes e estabilizantes devem caracterizar todas as intervenções. As diretrizes dietéticas devem enfatizar uma dieta substantiva, nutritiva e saudável na qual predominem os sabores Doce, Ácido e Salgado. Como as alergias alimentares desempenham algum papel na saúde e na doença, uma dieta que minimize laticínios e produtos derivados do trigo, e enfatize o arroz, aveia, peixe, frango, ovos, nozes em geral, sementes, hortaliças cozidas, frutas doces e algumas cítricas, e óleos é recomendada. Quase todos os tipos de feijão, hortaliças cruas, frutas secas, tira-gostos secos e leves como a pipoca, bem como refrigerantes, devem ser evitados. Temperos alimentares de natureza moderada como o gengibre, a erva-doce, o cardamomo e a canela podem ser usados para otimizar a digestão. Existem vários tônicos fitoterápicos, como ashwaghanda, jatamansi, gotu kola e manjericão, por exemplo, que podem ser usados dependendo das necessidades do paciente. A *abhyanga* (massagem com óleo) modificada é extremamente benéfica. Pequenas quantidades de óleo como o de gergelim e de amêndoa podem ser delicadamente massageadas em partes da cabeça e dos pés antes da hora de dormir. Entre as sugestões de estilo de vida estão acordar cedo, por volta de 7 ou 8 horas da manhã, e se deitar por volta das 10 horas da noite, e a redução e significativa moderação de atividades altamente estimulantes como ouvir música alta, assistir excessivamente à televisão e a filmes, e praticar exercícios físicos em excesso.

Um programa de momentos tranquilos guiados, isto é, meditação e a regulação da respiração (*pranayama*), deve ser estruturado na rotina diária da criança por um adulto responsável. Como foi mencionado no Capítulo 9, aspectos de técnicas yogues, especialmente aqueles voltados para a autorregulação do corpo (*Hatha Yoga*) e da mente (*dhyana*) podem contribuir para uma maior atenção e concentração. O tempo de qualidade que o pai ou mãe passa com a criança pode ser encarado como terapêutico no sentido mais amplo; o seu valor terapêutico é inestimável. A pessoa consideraria, é claro, as intervenções mutuamente enriquecedoras das psicoterapias apropriadas e uma sólida programação educacional para complementar o tratamento ayurvédico.

ASMA

A asma é uma doença das vias respiratórias que se caracteriza pela inflamação, uma maior sensibilidade da árvore traqueobrônquica a uma multiciplicidade de estímulos, ativação neuronal, mudanças na permeabilidade vascular e uma maior produção de muco. Entre os sinais e sintomas do estreitamento das vias respiratórias estão os paroxismos de falta de ar, tosse e chiado. Isso toma um rumo episódico com exacerbações agudas entremeadas por períodos de remissão.

A medicina ocidental encara a etiologia de espectro da apresentação asmática como heterogênea e ambígua nessa ocasião, embora o processo inflamatório seja central. Os subtipos são classificados pelos principais estímulos que desencadeiam uma crise. Essa distinção é considerada artificial, em parte, já que fatores causativos específicos continuam sendo investigados a fim de aperfeiçoar as atuais concepções. Três subtipos amplos são considerados: (1) asma extrínseca ou atópica que tem um componente alérgico caracterizado por níveis elevados de soro IgE, o anticorpo alérgico, e uma história pessoal ou familiar de asma; (2) asma intrínseca ou idiossincrática que parece não ser causada por alergia e não tem uma história familiar, sendo mais exatamente o resultado de fatores como produtos químicos tóxicos, infecção, exercício, ar frio e estressores emocionais; e (3) grupo variado de asma que contém características dos dois tipos anteriormente mencionados. Aproximadamente 4 a 5% da população dos Estados Unidos é afetada, e crianças com menos de 10 anos constituem cerca de 50% dos casos. Uma classificação da gravidade da asma de quatro passos comumente usada se baseia nas características clínicas antes do tratamento. O passo 1 é suave e a asma branda e intermitente; o passo 2 é brando e persistente; o passo 3 é moderado e persistente; o passo 4 é grave e persistente.

Como um ataque de asma pode começar como uma emergência médica, somente um médico qualificado deve avaliar e tratar dessa circunstância que coloca a vida potencialmente em risco. O tratamento de rotina, de acordo com a medicina ocidental, inclui tentativas de remover causas ambientais conhecidas e presumidas, por exemplo, alérgenos, poeira doméstica, mofo, fungos e fumaça, além de usar a dessensibilização ou imunoterapia preventiva adicional. Tratamentos com drogas são comumente usados para controlar a asma. O gerenciamento crônico inclui (1) drogas que inibem a contração da musculatura lisa, isto é, inaladores broncodilatadores específicos, especialmente para exacerbações agudas; (2) agentes que previnem ou revertem a inflamação, como os glucocorticoides e agentes estabilizadores de mastócitos, especialmente para o acompanhamento crônico; e (3) drogas que têm propriedades anti-histamínicas e descongestionantes somente quando receitadas pelo médico de acordo com as necessidades do problema particular. Os cuidados médicos de monitoramento são imperativos.

Svasa roga ou asma é um distúrbio que é reconhecido no Ayurveda há milhares de anos. Cinco tipos foram classificados: (1) *maha svasa*, ou grande asma, é o mais grave e pode incluir o que no Ocidente é chamado de "status asthmaticus"; (2) *urdhva svasa*, ou asma ascendente, um problema grave caracterizado por uma grande dificuldade de inalação; (3) *chinna svasa*, ou asma interrompida, caracterizada por uma respiração muito irregular que periodicamente é interrompida, distensão do abdômen e possível hemorragia na região da cabeça; (4) *tamaka svasa*, ou asma alérgica, caracterizada por dor, ressecamento e chiado; e (5) *ksudra svasa,* ou asma secundária, caracterizada por uma sintomatologia asmática secundária e transitória.

Na teoria ayurvédica, todos os componentes da asma se originam no estômago, em seguida passam através dos canais que conduzem *rasa* (plasma) e finalmente se localizam nos pulmões. Depois de uma estimativa e avaliação abrangente para determinar os detalhes do caso particular, a intervenção sempre começa pela correção dos desequilíbrios de *Kapha* no estômago. Como as exacerbações agudas podem fazer o paciente correr risco de vida, elas devem ser tratadas por técnicas médicas convencionais. Os cuidados preventivos, isto é, entre as crises, é conducente à profilaxia ayurvédica.

Para evitar e reduzir a produção exagerada de muco, uma dieta apaziguadora de *Kapha* deve incluir a abstenção de todos os laticínios e os alimentos frios, e incluir uma dieta leve de hortaliças cozidas com o maior número possível de temperos alimentares picantes (pimenta-do-reino, pimenta-malagueta, sálvia, gengibre etc.) que o paciente consiga consumir com conforto. O iogurte e a banana devem ser evitados, já que aumentam *Kapha* enormemente. A erva terapêutica pimenta-longa é muito útil para resolver problemas decorrentes de *Kapha* agravado. Quando a agravação de *Pitta*, evidenciada pela produção de muco amarelo, inflamação e irritação, é proeminente, são adicionadas ervas apaziguadoras de *Pitta*. Estas podem incluir o coentro, gotu kola e curcuma. Além dos fatores *Kapha* e *Pitta*, existe sempre um distúrbio de *Vata* que se manifesta por uma maior atividade motora e agitação. Quando essa é uma característica marcante da apresentação clínica, uma dieta apaziguadora de *Vata*, recomendações para um estilo de vida com um ritmo mais lento e ervas como haritaki, assa-fétida e um preparado à base de mineral de mica chamado *abhraka bhasma* são administrados. A aflição respiratória é agravada pelo movimento ascendente inadequado de *Apana Vata*; a dieta, ervas e minerais que acabam de ser mencionados tendem a normalizar essa situação. Além disso, o calor úmido com ervas e óleos aromáticos como o eucalipto e o mentol aplicados ao peito ajuda a liquefazer o excesso de *Kapha* e ajuda a relaxar e abrir as vias brônquicas.

Glossário

Abhaya: Destemido.

Abhinivesha: Anseio instintivo pela vida.

Abhraka bhasma: Medicamento ayurvedicamente preparado à base de minerais tendo a mica como o principal ingrediente.

Abhyanga: Massagem com óleo no corpo inteiro.

Abhyasa: Prática; aplicação prática e implementação.

Abyantar: Tratamento terapêutico de oleação interna.

Achintya: Imprevisível; além do raciocínio intelectual.

Achit: Não consciência.

Acre: Pronunciado e irritante, no sentido do sabor Amargo.

Adana: Arroz cozido simples. Também designa receber.

Adana Kala: A época quente e seca do ano, geralmente o verão nos Estados Unidos; consulte *Agneya*.

Adhibhautika: Causas de uma doença que tem origem no ambiente externo.

Adhidaivika: Causas de uma doença que tem origens mais esotéricas, isto é, karma, destino etc.

Adhishyandi: Dieta terapêutica e umidificante usada para intensificar *doshas* agravados de uma maneira temporária.

Adhyaropa: Falso disfarce, interpretação falsa, simulação.

Adhyasa: Segundo Shankara, todo conhecimento sujeito-objeto está distorcido por *adhyasa* ou a superposição que falsifica o conhecimento de tal maneira que o sujeito é incapaz de encontrar a verdade objetiva.

Adhyatmika: Causas de uma doença que se originam dentro do corpo físico: (1) *adhibala* (genéticas), (2) *janmaja* (congênitas) e (3) *dosaja* (atribuíveis aos *doshas*).

Adhyatmika gunas: As seis qualidades psicológicas a ser realçadas no caminho da autorrealização e do refinamento da consciência. Elas são *Buddhi, Iccha, Dvesha, Sukha, Duhkha* e *Prayatna*.

Adivasis: Povos que eram nativos da antiga Índia; os primeiros habitantes; ou os grupos tribais dentro da Índia.

Advaita: Não dualidade; semelhante à ideia filosófica ocidental do monismo.

Advaita-Vedanta: *Darshana* ou visão do mundo explicitada por Shankara (século IX d.C.) enfatizando a unidade absoluta de toda a realidade; também chamada de *Utarra Mimamsa*.

Agadatantra: Toxicologia, uma das oito ramificações do Ayurveda.

Agantu: Causas exógenas da doença.

Agneya: A época quente do ano; nos Estados Unidos, geralmente a primavera e o verão.

Agni: Fogo. Nos *Vedas: Agni* é personificado como uma divindade; tanto a divindade quanto o fogo externamente verdadeiro, físico, que é o ponto central da mais sagrada prática ritual. No Ayurveda, *Agni* é o fogo digestivo interior responsável pela transformação dos nutrientes e pela assimilação tecidual e celular.

Agnimandya: *Agni* debilitado.

Agniyashaya: Pâncreas.

Agravação: Anomalia, transtorno, dano, danificação, debilitação, agravamento, excitação ou desequilíbrio de um *dosha* que pode atuar como um fator conducente ao desenvolvimento de uma doença. Consulte *Prakopa*, *Dosha Dushti*.

Ahamkara: O ego individualizado ou a identidade limitada de qualquer ser biológico.

Aham tarka: Autoinvestigação, olhar para dentro; autoexame voltado para obter a percepção intuitiva.

Ahara: Ingestão dietética do alimento.

Ahara rasa: O do fluido nutritivo logo depois da ingestão e no processo da digestão primária; ele é não homólogo e ainda biologicamente inassimilável.

Aharayogin: Temperos.

Ahimsa: Não violência.

Ahita: Inadequado, incompatível, prejudicial.

Ajativada: Palavra em sânscrito que diz respeito a um conceito encontrado em algumas ramificações do hinduísmo, no budismo e no jainismo de que a criação como tal é um não evento.

Ajna Chakra: O sexto nodo de energia ao longo do *sushumna* ou canal central de energia localizado na área do cérebro entre os olhos; está correlacionado com a percepção intuitiva e a iluminação.

Akasha: O grande Elemento Éter ou Espaço.

Akrita yusha: Mistura de arroz e feijão-mungo-verde em uma sopa básica suave.

Alaya: A base inconsciente da mente.

Alcaçuz: Raiz fitoterápica (*Glycyrrhiza glabra*).

Alochaka Pitta: O subdosha de *Pitta* associado à visão nos olhos.

Ama: O produto final metabólico tóxico resultante da digestão inadequada; um dos vários fatores que contribuem para a doença.

Amalaki: A fruta Amla (*Emblica officinalis*); também chamada *Dhatri;* ideal para *Pitta* e para o rejuvenescimento.

Amashaya: Estômago.

Amaya: Doença.

Ambu: Água.

Amla: Sabor Ácido; fruta medicinal *Amla* (*Phyllanthus Emblica; Emblica officinalis*); às vezes chamada de *mirobálano emblico*. *Amla* foi imensamente elogiada por Charaka.

Amrit: Néctar.

Anabolismo: A fase metabólica da acumulação celular e tecidual.

Anahata Chakra: O nodo de energia situado na região do coração; associado a OM/AUM.

Ananda: Bem-aventurança; estado de alegria experiencial; relaxamento sem esforço; também traduzido como "amor".

Anandamaya Kosha: O revestimento da bem-aventurança; a última das cinco camadas ou revestimentos que compõem o ser humano individual.

Anapanasati: Conceito budista de meditação que usa a atenção plena à respiração.

Anekantavada: A perspectiva filosófica que implica multiplicidade dentro da unidade; o mundo como uma realidade multiforme, em constante transformação, percebido como um espectro infinito de pontos de vista que diferem dependendo da ocasião, do lugar e do estado do observador ou conhecedor em relação ao percebido ou que é conhecido. Um axioma jainista.

Anguli pramana: Proporções corporais.

Anna: Alimento.

Annamaya Kosha: O revestimento alimentar; o corpo físico, denso; o primeiro de cinco camadas ou revestimentos e a dimensão mais material que compreende o indivíduo completo.

Annapanavidhi: Nutrição.

Annavaha Srotas: O sistema digestório, canal alimentar ou trato gastrointestinal.

Antahkarana: O órgão interior ou instrumento de cognição e sentimento; também *Antarindriya:* inclui *Buddhi, Ahamkara, Mana* e *Chitta(m).*

Antarindriya: *Antahkarana.*

Antharmarga: O Caminho Interno da Doença que inclui o trato gastrointestinal e o tecido do plasma.

Anu: Antigo termo indiano aproximadamente semelhante ao conceito moderno da partícula subatômica ou átomo; teoria formulada inicialmente pelo indiano Kanada (c. 600 a.C.).

Anubhava: Percepção que se desenvolve experiencialmente a partir de uma superfície de entendimento em direção a uma apreensão mais direta, intuitiva e profunda.

Anuloma: Fluxo adequado, especialmente de *Vata.*

Anumana: Raciocínio baseado na inferência.

Anuvasana Basti: Enema terapêutico de óleo e ervas.

Ap: Um dos Cinco Grandes Elementos Densos, Água; também *Jala, Apas.*

Apana Vata: O subdosha de *Vata* que se desloca para baixo localizado principalmente no cólon.

Aparigraha: A ausência da indulgência excessiva e o desapego; esta é a atitude oposta do desejo, do anseio, do desejo ardente, da luxúria, da inveja, da ganância e do ciúme.

Apas: O Elemento da Água; também chamado *Jala, Ap.*

Apauruseya: Não feito pelo homem, e sim de origem divina; designa *sruti.*

Apta: A sabedoria inspirada e abalizada dos sábios (*rishis*).

Aptopadesha / Shabda: Informações provenientes de textos, da literatura abalizada e de entrevistas.

Apurva: Conceito usado em *Mimamsa darshana* para designar os resultados da obediência da pessoa às determinações Védicas da execução de rituais, tornando mais provável a acumulação da graça (*apurva*) necessária durante a vida da pessoa para merecer o céu (*svarga*) na hora da morte.

Aranyakas: Textos dos *Vedas* compostos nas florestas e que consistem em interpretações místicas dos ensinamentos védicos cronologicamente mais antigos.

Ardhashakti: Momento no tempo depois do início do exercício no qual a taxa metabólica é aumentada como é refletido no aumento da transpiração, da temperatura, do batimento cardíaco, da pulsação e da respiração; geralmente cerca de 20 minutos; reflete o *mamsa bala* (força muscular) e o *Agni bala* (força do funcionamento metabólico) do indivíduo.

Aristha: Vinho herbáceo; implica um prenúncio, sinal ou sintoma com um prognóstico negativo.

Arogya: Saúde.

Artav: Fluido menstrual; também tem a grafia *artava.*

Artavavaha Srotas: O sistema menstrual.

Artav Beej: Material genético materno.

Artha: Riqueza material necessária e apropriada; a meta védica de assegurar a riqueza e os bens apropriados; também significa os objetos possuídos pelos cinco sentidos.

Arunasayava: Descolorações na pele.

Arya: Nobre, virtuoso, decente.

Arya Satya: As Quatro Nobres Verdades que constituem a base do budismo: (1) *Duhkha*, o sofrimento existe; (2) *Trishna,* o desejo é a causa do sofrimento; (3) *Nirodha*, existe um método para atenuar e curar o sofrimento; (4) *Asthanga Marga*, um Caminho Óctuplo que delineia o método para lidar com o sofrimento.

Aryavarta: Antigo nome védico para a Índia dos nossos dias.

Asadhya: Doença com um prognóstico desfavorável.

Asamprajnata-samadhi: No Yoga Clássico, o estado supremo, de "não mente", da consciência no qual a experiência, paradoxalmente, é desprovida de sujeito e objeto.

Asamskara: Não processado.

Asana: Postura yogue; assento.

Asantarpana: A sensação psicológica árdua e difícil que a pessoa experimenta quando se submete a *langhana* ou a terapias que requerem abstinência.

Asatmya: Prejudicial.

Asatmyendriyartha Samyoga: O contato prejudicial e incompatível dos órgãos sensoriais com os seus objetos; isso pode variar de nenhum contato a um contato excessivo; um fator fundamental na etiologia universal de todos os distúrbios.

Ashaya: Vísceras ocas; órgão.

Ashtavidha Pariksha: O exame diagnóstico de um paciente com o recurso de oito parâmetros.

Ashwaghanda: Raiz fitoterápica (*Withania somnifera*).

Asmita: Egoísmo insalubre; narcisismo egoísta; preocupação excessiva consigo mesmo.

Asrama: A delineação védica de quatro estágios da vida: estudante, vida familiar, autoinvestigação e busca ativa de *Moksha*.

Assa-fétida: Tempero (*Ferula asafoetida*).

Asteya: Não roubar.

Asthanga: Oito membros.

Asthanga Ayurveda: As oito ramificações da medicina ayurvédica: (1) medicina interna; (2) cirurgia; (3) otolaringologia e oftalmologia; (4) obstetrícia, ginecologia e pediatria; (5) toxicologia; (6) psiquiatria; (7) medicina antienvelhecimento; e (8) medicina reprodutiva e medicina afrodisíaca.

Asthanga Hridaya: Texto ayurvédico escrito pelo cirurgião ayurvédico Vagbhata (c. século VII d.C.).

Asthanga Marga: O Caminho Óctuplo do Budismo; os métodos usados para lidar com o sofrimento humano causado pelo desejo.

Asthanga Yoga: Os oito passos do *Raja Yoga*; o caminho da autorregulação e o refinamento da consciência cuja realização é *Samadhi, Nirvana* ou *Moksha*.

Asthayi: Não processado, imaturo, instável; semelhante a *poshya* e *posaya*.

Asthi: Tecido ósseo.

Asthidhara kala: A membrana óssea; também a membrana do cólon.

Asthivaha Srotas: Os canais de circulação do tecido ósseo.

Astika darshana: Qualquer visão de mundo ortodoxa baseada na autoridade primordial dos *Vedas*.

Atapa-sevana: Banho terapêutico de sol.

Atharva-Veda: Um dos quatro principais *Vedas*, considerado o último compilado, que é composto por 731 hinos cujo conteúdo inclui cerimônias de expiação, maldições, cantos de casamento e enterro, e fórmulas medicinais.

Ati: Excessivo, mais externo, periférico, atingindo os níveis mais elevados.

Atipravrutti: Fluxo excessivo.

Atiyoga: Uso excessivo ou contato excessivo.

Atman: O Eu ou espírito autêntico, imortal, do indivíduo; o correspondente microcósmico de *Brahman*. No budismo, o seu significado é aproximado por termos como Buda-*dhatu*, natureza de Buda, e Eu-Buda. Nos contextos chineses, ele é o *Dharmakaya*.

AUM: Trata-se de uma designação, som, sílaba, palavra e símbolo que se refere a várias coisas. Ele deriva do alfabeto Devanagari que descende da escrita brahmi (2000 a.C.-500 a.C.) em algum momento do século XI d.C., originalmente desenvolvido para escrever o sânscrito mas que, com o tempo, foi usado para escrever outras linguagens indianas como o híndi, páli, marathi e sindhi, por exemplo. Com uma forma de símbolo, ele reflete a manifestação visível e concreta da Verdade Absoluta: a consciência que permeia o universo. Os mundos do físico, do mental e do inconsciente estão representados nas letras da sílaba AUM pelas três curvas que o formam. Como sílaba ou som, ele reflete o poder espiritual dentro da consciência que é a base absoluta de todo o universo. Ele é um som usado na meditação e nos rituais. Também aparece no budismo *Vajrayana*. AUM é a grafia hindu corriqueira; no budismo, ele também tem a grafia OM. Também é designado pelo termo "*Pranava*", o som silencioso, a Palavra primordial sagrada, ou Logos, que acompanhou o lançamento da criação. Discussões de AUM são encontradas nos *Upanishads* Chandogya, Mandukya e Taittirya.

Aura: O campo de energia sutil que emana do corpo.

Aushadha: Erva ou droga; também *oshadhi*.

Avalambaka Kapha: O subdosha de *Kapha* que fornece lubrificação no peito e na coluna vertebral.
Avaleha: Fórmula fitoterápica com a consistência de geleia ou gelatina.
Avarana: Dissimulação.
Avastha: Estado de uma coisa, como, por exemplo, um estado de consciência.
Avasthamabhana: Apoio, especialmente do cólon proporcionado pelas fezes.
Avasthapaka: Digestão primária; também *Prapaka*.
Avidya: Ignorância.
Avyakta: Existência pura no seu estado não manifesto.
Ayana: Fluxo, circulação, trajeto.
Ayoga: Contato desprezível ou deficiente.
Ayurveda: O conhecimento, a ciência e a sabedoria da vida e da longevidade; um *Upaveda* ou *Veda* acessório ao *Atharva-Veda*.
Ayu: Vida.
Ayus: Vida; um período ou extensão de vida; consulte *Ayu*.
Ayushah pramana: Expectativa de vida como a medida quantitativa da duração da vida de um indivíduo.
Bahir: Externo.
Bahya: Massagem externa com óleo.
Bala: Força ou poder no corpo; infância; a erva *Sida cordifolia*.
Bandha: Sujeição ou dependência do mundo material que é mediada pelas faculdades sensoriais.
Bandhu: A correspondência ou vínculo harmonizador e significativo entre os rituais, as escolhas de estilo de vida e rotinas, e a ordem cósmica.
Basti: Enema terapêutico ayurvédico.
Bayhamarga: O Trajeto Externo, Periférico, da Doença que conduz aos membros e aos tecidos compactos mais profundos.
Bhagavad Gita: O sexto livro do poema épico nacional indiano, *Mahabharata*, composto entre o século V a.C. e o século II d.C. que apresenta um evangelho espiritual de valores, ética, devoção e princípios de autodesenvolvimento em direção à meta da iluminação e liberação (*Moksha*).
Bhakti Yoga: O Yoga da devoção.
Bharata: Índia.
Bhasma: Mineral incinerado medicinal ayurvédico, cinza de metal, ou óxido.
Bhastrika: Uma forma terapêutica de respiração intensa que lembra a ação de um fole.
Bhasyas: Comentários sobre textos mais primários.
Bhava: Vir a ser.
Bhavana: O processo de transformação e produção que possui várias conotações. Em um sentido material, usando às vezes um pilão e almofariz, *bhavana* é empregado para acentuar ou melhorar as qualidades de uma substância. Em um sentido espiritual, é a meditação. Em um sentido psicológico, inclui técnicas de autodesenvolvimento.
Bhavaprakasha: Texto ayurvédico do século XVI que delineia uma gama de tratamentos médicos.
Bhaya: Medo.
Bheda: Penetrante; existindo em um estado de divisões; a fase da patogênese que é o estágio da diferenciação.
Bhishak: Médico ayurvédico.
Bhrajaka Pitta: O subdosha de *Pitta* que confere cor e calor à pele.
Bhujangasana: A postura yogue (semelhante à cobra) benéfica para *Tarpaka Kapha*.
Bhumi: Nível ou estágio de amadurecimento.
Bhuta: Um dos Cinco Grandes Elementos Densos que compõem toda a matéria física: Éter, Ar, Fogo, Água e Terra.
Bhutagni(s): O fogo digestivo que reside no fígado e que processa os Elementos não homólogos de *Ahara Rasa*, transformando-os em Elementos homólogos, biologicamente disponíveis e humanamente assimiláveis, especialmente para a nutrição dos tecidos (*dhatus*) e dos órgãos sensoriais (*jnanendriya*).

Bhutavidya: Psiquiatria, uma das oito ramificações do Ayurveda.

Bibhitake: Fruta medicinal (*Terminalia belerica*).

Bodhaka Kapha: O subdosha de *Kapha* associado ao paladar e contido na saliva.

Bodhichitta: A mente desperta cuja firme resolução é alcançar a iluminação liberada não apenas para si mesma mas também para o bem-estar de todas as outras.

Brahma: O primeiro deus da trindade hindu; deus como criador do universo.

Brahmacharya: O controle e a regulação apropriados da energia e do funcionamento sexuais.

Brahman: Deus enquanto transcendência Absoluta; o termo para a Realidade Suprema como descrita no *Vedanta*.

Brahmanas: Textos dos antigos *Vedas* que tratam principalmente dos detalhes dos sacrifícios rituais executados pelos antigos brâmanes.

Brahmanda: O macrocosmo; o universo manifestado.

Brahma-vihara: Estados mentais criados pela percepção meditativa que a pessoa se torna capaz de manter de uma maneira cada vez mais regular como parte da consciência do dia a dia.

Brâmane: Sacerdote hindu; membro da primeira casta da sociedade védica, a classe brâmane que consiste em sacerdotes, eruditos, filósofos e devotos espirituais.

Brhadaranyaka: O mais antigo *Upanishad* conhecido (século VIII a.C.) que descreve a prática do Yoga e da meditação.

Brihat: Enorme, vasto.

Brimhana: Terapia tonificante, fortalecedora e de suplementação; uma das duas amplas classes de terapias ayurvédicas; consulte *Langhana*.

Buddhi: A faculdade da diferenciação inteligente que emana da consciência pura e está potencialmente disponível a todos os indivíduos para expandir a cognição e, portanto, ampliar o alcance da consciência disponível.

Budismo Mahayana: A ramificação do budismo, que surgiu no século I d.C., que enfatiza a obtenção da iluminação em prol do bem-estar de todos os seres; desenvolver a sabedoria (*prajna*) e a compaixão (*karuna*) por meio de um comportamento ético constitui valores fundamentais.

Budismo Theravada: A ramificação do budismo, que surgiu entre os séculos VI e I a.C., que enfatiza o autodesenvolvimento individual por meio da renúncia ascética como uma maneira de se libertar (*Moksha*) do desejo e dos apegos transitórios do mundo material.

Canela: Tempero (*Cinnamomum zeylanicum*).

Cardamomo: Tempero (*Elettaria cardamomum*).

Catabolismo: A decomposição da substância celular e tecidual.

Chaitanya: Um estado de consciência consciente; o *atman*; a alma ou espírito individual, e também a matriz universal da consciência.

Chaitanya-Purusha: A realização de um estado de consciência consciente do *Purusha*, um sentimento vivo da experiência da unidade essencial dentro da multiplicidade.

Chakra: Um centro de energia sutil localizado ao longo do canal vertebral e do cérebro (*sushumna*); *Prana* e *Kundalini* estão concentrados aqui; nodos importantes nos quais o espírito impregna a matéria no corpo.

Chakshu: Olhos.

Chala: Agitado, móvel.

Ch'an: Budismo chinês.

Charaka: Um dos mais famosos médicos ayurvédicos (c. século VII a.C.) e autor do texto fundamental de mesmo nome.

Charaka Samhita: O livro-texto da medicina ayurvédica compilado pela escola de Charaka no primeiro milênio a.C. em Caxemira na Universidade de Taxila.

Chaya: Tez.

Chela: Estudante, pupilo ou discípulo espiritual; também *shishya*.

Chetas: Racional, pensamento lógico.

Chetasah samprasadah: Descanso mental.
Chi: A força vital; *Prana*; também *Qi*.
Chikitsa: Terapia, tratamento.
Chit: Consciência absoluta; não pode ser conhecida, somente realizada; também escrita como *cit*.
Chitam: Um termo técnico que designa a gama de diferentes níveis de consciência, ou seja, inconsciente, convencionalmente consciente, desperto, ou alerta, e superconsciente.
Chitta: O aspecto da mente que regula a percepção, o pensamento e a memória, e é praticamente idêntico a *Manas*; designa a consciência condicionada e dualisticamente orientada; pensamento; também tem a grafia *citta*; *chitta* é o termo preferido para mente no Yoga Clássico.
Chyavanaprash: Gelatina herbomineral com propriedades tonificantes e rejuvenescedoras.
Cit: Consciência absoluta; também escrita como *chit*.
Coentro: Tempero (*Coriandrum sativum*).
Cominho: Tempero (*Cuminum cyminum*).
Curcuma: Tempero (*Curcuma longa*).
Daiva: Espiritual.
Daiva Chikitsa: Terapia espiritual.
Damani: Vasos pulsáteis; artérias.
Danta: Dentes.
Darshana(s): Visão, ponto de vista, filosofia, sistema ideológico e visão de mundo.
Dashavidha Pariksha: O exame clínico de um paciente utilizando dez parâmetros de diagnóstico.
Deha: O corpo físico bem-nutrido mas que está se consumindo catabolicamente.
Deha prakruti: A constituição ou tipo de corpo desenvolvido e estabilizado na maturidade.
Dente-de-leão: Alimento e erva (*Taraxacum officinale*).
Devi: Divindade companheira de Shiva; também conhecida como *Shakti*.
Dhamani: Vasos pulsáteis; artérias; também tem a grafia *damani*.
Dhanvantari: Divindade védica, considerado o pai do Ayurveda.
Dhara kala: Os revestimentos membranosos envolventes específicos para cada um dos sete tecidos corporais que têm funções nutritivas, metabólicas/digestivas, protetoras e estruturais.
Dharana: Concentração focada; estabilização mental; contemplação; apoio, sustentador.
Dharma: A ordem legítima dentro do universo; os valores, a ética, os costumes, o destino, a sorte, o dever, ou as obrigações da pessoa.
Dhatri: *Ama*-de-leite ou a pessoa que cria.
Dhatu: A raiz substantiva ou origem de um tecido; o tecido propriamente dito; o corpo físico é composto por sete *dhatus* ou tecidos: (1) *rasa* (plasma), (2) *rakta* (sangue), (3) *mamsa* (músculo), (4) *asthi* (osso), (5) *meda* (gordura), (6) *majja* (medula nervosa) e (7) *shukra* (reprodutivo).
Dhatuagni: O fogo tecidual metabólico ou digestivo que processa *asthayi*, elementos teciduais imaturos, transformando-os em *sthayi*, elementos teciduais maduros; ele é secundário e metabolismo tecidual.
Dhatu kashaya: Perda tecidual.
Dhauti: Procedimento yogue para purificar o estômago.
Dhi: Sabedoria, entendimento e conhecimento.
Dhooma: Fumo terapêutico de preparados fitoterápicos.
Dhruti: Paciência, perseverança, firmeza, impulso de controlar, coragem e força de vontade; também tem a grafia "*dhriti*".
Dhusti: Anomalia ou distúrbio de um *dosha* ou tecido, por exemplo; às vezes tem a grafia *dooshti*; também *Dushti*.
Dhushtyas: Tecidos doentes; também *Dhushya, Dushya*.
Dhuta: Desvencilhando-se e ficando livre da sujeição ao desejo e ao apego exagerado aos bens materiais.
Dhyana: Meditação.
Dig: Direção.
Dinacharya: A rotina diária de higiene pessoal.

Dinâmico: O estado impermanente do fluxo, em eterna transformação, que os *gunas* (qualidades que condicionam) transmitem para toda a realidade criada em todos os níveis; forças em colisão ativa.

Dipana: Técnicas e ervas usadas para estimular o fogo digestivo; o *Agni*.

Doosha: Tecidos, órgãos ou canais agravados e danificados; também tem a grafia *dusha* e às vezes *dushya*.

Dosha: Um princípio e substância bioenergético fundamental que regula a homeostase nos organismos biológicos; os *doshas*, por natureza, são dinâmicos e protetores, e constantemente ficam agravados ou estressados; existem três *doshas*: (1) *Vata*, (2) *Pitta* e (3) *Kapha*.

Dosha dushti: Agravação dos *doshas*.

Drashtri: Termo de Patanjali para testemunhar ou observar quem observa a mente (*Manas, Chitta*); *drashtri* participa da consciência *Purusha*.

Drava: Líquido.

Dravya: Substância; partícula de matéria; um receptáculo que abriga qualidades e ações.

Dravyaguna Shastra: Matéria Médica indiana, farmacognosia e farmacologia; medicina ayurvédica.

Dridhikarana: Endurecimento.

Drishti: Olhar fixamente; focalizar os olhos em alguma coisa para auxiliar a concentração.

Duhkha: Sofrimento e dor.

Dushika: Fluido esclerótico dos olhos.

Dushti: Um distúrbio qualitativo; uma anomalia ou anormalidade; agravação.

Dushya: Tecidos, órgãos e canais afetados por *doshas* agravados; também tem a grafia *dusha*; consulte *Doosha*.

Dvandvas: A tendência automática para o dualismo na percepção e na concepção.

Dvesha: Repulsão; aversão pelas coisas desagradáveis.

Ekagrata (Ekagra): O estado mental que é singularmente focalizado.

Emenagogo: Substância medicinal que promove a circulação do sangue menstrual.

Erva-doce (funcho): Tempero (*Foeniculum vulgans*).

Gandha: Odor, aroma; um *Tanmatra*.

Ganesha: O filho divino de Shiva; a divindade da sabedoria e removedor de obstáculos.

Garbhashaya: Útero.

Gati: A qualidade particular de um movimento.

Gengibre: raiz herbácea medicinal (*Zingiber officinale*).

Gergelim: Óleo nutritivo e medicinal (*Sesamum indicum*).

Ghee: Manteiga clarificada.

Ghritam: *Ghee* em sânscrito; significa brilhar.

Gorasa: Laticínios.

Gotu Kola: Erva (*Hydrocotyle asiatica*).

Grahana: Nariz.

Grahani: O intestino delgado, particularmente o duodeno.

Guduchi: Erva (*Tinospora cordifolia*).

Guggulu: Resina (*Commiphora mukul*).

Guna: Atributo ou qualidade que atua para condicionar dinamicamente uma estrutura em constante transformação dentro da criação; descrição adjetival das propriedades físicas e químicas de uma substância; todas as substâncias materiais podem ser caracterizadas por *gunas* ou atributos e qualidades; dez pares são descritos: (1) frio/quente; (2) molhado/seco; (3) pesado/leve; (4) grosseiro/sutil; (5) denso/líquido; (6) estável/móvel; (7) embotado/aguçado; (8) macio/duro; (9) suave/áspero; (10) nebuloso/claro; também chamado de *gurvadi gunas*.

Guru: Pesado; professor, guia.

Gurvadi gunas: Os atributos e qualidades que estão associados às substâncias materiais; consulte *Guna*.

Halasana: A postura yogue do arado.

Hamsagati: Movimentos do pulso que são semelhantes aos do cisne e característicos de *Kapha prakruti*.

Haritaki: Fruta medicinal (*Terminalia chebula*).

Harita varga: Hortaliças cruas.

Hatha Yoga: O Yoga das posturas físicas (*asanas*) e do controle da respiração (*Pranayama*).

Hetu: Causa.

Hima: Frio.

Hita: Bom; um canal de distribuição (*nadi*) que sai dos *nadis*.

Homa: Oferenda sacrificial colocada em um fogo ritual; também *yajna*.

Hortelã-pimenta: Erva (*Mentha piperita*).

Hridaya: Coração; a conotação do coração como um centro de poder.

Humor: Um termo mais antigo que designa o conceito de *dosha*, um princípio e substância regulatório bioenergético primário no corpo.

Iccha: Desejo.

Iksuvikara: Açúcares.

Indriyas: Os cinco órgãos sensoriais (ouvidos, pele, olhos, língua e nariz) e os cinco órgãos motores de ação (boca, mãos, pés, pênis e ânus).

Inveja: A inveja inconsciente é intimamente semelhante à concepção budista do Desejo. A inveja primária é uma das principais funções de *Manas* (funcionamento psicológico). A inveja é o desejo voraz de objetos junto com o sentimento da condição inalcançável deles. Subsequentemente, ocorre um enorme dano cognitivo e emocional de toda a dinâmica mental a fim de emudecer temporariamente a intolerável ansiedade produzida. Ela é o suporte emocional e cognitivo de *Prajnaaparadha*, que é a incapacidade da mente de experimentar a unidade subjacente dentro da existência.

Irshya: Ciúme.

Ishvara: A manifestação de Deus ou o Absoluto com características personalizadas.

Isthapaka: *Vipaka*.

Itihasa: As Grandes Epopeias: *Ramayana* e o *Mahabharata*.

Jagat: O universo ou mundo manifestado.

Jagrat: O estado da consciência desperta; consulte *Vaishvanara*.

Jala: Água.

Jalauka: Sangria terapêutica que utiliza aplicações de sanguessugas com supervisão médica.

Janma prakruti: A conformação constitucional ou constituição presentes no nascimento.

Japa: Repetição.

Jatamansi: Erva (*Nardostachys spp*).

Jathara: Abdômen.

Jatharagni: O fogo digestivo primário centrado no estômago e no intestino delgado; é o *Agni* da digestão primária que transforma *ahara rasa* em *asthayi dhatu*; *virya* ou a potente energia de um alimento ou substância medicamentosa extrai parte da sua força do *Jatharagni*.

Jihva: Língua.

Jing: Um princípio fundamental na medicina chinesa que implica a Essência primária do corpo, a substância fundamental da vida orgânica que é a base de todo desenvolvimento vital.

Jiva: O espírito ou alma como o eu individual encarnada que se identifica com o corpo e a mente.

Jivan-mukti: Um estado de liberação enquanto a pessoa ainda está viva; também *Sahaja-samadhi*.

Jivana: A função revigorante do sangue por via da sua distribuição tanto de oxigênio quanto de *Prana* para as células e tecidos.

Jnana Yoga: O Yoga do conhecimento.

Jnanendriya: Os cinco órgãos sensoriais da percepção: ouvidos, pele, olhos, boca/língua e nariz.

Jyotish: Astrologia védica.

Kaivalya: A liberação diante da existência material como o *samadhi* supremo da prática yogue.

Kala: Tempo; às vezes usado como sinônimo de morte; também pode designar membrana tecidual.

Kala-Parinama: Os efeitos que a passagem do tempo (idade, envelhecimento, estações do ano etc.) produzem no mundo natural.

Kale Kapota: A teoria "terra e pombo" que explica o processo de formação dos tecidos corporais.

Kali: Preto; a divindade feminina com aparência violenta e sinistra; a companheira de Shiva que, como ele, atua como destruidora, frequentemente com conotações positivas.

Kama: Normalmente implica desejo sensual ou prazer; no *Rig-Veda*, *kama* é o primeiro impulso que iniciou a criação primordial; no *Atharva-Veda*, *kama* é elevado à condição divina e é o impulso em direção a criar o bem.

Kampa: Tremor.

Kandara: Fáscia; tendões.

Kapha: O bioenergético *dosha* da Água; um dos três princípios regulatórios fundamentais do corpo cuja principal função é a de promover a coesão, a ligação e a contenção.

Kaphaja: Aquilo que causa o agravamento por *Kapha*.

Kara: Áspero.

Karana: Inteiramente espiritual; dimensão da realidade criada pré-energética, causal, seminal, magnética ou anímica.

Karma: Ação mental ou física e/ou as suas consequências.

Karma Yoga: O Yoga da ação e do serviço.

Karmendriya: Os cinco órgãos motores de ação: boca/fala, mão, pés, genitais e ânus.

Karuna: Compaixão.

Kashaya: O sabor Adstringente; o resíduo deixado na consciência pelo prazer sensual; tem também a grafia *kasaya*.

Katha Upanishad: Um dos primeiros *Upanishads* que, segundo se acredita, foi o primeiro texto formal a usar o termo Yoga.

Kathina: Duro.

Katu: O sabor Picante ou apimentado.

Kaumarabhritya: A ramificação Obstétrica, Ginecológica e Pediátrica do Ayurveda.

Kaya: O corpo físico que transforma e assimila ativamente a nutrição; o corpo transformador de *Agni*.

Kayachikitsa: Medicina Interna, uma das oito ramificações do Ayurveda.

Kaya Kalpa: Rejuvenescimento do corpo; um tratamento especializado dentro do Ayurveda.

Kedara Kula: A teoria do canal de irrigação que explica os mecanismos da formação dos tecidos corporais.

Kensho: A interpretação zen-budista da autorrealização e da iluminação como um processo que evolui gradualmente e se aprofunda com o tempo.

Kervaigunya: Uma área fraca ou patológica em um tecido ou canal que pode se tornar a base ou o local de uma doença; também tem a grafia *khavaigunya*.

Kesha: Cabelo.

Keshika: Capilares.

Kevalam: A realização da iluminação, liberdade e estado de isolamento saudável.

Khamalas: Resíduos produzidos como subprodutos da formação do tecido muscular.

Khara: Áspero.

Khust: Restrições alimentares.

Kichari: Refeição saudável, equilibrada e purificadora que consiste especificamente em arroz basmati, lentilha-mungo amarela seca, hortaliças e temperos leves.

Kleda: Produtos residuais sutis, não específicos, que resultam da formação dos sete tecidos corporais primários (*dhatus*).

Kledaka Kapha: O subdosha de *Kapha* que ajuda a digestão no estômago.

Kledana: Umectação.

Kloman: Pâncreas; também chamado de *Agnisaya, Agniyashaya*.

Kopana: Aquilo que agrava um *dosha*.

Kosha: Revestimento ou cobertura; um dos cinco revestimentos que compreendem o indivíduo e tem *atman* na sua essência.

Koshta: Espaços vazios no corpo, particularmente o trato gastrointestinal central.

Koshta Marga: O trato gastrointestinal.

Krimi: Germes, bactérias, vírus, fungos, parasitas e outros organismos infecciosos.

Kritanna: Preparações alimentares cozidas.

Krodha: Raiva.

Kshalana: Ação purificadora.

Kshatriya: A segunda casta da sociedade védica composta de guerreiros, políticos, a nobreza e a realeza.

Kshaya: Decréscimo, diminuição; também tem a grafia *kashaya*.

Ksheera Dadhi: A teoria de sequência transformadora, direta, que explica a formação dos tecidos corporais.

Ksheta: Campo; útero.

Kundalini: Energia espiritual, relacionada com o poder da consciência, figurativamente retratada como o poder da serpente dormindo na base da coluna vertebral disponível para se deslocar para cima através do *sushumna* e energizar os chakras, despertando com isso ainda mais a consciência.

Kushala: A noção budista de salubridade que inclui aspectos de lidar com o karma e dissolvê-lo; consulte *Satmya*.

Laghu: Leve.

Lakshana: Sinais.

Lakshmi: A divindade da fortuna e companheira de Vishnu.

Langhana: Terapia de redução; uma das duas amplas classes de tratamentos ayurvédicos; consulte *Brimhana*.

Lashika: Fluido tecidual intercelular; linfa; também tem a grafia *lasika*.

Lasika: Fluido tecidual intercelular; linfa.

Lavana: O sabor Salgado.

Laya Yoga: O Yoga de intensa veneração por meio do veículo de ativar meditativamente as energias de *Kundalini* para promover a dissolução do *karma* e se amalgamar com o Absoluto.

Lekhana: Ação de raspar.

Lepana: Ação aderente e aglutinante.

Lila: Peça ou drama que se desenvolve quando *Prakriti* se manifesta.

Linhaça: Óleo medicinal (*Linum usitatissimum*).

Lobha: Ganância.

Madhava Nidana: Texto ayurvédico (c. 700-1100 d.C.) que delineia o diagnóstico de tipos de doenças.

Madhura: O sabor Doce.

Madhuvinashini: Erva (*Gymnema sylvestre*).

Madhya: A idade adulta da adolescência até a meia-idade.

Madhyamamarga: O Trajeto Central dentro do corpo através do qual as doenças se propagam enquanto penetram nos tecidos mais profundos e nos órgãos vitais.

Madya: Vinhos e bebidas destiladas.

Mahabhutanis: Os Cinco Grandes Elementos Densos; também têm a grafia *Mahabhuta(s)*; consulte *Bhuta*.

Maha gunas: *Sattva, Rajas* e *Tamas*; esses são os três potenciais fundamentais, altamente rarefeitos, dentro da *Prakriti* (natureza criada) cuja magnitude em qualquer substância determina a sua natureza, tendências e ações específicas; alguma combinação dos *Maha gunas* estão presentes em todas as dimensões da vida humana, biológica, psicológica e espiritual.

Maha Srotas: O trato gastrointestinal.

Mahat: A primeira e duradoura manifestação da inteligência cósmica no universo.

Maithuna: Relação sexual.

Maitri: Bondade, amabilidade.

Majja: Medula óssea e tecido nervoso.

Majjadhara kala: As membranas do sistema nervoso.

Majjavaha Srotas: O sistema nervoso.

Mala: Material residual do corpo; também *malas*; contas de oração hindus.

Malagueta: Pimenta-malagueta (*Capsicum spp*).
Mamsa: Tecido muscular.
Mamsadhara kala: Os revestimentos membranosos dos músculos.
Mamsavaha Srotas: Os canais de circulação dos músculos.
Manana: O segundo estágio de alcançar o conhecimento correto por meio da constante reflexão e contemplação das informações observadas de acordo com o *Vedanta*.
Manas: O aspecto do órgão interno cognitivo (*Antahkarana*) em linhas gerais equiparado à mente como a faculdade do mecanismo pensante; a mente condicionada, sensata e pensante; atividade mental; a mente como um órgão de desejo que é atraído para os objetos e os atrai. *Manas*, o termo preferido para mente no *Sankhya* Clássico equivale em significado a *chitta*, o termo preferido no Yoga Clássico.
Manasa: Relacionado com a mente; psicológico; doença corporal com causas psicológicas.
Manda: Lento, embotado; água do arroz.
Mandagni: O estado patologicamente reduzido do fogo digestivo ou *Agni*.
Mandukagati: Movimentos do pulso com qualidades semelhantes às do sapo que são características de *Pitta*.
Manipura Chakra: O nodo de energia localizado na região do umbigo.
Manjericão: Erva (*Ocinum* spp.).
Manomaya Kosha: O revestimento mental e emocional; a terceira de cinco camadas ou revestimentos que compõem o ser humano individual.
Manovaha Srotas: Os canais de circulação associados aos processos mentais.
Mantra: Originalmente, uma palavra ou som sagrado usado para intensificar a meditação; uma sílaba ou série de sílabas carregadas de poder usadas para impregnar uma ação de qualidades transformadoras auspiciosas.
Mantra Yoga: O Yoga que usa *japa* ou a repetição de um mantra como uma técnica básica de autodesenvolvimento.
Mara: Paixão, desejo, assassinato, destruição.
Marana: Uma extinção ou mudança qualitativa como a morte; um preparado mineral ayurvédico.
Marga: Um trajeto ou trato específico.
Marma: Uma área energética vital situada perto da superfície do corpo.
Marut: Outro nome para *Vayu* ou o Elemento Ar; o nome do deus da tempestade védico.
Maruta-sevana: Banho de vento terapêutico.
Mat: Pensamento, doutrina.
Matsarya: Inveja.
Mauna: Silêncio.
Maya: A experiência convencional e errônea de acreditar que as primeiras impressões ou aparências constituem a natureza completa de uma coisa; o engano ou crenças ilusórias subjetivos da mente, especialmente quando a cognição deixa de reconhecer que a consciência está na base da realidade e que a unidade, e não a diversidade, permeia o universo.
Medas: O tecido adiposo; também tem a grafia *Meda*.
Medavaha Srotas: Os canais de circulação do tecido adiposo.
Medodhara kala: As membranas ao redor do tecido adiposo.
Misra: Antigo nome védico para o atual Egito.
Mithya yoga: Contato desvirtuado ou distorcido.
Moha: Vínculo ganancioso, apego, ilusão.
Moksha: O estado de ficar livre da sujeição aos apegos e à experiência do desejo; liberdade com relação ao *karma* e a *samsara*; a liberdade que surge inicialmente da escolha consciente; a meta mais elevada da vida; não é um processo cognitivo e sim uma compreensão recuperada.
Mridu (Mrudu): Macio.
Mudita: Alegria com a boa fortuna dos outros.

Muladhara Chakra: A base ou nodo de energia fundamental situado entre a origem dos órgãos genitais e o ânus.

Mushin: Conceito zen-budista que se refere a "não mente", um estado de percepção no qual as distinções entre sujeito e objeto estão ausentes.

Mutra: Urina.

Mutravaha Srotas: O sistema urinário.

Nadi: Canal de distribuição, tubo, duto, canal; às vezes significa artéria; termo ayurvédico para pulso.

Nadi Pariksha: Técnica ayurvédica de examinar o pulso.

Naish-karmya-karman: Formulação de intenções e das suas ações implementadas da maneira menos controladora, manipuladora e interferente possível; a ênfase é o ideal da transcendência da ação, ou seja, um compartilhamento verdadeiramente empático e compassivo de orientação para o benefício do outro.

Nakha: Unhas.

Nanatmaja: Estado de doença caracterizado pelo envolvimento de um *dosha* agravado.

Nastika darshana: Qualquer visão de mundo que não reconheça os *Vedas* como legítimo e abalizado; os hindus praticantes consideram esses pontos de vista não ortodoxos.

Nasya: Administração de medicamentos através do canal nasal.

Natha: Senhor ou governante.

Neem: Erva (*Azadirachta indica*).

Nidana: Etiologia; causa; ligação; e diagnóstico.

Nidi-dhyasana: O terceiro e último estágio de obter o conhecimento correto por meio da meditação de acordo com o *Vedanta*.

Nija: Causas endógenas da doença.

Nirama: O estado dos *doshas* que estão livres de *Ama*.

Nirguna: Desprovido de atributos ou qualidades.

Nirodha: Cessação, dissolução e destruição no sentido de gerenciar e atentar extinguir o calor do desejo, da paixão e da inveja; pode também implicar em *Nirvana* e *Moksha*.

Niruha Basti: Terapia de enema ayurvédica que contém basicamente decocções herbáceas aquosas.

Nirvana: Em muitos *darshanas* ou visões de mundo orientais, a meta mais elevada a ser alcançada pelo indivíduo, especialmente por intermédio de práticas espirituais como, por exemplo, a meditação; graus de extinção da sujeição ao impermanente e ao transitório; extinção do sofrimento; reconhecimento da identidade pura da pessoa ou unicidade com o Absoluto.

Nirvikalpa-samadhi: No *Vedanta*, é o mais refinado estado de consciência no qual não resta nenhuma dualidade; consulte *Asamprajnata-samadhi*.

Niyama: No Yoga, a dedicação ao estudo, às ações corretas ou certas, e às *observâncias (práticas) pessoais* a fim de alcançar a autorrealização e consciência expandida.

Noz-moscada: Tempero (*Myristica fragrans*).

Nyaya: Um dos seis sistemas filosóficos hindus ortodoxos que usa a razão, a lógica e o pensamento analítico para buscar o conhecimento.

Ojas: A substância corporal bioenergética que contém a força vital (*Prana*) e supre as funções vitais que mantêm a reserva de energia e o *status* imunológico adequado do corpo.

Oleação: Termo que inclui tanto a ingestão de óleos e gorduras como o *ghee* (oleação *antar*) quanto as aplicações externas de óleos no corpo como na massagem (oleação *bahir*).

Óleo de rícino: Óleo medicinal (*Ricinus communis*).

OM: Consulte *AUM*.

Oshadhi: Planta; erva; também *aushadhi*.

Pachaka Pitta: O subdosha de *Pitta* ou o *Agni* que reside no estômago e no intestino delgado, e ajuda a regular a digestão primária.

Pachana: Técnicas e ervas que digerem e reduzem *Ama* e toxinas.

Pad: Pés.

Padmasana: Postura yogue, a postura do lótus.
Paka: Digestão.
Pali: Dialeto indiano derivado do sânscrito no qual são compostos os textos canônicos budistas, especialmente os do budismo *Theravada*.
Pancha: Cinco.
Panchakarma: As cinco principais ações de limpeza da terapia de purificação ayurvédica: *vamana, virechana, basti, nasya* e *RaktaMoksha*.
Pancha Mahabhutani: Os Cinco Grandes Elementos Densos: Éter, Ar, Fogo, Água e Terra.
Pancha Tanmatras: As cinco essências sutis energizantes e uma parte dos Cinco Grandes Elementos Densos.
Pancha Tattvas: O nível causal, anímico, seminal, magnético e mais espiritual da origem dos Cinco Grandes Elementos Densos e dos órgãos sensoriais.
Pani: Mãos.
Parada: Mercúrio.
Paramanu: Antigo termo indiano aproximadamente semelhante ao conceito moderno do átomo.
Paramartha-satya: A verdade suprema e absoluta; a realização da unidade subjacente à aparente diversidade que caracteriza a experiência usual do mundo dos fenômenos; a "mente completa".
Pariksha: Exame, diagnóstico.
Parinama: Evolução e involução/degeneração.
Parpams: Os *bhasmas* usados na medicina siddha.
Paschatakarma: As técnicas finais usadas depois que o *Panchakarma* formal é concluído.
Pasupati: Senhor dos animais; nome para Shiva; um selo com esse nome que remonta à Cultura do Vale do Indo (c. 3300-1500 a.C.).
Patala: Mente inconsciente.
Patanjali: O codificador de um dos seis principais sistemas filosóficos hindus ortodoxos. Yoga Clássico (c. segundo século a.C. ao segundo século d.C.).
Pathya: Alimentação e estilo de vida adequados e saudáveis.
Payu: Ânus.
Peya: Sopa rala de arroz.
Phala: Fruta.
Picante: Ardente, quente e cáustico no sentido do sabor Picante.
Picchila: Turvo, pegajoso e viscoso.
Pilu: Célula, membrana celular; relacionado com a teoria do "átomo" formulada pela primeira vez por Kanada (c. 600 a.C.) na antiga Índia; ele foi o fundador do *Vaisheshika darshana*.
Pimenta-do-reino: Tempero (*Piper nigrum*).
Pinda: O microcosmo do indivíduo.
Pippali: Erva (*Piper longum*).
Pithara: Núcleo da célula, membrana celular; em geral significa a combinação de *pilus* em agrupamentos maiores chamados moléculas.
Pitta: O *dosha* bioenergético do Fogo; um dos três princípios reguladores fundamentais do corpo cuja principal função é a de transformação, produção penetrante de calor e digestão.
Pittaja: Aquilo que é causado por *Pitta* agravado.
Poshaka: A substância precursora ou sustentadora/nutritiva (*asthayi dhatu*) instável, imatura, inferior e homóloga que, quando recebe a ação do respectivo *dhatu Agni*, torna-se um tecido estável (*sthayi dhatu*); também tem a grafia *posada, poshada* e *posaka*.
Poshya: O tecido estável (*sthayi dhatu*) completamente formado, maduro, superior e final; também tem a grafia *posaya, posya* e *poshaya*.
Prabha: Brilho corporal.
Prabhava: A ação especial de uma erva que vai além dos efeitos esperados do seu sabor, atributos e ações.
Prachhana: Sangria terapêutica com o emprego de instrumentos afiados.

Pradhana: Em *Sankhya*, refere-se à substância que ainda está para ser desenvolvida; aproximadamente semelhante a *Prakriti*.

Prajalpa: Loquacidade.

Prajna: A sabedoria inata que emana da consciência pura; consulte *Chit*.

Prajna-aparadha: A tendência intrínseca e natural de a consciência e a sabedoria humanas estarem erradas, especialmente quando a unidade subjacente da realidade é esquecida; a influência de *Manas* (processos mentais comuns) sobre a cognição em geral; semelhante ao conceito psicodinâmico da cisão na psicologia ocidental.

Prajnaparamita: A sabedoria obtida por meio do cultivo da consciência.

Prakashana: Luminoso; também tem a grafia *Prakasha* e *Prakshana*; consulte *Prakashika*.

Prakashika: Luminoso, radiante, esplendoroso, claro, luz em oposição a escuro, clareza e iluminação; uma característica primária de *Sattva*: consulte *Prakashana*.

Prakopa: O estado agravado e excitado de um *dosha* agravado; implica severidade.

Prakhya: Luminoso.

Prakriti: Natureza ou Matéria primordial que é inicialmente indiferenciada mas que depois, gradualmente, se organiza para se tornar energética e manifesta como uma multiplicidade de substâncias compostas por energia e matéria; também Grande Natureza; criação.

Prakruti: O tipo de corpo individual ou constituição de uma pessoa; a expressão estrutural e funcional do código genético do indivíduo.

Prakruti Pariksha: O processo de avaliar a *prakruti* específica de um indivíduo.

Prakshana: Luminoso.

Prakupita: A ação de *Vata* agravado que impele patologicamente *Ama* e toxinas para as estruturas profundas do corpo.

Pralaya: A dissolução de um processo da manifestação para a não manifestação.

Pramana: Qualquer técnica confiável e segura para verificar o conhecimento; inclui tanto métodos epistemológicos quanto aqueles que derivam das funções de *Manas* e *Antahkarana*, bem como informações obtidas em fontes abalizadas como, por exemplo, os *Vedas*; implica medida e escala.

Prana: A força vital, *chi* ou *Qi*; a força vital junto com o seu veículo, a respiração. Também se refere ao subdosha e principal forma diretiva de *Vata* associado à inalação. *Prana* implica direção, atenção e influxo. *Prana* mantém coesos e anima o corpo físico, a mente e a consciência. *Prana* e o sangue estão inextricavelmente entrelaçados.

Prana-Agni-hotra: A ênfase nos *Upanishads* no sacrifício interno do *Agni* do eu individual e do Absoluto, *Brahman*.

Pranamaya Kosha: O revestimento respiratório que contém *Prana*; o corpo etérico; a segunda das cinco camadas ou revestimentos que compõem o ser humano individual.

Pranava: Consulte *AUM*.

Pranavaha Srotas: O sistema respiratório; os canais de circulação de *Prana*.

Pranayama: A técnica de regular o processo da respiração; uma fase primária dos exercícios yogues.

Pranidhana: Firme resolução e forte atenção à obtenção da iluminação para si mesmo e para os outros.

Prapaka: Digestão primária; também *avasthapaka*.

Prapatti: Entrega à vida espiritual.

Prasad: Alimento que é abençoado, purificado e usado em oferendas rituais; graça ou bênção recebida.

Prasadana: Solidificação e densificação.

Prasanna: Satisfeito.

Prasara: Propagação.

Prash: Geleia ou gelatina herbácea ayurvédica.

Prashama: Alívio ou apaziguamento de *doshas* anteriormente excitados.

Prashna: Exercícios contemplativos na forma de questões que refletem sobre o significado da vida e a natureza da realidade.

Pratiloma: A direção anormal do fluxo dentro de um canal de circulação; refere-se especialmente ao fluxo turbulento e anormal de *Vata*.

Pratimarshya: A administração intranasal de pequenas quantidades de óleo terapêutico.

Pratyahara: A prática de tentar afastar a atenção que emana dos sentidos dos objetos do mundo exterior a fim de disciplinar a mente; um estágio avançado no Yoga.

Pratyaksha: A percepção sensorial direta, por meio dos cinco sentidos, de objetos no mundo exterior; evidência dos sentidos.

Pravritti: Atividade; o início de um processo de criação e manifestação.

Prayatna: Esforço, motivação, persistência e tenacidade.

Prerana: Estimulante.

Prinana: Função do tecido plasmático que resulta no sentimento de satisfação e bem-estar que acompanha a nutrição adequada.

Prithvi: O Elemento Terra.

Pudgala: A pessoa encarnada; o indivíduo como corpo, mente e espírito. No budismo e no zen, é aproximadamente semelhante ao indivíduo que é composto dos cinco *skandhas*: corpo, sentidos, percepção, mente e *chitta* ou consciência.

Punya: O mérito resultante das boas atitudes e ações; o seu oposto é *papa*, consequências kármicas negativas.

Purana: Contentamento, saciedade.

Puranas: O corpo da literatura purânica; antigas histórias devocionais que dizem respeito a lendas relacionadas com os deuses, Brahma, Vishnu e Shiva, mas que incluem algumas genealogias reais que datam de cerca de 320-520 d.C. até a Idade Média.

Purgação: Forte ação laxativa; um dos tratamentos *Panchakarma* ayurvédicos; *virechana*.

Purisha: Os produtos residuais do corpo ou fezes.

Purishadhara kala: As membranas especiais do cólon.

Purishavaha Srotas: O sistema de eliminação fecal.

Purusha: Na visão de mundo *Sankhya* ortodoxa, a consciência e espírito puro absoluto e imanifesto caracterizado como completamente imaterial e não manifesto.

Purushartha: De acordo com os *Vedas*, as quatro principais metas que cada indivíduo tem a oportunidade de tentar alcançar: *dharma*, *artha*, *kama* e *Moksha*.

Purva: Precedente; premonitório; prodrômico.

Purvakarma: As técnicas preparatórias usadas antes do início do *Panchakarma* formal.

Purva-Mimamsa: Uma das seis *darshanas* ou visões de mundo hindus ortodoxas que enfatiza a significabilidade das palavras das escrituras védicas e das suas obrigações rituais estabelecidas.

Purva Rupa: Sinais prodrômicos e sintomas de uma doença.

Qi: A força vital; *Prana*; também *chi*.

Raga: As qualidades da paixão que evocam um sentimento de atração.

Raja: Real ou melhor; fluido menstrual.

Rajas: Um dos três *Maha gunas*; o princípio altamente rarefeito da transformação, transmutação e turbulência energéticas.

Rajásico: Possuindo o atributo de *Rajas*.

Rakta: O tecido sanguíneo.

Raktadhara kala: As membranas especiais do sistema circulatório; inclui o revestimento endotelial dos vasos sanguíneos.

RaktaMoksha: Sangria terapêutica; purificação terapêutica do sangue; um dos procedimentos ayurvédicos do *Panchakarma*.

Raktavaha Srotas: O sistema circulatório do sangue.

Ranjaka Pitta: O subdosha de *Pitta* associado à formação eritrocitária e a transformações do fígado.

Rasa: Plasma; sabor de uma substância percebido pela língua; essência; prazer espiritual; em um sentido mais abstrato, ele pode implicar o encanto emocional sentido na experiência da beleza como, por exemplo, na poesia e na arte; *Rasa* como degustação também é um *Tanmatra*.

Rasavaha Srotas: Os canais de circulação do *rasa*.

Rasayana: Antienvelhecimento e rejuvenescimento, uma das oito ramificações do Ayurveda; também é um preparado herbomineral rejuvenescedor.

Rasayana Chikitsa: Tratamento de rejuvenescimento.

Retas: Sêmen.

Rig: Hino; também tem a grafia *rik*.

Rig-Veda: A proeminente e mais antiga compilação dos quatro *Vedas* primários dos hindus dos quais o Ayurveda deriva em parte; as suas origens são pré-históricas; ele contém 1.028 hinos que são a base de todas as visões de mundo hindus ortodoxas.

Rishi: Um profeta inspirado, originalmente um dos muitos a quem os antigos *Vedas* foram revelados.

Ritam: A lei e ordem inatas do universo.

Ritu: Estação do ano.

Ritucharya: Regime de estilo de vida adaptado de acordo com a estação específica do ano a fim de manter o equilíbrio dóshico adequado.

Roga: Doença.

Roga Pariksha: O exame da doença.

Ropana: Ação de cura.

Ruksha: Seco.

Rukshana: Terapias de secagem terapêuticas que reduzem os fluidos corporais e a substância tecidual.

Rupa: Sintoma; ver, visão, vista; um *Tanmatra*.

Sabda: Som; audição; ensinamento, testemunho erudito; também com a grafia *shabda*.

Sadhaka Pitta: O subdosha de *Pitta* localizado no coração e no cérebro.

Sadhana: Práticas espirituais e psicológicas usadas como um meio para alcançar o autodesenvolvimento; práticas de meditação do budismo tibetano envolvendo a visualização.

Sadvritta: Regimes éticos que orientam a vida do dia a dia.

Saguna: Possuindo atributos e qualidades (*gunas*).

Sahaja: Espontaneidade; naturalidade; inocência; aquilo que é herdado.

Sahaja-samadhi: Um estado de liberação, um grau de *Moksha*, alcançado enquanto a pessoa ainda vive no mundo.

Sahasrara Chakra: O nodo de energia do alto da cabeça situado acima da parte superior desta última.

Saka: Hortaliças.

Sakshat kara: Testemunhar; experiência direta de estar em si mesmo.

Sakshin: Testemunhar; o eu atmânico como observador; o estado supremo, imaculado, de consciência que, em repouso, testemunha a atividade de *Maya*, incluindo *Manas*, no mundo manifestado, *Prakriti*.

Sam: O mesmo.

Sama: Equilibrado, saudavelmente coerente; perfeitamente integrado; às vezes tem a grafia *samyak*. É escrito como *samma* no dialeto páli. *Sama doshas* também pode se referir ao estado dos *doshas* quando contaminados por *Ama*.

Sama Agni: O fogo digestivo ou *Agni* no seu estado equilibrado e ideal.

Samadhi: O estado refinado de consciência assinalado por graus de liberdade com relação à ilusão, ao erro e à experiência dualista.

Saman: Canções e melodias, especialmente aquelas encontradas nos *Vedas* (*Sama-Veda*), usadas para transmitir os hinos do *Rig-Veda*.

Samana Vata: O subdosha de *Vata* associado com o peristaltismo e a digestão no trato gastrointestinal.

Samanya: Igual aumenta igual; um dos dois princípios básicos do treinamento ayurvédico; aplicabilidade universal; característica geral; característica comum, propriedade ou qualidade; consulte também *Vishesha*.

Samanyaja: Estado de doença caracterizado pelo envolvimento de dois *doshas* agravados.

Samatha: Concentração e tranquilidade meditativa; um conceito budista no dialeto páli.

Samatva: Serenidade mental; suspensão experiencial no meio entre extremos; o termo hindu para tranquilidade meditativa.

Samavaya: Integração de diferentes características dentro de uma substância (*Dravya*) que atua em consonância, de uma maneira unificada como parte da identidade e ações dessa substância; a integração e ação inseparáveis de todas as características de uma substância; a interação unificada das partes componentes.

Sama-Veda: Um dos quatro *Vedas* primários, consistindo de 1.549 canções ou versos que acompanhavam a preparação e a oferenda de sacrifícios rituais.

Samhanana: Conformação do corpo e integridade estrutural.

Samhita: Uma coleção unificada; geralmente uma coleção de ensinamentos sagrados, filosóficos ou médicos.

Samidhanya: Leguminosas, feijões e lentilhas.

Samkalpa: Concepção, vontade, motivação, intenção e síntese.

Samma sati: Termo budista que designa a atenção plena correta ou equilibrada.

Sammurchanna: A amalgamação patológica de *Ama* e *dushya* (tecidos, órgãos e canais agravados).

Samprajnata-samadhi: No Yoga Clássico, é a forma de meditação na qual o sujeito continua a experimentar um objeto; consulte *Nirvikalpa-samadhi*.

Samprapti: Patogênese; os estágios do processo da doença.

Samsara: Ciclos de repetição; renascimento cíclico pulsante; o mundo dos fenômenos impermanente e dinâmico.

Samsarga: Estado de doença caracterizado pelo envolvimento de dois *doshas* agravados.

Samshaya: Dúvida.

Samskara: Condicionamento: as impressões, mudanças e camadas de modificação e hábitos produzidas por pensamentos e ações; o condicionamento reflete a impermanência material e psicológica.

Samsarjana krama: Uma ingestão dietética gradual específica usada depois que o *Panchakarma* formal é concluído.

Samvarana: Cobertura grosseira ou densa.

Samvritti-satya: Verdade convencional e relativa verificada pela atividade mental comum, discursiva porém não reflexiva; "mente parcial".

Samya: Equilíbrio.

Samyak smriti: Termo sânscrito que designa o pensamento correto ou equilibrado.

Samyama: Autodisciplina por meio de um rigoroso refreamento físico e mental.

Samyoga: Combinação; também *sama yoga*.

Sanatana Dharma: O hinduísmo caracterizado como imperecível e eterno, e revelado (*sruti*) para os sábios (*rishis*).

Sanchaya: Acumulação ou aumento gradual de *doshas* nos estágios iniciais do processo da doença.

Sanchoc: Constrição, espasmo.

Sandhis: Articulações ossudas.

Sandra: Denso; congelante.

Sanga: Obstrução, estagnação, bloqueio; também podem designar a socialização em grupos.

Sankhya: Um dos seis principais sistemas ortodoxos (*darshanas*) de filosofia hindu que enumera detalhes do processo da evolução cósmica; também tem a grafia *Samkhya*.

Sannikrustha: Agentes que causam a manifestação instantânea de uma doença.

Sannipatta: Estado de doença caracterizado pelo envolvimento de três *doshas* agravados.

Sara: Qualidade ideal; fluxo móvel e constante.

Sarangadhara Samhita: Texto do século XIV que apresenta a técnica ayurvédica de diagnósticos do pulso.

Sarasvati: A companheira de *Brahma*; a divindade associada com o desenvolvimento da fala, do aprendizado, da erudição, da música e das artes; está associada ao *Muladhara Chakra*.
Sarga: Criação.
Sarpagati: Movimentos do pulso semelhantes aos da cobra característicos de *Vata*.
Sarva arthata: Consciência comum, convencional.
Sat: Ser absoluto, eterno e imutável.
Sati: Percepção meditativa.
Satipatthana: Meditação sentada; um termo budista páli.
Satkaryavada: A doutrina que afirma que todos os efeitos já residem dentro daquilo que os causa.
Satmya: Saudável; consulte *Kushala*.
Satsanga: Associando-se com aqueles que são saudáveis.
Sattva: Um dos três *Maha gunas*; o princípio altamente rarefeito da consciência, inteligência, harmonia, equilíbrio, equilíbrio ideal, clareza, pureza, luminosidade e leveza.
Sátvico: Que possui a qualidade de *Sattva*.
Satya: Verdade.
Satya Buddhi: A verificação da verdade; o estado de *samadhi*.
Satyam: Verdade.
Saumya: As estações do ano frescas, frias e úmidas; nos Estados Unidos, geralmente o outono e o inverno; também *Visarga*.
Savikalpa-samadhi: No *Vedanta*, é a forma meditativa de testemunhar onde dualismos de sujeito e objeto continuam a existir; consulte *Samprajnata-samadhi*.
Shabda: Som; um *Tanmatra*.
Shakha: Os membros ou extremidades; os tecidos compactos periféricos.
Shakha Marga: O trajeto corporal dentro do qual a doença se desloca para chegar aos tecidos compactos, especialmente aos dos quatro membros.
Shakti: Poder, força, energia; a companheira (*Devi*) de Shiva.
Shalakyatantra: A Otolaringologia e a Oftalmologia como ramificações do Ayurveda.
Shalyatantra: A cirurgia, uma das oito ramificações do Ayurveda.
Shamana: Técnicas terapêuticas que reduzem o *Ama* tóxico e o excesso de *doshas* agravados.
Shankara: Conceituado mestre hindu (788-822 d.C.) nascido em Kerala, no Sul da Índia, e defensor do *Advaita-Vedanta*.
Sharira: Corpo físico que sofre desgaste.
Shastra: Tratado ou livro-texto que consiste em ideias, crenças, teorias, rituais ou fórmulas científicas.
Shatavari: Erva (*Asparagus racemosus*).
Shila: Equivalente budista do *Yama* yogue, diretrizes de conduta éticas e interpessoais; disposição mental.
Shirobasti: Retenção terapêutica de óleo no alto da cabeça.
Shirodhara: Gotejamento terapêutico de óleo na testa.
Shishya: pupilo; discípulo.
Shita: Fresco.
Shiva: Uma das divindades trinas no hinduísmo; a divindade da dissolução e transformação; por exemplo, da impureza para a pureza, e da ignorância para o entendimento.
Shlakshna: Suave.
Shlathana: Suavizante e relaxante.
Shleshaka: *Kapha*.
Shleshaka Kapha: O subdosha de *Kapha* composto dos líquidos articular e sinovial.
Shlesma: Antigo nome de *Kapha*.
Shlesmadhara kala: A membrana especial associada ao plasma; também tem a grafia *sleshakadhara kala*.
Shodhana: Terapia de purificação ayurvédica radical.
Shoshana: Absorção.
Shraddha: Fé; fidelidade.

Shramana(s): O aspirante ou buscador no caminho em direção à expansão da consciência, da autorrealização e da salvação que usa métodos alternativos à utilização primária dos rituais védicos; o budismo e o jainismo são *shramanas* primários.

Shravana: O primeiro estágio de estudo e observação, no qual a pessoa principalmente escuta, no processo de obter o conhecimento correto de acordo com o *Vedanta*.

Shrotra: Ouvidos.

Shuddha: Pureza, não agravado; uma das principais características de *Sattva*; também tem a grafia *shuddhi*, *suddhi*.

Shuddhi Kriya(s): As técnicas de purificação exclusivas da prática yogue.

Shudra: Uma das classes sociais védicas compostas de trabalhadores especializados e não especializados.

Shukra: Fluidos reprodutivos; sêmen.

Shukra Beej: Semente paterna ou material genético.

Shukradhara kala: A membrana especial do sistema reprodutivo.

Shukravaha Srotas: O sistema reprodutivo masculino.

Shunyata: O Vazio e o Vácuo como a natureza suprema do ser; a proposição fundamental no budismo, especialmente no budismo Mahayana.

Siddhi: Sucesso; habilidades ou poderes especiais que podem surgir como produtos secundários das práticas espirituais.

Sira: Vasos sanguíneos; veias.

Sira Granthi: Dilatação, intumescência.

Siravyadha: Sangria terapêutica que utiliza seringas estéreis.

Skandhas: Um termo sânscrito usado no budismo e no zen para designar um indivíduo no sentido de uma pessoa encarnada ou personalidade cuja existência é efêmera e meramente uma agregação impermanente de cinco componentes (*skandhas*) em constante transformação e mutuamente dependentes. Eles são (1) o corpo físico (*rupa*); (2) as reações emocionais (*vedana*) às cinco experiências sensoriais e a *Manas*; (3) a capacidade de percepção e de formação de conceitos da mente; o desenvolvimento das sementes para as inclinações prazerosas e repulsões dolorosas (*samja*); (4) hábitos consolidados, memórias, pensamento e comportamento condicionados, e receptividade passiva (*samskaras*); e (5) consciência e conhecimento individualizados (*vijnana*) cujo estado de cognição habitual gira em torno da dualidade do processamento do pensamento de sujeito *versus* objeto. Os *skandhas* são a matriz da inclinação do indivíduo para se apegar e se agarrar às coisas (*upadana*).

Sleshakadhara kala: A membrana do tecido plasmático (*rasa*); tem também a grafia *sleshakadhara kala*.

Smartas: Por volta do quarto século d.C., os brâmanes que seguiam a literatura de revelação secundária (*smriti*) (especialmente os *Puranas*), que colocavam divindades pessoais e combinações delas, como Vishnu, Shiva e Devi, no centro da devoção; isso contrastava com os *srautas* que continuavam a considerar os *Vedas*, revelação primária, (*sruti*), como principais.

Smriti: Memória ou recordação associada ao conhecimento derivado da tradição; a maior parte dos comentários sobre os principais *Vedas*; percepções intuitivas alcançadas por meio da contemplação e da meditação; também tem a grafia *smruti*.

Snayus: Ligamentos.

Snehana: Procedimentos terapêuticos que empregam óleos e gorduras na massagem ou na ingestão terapêutica.

Snigdha: Oleoso.

Soma: No *Rig-Veda*, uma planta sagrada e a sua seiva usada pelos brâmanes com finalidades rituais; a exata natureza do *Soma*, hoje em dia, é ambígua.

Spandana Sankhya: Frequência do pulso.

Sparsha: Tato; um *Tanmatra*.

Sparshana: Contato pelo tato; exame por meio da palpação.

Srotas: Os canais de circulação através dos quais os sete elementos teciduais do corpo (*dhatus*) se deslocam dinamicamente e permeiam os tecidos corporais.

Srotorhodha: Obstrução dos canais de circulação.

Sruti: Revelação; as escrituras védicas sagradas relevadas originalmente "ouvidas" pelos *rishis*; os *Vedas* ortodoxos; também tem a grafia *shruti*.

Stambhana: Reduções adstringentes; constrição.

Stanyavaha Srotas: Os canais de circulação do sistema de lactação feminino.

Sthana-Samshraya: A deposição patológica de *Ama* no tecido agravado.

Sthanya: Leite materno.

Sthayi: Estável, maduro, completamente processado; semelhante a *poshada, posada,* e *poshaka*.

Sthira: Estável.

Sthula: Grosseiro; não refinado; físico; material.

Sthula sharira: O corpo físico.

Sukadhanya: Cereais e grãos.

Sukha: Felicidade.

Sukha Sadhya: Doença que tem um prognóstico favorável.

Sukshma: Sutil; energético.

Surya Namaskara: O exercício yogue "saudação ao sol"; também chamado de *suryasana*.

Sushruta: Antigo cirurgião ayurvédico (c. século VII a.C.) que compôs o texto ayurvédico clássico, *Sushruta Samhita*.

Sushruta Samhita: O livro-texto ayurvédico clássico escrito por *Sushruta* que enfatiza a importância do sangue e da cirurgia além de outras técnicas médicas.

Sushumna: O canal de energia primário e central que acompanha a coluna vertebral e o cérebro, que contém *Kundalini*, e ao longo do qual estão situados os sete *chakras*.

Sushupti: O estado de sono profundo.

Susukshma: Possuindo o mais elevado grau de imaterialidade ou sutileza dentro da natureza criada.

Sutra: Um aforismo conciso que resume o conhecimento sagrado.

Svadhisthana Chakra: O nodo de energia na base da região genital.

Svadhyaya: O estudo da escritura sagrada.

Svapna: O sono em geral; o estado de sonho em particular; também tem a grafia *taijasa*.

Svarga: Céu.

Sveda (Sweda): Suor.

Svedavaha Srotas: Canais de circulação que conduzem o suor.

Swami: Reverendo; uma denominação de respeito com relação a uma figura religiosa ou espiritual; também tem a grafia *svamin*.

Swastha: Saúde e bem-estar.

Swasthavritta: Regimes de estilo de vida ayurvédicos para promover a saúde ideal.

Swedhana: Procedimento ayurvédico para promover a transpiração terapêutica; também chamada de terapia da sudação; também tem a grafia *svedhana* ou *svedana*.

Syadvada: A expressão na linguagem dos infinitos atributos ou facetas parciais da totalidade da realidade, embora não percebido no momento do conhecimento; o fato da característica da relatividade dentro da cognição humana.

Taijasa: O estado do sonho no sono.

Tail: Óleo medicado.

Tamas: Um dos três *Maha gunas*; o princípio altamente rarefeito que engendra a inércia, a densidade e o embotamento.

Tamásico: Tendo a qualidade de *Tamas*.

Tanmatra: Um dos cinco estados sutis ou energéticos (*sukshma*) que atua como precursor da formação dos Cinco Grandes Elementos Densos, especialmente quando eles contribuem para a formação dos cinco sentidos. Eles são chamados de os cinco *Vishishtha gunas*. Existem cinco *Tanmatras*: *Sparsha* (tato), *Shabda* (som), *Rupa* (visão), *Rasa* (sabor) e *Gandha* (odor).

Tantra: Técnica, método, mecanismo; uma evolução no hinduísmo especificamente envolvida com o poder transformador da energia de *Kundalini* de unir todos os opostos; o diálogo entre Shiva e sua companheira, Shakti ou Devi; Charaka usa esse termo ao descrever a estrutura do Ayurveda como é compilada no seu tratado clássico, *Charaka Samhita*.

Tao: No taoismo chinês, fundado por Lao-Zi (c. século VI a.C.), o *Tao* possui vários significados. Primeiro, ele é *Wu* ou o Vazio; em segundo lugar é *Tai Yi* ou o Máximo Supremo a partir do qual surgem o *Yin e o Yang* e *Qi*. O significado de *Wu* se aproxima mais de *Avyakta* e do conceito budista de *Shunyata*; o significado de *Tai Yi* está mais próximo de *Prakriti*.

Tapas: Rigoroso aperfeiçoamento espiritual que envolve um amálgama de ardorosos esforços voltados para a autodisciplina, a austeridade, a mortificação e impulsos que geram calor internamente; fogo interior que promove o autodesenvolvimento.

Tarka: Investigação; exame.

Tarpaka Kapha: O subdosha de *Kapha* localizado nos líquidos cerebrospinais e na substância branca do sistema nervoso.

Tarpana: Práticas e exercícios que lidam com o reconhecimento da herança ancestral da pessoa na tentativa de desembaraçar da sujeição a um legado predeterminado.

Tat: Uma referência críptica ao Absoluto.

Tathagatagarbha: A natureza de Buda, o Eu Búdico. Buddha-dhatu; *Atman*.

Tattva: Um princípio, categoria ou verdade fundamental dentro de *darshana* ou visão de mundo.

Te: O termo taoista chinês que implica a energia do Tao que dá origem a *wan wu*, as "dez mil coisas" que compreendem o universo criado. *Te* é semelhante a *Prakriti*.

Tejas: Brilho; a forma energética sutil de *Pitta*; o Elemento Fogo. *Tejas* trabalha por intermédio de *Sadhaka Pitta* e é a inteligência que permeia as células, os tecidos, os órgãos e a Mente, especialmente *Buddhi*.

Tikshna: Penetrante; aguçado.

Tikshna Agni: O estado patologicamente elevado do fogo digestivo ou *Agni*.

Tikta: O sabor Amargo.

Tonificação: Termo que designa o aumento da nutrição do corpo e dos *dhatus* (tecidos), especialmente pela utilização de alimentos ricos e ervas fortalecedoras; aumento dos Elementos Terra e Água no corpo.

Tridosha: Os três *doshas*: *Vata*, *Pitta* e *Kapha* (VPK).

Triguna: Os três *Maha gunas*: *Sattva*, *Rajas* e *Tamas*.

Triphala: Famosa combinação herbácea ayurvédica tripla: *Haritaki*, *Amalaki* e *Bibhitaki*.

Tripti: Contentamento, saciedade.

Trishna: Desejo, anseio e sede excessiva; abarca o desejo por objetos dos sentidos, por exemplo, e até mesmo pela não existência.

Trit: Restrição de fluidos.

Tulsi: Manjericão-santo indiano (*Ocimum sanctum*).

Turiya: O quarto e mais refinado estado de consciência descrito no *Upanishad* Manduka/Mandukya, parte do *Atharva-Veda*, como a verdadeira experiência da unidade *atman-Brahman*.

Tvak: Pele.

Tzu jan: No taoismo chinês, é a natureza ontológica do Tao, a ativação espontânea que é motivada pela sua própria disposição interna. É semelhante ao conceito de *Prakriti*.

Udaka: Água.

Udakavaha Srotas: Os canais de circulação que conduzem água.

Udana Vata: O subdosha de *Vata* associado ao movimento ascendente e à exalação.

Udgitha: Canto primordial; AUM ou OM.

Umada: Distúrbios mentais.

Upadana: Apego, desejo e a formação de vínculos com a experiência material e mundana; os cinco *skandhas* que compõem a personalidade são a origem desse apego.

Upadhatu: Os elementos teciduais secundários ou acessórios que resultam da formação dos sete tecidos corporais primários (*dhatus*).

Upadrava: Complicações de uma doença.
Upamana: Analogia.
Upanishads: Antigas escrituras hindus chamadas *Vedanta* ou as partes finais dos *Vedas* escritas aproximadamente entre os séculos IX e VI a.C.
Upashaya (Upasaya): Alívio de sintomas depois de uma intervenção de tratamento apropriada.
Upastha: Genitália.
Upaveda: Um dos *Vedas* subsidiários, subsequentes ou secundários, isto é, Ayurveda, um acessório ao *Atharva-Veda*.
Upayoga samstha: Diretrizes dietéticas e nutricionais.
Upchaya: Constituição física; adequação.
Upeksha: Serenidade mental.
Up-pa-sad: Termo sânscrito que descreve a posição sentada de um pupilo defronte de um professor quando envolvido com o estudo das antigas escrituras.
Ushna: Quente.
Utkleshana: *Doshas* agravados liquefeitos que estão prontos para ser eliminados por meio do *Panchakarma*.
Utpadaka: Agravação, anomalia e perturbação, especialmente de um *dosha*. Consulte *Prakopa*.
Utsaha: Resistência, vitalidade.
Uttarakarma: Procedimentos usados depois que o *Panchakarma* formal é concluído.
Uttara-Mimamsa: *Vedanta*.
Vac: Fala; consulte *Vak*.
Vagbhata: Médico ayurvédico que escreveu o importante texto médico *Asthanga Hridaya* (700-500 d.C.).
Vahni: Fogo.
Vaidya: Médico.
Vaigunya: Defeituoso.
Vairagya: Objetividade; desapego.
Vaisamya: Desequilíbrio.
Vaisheshika: Uma das mais antigas das seis principais visões de mundo hindus ortodoxas (*darshanas*) que tenta delinear uma categorização científica da natureza.
Vaishvanara: O estado da consciência desperta ou alerta; também tem a grafia *jagrat*.
Vaishya: A classe social védica de mercadores e agricultores que forneciam materiais e mercadorias dentro daquela sociedade.
Vajikarana: Medicina reprodutiva e afrodisíaca; uma das oito ramificações do Ayurveda; também uma substância afrodisíaca ou substância que contribui para aumentar a capacidade da pessoa de produzir uma progênie.
Vajra: Relâmpago; diamante; implica poder fálico.
Vajrayana: Uma forma de budismo *Mahayana*, especialmente comum no Tibete. Ele contém práticas profundamente psicológicas, rituais tântricos e yoga. O *Vajra* implica o vazio indestrutível (*shunyata*) que está por nascer e é incriado; ele não pode ser compreendido em um sentido cognitivo, só podendo ser vivenciado em estados de iluminação (*Turiya*).
Vak: Boca, fala, voz, linguagem; deusa das palavras nos *Vedas*; também tem a grafia *vac, vach*.
Valli: Refere-se especificamente à inclinação, como a das plantas trepadeiras, dos *Upanishads* contra os *Vedas*.
Vamana: Um dos cinco tratamentos de purificação do *Panchakarma* que envolvem a êmese terapêutica.
Varna: Cor com significado simbólico; epiderme.
Vasa: Gordura muscular.
Vata: O *dosha* bioenergético do Ar; um dos três princípios reguladores fundamentais do corpo cuja função principal é a da propulsão e do movimento.
Vataja: Aquilo que é causado por *Vata* agravado.
Vatshamak: Aquilo que controla e regula *Vata* agravado.
Vaya: Idade.

***Vayas*:** Expectativa de vida.
***Vayayama Shakti*:** Nível de energia.
***Vayu*:** Nos *Vedas*, a divindade do Elemento Ar; sinônimo do *dosha Vata*.
***Vedana*:** Reações emocionais como as que são agradáveis, desagradáveis ou neutras.
***Vedanga*:** Ramificações dos *Vedas*; textos suplementares aos antigos *Vedas*.
***Vedanta*:** O fim dos *Vedas*; encontrado em textos como os *Upanishads*.
***Vedas*:** O conhecimento, sabedoria e ensinamentos sagrados revelados aos antigos profetas. Os *Vedas* originais contêm os quatro principais textos védicos: *Rig-Veda*, *Sama-Veda*, *Yajur-Veda* e *Atharva-Veda*.
***Vega-dharana*:** Anseios naturais, psicológicos.
***Vibhuti*:** O vasto leque de faculdades que surgem da modulação do desejo e do refinamento da consciência: magnanimidade, carisma compassivo e esplendor espiritual.
***Vidahi*:** Excessivamente estimulante.
***Vihara*:** Práticas de estilo de vida; um conjunto de estilo de vida *deliberadamente escolhidos*.
***Vijnana*:** Inteligência, consciência da realidade na vida do dia a dia; conhecimento individualizado como função tanto de *Manas* quanto de *Chitta;* o estado dualista predeterminado da cognição que revolve em torno do processamento de pensamentos de sujeito *versus* objeto.
***Vijnanomaya Kosha*:** O revestimento da inteligência-sabedoria; a quarta das cinco camadas que compõem o ser humano individual.
***Vikalpa*:** Indisciplinado; desordenado; falsa imaginação; os atributos de um *dosha* que estão anormalmente aumentados na doença; pode implicar também imaginação e fantasia.
***Vikara*:** Diversificação; as diferentes manifestações que se desenvolvem à medida que uma doença progride.
***Vikruti*:** O estado presente desequilibrado da *prakruti* da pessoa ou constituição que resulta de desequilíbrios dóshicos e da acumulação de toxicidade no corpo.
***Vikruti Pariksha*:** O exame da constituição desequilibrada.
***Vikshepa*:** Falsa cobertura, dispersão do entendimento correto ou desvio com relação a ele.
***Vilepi*:** Sopa grossa de arroz.
***Vilodana*:** Liquefação e dissolução.
***Vimarga gamana*:** O fluxo patológico de substâncias corporais fora dos seus canais de circulação adequados.
***Vimukti*:** Termo budista praticamente sinônimo do termo hindu *Moksha*.
***Vipaka*:** Amadurecimento; o efeito pós-digestivo de uma substância ingerida; assimilação celular e tecidual posterior à digestão primária no trato gastrointestinal.
***Viparita-Bhavana*:** A crença comum e errônea de que o mundo visível das aparências constitui toda a realidade; uma função de *Manas*.
***Vipassana*:** Percepção intuitiva meditativa; conceito budista, dialeto páli; também tem a grafia *vipashyana*.
***Viprakrushta*:** Agentes que produzem a doença depois de um longo período de incubação.
***Viraga*:** Desapego.
***Virechana*:** Terapia de purgação Ayurveda como um dos aspectos da purificação do *Panchakarma*.
***Virya*:** O poder energético de uma substância caracterizado em um espectro que varia de quente a frio; *virya* está radicado no *Jatharagni*.
***Visada*:** Claro.
***Visarga*:** Soltando.
***Visarga Kala*:** As estações úmidas; geralmente o outono e o inverno nos Estados Unidos; também tem a grafia *saumya*.
***Vishama Agni*:** O estado patologicamente variável, discordante ou irregular do fogo digestivo ou *Agni*; também escrito como *vishrama Agni*.
***Vishaya*:** Objeto da experiência por intermédio dos sentidos.
***Vishaya-Shakti*:** O poder intrínseco de *Manas* que impele a atenção usual para uma atração sedutora pelo mundo dos objetos sensoriais; a atração hipnótica e o deslumbramento do mundo material.

Vishaya Gunas: Os *Tanmatras*. *Vishaya* (ou *vrishistha*) designa a força do mundo dos sentidos.

Vishesha: Os opostos se equilibram; um dos dois princípios fundamentais do tratamento ayurvédico. *Vishesha* significa distinção, diferenciação, diferenças, particularidades e, especificamente, diferentes atributos. É a quinta das seis *padarthas* (categorias) de *Vaisheshika*, a mais antiga das seis *ashtika darshanas* da filosofia hindu ortodoxa.

Vishishtha gunas: Os cinco *Tanmatras*.

Vishnu: Divindade mencionada no *Rig-Veda*; mais tarde, encarada como a segunda das três principais divindades hindus (Brahma, Vishnu e Shiva) e considerada o sustentador do universo.

Vishrama: Deslocamento, especialmente de *Ojas*; estado discordante e irregular do fogo digestivo *Agni*; implica quaisquer flutuações erráticas que são geralmente precipitadas por *Vata* instável; às vezes com a grafia *visama* ou *visrama*.

Vishuddha Chakra: O nodo de energia localizado na região da garganta.

Vishva: O estado desperto do indivíduo; implica a totalidade do cosmos.

Vivarana: Ação difusa e dispersiva rápida.

Viveka: A capacidade de diferenciar, filtrar ou separar o que é autêntico e duradouro dos fenômenos ilusórios, superficiais e transitórios da experiência; distinção.

Vriddha: Velhice.

Vritti: As oscilações e flutuações instáveis e irregulares dos pensamentos dentro dos processos mentais; uma conotação negativa que descreve a mente rebelde.

Vruddhi: Aumento quantitativo.

Vrukkau: Rim.

Vyabhichari: Estímulos muito brandos que podem causar a doença.

Vyadhi: Distúrbio; doença.

Vyadhikshamatva: Imunidade.

Vyakta: Realidade manifesta; o nível dos fenômenos; aparência.

Vyakti: O estágio de manifestação de uma doença.

Vyana Vata: O subdosha de *Vata* que lança substâncias corporais para fora; o subdosha que energiza a circulação e os movimentos de dentro para fora.

Vyapat: Anomalia, agravação; consulte *Dushti*.

Vyapi: Distribuído por todo o corpo como, por exemplo, *apara ojas*.

Vyavaharika: O estado mental comum predeterminado; a suposição de que o indivíduo é apenas o seu organismo material, e que todo o corpo pode ser corretamente percebido e conhecido de uma maneira simples e direta; convencional, a realidade relativa.

Vyayama: Exercício físico.

Wan wu: A frase taoista: "as dez mil coisas", que implica multiplicidade infinita emergindo de *Prakriti* que compreende o universo criado.

Wu: O termo taoista chinês que designa o imenso Vazio ou aspecto do nada do Tao que encerra todas as potencialidades.

Wu hsing: Designação chinesa para os cinco elementos propulsores na natureza, os Cinco Grandes Elementos Densos; também tem a grafia *wu xing*.

Wu nien: Conceito chinês e zen-budista do vazio ou mente limpa; também é chamado de *mushin*.

Wu wei: Um conceito que, segundo se acredita, foi formalizado no século IV a.C. pelo taoista chinês Chuan Tzu. Ele implica a atitude de "estar no mundo, mas não ser do mundo"; atitude assinalada pela orientação *bodhichitta* que sossegadamente busca a iluminação por meio de um envolvimento social desprovido de dano e da imposição do karma desnecessário ao eu e aos outros; é movimentar-se no mundo de uma maneira que não incomoda ninguém e não é incomodada, deixando que os eventos naturais aconteçam, testemunhando-os no seu fluxo e seguindo a tendência de *Prakriti*.

Yajamana: Aquele que oferece um sacrifício ritual.

Yajna: Oferenda sacrificial.

Yajur-Veda: Um dos quatro principais *Vedas* (c. 1000 a.C.) que contém fórmulas sacrificiais que devem ser entoadas durante a execução de rituais sagrados.

Yajus: Orações e fórmulas rituais, especialmente aquelas provenientes do *Rig-Veda*.

Yakrut: Fígado.

Yama: Virtudes de autocontrole e de autodomínio; a autodisciplina, especialmente no que diz respeito aos outros, obtidas por meio da prática das cinco *diretrizes comportamentais* na forma de abstenções enumeradas no primeiro nível da prática yogue conhecida pelo mesmo nome.

Yang: Conceito fundamental da medicina chinesa que implica os princípios do movimento de dentro para fora, solidez, calor e qualidades masculinas.

Yappa: Doenças que são crônicas porém controláveis com o tempo.

Yatna: Esforço.

Yin: Conceito fundamental na medicina chinesa que implica os princípios do movimento para dentro, a fluidez, a frialdade e qualidades femininas.

Yoga: Em sânscrito, significa jugo ou união; um dos seis principais *darshanas* hindus ortodoxos; um sistema de prática no qual o indivíduo se esforça, por meio de uma rígida autodisciplina, para alcançar graus cada vez maiores de ligação ou canalização com Deus; um sistema importante de autodesenvolvimento hindu formulado nos *Yoga Sutras* de Patanjali.

Yoga Sutras: A coleção de *sutras* (c. século II a.C. ao século IV d.C.) associada ao nome de Patanjali que delineia o sistema do Yoga Clássico.

Yogatattva: Famoso *Upanishad* Yoga (c. 100 a.C.-300 d.C.) que descreve as mais antigas formas conhecidas de práticas yogues diversificadas pré-clássicas.

Yu: o termo taoista chinês que implica o Ser ou o aspecto do tudo do Tao.

Yuan chi: O poder de *Prakriti* de impulsionar a criação.

Yukti: A criação de uma substância, processo ou efeito que resulta da confluência de uma vasta variedade de fatores etiológicos; por exemplo, a conjunção de materiais, lugar e momento que resulta em um produto final.

Zazen: Meditação sentada; um termo budista japonês.

Zen: Budismo japonês.

Zephirum: Vazio, o Vácuo, *shunyata, wu, Avyakta*.

Referências

Acharya, N.R. e Pandurang, S. (orgs.). (1945). *Sushruta Samhita*. Bombaim: Nirnaya Sagar Press.

Allchin, B. e Allchin, R. (1982). *The Rise of civilization in India and Pakistan*. Cambridge: Cambridge University Press.

Anandamurti, S.S. (1993). *Discourses on Tantra* (Vol. 1). Bombaim: Ananda Marga Publications.

———. (1994). *Discourses on Tantra* (Vol. 2). Bombaim: Ananda Marga Publications.

Apte, V.S. (1993). *The Student's Sanskrit-English dictionary*. Delhi: Motilal Banarsidass. (Trabalho original publicado em 1970)

Aurobindo, S. (1976). *The Synthesis of Yoga*. Pondicherry, Índia: Sri Aurobindo Ashram.

Bedekar, V.M. e Palsule, G.B. (orgs.). (1995). *Sixty Upanishads of the Veda*. Delhi: Motilal Banarsidass.

Bender, E. (1967). *Hindi grammar and reader*. Filadélfia: University of Pennsylvania Press.

Bhishagratna, K.L. (trad.). (1968). *Sushruta Samhita*. Varanasi, Índia: Chowkhamba Sanskrit Series.

Biardeau, M. (org.). (1989). *Hinduism, the Anthropology of a Civilization*. Nova Delhi: Oxford University Press.

Bion, W.R. (1959). *Attacks on Linking*. International Journal of Psycho-Analysis, Vol. 40, Partes 5-6.

Block N., Flanagan O. e Guzeldere, G. (1997). *The Nature of Consciousness*. Boston: MIT Press.

Bloomfield, M. (1967). *Hymns of the Athara Veda*, SBE 42. Delhi: MLBD. (Trabalho original publicado em 1897)

Bryant, E. (2001). *The Quest for the Origins of Vedic Culture*. Nova York: Oxford University Press.

Bryant, E. e Patton, L.L. (2005). *Indo-Aryan Controversy: Evidence and Inference in Indian History*. Londres: Routledge.

Buitenen, J.A.B. (Trad.). (1973-1978). *The Mahabharata* (Vols. 1-3). Chicago e Londres: University of Chicago Press.

———. (1981). *The Bhagavadgita in the Mahabharata*. Chicago e Londres: University of Chicago Press.

Cairns-Smith, A.G.G. (1996). *Evolving the Mind: On the Nature of Matter and the Origin of Consciousness*. Cambridge: Cambridge University Press.

Chen, K. (1984). *Buddhism in China*. Princeton, NJ: Princeton University Press.

Clifford, T. (1984). *Tibetan Buddhist Medicine and Psychiatry*. York Beach, ME: Samuel Weiser.

Condron, D.R. (1991). *Dreams of the Soul: The Yogi Sutras of Patanjali*. Windyville: MI: SOM Publishing.

Corcos, A.F. (1984). *Reproduction and Heredity Beliefs of the Hindus Based on their sacred books*. Journal of Heredity, 75 (2), 152-54.

Coward, H.G. E Raja, K.K. (1990). *The Philosophy of the Grammarians, Encyclopedia of Indian Philosophies* (Vol. 5). Princeton, NJ: Princeton University Press.

Dales, G. E Kenoyer, J.M. (1993). *Excavations at Mohenjo Daro, Pakistan*. Filadélfia: University of Pennsylvania Museum Monograph.

Das, S. (1984). Shusruta of India: Pioneer in vesicolithotomy. *Urology*, *23* (3), 317-19.

Dasgupta, S. (1975). *A History Of Indian Philosophy* (Vols. 1-5). Delhi: Motilal Banarsidass.

———. (1989). *A Study of Patanjali*. Delhi: Motilal Banarsidass.

Douillard, J. (2000). *The 3-season Diet: Solving the Mysteries of Food Cravings, Weight Loss, and Exercise*. Nova York: Random House.

Dube, K.C. (1979). Nosology and Therapy of Mental Illness in Ayurveda. *Comparative Medicine East West*, 6 (3), 208-09.

Dumont, L. (1980). *Homo Hierarchicus: The Caste System and Its Implications*. Chicago e Londres: University of Chicago Press.

Dwight, W. (1984). *Athara Veda Samhita*. Delhi: Motilal Banarsidass.

Edney, M.H. (1997). *Mapping an Empire: The Geographical Construction of British India, 1765-1843*. Chicago e Londres: University of Chicago Press.

Eliade, M. (1973). *Yoga: Immortality and Freedom*. Princeton, NJ: Princeton University Press.

———. (1978). *History of Religious Ideas: Vol. 1. From the Stone Age to the Eleusinian Mysteries*. Chicago e Londres: University of Chicago Press.

———. (1982). *History of Religious Ideas: Vol. 2. From Gautauma Buddha to the Triumph of Christianity*. Chicago e Londres: University of Chicago Press.

Fairservis, W.A. (1975). *The Roots of Ancient India*. Chicago e Londres: University of Chicago Press.

Fallon, S. (1999). *Nourishing Traditions*. Washington, DC: New Trends.

Feuerstein, G. (1989). *The Yoga-Sutra of Patanjali: A New Translation and Commentary*. Rochester, VT: Inner Traditions International.

———. (1998). *The Yoga Tradition: Its History, Literature, Philosophy, and Practice*. Prescott, AR: Hohm Press.

———. (1990). *Encyclopedic Dictionary of Yoga*. Nova York: Paragon House.

Fischer-Schreiber, I., Ehrhard, F.K. e Friedrichs, K. (1994). *The Encyclopedia of Eastern Philosophy and Religion*. Boston: Shambhala.

Forte, A.O. (1990). *The Self and Its States: A State of Consciousness Doctrine in Advaita Vedanta*. Delhi: Motilal Banarsidass.

Frawley, D. e Lad, V. (1986). *The Yoga of Herbs*. Twin Lakes, WI: Lotus Press.

Freud, S. (1938a). Splitting of the Ego in the Process of Defense [Divisão do Ego no Processo da Defesa]. *Standard Edition of the Complete Psychological Works of Sigmund Freud* (Vol. XXIII). Londres: Hogarth Press, 1964.

———. (1938b). An Outline of Psychoanalysis. [Um Esboço da Psicanálise]. *Standard Edition Of The Complete Psychological Works of Sigmund Freud* (Vol. XXIII). Londres: Hogarth Press, 1964.

Fuller, C.J. (2004). *The Camphor Flame*. Princeton, NJ: Princeton University Press.

Ganapati, S.V. (1992). *Samaveda*. Delhi: Motilal Banarsidass. (Trabalho original publicado em 1982)

Gardner, A. e Boles, R.G. (2005). Is a "Mitochondrial Psychiatry" in the Future? Análise crítica. *Current Psychiatry Review*. 1:257-72.

Garfield, J. (1995). *The Fundamental Wisdom of the Middle Way: Nagarjuna's Mulamadhyamakakarika*. Nova York e Oxford: Oxford University Press.

Griffith, R.T.H. (1973). *The Rig-Veda*. Delhi: Motilal Banarsidass. (Trabalho original publicado em 1896)

Grossman, J. (1994). The Evolution of Inhaler Technology. *Journal of Asthma*, 31 (1), 55-64.

Gurdjieff, G.I. (1963). *Meetings with Remarkable Men*. Londres: Routledge & Kegan Paul.

Hajicek-Dobberstein, S. (1995). Soma Siddhas and Alchemical Enlightment: Psychedelic Mushrooms in Buddhist Tradition. *Journal of Ethnopharmacology*, 48 (2), 99-118.

Haldipur, C.V. (1984). Madness in Ancient India: Concept of Insanity in Charaka Samhita (Século I d.C.). *Comprehensive Psychiatry*, 25 (3), 335-44.

———. (1989). Psychiatric Nosology and Taxonomy in Ancient India. *Acta Psychiatrica Scandinavia, 80* (2), 148-50.

Hameroff, S.R., Kaszniak, A.W. e Scott, A.C. (orgs.). (1996). *Toward a Science of Consciousness*. Boston: MIT Press.

Hardman, J.G. e Limbird, L.E. (orgs.). (2001). *Goodman's & Gillman's: The Pharmacological Basis of Therapeutics*. Nova York: McGraw-Hill.

Harishastri, B. (org.). (1939). *Vagbhata-Ashtanga Hridaya*. Bombaim: Nirnaya Sagar Press.

Harris, D.S., Wolkowitz, O.M. e Reus, V.I. (2005). Psychoneuroendocrinology. In B.J. Sadock e V.A. Sadock (orgs.). *Kaplan & Sadock's Comprehensive Textbook of Psychiatry. 8th ed.* Vol. II. Baltimore: Lippincott Williams and Wilkins, 126-37.

Hauben, D.J., Baruchin, A. e Mahler, A. (1982). On the History of the Free Skin Graft. *Annals of Plastic Surgery*, 9 (3), 242-45.

Heesterman, J.C. (1993). *The Broken World of Sacrifice: Essays in Ancient Indian Ritual*. Chicago e Londres: University of Chicago Press.

Hiltebeitel, A. (1999). *Rethinking India's Oral and Classical Epics*. Chicago e Londres: University of Chicago Press.

Jamison, S. W. (1991). *Ravenous Hyenas and the Wounded Sun: Myth and Ritual in Ancient India*. Ithaca, NY: Cornell University Press.

Jee, H. H. Bhagvat Sinh (1993). *Aryan Medical Science*. Nova Delhi: D. K. Publishers. (Trabalho original publicado em 1895)

Jha, G. (rad.). (1984). *The Nyaya-Sutras of Gautama*. Delhi: Motilal Banarsidass.

Johnson, W. (1994). *The Bhagavadgita*. Oxford: Oxford University Press.

Joshi, S.V. (1996). *Ayurveda and Panchakarma*. Twin Lakes, WI: Lotus Press.

Kadar, S. (1996). *The Colors of Violence: Cultural Identities, Religion, and Conflict*. Chicago e Londres: University of Chicago Press.

Kaelber, W.O. (1989). *Tapta Marga: Asceticism and Initiation in Vedic India*. Albany: State University of New York Press.

Kak, S. (1987). On the Chronology of Ancient India. *Indian Journal of the History of Science*, 22 (3), 51-62.

Kalupahana, D.J. (1986). *Nagarjuna: The Philosophy of the Middle Way*. Albany: State University of New York Press.

Kane, P.V. (1930-1962). *History of Dharmasastra*, 5 vols. (7 partes). Poona: Bhandarkar Oriental Research Institute.

Kansupada, K.B. e Sassani, J.W. (1997). Sushruta: The Father of Indian Surgery and Ophthalmology. *Doctoral Ophthalmology*, 93 (1-2), 159-67.

Kaviratna, A.C. (1902-1925). *Charaka Samhita* (Vols. 1-4). Calcutá: Girish Chandra Chakravarti Deva Press.

Klein, M. (1946). Notes on Some Schizoid Mechanisms. *International Journal of Psycho-Analysis*, Vol. 27 [III].

Klostermaier, K.K. (1994). *A Survey of Hinduism*. Albany: State University of New York Press.

Kripal, J. (1998). *Kali's Child: The Mystical and the Erotic in the Life and Teachings of Ramakrishna*. Chicago e Londres: University of Chicago Press.

Lad, V. (1984). *Ayurveda: The Science of Self-healing*. Twin Lakes, WI: Lotus Press.

———. (1996). *Secrets of the Pulse: The Ancient Art of Ayurvedic Pulse Diagnosis*. Albuquerque, NM: Ayurvedic Press.

———. (2002). *Textbook of Ayurveda*. Albuquerque, NM: Ayurvedic Press.

Lamm, N. (1986). *Faith and Doubt: Studies in Traditional Jewish Thought*. Nova York: Ktav Publishing House.

Larsen, G. J. (1969). *Classical Sankhya*. Delhi: Motilal Banarsidass.

Lele, A., Ranade, S. e Qutab, A. (1997). *Pancha-Karma and Ayurvedic Massage*. Pune, Índia: International Academy of Ayurveda.

Lele, R.D. (1986). *Ayurveda and Modern Medicine*. Bombaim: Bharratiya Vidya Bhavan.

Lindtner, C. (1997). *Master of Wisdom: Writings of the Buddhist Master Nagarjuna*. Berkeley, CA: Dharma Publishing.

Lipner, J. (1994). *Hindus: Their Religious Beliefs and Practices*. Londres: Routledge.

Mahdihassan, S. (1981). The Tradition of Alchemy in India. *American Journal of Chinese Medicine, 9* (1), 23-33.

Mahdihassan, S. (1985a). Cinnabar-gold as the Best Alchemical Drug of Longevity, Called Makaradhwaja in India. *American Journal of Chinese Medicine, 13* (1-4). 93-108.

———. (1985b). Indian and Chinese Cosmologies Reconsidered. *American Journal of Chinese Medicine, 13* (1-4), 5-12.

———. (1989). The Five Cosmic Elements as Depicted in Indian and Chinese Cosmologies. *American Journal of Chinese Medicine, 17* (3-4), 245-52.

Manyam, B.V. (1990). Paralysis Agitans and Levodopa in "Ayurveda": Ancient Indian Medical Treatise. *Movement Disorders*, 5 (1), 47-8.

Mead, G.R.S. (1895). *Selected Works of Plotinus*. Londres: G. Bell & Sons.

———. (1913). *Quests Old and New*. Londres: G. Bell & Sons.

Mehta, P.M. (org.). (1949). *Charaka Samhita*. Jamnagar, Gujarat: Gulab Kunverba Society.

Miller, L., & Miller, B. (1995). *Ayurveda and Aromatherapy*. Twin Lakes, WI: Lotus Press.

Mishra, Lakshmi Chandra (org.). (2004). *Scientific Basis for Ayurvedic Therapies*. Boca Raton, FL: CRC Press.

Mishra, R.S. (1959). *Fundamentals of Yoga*. Nova York: Julian Press.

———. (1963). *The Textbook of Yoga Psychology*. Nova York: Julian Press.

Moos, Vayaskara N.S. (org. e trad.). (1984). *Vagbhata's Ashtanga Hridaya Samhita*. Kerala: Vaidyasarathy Press.

Morningstar, A. e Desai, U. (1990). *The Ayurvedic Cookbook*. Twin Lakes, WI: Lotus Press.

Mukerjee, A.B. (1974). The Concept of Nutrition — Ancient and Modern. *Journal of Indian Medical Association*, 62 (7), 250-51.

Muller, M. (1899). *The Six Systems of Indian Philosophy*. Londres: Longmans, Green.

Murkherjee, P.K. (2001). Evaluation of Indian Traditional Medicine. *Drug Information Journal,* 35, 631-40.

Murthy, K.R. Srikanta (trads.). (1987). *Madhava Nidanam*. Varanasi, Índia: Chaukhambha Orientalia.

——— (Trad.). (2004). *Vagbhata's Astanga Hridayam*. Varanasi, Índia: Chaukhambha Orientalia.

——— (Trad.). (2005). *Astanga Samgraha of Vagbhata*. Varanasi, Índia: Chaukhambha Orientalia.

Narang, S. (1984). *The Vaisnava Philosophy*. Delhi: Nag Publishers.

Narasimhan, C.V. (org.). (1997). *The Mahabharata*. Nova York: Columbia University Press.

Neumann, E. (1954). *The Origins and History of Consciousness*. Princeton, NJ: Princeton University Press.

Nichter, L.S., Morgan, R.F. e Nichter, M.A. (1983). The Impact of Indian Methods for Total Nasal Reconstruction. *Clinical Plastic Surgery, 10* (4), 635-47.

Ninivaggi, F.J. (1999). Attention/Deficit-Hyperactivity Disorder in Children and Adolescents: Rethinking Diagnosis and Treatment Implications for Complicated Cases. *Connecticut Medicine, 63* (9), 515-21.

———. (2001). *An Elementary Textbook of Ayurveda: Medicine with a Six Thousand Year Old Tradition.* Madison, CT: International Universities/Psychosocial Press.

———. (2005a). BioPsychoSpiritual Psychiatry. *Vision*, 15 (2), 8-9.

———. (2005b). The BioPsychoSpiritual Perspective in Contemporary Clinical Psychiatry. *Elements*, 3 (1), 6-8.

———. (2005c). Borderline Intellectual Functioning and Academic Problem. In B.J. Sadock e V.A. Sadock (orgs.). *Kaplan & Sadock's Comprehensive Textbook of Psychiatry. 8th ed.* Vol. II. Baltimore: Lippincott Williams and Wilkins; 2272-276.

———. (2007). Diagnostic Manual-intellectual Disabilities: A Textbook of Diagnosis of Mental Disorders in Persons with Intellectual Disabilities. Análise crítica de livro. *Journal of Autism and Developmental Disorders,* 37 (11), 2223-229.

Oberoi, H. (1995). *The Construction of Religious Boundaries*. Chicago e Londres: University of Chicago Press.

O'Flaherty, W.D. (1981). *The Rig Veda: An Anthology*. Londres: Penguin Books.

Olivelle, P. (1992). *The Samnyasa Upanishads, Hindu Scriptures on Asceticism and Renunciation.* Nova York e Oxford: Oxford University Press.

Osho, R. (1994). *Heartbeat of the Absolute: Discourses on the Ishavasya Upanishad.* Boston: Element.

———. (1995). *Returning to the Source: Talks on Zen*. Boston: Element.

———. (1996). *Meditation: The First and Last Freedom: A Practical Guide to Meditation.* Nova York: St. Martins Press.

Parpola, A. (1994). *Deciphering the Indus Script*. Cambridge: Cambridge University Press.
Pillai, N.K. (1998). *History of Siddha Medicine*. Chennai, Índia: Department of Indian Medicine and Homeopathy.
Porter, R. (1997). *The Greatest Benefit to Mankind: The History of Medicine*. Nova York: W.W. Norton.
Potter, K.H. (org.). (1994). *Indian Philosophical Analysis: Nyaya-Vaisesika from Gangesa to Raghunatha Siromani: Vol. 6. Encyclopedia of Indian Philosophies*. Princeton, NJ: Princeton University Press.
Prabhupada, Swami (A.C. Bhaktivedanta). (1997). *Bhagavad-Gita as it is*. Nova York e Los Angeles: Baktivedanta Book Trust.
Prakash, U.B. (1978). Sushruta of Ancient India. *Surgical Gynecology & Obstetrics, 146* (2), 263-72.
Radhakrishnan, S. (trans.) (1953). *The Principal Upanishads*. Londres: Unwin Hyman.
Ranade, S. (1993). *Natural Healing Through Ayurveda*. Salt Lake City, UT: Passage Press.
———. (2003). *Ayurvedic Panchakarma*. Delhi: Chaukhamba Ayurvijan.
Ranade, S., Ranade, S., Qutab, A. e Deshpande, R. (1997). *Health and Disease in Ayurveda and Yoga*. Pune, Índia: Anmol Prakashan.
Ray, P. e Gupta, H.N. (1965). *Charaka Samhita: A Scientific Synopsis*. Nova Delhi: National Institute of Sciences of India.
Russo-Neustadt, A. (2003). Brain-derived Neurotrophic Factor, Behavior, and New Directions for the Treatment of Mental Disorders. *Seminars Clinical Neuropsychiatry, 8* (2), 109-18.
Sankalia, H.D. (1962). *Indian Archaeology Today*. Nova York: Asia Publishing House.
———. (1972). *The Prehistory and Protohistory of India and Pakistan*. Pune, Índia: Deccan College Postgraduate and Research Institute.
Sarkar, S.P.R. (1993). *Yogic Treatments and Natural Remedies*. Calcutá: Ananda Marga Publications.
Savithri, S.R. (1987). Speech Pathology in Ancient India: A Review of Sanskrit Literature. *Journal of Communication Disorders, 20* (6), 437-45.
Shaffer, J. (1984). The Indo-Aryan Invasions: Cultural Myth and Archaeological Reality. In J.R. Lukacs (org.). *The People of South Asia: The Biological Anthropology of India, Pakistan and Nepal*. Nova York: Plenum Press, pp. 77-88.
Shahar, M. (2001). Ming-Period Evidence of Shaolin Martial Practice. *Harvard Journal of Asiatic Practice,* 61 (2): 359-413.
Sharma, P.V. (1976). *Introduction to Dravyaguna*. Varanasi, Índia: Chaukhambha Orientalia.
———. (1977). *Yogaratnamala of Nagarjuna*. Varanasi, Índia: Chaukhambha Orientalia.
———. (1995). *Caraka-Samhita* (Vols. 1-4). Varanasi, Índia: Chaukhambha Orientalia.
Siegel, G.J., Albers, R.W., Brady, S.T. e Price, D.L. (orgs.) (2006). *Basic Neurochemistry: Molecular, Cellular and Medical Aspects*. 7ª ed. Boston: Elsevier Academic Press.
Sigerist, H.E. (1951). *A History of Medicine: Vol. 1. Primitive and Archaic Medicine*. Nova York: Oxford University Press.
———. (1961). *A History of Medicine: Vol. 2. Early Greek, Hindu, and Persian Medicine*. Nova York: Oxford University Press.
Singer, C. e Underwood, E.A. (1962). *A Short History of Medicine* (2ª ed.). Nova York: Oxford University Press.
Sivaraman, K. (1973). *Saivism in Philosophical Perspective: A Study of the Formative Concepts, Problems and Methods of Saiva Siddhanta*. Delhi: Motilal Banarsidass.
Solso, R.L. (1999). *Mind and Brain Sciences in the 21st Century*. Boston: MIT Press.
Somvanshi, R. (2006). Veterinary Medicine and Animal Keeping in Ancient India. *Asian Agri-History*, 10 (2), 133—46.
Staal, F. (1963). Sanskrit and Sanskritization. *Journal of Asian Studies, 23* (3), 261-75.
———. (1983). *Agni. The Vedic Ritual of the Fire Altar (Vols. 1-2).* Berkeley: University of California Press.
———. (1989). *Rules Without Meaning, Ritual, Mantras and the Human Sciences.* Nova York: Peter Lang.
Steiner, R. (1964). *The Philosophy of Freedom*. Nova York: Anthroposophic Press. (Trabalho original publicado em 1884)

Steiner, R. (1968). *A Theory of Knowledge*. Nova York: Anthroposophic Press. (Trabalho original publicado em 1886)

Stoll, A. (2002). An Elementary Textbook of Ayurveda: Medicine with a Six Thousand Year Old Tradition, Análise Crítica de Livro; *Psychosomatics* 43: 345-46.

Svoboda, R.E. (1989). *Prakruti: Your Ayurvedic Constitution*. Albuquerque, NM: Geocom.

———. (1992). *Ayurveda: Life, Health and Longevity*. Londres: Arkana Penguin-Books.

Trikamji, J., & Ram, N. (1980). *Sushruta Samhita of Sushruta*. Varanasi, Índia: Chaukhambha Orientalia.

Unschuld, P.U. (1979). The Chinese Reception of Indian Medicine in the First Millennium A.D. *Bulletin of the History of Medicine, 53* (3), 329-45.

———. (1985). *Medicine in China*. Berkeley: University of California Press.

Urbach, E.E. (1979). *The Sages: Their Concepts and Beliefs*. Cambridge, MA: Harvard University Press.

Varma, V.P. (1968). *Modern Indian Political Thought*. Agra: Laksnmi Narain Agrawala.

Vesci, U. (1992). *Heat and Sacrifice in the Vedas*. Delhi: Motilal Banarsidass.

Vishnudevananda, S. (1960). *The Complete Illustrated Book of Yoga*. Nova York: Julian Press.

White, D.G. (1996). *The Alchemical Body: Siddha Traditions in Medieval India*. Chicago e Londres: University of Chicago Press.

Whitney, W.D., & Lanman, C.R. (1996). *Athara Veda Samhita: Translation with Critical and Exegetical Commentary*. Delhi: Motilal Banarsidass. (Trabalho original publicado em 1905).

Williams, P. (1989). *Mahayana Buddhism: The Doctrinal Foundations*. Londres e Nova York: Routledge.

Wiseman, N. e Ellis, A. (1985). *Fundamentals of Chinese Medicine*. Brookline, MA: Paradigm Publications.

Wohlberg, J. (1990). Haoma-Soma in the World of Ancient Greece. *Journal of Psychoactive Drugs, 22* (3), 333-42.

Wolkowitz, O.M. e Rothschild, A.J. (2003). *Psychoneuroendocrinology*. Washington, DC: American Psychiatric Publishing.

Yarema, T., Rhoda, D. e Brannigan, J. (2006). *Eat-Taste-Heal: An Ayurvedic Cookbook for Modern Living*. Kapaa, HI: Five Elements Press.

Yogananda, P. (1946). *Autobiography of a Yogi*. Los Angeles: Self Realization Fellowship.

Yukteswar, S. (1990). *The Holy Science*. Los Angeles: Self-Realization Fellowship. (Trabalho original publicado em 1894)

Zaehner, R.C. (1961). *Mysticism Sacred and Profane*. Nova York: Oxford University Press.

———. (1966). *Hinduism*. Nova York: Oxford University Press.

Zimmer, H. (1951). *Philosophies of India*. Princeton, NJ: Princeton University Press

Índice